急诊内科实习手册

第 2 版

主　审　朱华栋　柴艳芬　李培武
主　编　刘笑然　姚津剑
副主编　王映珍　张玉梅　崇　巍
编　委　（按姓氏笔画排序）

王力军	天津医科大学总医院	王映珍	兰州大学第二医院
甘佼弘	武汉大学中南医院	代　帅	武汉大学中南医院
朱华栋	中国医学科学院北京协和医院	刘杨丽	中山大学附属第一医院
		刘笑然	海南医学院第一附属医院，海南医学院急诊创伤学院
江　山	武汉大学中南医院		
江　城	武汉大学中南医院	许　双	华中科技大学同济医学院附属协和医院
孙　鹏	华中科技大学同济医学院附属协和医院		
		李　晨	天津医科大学总医院
李培武	兰州大学第二医院	杨　敏	武汉大学中南医院
杨柳青	深圳市第三人民医院，南方科技大学第二附属医院	杨菲虹	武汉大学中南医院
		谷晓莹	华中科技大学同济医学院附属协和医院
邹　浩	武汉大学中南医院		
张玉梅	北京大学第三医院	张宏荣	华中科技大学同济医学院附属协和医院
陈海华	武汉大学中南医院		
钟晓芃	天津市人民医院	姚津剑	海南省人民医院
夏　剑	武汉大学中南医院	柴艳芬	天津医科大学总医院
倪绍洲	武汉大学中南医院	郭治国	北京大学第三医院
崇　巍	中国医科大学附属第一医院	曾状林	华中科技大学同济医学院附属协和医院
温宇英	华中科技大学同济医学院附属协和医院	熊　丹	武汉大学中南医院
		黎　敏	海南省人民医院
秘　书	吴欣欣　海南医学院		

科学出版社

北　京

内 容 简 介

本实习手册在第 1 版的基础上,为进一步满足广大读者需求,再次组织国内知名医学院附属医院急诊医学专家编写而成。主要内容除了急诊内科常见疾病诊治、急性中毒、急诊常见症状、急诊常规操作和急诊科常用药物外,增加了急诊超声、体外膜氧合器(ECMO)等技术含量高的操作内容。本实习手册除沿袭第 1 版以“风险评估、快速处置、临床表现、诊断及鉴别”来划分叙述板块、引导阅读的特色外,内容部分已按照新的临床诊断、治疗指南进行了重新编辑、更新,颇具急诊诊疗思维。

本实习手册适用于急诊科见习生、实习生、轮转医生、急诊专业规培医生、急诊专业研究生及全科医生等人群,同时对想要了解急诊医学知识的社会公众也有一定指导作用和参考价值。

图书在版编目(CIP)数据

急诊内科实习手册/刘笑然,姚津剑主编. —2 版. —北京:科学出版社,2022.11
ISBN 978-7-03-073642-0

Ⅰ. ①急… Ⅱ. ①刘… ②姚… Ⅲ. ①内科–急诊–手册 Ⅳ. ① R505.97-62

中国版本图书馆 CIP 数据核字(2022)第 202706 号

责任编辑:胡治国/责任校对:宁辉彩
责任印制:赵 博/封面设计:陈 敬

科学出版社 出版
北京东黄城根北街16号
邮政编码:100717
http://www.sciencep.com

北京天宇星印刷厂印刷
科学出版社发行 各地新华书店经销

*

2016年 5 月第 一 版 开本:787×960 1/32
2022年11月第 二 版 印张:17 3/4
2025年 3 月第六次印刷 字数:460 000

定价:88.00元
(如有印装质量问题,我社负责调换)

序

进入 21 世纪，人们工作、生活节奏加快，导致各种急性病发作增多，这已经成为严重威胁广大民众身体健康与生命安全的重要因素之一。一方面，让这部分患者得到及时有效的急诊救治，是高效快捷的基本医疗服务的体现，也是保障民生福祉的体现，更是社会文明程度的体现。另一方面，进入信息时代，各种书籍报刊层出不穷、网络资讯不断更新，急诊医学的相关知识也是驳杂而零散。如何在浩如烟海的信息洪流中，简单直接地获取专业、准确、简明、实用的急诊急救相关知识呢？因此一本小巧、方便，内容既适用于从业人士，又适合于相关医务人员的急诊手册应运而生。

本书在第 1 版的基础上，经过长时间的酝酿，组织国内知名医学院附属医院急诊医学专家编写而成，主要内容除了急诊内科常见疾病诊治、急性中毒、急诊常见症状、急诊常规操作和急诊科常用药物外，增加了急诊超声、ECMO 等技术含量高的操作内容。本实习手册除保持第 1 版以"风险评估、快速处置、临床表现、诊断及鉴别"等特色外，内容部分已按照新的临床诊断、治疗指南进行了重新编辑，颇具急诊诊疗思维。适用于急诊科见习生、实习生、轮转医生、急诊专业规培医生、急诊专业研究生及全科医生等人群，同时对想要了解急诊知识的社会公众也有一定指导作用和参考价值。

朱华栋

2021 年 07 月

前　言

　　随着科学技术的发展，生活水平得到了进一步提高，过去威胁着大众生命安全的大多数慢性病已经得到了较好的治疗，许多慢性病患者可以在社区医疗机构接受良好的医疗服务。但是由于社会工作和生活节奏的加快，突发疾病、慢性病急性发作成为威胁广大民众生命安全的重要因素之一，如何让这部分患者得到及时有效的救治，最大限度地降低患者病死率是我们广大医务工作者亟待解决的问题，这不但检验着医疗系统的应急反应能力，也是涉及如何保障民生福祉，实现中国梦的重要部分。另外，当前国内外突发事件频出，如何为社会提供及时有效的医疗服务是当前急诊、急救工作的首要任务。实现这一目标不但要求社会有分布合理、设备先进院前救护体系，更要有一支训练有素、专业化的医疗队伍。虽然目前我国越来越重视急救人员培训，但还没有统一的教材以供参考，急救人员专业知识和操作水平参差不齐，提高急救人员专业知识与技能就显得尤为重要。因此拥有一本指导性操作手册，不但能够提供书面指导，还能帮助初学者初步掌握规范化、标准化的操作和基本抢救知识，提高急救能力和水平。

　　本实习手册在第1版基础上再次组织国内知名急诊医学专家编写而成，主要内容除了急诊内科常见疾病诊治、急性中毒、急诊常见症状、急诊常规操作和急诊常用药物外，增加了风湿免疫性疾病急症、环境与理化因素急症及常见急重症等内容，同时增加急诊超声、ECMO等技术含量较高的操作内容。本实习手册除沿袭第1版以"风险评估、快速处置、临床表现、诊断及鉴别"来划分叙述板块、引导阅读的特色外，内容部分从临床急诊内科常见病、多发病入手，从疾病的评估、临床表现及处理方法入手，深入浅出地进行了叙述。为了便于理解基本操作，本实习手册采用了部分图片来解释说明。为了紧跟医学发展的脚步，也为了更加实用，在相关篇章已经更新诊治指南、常用药物用量及方法，使读者既可获得常规的急救基本知识，又能及时了解最前沿的医学知识。衷心希望本版急诊内科实习手册能够为刚刚参加急诊临床实习的同学和广大的社区全科医师提供简单、方便、有效的参考和帮助。

许浩天同学绘制了本实习手册的部分插图，吴欣欣同学为本实习手册整理编辑付出了大量宝贵时间，在此一并表示感谢。由于水平有限，欢迎读者就书中的疏漏与不妥之处进行指正，以便今后再版时进一步改进。

编　者

2021 年 7 月 27 日

目　录

第二篇　急性中毒

第三篇　急诊常见症状

第四篇　急诊常规操作

第五篇　急诊科常用药物

第一篇　急诊常见疾病诊治

第一部分　呼吸系统急症

第一章　慢性阻塞性肺疾病急性加重

一、病情评估

慢性阻塞性肺疾病急性加重（acute exacerbation of chronic obstructive pulmonary disease，AECOPD）指慢性阻塞性肺疾病病情稳定的患者短期内出现症状恶化，且超出日常病情变化范围并持续恶化的情况，需要改变原药物治疗方案。

（一）普通病房住院治疗指征

（1）症状明显加重并持续存在，对初始院外治疗无反应。

（2）出现原有体征加重或出现新的体征如发绀、神志改变、外周水肿等。

（3）有严重的合并症如心律失常或新出现的心力衰竭。

（4）初始药物治疗失败。

（5）高龄或者高危患者的急性加重。

（6）诊断不明确。

（7）院外治疗无效或医疗条件差。

（二）入住重症监护病房（ICU）的指征

（1）严重呼吸困难且初始治疗反应不佳。

（2）意识状态改变如意识模糊、昏睡、昏迷等。

（3）伴有急性呼吸衰竭，经氧疗和无创正压通气（NIPV）后，仍有低氧血症 [动脉血氧分压（PaO_2）< 40mmHg（1mmHg= 0.133kPa）] 或病情进行性加重，和（或）高碳酸血症 [动脉血二氧化碳分压（$PaCO_2$）> 70mmHg]。

（4）严重进行性加重的呼吸性酸中毒（pH < 7.25）。

（5）需要有创机械通气。

（6）血流动力学不稳定，需要使用升压药。

二、处理流程

（一）氧疗

氧疗是住院患者的基础治疗。治疗目标：$PaO_2 > 60mmHg$ 或血氧饱和度（SaO_2）$> 90\%$，同时不加重高碳酸血症（CO_2 潴留）和（或）呼吸性酸中毒。因抑制外周化学感受器会造成患者 CO_2 潴留及呼吸性酸中毒，故吸入氧浓度不宜过高。吸氧浓度为 $20\% \sim 30\%$[吸氧浓度计算公式：吸氧浓度 =（21+ 氧流量 $\times 4$）%]，氧疗 30 分钟后应复查动脉血气，以确保 $PaO_2 > 60mmHg$ 或 $SaO_2 > 90\%$。

AECOPD 患者出现呼吸衰竭时可考虑机械通气：①纠正低氧血症，确保 $PaO_2 > 60mmHg$，保证 $SaO_2 > 90\%$，改善重要脏器的氧供应；②纠正酸中毒，但不必急于恢复 $PaCO_2$ 至正常范围；③治疗呼吸窘迫，缓解和改善患者呼吸困难的症状；④防止呼吸肌群的疲劳；⑤降低全身或心肌的耗氧量。

（二）药物治疗

1. 支气管扩张剂　首选短效 β_2 受体激动剂，可联合使用短效抗胆碱能药物（SAMA）。通常应用生理盐水 2ml+ 沙丁胺醇 $0.5 \sim 1.0ml$（$2.5 \sim 5.0mg$），如效果欠佳可加用异丙托溴铵 2ml（500μg），$1 \sim 4$ 次 / 天，根据患者气喘症状调整给药次数。维持治疗首选长效支气管舒张剂，应在出院前尽早使用。

2. 糖皮质激素　与 $1 \sim 2$ 种支气管扩张剂合用，也可单独雾化吸入布地奈德。全身使用糖皮质激素可改善肺功能（第一秒用力呼气量，FEV_1）、氧合状态，缩短康复和住院时间。全身使用激素一般可选择泼尼松 $30 \sim 40mg/d$，疗程为 $5 \sim 7$ 天。雾化吸入布地奈德 8mg 与全身应用泼尼松龙 40mg 疗效相当。

3. 静脉使用氨茶碱或多索茶碱　该类药物为二线用药，适用于给予上述吸入型支气管舒张剂 12 ～ 24 小时后效果不佳，或不能获得长效支气管扩张剂或病情严重的患者。用法：5% 葡萄糖 250ml/500ml+ 氨茶碱 0.25g/0.5g，1 ～ 2 次 / 天，总量不超过 1g/24 小时；5% 葡萄糖 / 生理盐水 100ml+ 多索茶碱 0.2g/0.3g，1 ～ 2 次 / 天。

4. 抗菌药物

（1）抗菌药物的应用指征：对于出现咳脓痰及 1 ～ 2 项主要症状（呼吸困难加重、痰量增多）、重症，尤其是需要无创或有创机械通气的患者，建议使用抗菌药物。

（2）抗菌药物的类型：患者多存在革兰氏阴性杆菌（如铜绿假单胞菌或其他耐药菌株）感染，多用喹诺酮类单用或联合氨基糖苷类，或三代头孢类以上或 β- 内酰胺类联合大环内酯类。抗菌药物的推荐治疗疗程为 5 ～ 10 天，根据患者情况适当延长用药时间。呼吸困难改善和脓痰减少提示治疗有效。

5. 呼吸兴奋剂　目前 AECOPD 患者发生呼吸衰竭时不推荐使用呼吸兴奋剂。只有在无条件使用或不建议使用无创通气时，才使用呼吸兴奋剂。

6. 其他治疗措施　按需给予祛痰药物，维持液体和电解质平衡，注意营养治疗，对不能进食患者应经胃肠补充要素饮食或静脉营养；识别治疗冠状动脉粥样硬化性心脏病、糖尿病、高血压等合并症，以及休克、弥散性血管内凝血和上消化道出血等并发症。

三、临床表现和诊断

1. 临床表现　气促加重，有喘息、胸闷、咳嗽、痰量增加、痰液变黄黏稠及发热等。部分患者出现心动过速、失眠、嗜睡、疲乏、抑郁和精神紊乱等症状。

2. 临床诊断　AECOPD 的诊断主要依赖临床表现，即患者主诉症状的突然变化（基线呼吸困难、咳嗽 / 咳痰情况）超过平时变异范围。AECOPD 是一种临床除外诊断，临床 / 实验室检查需排除可以引起相应症状的其他疾病。

3. 实验室检查

（1）X 线胸片：患者在急性加重期就诊时，首先应行 X 线胸片检查以鉴别是否合并有胸腔积液、气胸与肺炎。X 线胸片有助于 AECOPD 与其他疾病相鉴别，如肺水肿和胸腔积液等，也可用于除外肺癌、肺结核、肺大疱、肺间质纤维化等其他肺部疾病和并发症。

（2）血常规检查：提示是否存在红细胞增多和出血倾向，白细胞升高提示合并细菌感染。

（3）血生化检查：有助于了解引起 AECOPD 的其他因素，如低钠血症、低钾血症和低氯血症等电解质紊乱及高血糖危象或营养不良（低白蛋白）等，亦可发现是否合并酸碱失衡。

（4）动脉血气分析：动脉血气是评价加重期患者病情严重程度的重要指标。在室内空气条件下，$PaO_2 < 60mmHg$ 伴有或不伴有 $PaCO_2 \geq 50mmHg$，提示呼吸衰竭。如 $PaO_2 < 50mmHg$，$PaCO_2 > 70mmHg$，$pH < 7.30$，提示病情危重，应严密观察病情发展变化，或入住重症监护病房（ICU）治疗。

（5）痰培养及药物敏感试验等：患者痰液物理性状为脓性或黏液脓性时，应在开始抗菌药物治疗前留取合格痰液，行涂片及细菌培养。因感染加重的病例如果对最初选择的抗菌药物反应欠佳，应及时根据痰培养及抗菌药物敏感（药敏）试验指导临床治疗。如果已经较长时间使用抗菌药物和反复全身应用糖皮质激素治疗，则应注意深部真菌感染可能，特别是在近期内反复加重的 AECOPD 患者。

（6）肺功能测定：第一秒用力呼气量（FEV_1）< 1L 提示肺功能严重受损，急性加重期患者，因为患者无法配合检查，且结果不够准确，故急性加重期间一般不推荐行肺功能检查。

（7）心电图和超声心动图：对右心室肥大、心律失常及心肌缺血诊断有帮助。

四、鉴别诊断

1. 肺炎　突然起病，病史短，发病前多有明显受凉、劳累史。常有畏寒、高热、咳嗽、咳痰，痰量较多。查体：患者无桶状胸，听诊可闻及单侧或双侧有局限性湿啰音。X线检查：多见单侧或双侧炎性渗出影，常伴有C反应蛋白（CRP）和降钙素原（PCT）的升高。

2. 充血性心力衰竭　患者既往多有心脏病史，发病多有明显诱因如劳累、情绪激动、呼吸道感染、妊娠、分娩等。主要症状有咳嗽、咳痰，痰量少，如合并急性左心衰，咳粉红色泡沫痰。查体：患者多喜坐位或半坐位，颈静脉充盈或怒张，双肺底可闻及少量湿啰音；心脏叩诊心界扩大；双下肢有水肿。X线检查：心影增大，肺门及其周边充血。

3. 气胸　患者多在负重、打喷嚏或用力排便时突发胸痛伴呼吸困难，并有剧烈咳嗽，为干咳无痰。查体：患者可出现四肢末梢发绀，呼吸急促，患侧胸廓饱满，呼吸动度减弱，语颤减弱或消失，叩诊鼓音，呼吸音减弱或消失。X线检查：患侧病变处肺纹理消失，透亮度增强，可出现纵隔向健侧移位。

4. 胸腔积液　患者多有基础疾病如肺癌、结核性胸膜炎、肺炎等，胸腔大量积液时，因限制肺组织扩张，造成呼吸膜面积减少，影响气体交换，患者可出现呼吸困难。查体：患者喜健侧卧位或半坐位，患侧胸廓饱满，呼吸动度减弱，叩诊实音，呼吸音减弱。X线检查：患侧透亮度减弱，肋膈角变钝或有积液。

5. 肺栓塞　患者多有高危因素如下肢深静脉血栓、恶性肿瘤、长期卧床、四肢创伤性骨折、妊娠等。患者突发呼吸困难、胸痛、咳嗽或咯血，部分患者可出现心悸、晕厥等。查体肺部多无阳性体征。心电图早期可有一过性ⅠS、ⅢQ、ⅢT表现。X线检查：可有相应区域肺纹理减少或消失，血管造影CT（CTA）或血管彩超可见栓子。

（刘杨丽）

第二章 哮喘急性发作

一、病情评估

哮喘急性发作期:喘息、气急、咳嗽、胸闷等症状突然发生,或原有症状急剧加重,常有呼吸困难,以呼气流量降低为特征,常因接触变应原、刺激物或呼吸道感染等诱发。

哮喘急性发作时病情严重程度的分级(表 1-2-1):哮喘急性发作程度轻重不一,可在数小时或数天内出现,偶尔可在数分钟内即危及生命,故应对病情作出正确评估,以便给予及时有效的紧急治疗。

表 1-2-1 哮喘急性发作时病情严重程度的分级

临床特点	轻度	中度	重度	危重
气短	步行、上楼时	稍事活动	休息时	休息时明显
讲话方式	连续成句	单句	单词	不能讲话
体位	可平卧	喜坐位	端坐呼吸	端坐呼吸或平卧
精神状态	可有焦虑,尚安静	时有焦虑或烦躁	常有焦虑、烦躁	嗜睡或意识模糊
出汗	无	有	大汗淋漓	大汗淋漓
呼吸频率	轻度增加	增加	常>30 次 / 分	常>30 次 / 分
辅助呼吸肌活动及三凹征	常无	可有	常有	胸腹矛盾运动
哮鸣音	散在,呼吸末期	响亮、弥漫	响亮、弥漫	减弱乃至无
脉率(次/分)	< 100	100 ~ 120	> 120	脉率变慢或不规则
奇脉	无,<10mmHg	可有,10 ~ 25mmHg	常有, > 25mmHg	无(呼吸肌疲劳)

续表

临床特点	轻度	中度	重度	危重
最初支气管舒张剂后最大呼气流量（MEF）%	＞80%	60%～80%	＜60%或＜100/min或作用持续时间＜2小时	无法完成检测
PaO_2（吸空气，mmHg）	正常	≥60	＜60	＜60
$PaCO_2$（mmHg）	＜45	≤45	＞45	＞45
SaO_2（吸空气，%）	＞95	91～95	≤90	≤90
pH	正常	正常	正常或降低	降低

注：只要符合某一严重程度指标≥4项，即可提示为该级别的急性发作。

预后评估：以下情况与高病死率有关。

（1）曾经有过气管插管和机械通气濒于致死性哮喘的病史。

（2）在过去1年中因为哮喘发作而住院或急诊。

（3）正在使用或最近刚刚停用口服激素。

（4）目前未使用吸入激素。

（5）过分依赖 β_2 受体激动剂，特别是每月使用沙丁胺醇（或等效药物）超过1支的患者。

（6）有心理疾病或社会心理问题，包括使用镇静剂。

（7）对哮喘治疗依从性差。

（8）有食物过敏史。

二、处理流程

哮喘急性发作时的处理流程（图1-2-1）：取决于哮喘加重的严重程度及对治疗的反应。治疗的目的在于尽快缓解症状、解除气流受限和改善低氧血症，同时还需要制订长期治疗方案，预防再次急性发作。

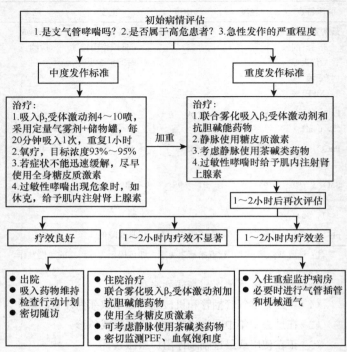

图 1-2-1　哮喘急性发作患者的医院内治疗流程

1. 询问病史、体格检查（听诊、辅助呼吸肌活动情况、心率、呼吸频率）、辅助检查 [MEF 或 FEV_1、血氧饱和度监测、动脉血气分析]，明确诊断，评估病情。

2. 轻中度急性发作的处理　吸氧状态下血氧饱和度 ≥ 90%；吸入短效 β_2 受体激动剂，每 20 分钟吸入一个剂量，共 1 小时；若不能迅速缓解，或患者近期已口服糖皮质激素，或使用全身糖皮质激素，常用短效如甲泼尼龙 80 ~ 160mg+ 生理盐水 100ml 静脉滴注；禁用镇静剂。

3. 再次病情评估　必要时再次体检并检测 MEF、血氧饱和度等。

4. 中重度急性发作的处理　吸氧的同时每 60 分钟联合雾化吸入 β_2 受体激动剂和抗胆碱能药物，如沙丁胺醇 0.5 ～ 1.0ml（2.5 ～ 5.0mg）＋异丙托溴铵 2ml（500μg），如效果欠佳考虑使用全身糖皮质激素；若病情有改善，持续治疗 1 ～ 3 小时。不改善则联合茶碱类平喘药物。

5. 重度发作的急性处理　需入住重症监护病房，联合吸入 β_2 受体激动剂和抗胆碱能药物，静脉使用糖皮质激素如甲泼尼龙 80 ～ 160mg＋生理盐水 100ml 静脉滴注，效果欠佳时考虑静脉使用茶碱类药物，5% 葡萄糖 250/500ml＋氨茶碱 0.25/0.5g，1 ～ 2 次 / 天，总量不超过 1g/24 小时；5% 葡萄糖 / 生理盐水 100ml＋多索茶碱 0.2g/0.3g，1 ～ 2 次 / 天。必要时行气管插管和机械通气。伴有过敏性休克和血管性水肿的哮喘患者可以肌内注射肾上腺素治疗，但不推荐常规使用。

三、临床表现和诊断

诊断标准：

1. 接触变应原、冷空气、物理 / 化学性刺激或病毒，出现反复发作喘息、气急、胸闷或咳嗽，或与上呼吸道感染、运动等有关。

2. 在双肺可闻及散在或弥漫性以呼气相为主的哮鸣音。

3. 上述症状和体征可经治疗或自行缓解。

4. 除外其他所引起的喘息、气急、胸闷和咳嗽的疾病。

5. 临床表现不典型者（如无明显喘息或体征），应至少具备以下 1 项试验阳性：

（1）支气管激发试验或运动激发试验阳性，FEV_1 下降 ≥ 20%。

（2）支气管舒张试验阳性，FEV_1 增加 ≥ 12%，且 FEV_1 增加绝对值 ≥ 200ml。

（3）MEF 日内（或 2 周）变异率 ≥ 20%。

四、鉴别诊断

1. 心源性哮喘　常见于左心衰竭，发作时的症状与哮喘相似，但心源性哮喘多有高血压、冠状动脉粥样硬化性心脏病、风湿性心瓣膜病、二尖瓣狭窄等病史和体征。患者有阵咳，咳粉红色泡沫痰，两肺可闻及广泛的水泡音和哮鸣音，左心界扩大，心率增快，心尖部可闻及奔马律。病情许可作胸部 X 线检查时，可见心脏增大，肺淤血征，有助于鉴别，若一时难以鉴别可注射氨茶碱缓解症状后行进一步检查，忌用肾上腺素或吗啡，以免造成危险。

2. 喘息性慢性支气管炎　多见于中老年人，有慢性咳嗽史，喘息常年存在，有加重期。有肺气肿体征，两肺常可闻及水泡音。

3. 支气管肺癌　中央型肺癌导致支气管狭窄或伴有感染或类癌综合征，可出现喘鸣或类似哮喘样呼吸困难，肺部可闻及局限性哮鸣音。但肺癌的呼吸困难及哮鸣症状进行性加重，常无诱因，咳嗽可有血痰，痰中可能找到癌细胞。胸部 X 线摄片、CT 或 MRI 检查或纤维支气管镜检查常可明确诊断。

4. 变态反应性支气管肺曲霉病（ABPA）　常以反复哮喘发作为特征，可咳出棕褐色黏稠痰块或咳出树枝状支气管管型。痰液检查示嗜酸粒细胞数增加，痰镜检或培养可查出曲霉。胸部 X 线呈游走性或固定性浸润病灶，CT 可显示近端支气管呈囊状或柱状扩张。曲霉抗原皮肤试验呈双相反应，曲霉抗原特异性沉淀抗体（IgG）测定阳性，血清总 IgE 显著升高。

（刘杨丽）

第三章　重症肺炎

一、病情评估

1. 重症肺炎诊断标准　目前多采用 2007 年美国感染病学会 / 美国胸科学会（IDSA/ATS）修订的重症肺炎诊断标准，包括 2 项主要标准和 9 项次要标准。符合下列 1 项主要标准或 3 项次要标准可诊断重症肺炎：

主要标准：①需要有创机械通气；②脓毒症休克需要血管活性药物治疗。

次要标准：①呼吸频率 $\geq$ 30 次 / 分；②低体温（＜ 36℃）；③低血压需要积极的液体复苏；④意识模糊 / 定向障碍；⑤白细胞减少（WBC ＜ 4000/mm³）；⑥血小板减少（血小板＜ 100 000/mm³）；⑦血尿素氮（BUN）$\geq$ 20mg/dl；⑧ PaO_2/ 吸入氧浓度（FiO_2）值 $\leq$ 250；⑨多叶肺浸润。

2. 重症肺炎严重程度的评估　重症肺炎评估包括肺炎本身严重程度评估和脏器功能受损程度评估两大方面，临床中多采用评分系统进行。

（1）肺炎评分系统：最常使用的是英国胸科协会改良肺炎评分系统（CURB-65[①] 评分）、CRB-65 评分、肺炎严重指数（PSI）评分和临床肺部感染评分（CPIS）。CURB-65 评分更适用于社区获得性肺炎（CAP）的评估，适用于门 / 急诊患者；英国胸科协会（BTS）指南采用 CURB-65 评分系统，分值 $\geq$ 3 分为高危，需要入住 ICU 且患者病死率明显增加。CRB-65 评分中不包括血尿素氮（BUN）项目，余标准同 CURB-65 评分一致，分值 $\geq$ 2 分视为高危。PSI 评分和 CPIS 评分系统更适于指导急诊留观 / 病房医生和 ICU 医生对重症患者进行更为精细的诊治。此外，CPIS 评分 $\leq$ 6 分可考虑停用抗菌药物（表 1-3-1）。

[①] CURB-65：C 代表意识，U 代表血尿素氮，R 代表呼吸频率，B 代表血压，65 代表年龄 65 岁。

（2）器官功能评分系统：临床使用最为广泛的是 MODS、SOFA 和 APACHE Ⅱ。

1）多器官功能障碍评分（MODS）：由 6 个器官系统的评分组成，每个器官系统的分值为 0 ～ 4 分，0 分代表器官功能基本正常，总分为 0 ～ 24 分。主要指标：①呼吸系统，氧

表 1-3-1　常用肺炎评分系统

评分系统	预测指标和计算方法	风险分层
CURB-65 评分系统	共 5 项指标，满足 1 项得 1 分： （1）意识障碍 （2）血尿素氮＞ 7mmol/L （3）呼吸频率≥ 30 次 / 分 （4）收缩压＜ 90mmHg 或舒张压≤ 60mmHg （5）年龄≥ 65 岁	评估死亡风险 0 ～ 1 分：低危 2 分：中危 3 ～ 5 分：高危
CRB-65 评分系统	共 4 项指标，满足 1 项得 1 分： （1）意识障碍 （2）呼吸频率≥ 30 次 / 分 （3）收缩压＜ 90mmHg 或舒张压≤ 60mmHg （4）年龄≥ 65 岁	评估死亡风险 0 分：低危，门诊治疗 1 分：中危，建议住院或 　严格随访的院外治疗 2 分及 2 分以上：高危， 　应住院治疗
PSI 评分系统	年龄（女性 -10）加所有危险因素得分总和： （1）居住在养老院（+10） （2）基础疾病：肿瘤（+30）；肝病（+20）； 　充血性心力衰竭（+10）；脑血管疾病 　（+10）；肾病（+10） （3）体征：精神状态改变（+20）；心率＞ 　125 次 / 分（+20）；呼吸频率＞ 30 次 / 分 　（+20）；收缩压＜ 90mmHg（+15）； 　体温＜ 35℃或＞ 40℃（+10） （4）实验室检查：动脉血 pH ＜ 7.35 　（+30）；血尿素氮＞ 30mg/dl（+20）； 　血钠＜ 130mmol/L（+20）；血糖＞ 　14mmol/L（+10）；血细胞比容＜ 30% 　（+10）；PaO_2 ＜ 60mmHg（+10） （5）胸部影像：胸腔积液（+10）	评估死亡风险 低危：Ⅰ级（＜ 50 岁， 　无基础疾病），Ⅱ级 　（≤ 70 分）和Ⅲ级 　（71 ～ 90 分） 中危：Ⅳ级（91 ～ 130 　分） 高危：Ⅴ级（＞ 130 分）

续表

评分系统	预测指标和计算方法	风险分层
CPIS 评分系统	共6项，最高评分12分。其中X线胸片和肺部浸润影的进展情况一并评分 （1）体温：36～38℃（0分），38～39℃（1分），＞39℃或＜36℃（2分） （2）血白细胞（×10⁹/L）：4～11（0分），11～17（1分），＞17或＜4（2分） （3）气道分泌物：无痰或少许（0分），中大量非脓性(1分)，中大量脓性(2分) （4）氧合指数（kPa）：＞33（0分），＜33（2分） （5）X线胸片浸润影：无（0分），斑片状（1分），融合片状（2分） （6）气管吸取物培养或痰培养：无致病菌生长（0分），有致病菌生长（1分），2次培养到同一种细菌或革兰氏染色与培养结果一致（2分）	分值越高，病情越严重，≤6分可以停用抗菌药物

合指数（PaO_2/FiO_2）；②肾脏系统，血肌酐浓度；③肝脏系统，血清胆红素浓度；④血液系统，血小板计数；⑤神经系统，格拉斯哥昏迷评分；⑥心血管系统，压力调整后心率（pressure-adjusted heart rate，PAHR），PAHR= 心率 × 右房压（或中心静脉压）/ 平均动脉压。

2）脓毒症相关性器官功能衰竭评价（sepsis-related organ failure assessment，SOFA）：同 MODS 评分相似，SOFA 亦由 6 个器官系统的评分组成，每一个器官的分值为 0 分（正常）～ 4 分（最差），每天记录一次最差值。SOFA 所采取的变量均为持续性，其目的是描述 MODS 的发生、发展，并评价疗法对器官功能失常或衰竭进程的影响。

3）急性生理学和慢性健康状况评价（acute physiology and chronic health evaluation，APACHE）：由急性生理学评分（APS）、年龄和慢性健康评价三部分组成，理论最高分值为 71 分，分值越高病情越重。其中 APACHE Ⅱ 评分更为简便可靠，临床使用最为广泛。

二、处理流程

1. 支持治疗 包括维持血流动力学稳定、机械通气、内环境稳定及营养支持。

2.抗菌药物治疗

（1）抗菌药物的选择原则：重症社区获得性肺炎（severe community-acquired pneumonia，SCAP）及重症医院获得性肺炎（severe hospital-acquired pneumonia，SHAP）病原学的特殊性：SCAP，如肺炎链球菌、流感嗜血杆菌、金黄色葡萄球菌、军团菌、革兰氏阴性杆菌感染。对于免疫缺陷患者及特殊流行病学史 / 旅行史的患者需注意病毒、真菌及特殊致病菌感染。医疗机构相关性肺炎（HCAP）、医院获得性肺炎（HAP）、迟发型呼吸机相关性肺炎（VAP），多为多重耐药菌株感染，如铜绿假单胞菌、不动杆菌、肠杆菌、肺炎克雷伯菌、大肠埃希菌及金黄色葡萄球菌。

目前国内外指南指出，对于重症肺炎患者，经验性初始治疗多推荐联合用药以覆盖可能的病原菌（表 1-3-2）。初始治疗可给予 β- 内酰胺类药物联合阿奇霉素或氟喹诺酮类药物治疗；对有铜绿假单胞菌危险因素的患者可予抗假单胞的 β- 内酰胺类 + 阿奇霉素或 β- 内酰胺类药物 + 氟喹诺酮类药物治疗。在初始治疗后根据病原体培养结果和患者对初始治疗的临床反应进行评估，以决定是否进行调整（如降阶梯治疗）。

（2）抗菌药物的治疗疗程：抗感染治疗一般可于热退和主要呼吸道症状明显改善后 3 ～ 5 天停药，但疗程视不同病原体、病情严重程度而异，不能把肺部阴影完全吸收作为停用抗菌药物的指征。对于普通细菌性感染，如肺炎链球菌，用药至患者热退后 72 小时即可。对于金黄色葡萄球菌、铜绿假单胞菌、克雷伯菌或厌氧菌等容易导致肺组织坏死的致病菌所致的感染，

表1-3-2　国内外对于重症肺炎的治疗推荐意见

2007 美国感染病学会 ICU患者	2006 中国社区获得性肺炎 ICU患者	2014 新英格兰杂志 住院患者
1. 无铜绿假单胞菌危险因素：推荐β-内酰胺类药物联合阿奇霉素或氟喹诺酮类药物 2. 有铜绿假单胞菌危险因素：建议β-内酰胺类药物联合环丙沙星或左氧氟沙星；β-内酰胺类药物联合氨基糖苷类药物和阿奇霉素；β-内酰胺类药物联合氨基糖苷类药物和抗假单胞菌氟喹诺酮类药物	1. 无铜绿假单胞菌感染因素：推荐β-内酰胺类药物联合大环内酯类药物，或氟喹诺酮类药物；对青霉素过敏患者，氨曲南可作为β-内酰胺类药物的替代选择，并联用氟喹诺酮类药物 2. 有铜绿假单胞菌感染因素：应使用对肺炎链球菌和假单胞菌都有活性的β-内酰胺类药物联合环丙沙星或左氧氟沙星（750mg），或者上述β-内酰胺类药物同时联合氨基糖苷类药物和阿奇霉素，或者上述β-内酰胺类药物同时联合氨基糖苷类药物和抗肺炎链球菌的氟喹诺酮类药物	1. 对于初始经验性治疗：β-内酰胺类药物（头孢曲松钠、头孢噻肟或头孢他啶）联合阿奇霉素；左氧氟沙星及莫西沙星作为可能的替代治疗 2. 如果倾向于流感病毒感染：奥司他韦。如果继发细菌性肺炎：在奥司他韦基础上，给予头孢曲松钠或头孢噻肟联合万古霉素或者利奈唑胺 3. 如果倾向于金黄色葡萄球菌感染：抗菌方案应包括万古霉素或者利奈唑胺 4. 如果倾向于假单胞菌感染：抗假单胞菌的β-内酰胺类药物（哌拉西林-他唑巴坦、头孢吡肟、美罗培南、亚胺培南-西司他丁）联合阿奇霉素治疗

建议抗菌药物应用疗程为 1 ～ 2 周。对于非典型病原体治疗反应较慢者疗程可延长至 10 ～ 14 天。军团菌感染的疗程建议为 10 ～ 21 天。

3. 糖皮质激素治疗 能降低合并感染性休克 CAP 患者的病死率。因此，建议合并感染性休克的 CAP 患者遵循感染性休克的处理原则，适量、短程使用小剂量糖皮质激素。对于不合并感染性休克的重症肺炎患者，不常规推荐糖皮质激素的使用。

4. 丙种球蛋白治疗 虽然国内外并无权威指南推荐，但其临床应用广泛，并有一定临床效果，应肯定其对免疫缺陷患者及抗病毒感染的作用。细菌感染尚有争议，对于细菌感染的重症肺炎患者的临床疗效有待进一步的循证证据。

三、临床表现和诊断

1. 患者常有发热、咳嗽、咳痰、胸痛、呼吸困难等症状。值得提醒的是，对于老年患者，多达 50% 的患者无发热，可仅表现为呼吸急促或心动过速、认知力改变或意识改变，并常伴食欲缺乏、器官功能状态降低或并存的慢性疾病症状加重，如慢性阻塞性肺疾病咳嗽、气喘加重或充血性心力衰竭、呼吸困难加重等。

2. 临床诊断

（1）肺炎：具备下述前 4 项中任何 1 项加上第 5 项，并除外肺结核、肺部肿瘤、非感染性肺间质性疾病、肺水肿、肺不张、肺栓塞、肺嗜酸性粒细胞浸润症、肺血管炎等即可诊断。包括：①新近出现的咳嗽、咳痰或原有呼吸道症状加重，出现脓性痰，伴或不伴胸痛；②发热；③肺实变体征和（或）湿啰音；④外周血白细胞计数 $> 10 \times 10^9/L$ 或 $< 4 \times 10^9/L$，伴或不伴核左移；⑤胸部影像学检查显示新近出现片状、斑片状浸润性阴影或间质性改变，伴或不伴胸腔积液。

（2）CAP：指在医院外罹患的感染性肺炎，包括具有明确潜伏期的病原体感染而在入院后平均潜伏期内发病的肺炎，其重症者为SCAP。

（3）HAP：指患者入院时不存在，也不处于感染潜伏期内，而于入院48小时后在医院发生的肺炎，其重症者为SHAP。SHAP标准同SCAP标准，但是HAP中晚期发病（入院>5天、机械通气>4天）和存在高危因素者，即使不完全符合重症肺炎诊断标准，亦视为重症。SCAP和SHAP在致病菌谱、潜在耐药菌和多重耐药菌感染风险、抗菌药物选择等方面存在明显差异。

（4）重症肺炎：诊断标准如前所述。

四、鉴别诊断

1. 急性肺损伤和急性呼吸窘迫综合征　是严重感染、休克、创伤及烧伤等非心源性疾病导致的急性弥漫性肺损伤和急性呼吸衰竭。临床表现上多数患者症状出现于原发损伤后12～48小时内，以顽固性低氧血症和呼吸窘迫为主要临床表现，肺部影像学检查显示非均一性渗出性病变。

2. 急性肺水肿　多因突发严重的左心病变引起肺静脉及肺毛细血管压力急剧升高所致，一般继发于严重的左心基础疾病；X线检查表现为自肺门向周围蝴蝶状浸润，肺上野血管影增浓。

（刘杨丽）

第四章 气 胸

一、病情评估

气体进入胸膜腔形成气胸，其严重程度取决于患者基础肺疾病、肺功能、气胸发生快慢、气体多少、气胸的类型、年龄等。

1. 评估呼吸功能 观察呼吸频率、呼吸困难程度、评估氧合状态，肺部听诊呼吸音及附加音。

2. 评估循环功能 张力性气胸时胸腔压力不断升高，可导致血压下降、循环功能障碍，必须监测血压、心率等。

3. 评估严重程度 为了便于临床观察和处理，根据临床表现把自发性气胸分成稳定型气胸和不稳定型气胸，符合下列所有表现者为稳定型气胸：呼吸频率 < 24 次 / 分，心率 $60 \sim 120$ 次 / 分，血压正常，呼吸室内有空气时 $SaO_2 > 90\%$，两次呼吸间隔说话成句；否则为不稳定型气胸。

二、处理流程

气胸分为闭合性气胸、开放性气胸及张力性气胸。当肺组织压缩大于 20% 时，或者肺组织压缩不足 20% 但出现呼吸困难等症状，以及开放性气胸和张力性气胸时均应考虑抽气减压。但如果反复抽吸疗效不佳，就需要考虑进行胸腔闭式引流（图 1-4-1）。

三、临床表现和诊断

1. 症状

（1）呼吸困难：继发性气胸患者呼吸困难较明显。对于自发性闭合性气胸患者，尤其是青少年，即使大量气胸，也可无明显呼吸困难，仅表现为活动后气促。

（2）胸痛：常突然发生，深吸气时加剧。持续性的胸骨后疼痛，需注意有无纵隔气肿。血气胸患者常胸痛剧烈。

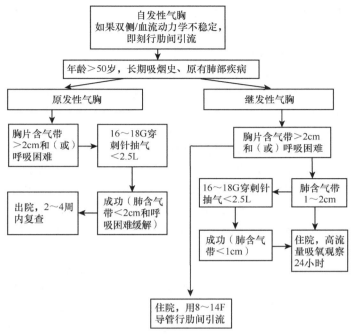

图 1-4-1　自发性气胸处理流程

（3）干咳：气体刺激胸膜常导致刺激性干咳。

（4）伴随症状：病情严重者常伴大汗淋漓、烦躁不安等。

2. 体征

（1）生命体征：呼吸频率增快，合并休克时血压下降，氧合下降。

（2）肺部体征：视诊患侧胸廓饱满，叩诊鼓音，听诊呼吸音明显减弱或消失。左侧气胸或纵隔气肿时可有阿曼征（Hamman）征：胸骨左缘处闻及与心跳一致的"咔嗒"音或高调金属音，坐卧位和呼气时最明显。

3. 诊断　胸部 X 线检查可确诊。

4. 气胸容量评估　可根据 X 线胸片判断。直立位胸片上气体边界宽度＞2cm是大量气胸，＜2cm是少量气胸；或从肺尖到穹隆顶的距离＞3cm是大量气胸，＜3cm是少量气胸。

5. 气胸临床分类

（1）闭合性气胸：胸膜腔内压低于大气压，又称单纯性气胸，多见于闭合性损伤，空气经肺的破裂口进入，也可经胸壁的小伤口进入胸膜腔，随之伤口迅速闭合。胸膜腔与外界大气不通，空气不再进入胸膜腔，胸膜腔内压力仍低于大气压。

（2）张力性气胸：是指胸膜腔的破裂口呈单向活瓣或具活瓣作用，吸气时胸廓扩大，胸膜腔内压变小，空气进入胸膜腔；呼气时胸膜腔内压升高，压迫活瓣使之关闭，致使胸膜腔内空气不断增多，内压持续升高，肺脏受压，纵隔向健侧移位，影响心脏血液回流。抽气后胸膜腔内压可下降，但又迅速复升，需紧急处理。

（3）开放性气胸：外界空气经胸壁伤口或软组织缺损处，随呼吸自由进出胸腔。开放性损伤后使得胸膜腔与外界大气相通，以致呼吸时空气可以自由出入胸膜腔，胸膜腔内压在$0cmH_2O$（$1cmH_2O=98Pa$）上下波动，抽气后可呈负压，但很快又复升至抽气前水平。

四、鉴别诊断

1. 急性心肌梗死　胸痛、呼吸困难应与心肌梗死相鉴别。心电图可予以鉴别。

2. 肺栓塞　肺部呼吸音常对称，无患侧呼吸音减弱，P_2可亢进，常合并下肢深静脉血栓形成。

3. 哮喘　患者多有接触过敏原史，如冷空气、物理／化学性刺激及病毒等，出现喘息、气急、胸闷或咳嗽等症状。查体：双肺可闻及散在或弥漫性以呼气相为主的哮鸣音；上述症状和体征可经治疗或自行缓解。

4. 急腹症　患者多有消化道慢性疾病史，发作时可出现腹肌紧张或移动性浊音。辅助检查 X 线片可见气液平面或膈下游离气体等，部分患者可出现淀粉酶升高、胰腺影像学的改变等，进一步检查可以鉴别。

5. 肺大疱 患者无胸痛、呼吸困难及咳嗽等症状。X线检查：多位于双肺的上叶，局部透亮度增强，可见稀疏的肺纹理，无明显的气胸线。

（刘杨丽）

第五章　肺　栓　塞

一、病情评估

肺栓塞（PE）根据对血流动力学的影响可分为低危、中危、高危三个危险层面，对不同危险情况进行妥善处理，可降低病死率，提高生活质量。

首先，根据是否出现休克或持续性低血压来识别高危患者。出现休克或持续性低血压的血流动力学不稳定的高危患者，一旦确诊，应迅速启动再灌注治疗。对于不伴休克或持续性低血压的非高危患者，需要进行有效临床预后风险评分，采用肺栓塞严重指数（PESI）或其简化版（sPESI），以区分中危或低危患者（表 1-5-1）。对于中危患者，需进一步评估风险。超声心动图或血管造影 CT 证实右心室功能障碍，同时伴有心肌损伤生物标志物（肌钙蛋白）升高者为中高危。右心室功能和（或）血肌钙蛋白正常者为中低危（表 1-5-2）。

**表 1-5-1　肺栓塞严重指数（PESI）及其简化版（sPESI）
的评分标准**

指标	原始版（分）	简化版（分）
年龄	以年龄为分数	1 分（年龄＞ 80 岁）
男性	10	—
肿瘤	30	1
慢性心力衰竭	10	1
慢性肺部疾病	10	—
脉搏≥ 110 次 / 分	20	1
收缩压＜ 100mmHg	30	1
呼吸频率＞ 30 次 / 分	20	—
体温＜ 36℃	20	—
精神状态改变	60	—

续表

指标	原始版（分）	简化版（分）
动脉血氧饱和度＜ 90%	20	1
总分	≤ 65 分为 I 级 66 ～ 85 分为 II 级 86 ～ 105 分为 III 级 106 ～ 125 分为 IV 级 ＞ 125 分为 V 级	＜ 1 分为低危，相当于 PESI 分级 I ～ II 级 ≥ 1 分为中危，相当于 PESI 分级 III ～ IV 级

表 1-5-2　基于早期死亡风险的肺栓塞分层

早期死亡风险		风险指标和评分			
		休克或 低血压	PESI 分级 III ～ IV 级 或 sPESI ≥ 1	影像学提示 右心功能不全	心脏相关 实验室指标
高危		＋	＋	＋	＋
中危	中高危	－	＋	双阳性	
	中低危	－	＋	一个（或没有）阳性	
低危		－	－	选择性检查；若检查，双阴性	

二、处理流程

肺栓塞的治疗应根据病情严重程度而定，必须迅速、准确地对患者进行危险度分层，然后选择相应的治疗策略（图 1-5-1）。

1. 一般治疗　密切监测疑似肺栓塞患者的生命体征，适当使用镇静剂减轻患者焦虑、恐惧心理。对于胸痛者予止痛药处理。对合并下肢深静脉血栓形成的患者应绝对卧床，保持大便通畅，避免用力。动态监测血流动力学等变化，包括呼吸、心率、血压、肺动脉压、静脉压、血氧饱和度、心电图和血气的变化。

2. 呼吸循环支持治疗　采用鼻导管或面罩吸氧纠正低氧血症，出现呼吸衰竭时，应用无创性机械通气或有创性气管插管。如患者出现右心功能不全、心排血量下降，而血压正常，则可应用多巴胺或多巴酚丁胺等药物，这些药物具有一定的肺血管扩张作用和正性肌力作用；若血压下降，则可加用去甲肾上腺素等药物。

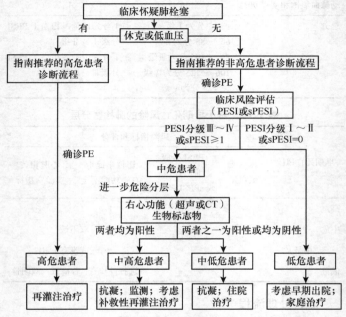

图 1-5-1　基于危险度分层的急性肺栓塞的治疗策略
PE：肺栓塞；PESI：肺栓塞严重指数；sPESI：简化版 PESI

3. 抗凝治疗

（1）普通肝素：首剂负荷剂量 2000 ～ 5000U 或按 80U/kg 静脉注射，之后以 18U/（kg·h）持续静脉滴注。最初 24 小时内测定活化部分凝血活酶时间（APTT）/（次 /4 小时），适当调整普通肝素的剂量（表 1-5-3），调整剂量后 3 小时测定 APTT，使 APTT 尽快达到并维持于正常值的 1.5 ～ 2.5 倍，稳定后，改为每日测定 APTT 1 次。在使用普通肝素的第 3 ～ 5 日必须复查血小板计数。若较长时间使用普通肝素，则在第 7 ～ 10 日和 14 日复查。

表 1-5-3　调整普通肝素剂量

APTT	普通肝素调整剂量
< 35 秒（< 1.2 倍正常对照值）	静脉注射 80U/kg，然后静脉滴注剂量增加 4U/（kg·h）
35 ~ 45 秒（1.2 ~ 1.5 倍正常对照值）	静脉注射 40U/kg，然后静脉滴注剂量增加 2U/（kg·h）
46 ~ 70 秒（1.5 ~ 2.3 倍正常对照值）	无须调整剂量
71 ~ 90 秒（2.3 ~ 3 倍正常对照值）	静脉滴注剂量减少 2U/（kg·h）
> 90 秒（> 3 倍正常对照值）	停药 1 小时，然后静脉滴注剂量减少 3U/（kg·h）

（2）低分子量肝素：所有低分子量肝素均按照体重给药 [如 100U/（kg·次）或 1mg/（kg·次），皮下注射，每日 1 ~ 2 次]。一般不需要常规监测，但在妊娠期需定期监测抗 Xa 因子活性。建议普通肝素、低分子量肝素至少应用 5 天。对于大面积肺栓塞、髂静脉和（或）股静脉血栓患者，需用 10 天或者更长时间。

（3）磺达肝癸钠：选择性 Xa 因子抑制剂，2.5mg 皮下注射，每日 1 次，无须监测。严重肾功能不全的患者禁用，中度肾功能不全（肌酐清除率 30 ~ 50ml/min）的患者应减量 50%。

（4）华法林：初始与普通肝素、低分子量肝素或磺达肝癸钠重叠应用 5 天以上，起始剂量为 1 ~ 3mg/d，3 ~ 4 日后测国际标准化比值（INR），当该比值稳定在 2 ~ 3，并维持 2 天以上时停用普通肝素、低分子量肝素或磺达肝癸钠，单一应用华法林。

（5）新型口服抗凝药：包括达比加群、利伐沙班、阿哌沙班和依度沙班。达比加群是直接凝血酶抑制剂，用法为 150mg 每日 2 次；利伐沙班、阿哌沙班和依度沙班均是直接 Xa 因子抑制剂，利伐沙班 15mg 每日 2 次，应用 3 周，继以 20mg 每日 1 次；阿哌沙班 10mg 每日 2 次，应用 7 天，继以 5mg 每日 2 次；依度沙班 60mg 每日 1 次。达比加群和依度沙班必须联合肠道外抗凝剂应用。以上 4 种新型口服抗凝药均不能用于严重肾功能损害的患者。新型口服抗凝药目前应用不广，尚需积累更多的安全性和疗效数据。

4. 肺动脉血栓摘除术　适用于高危急性肺栓塞或选择性的中高危急性肺栓塞的治疗，尤其适用于溶栓禁忌或失败的患者。

5. 腔静脉滤器　不推荐急性肺栓塞的患者常规置入下腔静脉滤器。在有抗凝药物绝对禁忌证以及接受足够强度抗凝治疗后仍复发的急性肺栓塞患者，可选择腔静脉滤器置入。

6. 溶栓治疗

（1）我国临床上常用的溶栓药物有尿激酶（UK）和重组组织型纤溶酶原激活物（rt-PA）及重组组织型纤溶酶原激酶衍生物（r-PA）。

1）尿激酶：20 000U/（kg·2h）静脉滴注；欧洲心脏病协会推荐方法为：负荷量 4000U/kg，静脉注射 30 分钟，随后以 60 万～ 120 万 U/d 持续静脉滴注 48 ～ 72 小时，必要时持续 5 ～ 7 天。

2）rt-PA 用法：50 ～ 100mg 持续静脉滴注 2 小时。溶栓使用 rt-PA 时，可在第一小时内泵入 50mg 观察有无不良反应，如无，则序贯在第二小时内泵入另外 50mg。应在溶栓开始后每 30 分钟做一次心电图，复查动脉血气，严密观察患者的生命体征。

3）r-PA 用法：18mg 溶于生理盐水中静脉注射＞ 2 分钟，30 分钟后重复静脉注射 18mg。也有研究推荐 r-PA 18mg 溶于 50ml 生理盐水中静脉泵入 2 小时，疗效显著优于静脉注射 r-PA 和静脉滴注尿激酶的疗效。

（2）禁忌证：①绝对禁忌证。出血性卒中；6 个月内脑梗死；中枢神经系统损伤或肿瘤；近 3 周内重大外伤、手术或头部损伤；1 个月内消化道出血；已知的出血高风险患者。②相对禁忌证。6 个月内短暂性脑缺血发作（TIA）；应用口服抗凝药；妊娠或分娩后 1 周；不能压迫止血部位的血管穿刺；近期曾行心肺复苏；难以控制的重度高血压（收缩压＞180mmHg）；严重肝功能不全；感染性心内膜炎；活动性溃疡。

（3）溶栓时间窗：肺栓塞发病 48 小时内开始溶栓治疗，疗效最好。对于有症状的急性肺栓塞患者在 6 ～ 14 天内溶栓治疗仍有一定作用。

三、临床表现和诊断

急性肺栓塞缺乏特异性的临床症状和体征，易漏诊。

1. 症状　80% 以上的急性肺栓塞患者因没有任何症状而易被忽略。临床上的典型表现：①胸痛，烧灼样胸痛或压榨性胸痛；②咯血；③呼吸困难，称为"肺梗死三联征"。由于低氧血症及右心功能不全，患者易出现烦躁不安、头晕、胸闷、心悸等症状。因上述症状缺乏临床特异性，故容易漏诊。

2. 体征　呼吸频率超过 20 次/分、心率超过 90 次/分、血压下降及发绀。下肢静脉检查可能发现一侧大腿或小腿周径较另一侧增加超过 1cm，或下肢静脉曲张，应高度怀疑肺血栓栓塞症。其他可能有肺部听诊湿啰音及哮鸣音，胸腔积液阳性等。

3. 实验室检查

（1）动脉血气分析：是诊断肺栓塞的筛选性指标。特点为低氧血症、低碳酸血症、肺泡 - 动脉血氧分压差 $[P_{A-a}O_2]$ 增大及呼吸性碱中毒。

（2）血浆 D- 二聚体：对肺栓塞诊断的敏感度达 92% ～ 100%，但其特异度较低，仅为 40% ～ 43%，D- 二聚体阴性可以排除肺栓塞。

（3）心电图：对肺栓塞诊断无特异性，部分病例可出现 $S_I Q_{III} T_{III}$（即Ⅰ导联 S 波加深，Ⅲ导联出现 Q/q 波及 T 波倒置）。

（4）超声心动图：提供肺栓塞的直接征象和间接征象。直接征象是能看到肺动脉近端或右心腔血栓。间接征象多是右心负荷过重，表现为右心室壁局部运动幅度下降，右心室和（或）右心房扩大，肺动脉干增宽等。

（5）胸部 X 线片：对肺栓塞的诊断帮助不大，大面积栓塞可出现肺纹理稀疏、纤细，肺动脉段突出或瘤样扩张，右下肺动脉干增宽或伴截断征等。

（6）CT 肺动脉造影：肺栓塞直接征象为肺动脉内低密度充盈缺损，部分或完全包围在不透光的血流之内（轨道征），或者呈完全充盈缺损，远端血管不显影；CT 肺动脉造影是诊断急性肺栓塞的重要无创检查技术，敏感度为 83%，特异度为78% ～ 100%。

（7）放射性核素肺通气灌注扫描：诊断肺栓塞的敏感度为92%，特异度为 87%，尤其对亚段以下肺动脉血栓栓塞具有特殊意义。

（8）磁共振肺动脉造影（MRPA）：对肺段以上肺动脉血栓诊断的敏感度和特异度均高，适用于碘造影剂过敏者，但目前大多数专家并不推荐此法在肺栓塞常规诊断中的应用。

（9）肺动脉造影：是诊断肺栓塞的"金标准"，其敏感度为98%，特异度为 95% ～ 98%，肺血栓栓塞症（PTE）的直接征象有肺动脉内造影剂充盈缺损，伴或不伴轨道征的血流阻断。

（10）下肢深静脉检查：PTE 和下肢深静脉血栓形成（DVT）为静脉血栓栓塞症的不同临床表现形式，90% 肺栓塞患者栓子来源于下肢 DVT，70% 肺栓塞患者合并 DVT。由于肺栓塞和DVT 关系密切，且下肢静脉超声操作简便易行，因此下肢静脉超声在 PTE 诊断中的价值应引起临床医师重视，对怀疑 PTE患者应检测有无下肢 DVT。

（11）遗传性易栓症相关检查：建议筛查的项目包括抗凝血酶、蛋白 C 和蛋白 S 的活性。

肺栓塞的诊断首先需进行临床可能性评估，然后进行初始危险分层，最后逐渐选择检查手段、明确诊断。临床常用的评估标准有加拿大韦尔斯（Wells）评分和修正版日内瓦（Geneva）评分（表 1-5-4、表 1-5-5）。

表 1-5-4　肺栓塞临床可能性评估的 Wells 评分标准

项目	原始版（分）	简化版（分）
既往肺栓塞或 DVT 病史	1.5	1
心率 ≥ 100 次 / 分	1.5	1
过去 4 周内有手术或制动史	1.5	1
咯血	1	1
肿瘤活动期	1	1
DVT 临床表现	3	1
肺栓塞较其他诊断可能性大	3	1

注：对于原始版评分标准而言，0 ～ 4 分为可能性小、≥ 5 分为可能；对于简化版评分标准而言，0 ～ 1 分为可能性小，≥ 2 分为可能。DVT，下肢深静脉血栓形成。

表 1-5-5　肺栓塞临床可能性评估的 Geneva 评分标准

项目	原始版（分）	修正版（分）
既往肺栓塞或 DVT 病史	3	1
心率 75 ～ 94 次 / 分	3	1
心率 ≥ 95 次 / 分	5	2
过去 1 个月内有手术或骨折史	2	1
咯血	2	1
肿瘤活动期	2	1
单侧下肢痛	3	1
下肢深静脉触痛和单侧肿胀	4	1
年龄 > 65 岁	1	1

注：对于原始版评分标准而言，0 ～ 5 分为可能性小，≥ 6 分为可能；对于简化版评分标准而言，0 ～ 2 分为可能性小，≥ 3 分为可能。DVT，下肢深静脉血栓形成。

四、鉴别诊断

1. 肺炎　有咳嗽、咳痰，痰液呈白色或黄色，伴有发热。肺部可闻及湿啰音或干啰音。实验室检查：血常规白细胞升高，

323

中性粒细胞比例增加；D-二聚体正常。影像学检查：肺部有渗出；抗菌药物治疗有效。

2. 胸膜炎　胸痛与呼吸有关，咳嗽、深吸气时加重。查体可闻及胸膜摩擦音。肋膈角变钝或有积液。

3. 冠状动脉粥样硬化性心脏病　患者胸痛多由劳累或情绪变化引起，胸痛主要在胸骨后，呈压榨性，偶尔向后背及左肩、左上臂放射，伴有窒息、恐惧感。心电图多出现相应导联 ST-T 段缺血性改变。冠状动脉造影可见冠状动脉狭窄。

4. 主动脉夹层　多出现胸部或腹部撕裂样疼痛，双侧肢体血压多不一致。血管彩超、血管造影 CT（CTA）可以鉴别。

（刘杨丽）

第六章 急性呼吸窘迫综合征

一、病情评估

急性呼吸窘迫综合征（acute respiratory distress syndrome，ARDS）是指由各种肺内和肺外致病因素所导致的急性弥漫性肺损伤和进而发展的急性呼吸衰竭。它是一种急性弥漫性、炎症性肺损伤，导致肺血管通透性和肺重量增加，而肺含气组织减少，临床以低氧血症为主要表现。影像学示双肺致密影，伴混合静脉血氧合不足、生理无效腔增加及肺顺应性降低，急性期形态学主要特征为弥漫性肺泡损伤（如水肿、炎症、透明膜形成或出血）。

ARDS 2012 柏林定义根据动脉血氧分压/吸入氧浓度（PaO_2/FiO_2）确立 ARDS 的诊断，并将其严重程度分为轻度、中度和重度（表 1-6-1）。

表 1-6-1　ARDS 的柏林定义

起病时间	已知临床损伤以及新发或加重性呼吸系统症状出现 1 周以内
胸部影像	双侧致密影——无法用积液、肺不张或结节完全解释
水肿起源	无法完全用心力衰竭或液体超负荷解释的呼吸衰竭
	如果无危险因素，则需通过客观评估（如超声心动图）排除静水压性水肿
氧合	
轻度	200mmHg ＜ PaO_2/FiO_2 ≤ 300mmHg 且 PEEP 或 CPAP ≥ 5cmH$_2$O
中度	100mmHg ＜ PaO_2/FiO_2 ≤ 200mmHg 且 PEEP ≥ 5cmH$_2$O
重度	PaO_2/FiO_2 ≤ 100mmHg 且 PEEP ≥ 5cmH$_2$O

注：PaO_2/FiO_2，动脉血氧分压/吸入血氧浓度；PEEP，呼气末正压；CPAP，持续气道正压。

二、处理流程

1. 原发病的治疗　是治疗 ARDS 的首要原则和基础，应积极寻找原发病并予彻底治疗。感染是 ARDS 的常见原因，也是

ARDS 的首位高危因素，而 ARDS 又易并发感染，因此所有患者都应怀疑感染的可能，治疗上应选择广谱抗菌药物。

2. 呼吸支持治疗

（1）氧疗：目的是改善低氧血症，使 $PaO_2 \geq 60mmHg$ 或 $SaO_2 \geq 90\%$。可根据低氧血症改善的程度和治疗反应调整氧疗方式，轻症患者使用鼻导管或面罩给氧，但多数患者需要机械通气。

（2）无创机械通气：尚无足够的证据显示无创机械通气可以作为 ARDS 的常规治疗方法。预计病情能够短期缓解的早期 ARDS 患者可考虑应用无创机械通气。

（3）有创机械通气：大多数 ARDS 患者需要通过气管插管或切开导管连接呼吸机进行辅助呼吸，主要为重症、伴有意识障碍、正确应用无创呼吸机机械通气 2 小时后仍未达到预期效果的患者。

1）模式选择：可根据个人经验选择容积控制通气（VCV）模式与压力控制通气（PCV）模式。

A. 容积控制通气模式：选用 VCV 模式，预设小潮气量（6ml/kg），采用减速流量波形，预设较低的压力报警限（< $35cmH_2O$），密切监测气道平台压。

B. 压力控制通气模式：选择 PCV 模式，固定最大吸气压（气道峰压）$30 \sim 35cmH_2O$，开始时加 $8cmH_2O$ 的呼气末正压（PEEP），然后逐步增加 PEEP 水平，维持最大吸气压不变，允许潮气量（VT）减少，直到潮气顺应性从增加到减低一点，则为理想 PEEP 值。

2）使用注意事项

A. 自主呼吸：在循环稳定、人机协调性好的情况下，尽量保留自主呼吸。

B. 半卧位：除非有脊髓损伤等体位改变的禁忌，患者应保留 $30° \sim 45°$ 半卧位，以预防呼吸机相关性肺炎的发生。

C. 俯卧位通气：对常规机械通气治疗无效的重度（PaO_2/

$FiO_2 \leqslant 100mmHg$）患者，可考虑采用俯卧位通气，以改善肺组织通气与血流比例及分流和氧合情况。

D. 肺保护性通气：实施低 VT 通气，使气道平台压不超过 $30cmH_2O$，$VT \leqslant 7ml/kg$，以免肺泡过度膨胀和气道平台压过高加重肺及肺外器官的损伤。

E. 肺复张：常用肺复张方法包括控制性肺膨胀（采用恒压通气，吸气压为 30～45cmH_2O，持续时间 30～40 秒）、PEEP 递增法及 PCV 模式。

F. PEEP 设置方法：应使用能防止肺泡塌陷的最低 PEEP，有条件情况下，应根据静态压力 - 体积（P-V）曲线低位转折点压力 +2cmH_2O 来确定 PEEP。对于中重度 ARDS 患者，建议早期采用较高 PEEP（> 12cmH_2O）。

G. 体外膜氧合器（ECMO）：重度 ARDS 患者推荐机械通气联合 ECMO 治疗。

3. 药物治疗

（1）液体管理：在保证组织器官灌注前提下，实施限制性的液体管理，有助于改善 ARDS 患者的氧合和肺损伤。存在低蛋白血症的 ARDS 患者，可通过补充白蛋白等胶体溶液和应用利尿剂，以实现液体负平衡，改善氧合。

（2）糖皮质激素：不推荐常规应用糖皮质激素预防和治疗ARDS。但对于过敏原因导致的 ARDS 可能有效，感染性休克并发 ARDS，或合并有肾上腺皮质功能不全的患者，可考虑应用替代剂量的糖皮质激素。

（3）肺表面活性物质：主要用于婴儿呼吸窘迫综合征，目前还不能将其作为成人 ARDS 的常规治疗手段。

（4）营养支持：ARDS 患者处于高代谢状态，应补充热量和高蛋白、高脂肪营养物质。尽早经胃肠补充营养，也可以采用静脉内输入的方法进行营养支持。

（5）镇静镇痛：减轻焦虑紧张，减少躁动，提高患者对气管插管和机械通气的耐受性，避免人机对抗。对早期（48 小时内）

中重度 ARDS 患者进行机械通气时可短时间使用肌松药。

（6）抗菌药物：酌情使用适当的抗菌药物防治呼吸机相关性肺炎。

4. 防治并发症 ARDS 患者常发生多器官功能障碍综合征（MODS），应根据情况对各重要器官进行适当的支持治疗。

（1）防治胃肠道大出血：纠正应激性溃疡的各种诱因，如纠正缺氧、低血压、休克或酸中毒等；预防性给予质子泵抑制剂减少胃酸分泌，以及硫糖铝等胃黏膜保护剂。

（2）心力衰竭：以利尿、扩血管药物为主，强心剂为辅。

（3）肾功能不全：可进行血液净化、血液透析。

（4）其他：积极治疗休克、肝衰竭、气胸、纵隔气肿等。

三、临床表现和诊断

1. 临床表现 典型症状为呼吸速度快，呼吸频率＞20 次/分，并可呈进行性加快，可达 60 次/分以上。呼吸困难逐步明显，以致所有辅助呼吸肌均参与呼吸运动。缺氧明显，表现为口唇、甲床发绀，烦躁不安、心率加快。吸入纯氧或者间歇正压给氧亦难纠正缺氧，称为顽固性低氧血症。

2. 临床诊断 ARDS 的诊断需要满足 3 项标准。①急性发作：出现已知临床损害（即危险因素）1 周之内发病或 1 周内新发/加重的呼吸道症状（未知临床损害）。②肺水肿：胸部影像学检查可见双侧肺野阴影；肺水肿不完全是血流动力性肺水肿，也就是说，肺水肿不完全由心力衰竭或液体容量负荷过多引起。③缺氧：$PaO_2/FiO_2 < 300mmHg$。心源性肺水肿是最主要的鉴别诊断，因此，如果没有明确的诱因导致 ARDS，则需要对患者进行心力衰竭评估。

3. 实验室检查

（1）动脉血气分析：$PaO_2 < 60mmHg$，有进行性下降趋势。早期 $PaCO_2$ 多不升高，甚至可因通气过度而低于正常。早期为单纯呼吸性碱中毒，随着病情进展，可合并代谢性酸中毒，晚

期可出现呼吸性酸中毒，甚至三重酸碱失衡。

（2）X线检查：发病＜24小时胸片可无异常，或仅见肺纹理增多呈网状，边缘模糊。发病1～5天，X线检查表现以肺实质为主要特征，两肺散在分布大小不等、边缘模糊的斑片状密度增高影，且常融合成大片，呈磨玻璃样影，有时可见支气管充气征。发病5天以上，两肺或其大部分影呈均匀密度增加，磨玻璃样影、支气管气相明显，心缘不清或消失，甚至可因广泛肺水肿、实变而出现"白肺"。

四、鉴别诊断

1. 心源性肺水肿 多见于各种原因引起的急性左心衰竭，如瓣膜性、高血压性和冠状动脉粥样硬化性心脏病、心肌炎和心肌病等。结合X线胸片、脑钠肽水平和血气分析等进行鉴别诊断多不困难。

2. 非心源性肺水肿 尚可见于输液过量，血浆胶体渗透压降低等。还可因胸腔抽液或者抽气过快、过多，或者抽吸负压过大引起。主要为胸膜腔负压突然增加，复张后肺水肿。此类患者病史明确，肺水肿症状、体征及X线征象出现较快，治疗后消失也快；低氧血症一般不严重，吸氧后容易纠正。

3. 肺栓塞 忽然发病，呼吸急促、烦躁不安、咯血、胸痛和发绀。血气分析示 PaO_2 和 $PaCO_2$ 均降低。急性肺栓塞患者多有深静脉血栓史或者肿瘤、心脏病史等，临床上有剧烈胸痛、咳嗽、呼吸困难、发热等症状。肺动脉造影可以明确诊断。

4. 特发性肺纤维化（IPF） 患者多有不明原因干咳、进行性呼吸困难、持续性低氧血症。但本病大都为慢性发病，少数呈亚急性。查体可闻及爆裂音，胸部X线或CT检查有纤维化和网状结节影，病理上可见广泛的间质纤维化和间质性肺炎，肺功能检查为限制性通气功能障碍和弥散功能降低，可与ARDS相鉴别。

（刘杨丽）

第七章 呼吸衰竭

一、病情评估

呼吸衰竭（respiratory failure）是指呼吸功能受损导致气体交换不能正常进行，出现动脉血氧分压（PaO_2）降低伴或不伴动脉二氧化碳分压（$PaCO_2$）升高，超过既定值范围，称为呼吸衰竭。其临床表现缺乏特异性，诊断有赖于动脉血气分析：在海平面、静息状态、呼吸空气条件下，$PaO_2 < 60mmHg$ 伴或不伴 $PaCO_2 > 50mmHg$，可诊断为呼吸衰竭。

（一）按照动脉血气分类

1. Ⅰ型呼吸衰竭 即低氧性呼吸衰竭，血气分析特点是 $PaO_2 < 60mmHg$，$PaCO_2$ 降低或正常。主要见于肺换气功能障碍（通气与血流比例失调、弥散功能损害、肺动-静脉分流等），如严重肺部感染性疾病、间质性肺疾病、肺栓塞等。

2. Ⅱ型呼吸衰竭 即高碳酸性呼吸衰竭，血气分析特点是 $PaO_2 < 60mmHg$，同时伴有 $PaCO_2 > 50mmHg$，系肺泡通气不足所致。单纯通气不足，低氧血症和高碳酸血症的程度是平行的，若伴有换气功能障碍，则低氧血症更为严重。

（二）按照发病急缓分类

1. 急性呼吸衰竭 通常是指在数秒或数小时内因某些突发因素，如严重肺疾病、创伤、休克、急性气道阻塞等，使肺通气和（或）换气功能短时间内出现严重障碍而发生的呼吸衰竭。因发生时间短，机体不能很快代偿，若不及时救治将会危及患者生命。

2. 慢性呼吸衰竭 指在数日或更长时间内发生，影响呼吸功能，经过较长时间发展为呼吸衰竭。如慢性阻塞性肺疾病、肺结核、神经肌肉病变等，其中以慢性阻塞性肺疾病最常见。另一种临床较常见的是在慢性呼吸衰竭的基础上，合并呼吸系统感染、气道痉挛或并发气胸等情况，致使在短时间内出现 PaO_2 显著下降和（或）$PaCO_2$ 显著升高，称为慢性呼吸衰竭急性加重。

（三）按照发病机制分类

呼吸衰竭可分为泵衰竭（pump failure）和肺衰竭（lung failure）。驱动或调控呼吸运动中枢神经系统、外周神经系统、神经肌肉组织（包括神经 - 肌肉接头和呼吸肌）以及胸廓的部分统称为呼吸泵，这些部分功能障碍引起的呼吸衰竭称为泵衰竭。通常泵衰竭引起通气功能衰竭，表现为 CO_2 潴留，血气分析显示为Ⅱ型呼吸衰竭。肺组织和肺血管病变造成的呼吸衰竭称为肺衰竭，引起换气功能障碍，血气分析显示为Ⅰ型呼吸衰竭。

二、处理流程

基本原则：在保证气道通畅的前提下，尽快改善和纠正低氧血症、二氧化碳潴留及酸碱失衡和电解质紊乱，维持重要器官（心、脑、肝、肾等）的功能，同时治疗引起急性呼吸衰竭的原发疾病。

1. 保持气道通畅　为改善通气和换气的首要支持治疗措施。建议头侧位、仰头抬颌，防止舌后坠，清除口咽部阻塞物，必要时建立人工气道。

2. 氧疗　确定吸氧浓度的原则是在保证 $PaO_2 > 60mmHg$，$SaO_2 > 90\%$ 的前提下，尽量降低吸氧浓度。Ⅰ型呼吸衰竭的主要问题是氧合功能障碍而通气功能正常，较高浓度给氧（$FiO_2 > 35\%$）可迅速缓解低氧血症而不会引起二氧化碳潴留。对于伴有高碳酸血症的呼吸衰竭，为了维持低氧对呼吸中枢的驱动，往往需要将给氧浓度设定为达到上述目标氧合的最低值。吸氧装置包括鼻导管吸氧、开放面罩吸氧、储氧面罩吸氧和高流量湿化氧疗。针对轻、中度低氧性呼吸衰竭（$PaO_2/FiO_2 \geqslant 150mmHg$）患者和轻度高碳酸血症患者可以应用。

3. 改善通气和换气　主要为解除支气管痉挛、祛除痰液、控制感染、应用呼吸兴奋剂和机械通气。

(1) 解除支气管痉挛：选择联合应用氨茶碱、β_2 肾上腺素受体激动药、肾上腺皮质激素等。

(2) 祛除痰液：适量输液，避免过度利尿，减少黏稠痰液。雾化吸入化痰药物，鼓励患者咳嗽，采取翻身拍背、体位引流等协助排痰。

(3) 控制感染：呼吸道感染是发生急性呼吸衰竭的重要病因和诱因。应依据社区获得性肺炎和医院获得性肺炎常见致病菌谱，针对不同感染和可能的致病菌，首先经验性选药，遵循"联合、足量、交替"原则，反复送痰做微生物学检查，根据药物敏感试验，结合初始的临床治疗效果调整抗菌药物。

(4) 应用呼吸兴奋剂：中枢性呼吸兴奋剂主要应用于呼吸中枢化学感受器异常引起的中枢性呼吸麻痹，如睡眠呼吸暂停综合征、特发性肺泡低通气综合征、药物中毒性呼吸中枢麻醉等。目前认为慢性阻塞性肺疾病（COPD）患者发生急性呼吸衰竭时不建议使用呼吸兴奋剂，只有在无条件使用或不建议使用无创通气时可使用多沙普仑（doxapram）或阿米三嗪 $50 \sim 100mg$，每天 2 次。

(5) 机械通气：包括无创和有创正压通气。神志清楚、呼吸规律、分泌物较少的呼吸衰竭患者可进行无创机械通气（NIV）；呼吸衰竭患者出现严重的酸碱失衡和（或）神志改变时应该及时选用有创机械通气抢救生命。临床指南推荐 NPPV 可作为急性加重 COPD 和急性心源性肺水肿一线治疗手段，合并免疫抑制的急性呼吸衰竭患者可首先试用 NIV。而对于重症肺炎和 ARDS 患者，目前支持证据有限。对于病情相对较轻者，在严密监测下可试验性使用 NIV，一旦病情恶化，立即转有创机械通气治疗，以免延误病情。对于 ARDS 患者行有创机械通气时，采用肺保护性通气策略，合理使用呼气末正压通气，俯卧位通气及肺复张指导个体化通气均有积极的临床价值。部分重度呼吸衰竭患者要积极考虑实施体外膜氧合治疗。

（6）基础疾病的治疗：在急性呼吸衰竭有效治疗的同时，须重视治疗和去除诱发呼吸衰竭的基础病因。

（7）营养支持治疗：能量供给不足是产生或加重呼吸肌疲劳的重要原因之一，因而呼吸衰竭患者补充足够的营养及热量十分重要。能量的供应应尽量选择经胃肠道的方式，不适当地补充过量的碳水化合物，会增加二氧化碳产量，加重呼吸肌的负担。

（8）并发症处理：积极纠正酸碱失衡和离子紊乱。呼吸衰竭常合并心力衰竭，治疗原则应以利尿、扩血管为主，强心为辅。利尿剂的使用也以缓慢利尿为宜，以避免电解质紊乱和痰液黏稠、不易咳出。预防和治疗上消化道出血。保护心、肝、肾、脑等重要器官的功能，注意防治多器官功能障碍综合征。

三、临床表现和诊断

1. 低氧血症 主要为呼吸困难和发绀。呼吸困难是最早出现的临床症状。发绀是缺氧的典型症状。低氧血症时常出现中枢神经系统和循环系统功能异常的临床征象。神经系统方面如判断力障碍、烦躁不安等，严重时可表现为谵妄、癫痫样抽搐，甚至昏迷、死亡。在心血管系统方面常表现为心率增快、血压升高、心律失常，严重者出现周围循环衰竭、四肢厥冷等。另外，缺氧时肺动脉压升高，致右心负荷增加，为低氧血症时血流动力学的一项重要变化。

2. 高碳酸血症 严重的二氧化碳蓄积容易产生严重的中枢神经系统和心血管系统功能障碍。临床表现为嗜睡，以至神志不清、昏迷。扑翼样震颤也是二氧化碳蓄积的一项体征。二氧化碳潴留引起的心血管系统的临床表现因血管扩张或收缩程度而异，如球结膜充血水肿、颈静脉充盈、周围血压下降等。

3. 临床诊断 对存在可能发生呼吸衰竭基础病因的患者，依据其临床表现及动脉血气分析结果，可直接诊断呼吸衰竭。同时需要结合肺功能、胸部影像学及纤维支气管镜等检查明确呼吸衰竭的原因。

四、鉴别诊断

呼吸衰竭的鉴别点主要是病因。完整的呼吸由相互衔接且同时进行的外呼吸、气体运输和内呼吸三个环节组成，参与外呼吸（即肺通气和肺换气）任何一个环节的严重病变都可导致呼吸衰竭。

1. 呼吸道病变　支气管炎症痉挛、上呼吸道肿瘤、异物等阻塞气道，引起通气不足、气体分布不匀，导致通气与血流比例失调，发生缺氧和二氧化碳潴留。

2. 肺组织病变　肺炎、重度肺结核、肺气肿、弥散性肺纤维化、肺水肿、成人 ARDS、硅肺等，可引起肺容量、通气量、有效弥散面积减少，通气与血流比例失调导致肺动脉样分流，引起缺氧和（或）二氧化碳潴留。

3. 肺血管疾病　肺血管栓塞、肺梗死、肺毛细血管瘤，使部分静脉血流入肺静脉，从而发生缺氧。

4. 心脏疾病　冠心病、严重心瓣膜疾病、心肌病、心包疾病、严重心律失常等均可以导致通气和换气功能障碍，从而导致缺氧和（或）二氧化碳潴留。

5. 胸廓病变　如胸廓外伤、畸形、手术创伤、气胸和胸腔积液等，影响胸廓活动和肺脏扩张，导致通气减少及吸入气体不匀而影响换气功能。

6. 神经中枢及其传导系统呼吸肌疾病　脑血管病变、脑炎、脑外伤、电击、药物中毒等直接或间接抑制呼吸中枢；脊髓灰质炎及多发性神经炎所致的神经 - 肌肉接头阻滞影响传导功能；重症肌无力等损害呼吸动力引起通气不足。

（刘杨丽）

第八章　高通气综合征

一、病情评估

高通气综合征（hyperventilation syndrome），又称通气过度综合征、呼吸性碱中毒综合征、呼吸神经综合征，是呼吸中枢调节异常，通气过度超过正常生理代谢所需而引起的一系列症状，多见于年轻女性。

其分为急性和慢性两种形式。起病前，多有精神创伤史或过度劳累、神经紧张或心理压力过大等诱因，临床多为慢性过程，伴急性通气过度发作。急性发作时间短，多为10分钟左右，少数可长达 20～30 分钟甚至 1 小时，多自然缓解，症状时轻时重，可在短期内频繁发作，也可有较长的相对缓解期。

二、处理流程

1. 急性期治疗　采取的方法是让患者安静，主动减慢呼吸频率，进行呼吸模式训练，配合采用可重复吸入、呼出气的面罩进行呼吸，增加吸入气体的 CO_2 浓度，以促进 $PaCO_2$ 增加。

2. 心理疏导。

3. 腹式呼吸训练治疗　治疗分三个步骤：

（1）向患者解释症状与通气过度的联系，让患者坚信合理治疗可以缓解病情，解除患者精神负担，消除恐惧心理，积极接受治疗。

（2）患者需学习正确的呼吸方法，即腹式呼吸，缓慢进行：取舒适坐位，左手放在胸前，右手放在肚脐处，将肺内气体呼出，然后通过鼻腔吸气，吸气时腹部向外扩张，右手比左手先隆起，心里默念 5 下，再慢慢呼气，呼气时腹部回缩，右手比左手先收回，心里默念 5 下，尽量放松，每分钟训练 8 轮，不断重复上述步骤 5～10 分钟。

（3）患者需要接受 20 次呼吸训练，在 2～3 个月内完成。

4. 认知治疗　对患者进行疾病知识的系统教育，让患者暴露于导致其焦虑的实际场景中并逐渐学会自控。

5. 药物治疗　对于呼吸治疗反应差的患者可酌情考虑使用药物治疗，如苯二氮䓬类、选择性 5- 羟色胺再摄取抑制剂。药物治疗具有疗程长、撤药时容易复发、容易形成依赖等特点，青少年患者应尽量避免使用。

三、临床表现和诊断

（一）临床表现

1. 症状

（1）呼吸系统：呼吸深或快，呼吸困难、胸闷、憋气、胸痛，频繁的叹气样呼吸。

（2）心血管系统：胸痛，尤其伴发感觉异常和手足痉挛；心悸、心慌。

（3）神经系统：头晕、眼前发黑、肢体抽搐和感觉异常，双侧多见，口周麻木常见。晕厥和癫痫罕见。

（4）精神系统：精神紧张、疑病心态、焦虑、恐怖、濒死感、抑郁、人格解体。

（5）其他：部分患者可有低热，体温一般不超过 38℃。可有其他症状如乏力、失眠、头痛、肢端湿冷、注意力下降等。

2. 体征

（1）急性高通气综合征：明显的呼吸急促和通气过度。当血气 $PaCO_2$ 降低时，可伴血钙水平下降，发生手足抽搐，低钙击面征 [沃斯特克（Chvostek）征] 和低钙束臂征 [特鲁索（Trousseau）征] 可阳性。血钾水平下降时可出现四肢无力、麻木，甚至心律失常。

（2）慢性高通气综合征：通气过度的表现不明显，可有每 2 ～ 3 分钟发作一次叹气样呼吸。特征性的表现为多种不适主诉，但体格检查阴性。

3. 辅助检查

（1）血气分析：血气 $PaCO_2$ 降低是诊断高通气综合征的直接呼吸生理依据，表明患者在急性发作期。但慢性过程患者血气分析可正常或处于正常低限。因此血气分析正常不能除外诊断。

（2）通气过度激发试验：让缓解期患者自主通气过度，呼吸频率 60 次/分，持续 3 分钟后嘱患者正常呼吸，立即询问患者在深快呼吸过程中的感觉和症状。如通气过度激发试验可部分或完全诱发患者的主要症状，则激发试验为阳性。

（二）临床诊断

目前高通气综合征仍限于临床诊断，主要根据可疑的症状、通气过度激发试验部分或完全诱发出主要症状、排除其他器质性疾病的前提下做出临床诊断。

（1）有典型的症状，奈梅亨（Nijimegen）症状学问卷（表 1-8-1）总积分达到或超过 23 分。

（2）通气过度激发试验阳性。

表 1-8-1　Nijimegen 症状学问卷量表

	症状发作频度					
	从来没有	偶尔	有时	经常	频繁	症状得分
胸痛						
精神紧张						
头昏、头晕						
视物模糊						
精神错乱						
呼吸深而快						
气短						
胸部发紧或不适						
腹胀						
手指麻木或针刺感						
呼吸困难						
手指或上肢强直						
口唇周围发紧						
手脚冰冷						

续表

	症状发作频度					症状得分
	从来没有	偶尔	有时	经常	频繁	
心悸或心慌						
焦虑不安						
合计						

注：从来没有，0 分；偶尔，1 分；有时，2 分；经常，3 分；频繁，4 分。

（3）发病前有精神创伤史或过度劳累、精神紧张或应激等心因性诱因。

符合以上 3 个条件，可诊断为典型高通气综合征；符合第三条，仅部分满足前两条，诊断为可疑高通气综合征；3 个条件都不符合，可除外高通气综合征。

四、鉴别诊断

1. 支气管哮喘　患者多有接触过敏原史，如冷空气、物理 / 化学性刺激及病毒等，之后出现喘息、气急、胸闷或咳嗽等症状，查体、双肺可闻及散在或弥漫性以呼气相为主的哮鸣音；上述症状和体征可经治疗或自行缓解。

2. 肺栓塞　肺栓塞患者常突发胸痛、气促、呼吸困难等，可合并下肢深静脉血栓形成，血气分析示 PaO_2 和 $PaCO_2$ 均降低，肺动脉造影可以明确诊断。

3. 惊恐发作　指反复出现明显的心慌、出汗、震颤等自主神经症状，伴强烈的濒死感或失控感，害怕产生灾难性后果的急性焦虑障碍，临床表现与高通气综合征相似，但通气过度激发试验阴性。

4. 心力衰竭　患者多有高血压、冠状动脉粥样硬化性心脏病、风湿性心瓣膜病二尖瓣狭窄等病史，出现呼吸困难、乏力、水肿等表现，实验室检查可见血浆脑钠肽或肌钙蛋白升高，心电图和心脏超声检查可见心肌损伤的表现。

（刘杨丽）

第二部分 心血管系统急症

第九章 高血压危象

一、病情评估

高血压危象（hypertensive crisis，HC）是指原发性或继发性高血压在疾病发展过程中，或在某些诱因作用下，血压急骤升高引起的严重临床表现。高血压危象严重威胁患者的生命，需要进行及时、准确的诊断和迅速有效的治疗。

根据相应标准，可将高血压危象分为高血压急症和高血压亚急症。

（1）高血压急症：指血压明显升高（舒张压达 120～130mmHg 及以上）的同时伴靶器官损害（如高血压脑病、急性冠脉综合征、急性肺水肿、子痫、脑卒中、急性肾衰竭、致命性动脉出血或主动脉夹层）需要住院和进行静脉药物治疗。

（2）高血压亚急症：指仅有血压显著升高，但不伴靶器官功能损害。高血压亚急症通常不需要住院，但应立即联合口服抗高血压药物治疗。

二、处理流程

（一）治疗原则

1. 降低血压 高血压急症一旦诊断，所有患者必须进入重症监护病房（ICU）进行严密监护，并立即给予快速且短效的静脉用降压药物，同时酌情给予镇静治疗，并注意重要器官功能状态（心、脑、肾）。

2. 控制性降压 高血压急症时的降压治疗目标是在最初的数分钟至 1 小时内平均动脉压下降 < 25%，如果病情稳定，在随后的 2～6 小时内将血压逐渐降至较安全水平，一般为 160/100mmHg 左右，如果患者能够很好地耐受降压治疗并且病情稳定，应在

随后的 24 ～ 48 小时内进一步将血压降至正常水平。如果降压后发现重要器官有缺血表现，血压降低幅度应更小，在随后的 1 ～ 2 周内，再将血压逐步降到正常水平。

3. 合理选择降压药　处理高血压急症的药物，要求起效迅速，短时间内达到最大作用，作用持续时间短，停药后作用消失较快，不良反应较小，静脉应用降压药物后及时口服降压药物序贯治疗，维持血压的稳定。

4. 避免使用的药物　利血平肌内注射的降压作用起效较慢，如果短时间内反复注射可导致难以预测的蓄积效应，发生严重低血压。治疗开始时也不宜使用强力的利尿剂，除非有心力衰竭或明显的体液容量负荷过重。因为多数高血压患者急症时交感神经系统和肾素 - 血管紧张素 - 醛固酮系统（RAAS）过度激活，外周血管阻力明显升高，体内循环血容量减少，强力利尿存在风险。

（二）降压药物的选择与应用

1. 硝普钠　能够有效扩张动脉和静脉，减轻心脏的前后负荷。硝普钠作用强效而迅速，在静脉用药后数秒内发挥效应，作用持续 1 ～ 2 分钟，血浆半衰期为 3 ～ 4 分钟，停止用药后，血压即刻上升，在 1 ～ 10 分钟内血压将恢复至用药前水平。起始剂量 0.5μg/（kg·min），最大剂量为 2μg/（kg·min）。

2. 硝酸甘油　主要作用是扩张静脉和减少心脏的前负荷和心排血量。起始剂量 5μg/min，最大剂量 100μg/min，起效时间为 2 ～ 5 分钟，作用持续 5 ～ 10 分钟，是高血压合并冠心病的首选，主要副作用有头痛、头晕和心动过速。

3. 尼卡地平　是第二代二氢吡啶类钙通道阻断剂，它具有高度血管选择性和显著的脑血管及冠状血管扩张作用。尤其适用于伴有心脏和大脑缺血的高血压急症患者。静脉注射后起效时间为 5 ～ 10 分钟，作用持续 4 ～ 6 小时。起始剂量 5mg/h，每 5 分钟增加 2.5mg/h，最大剂量 15mg/h。主要副作用有反射性心动过速、头痛、头晕、面色潮红、恶心及水肿等。

4. 乌拉地尔　为选择性 α_1 受体阻断剂，尤其适用于肾功能不全和脑卒中患者。一般先 10 ～ 50mg 静脉注射，如血压无明显降低，可重复注射，然后用 50 ～ 100mg 加入 100ml 液体静脉滴注维持，滴速可根据血压调节。

5. 拉贝洛尔　兼有 α 和 β 肾上腺素受体拮抗药。其静脉注射后 2 ～ 5 分钟起效，达峰时间 5 ～ 15 分钟，作用持续时间 2 ～ 4 小时。其在肝脏中与葡糖苷酸结合后失活。首剂 20mg 静脉注射，必要时间隔 10 分钟后 20 ～ 80mg 静脉注射，然后 2mg/min 静脉滴注，24 小时最大剂量 < 300mg。其主要副作用有低血压、头晕、恶心及呕吐、感觉异常、头皮麻木感、支气管哮喘等。

6. 艾司洛尔　是速效高选择性 β_1 肾上腺素受体拮抗药，起效快，1 ～ 2 分钟起效，500μg/kg 静脉注射，在 1 ～ 5 分钟可迅速降低血压，单次注射作用持续时间 15 ～ 30 分钟。25 ～ 100μg/（kg·min）持续静脉滴注，最大剂量可达 300μg/（kg·min）。一度房室传导阻滞、充血性心力衰竭和哮喘者慎用。

7. 硫酸镁　对妊娠高血压，合并心律失常或心力衰竭者效果更显著。通常用 25% 硫酸镁 10ml 加入葡萄糖溶液 20ml 中静脉缓注，过快或过量都可引起呼吸麻痹和血压急降。

（三）常见高血压急症的处理

1. 高血压脑病　发病前常有诱因（劳累、情绪激动），患者在病程中血压急剧升高，血压升高以舒张压为主，临床出现颅内高压和脑水肿症状，由于平均动脉压超过 200mmHg 即影响血管自动调节功能，应尽快将血压降低 20% ～ 25%，但应避免过度降压，以防出现低灌注和脑缺血。首选硝普钠静脉滴注，亦可静脉应用硝酸甘油或拉贝洛尔，可给予 20% 甘露醇加地塞米松静脉滴注脱水，地西泮静脉注射控制抽搐。

2. 急性缺血性脑卒中　大部分急性缺血性脑卒中患者的血

压急骤升高，此时，升高的血压并非病理表现，而是维持缺血区域脑灌注的保护性生理反应，因此予血压"正常化"的治疗有潜在的危险。所以，目前对急性缺血性脑卒中一般不进行降压治疗。需要进行降压治疗的特殊情况：拟进行溶栓治疗；合并脑外的急性器官损害；血压极度升高（收缩压超过 220mmHg 或舒张压超过 120mmHg，超过自动调节上限）；降压目标为 24 小时内降低 10% ～ 15%。

3. 出血性脑卒中 中等程度以下的急性颅内出血患者，降低血压是安全的。收缩压超过 200mmHg、舒张压超过 110mmHg 或平均动脉压超过 130mmHg 时，可以开始降压治疗，可应用尼莫地平、尼卡地平、呋塞米、卡托普利等，但需注意降压过快可能会导致患者的病死率增高。

4. 急性心肌梗死 心电监护早期发现恶性心律失常，应用阿司匹林、吗啡，使用 β 受体阻断剂和长效钙通道阻断剂，静脉应用首选硝酸甘油降低血压，加用血管紧张素转化酶抑制剂（ACEI）类，治疗可参考急性冠脉综合征处理。

5. 急性肺水肿 是由突然升高的血压引起急性左心室衰竭所导致，故应该尽快减轻心脏前后负荷，予乙醇湿化吸氧，应用吗啡，首选硝普钠静脉滴注，亦可用硝酸甘油加酚妥拉明，予以呋塞米静脉注射，加用卡托普利等 ACEI 类及洋地黄类药物（地高辛、毛花苷 C）等。

6. 急性主动脉夹层 有高血压病史者突然发生剧烈的、撕裂样胸痛，向背部或腹部放射，约一半发生于降主动脉，可扩展到颈动脉、冠状动脉、心包甚至肾动脉；因表现多样致诊断困难，常需要增强影像学帮助诊断。应立即给予哌替啶或吗啡肌内注射，静脉应用硝普钠和 β 受体阻断剂，如美托洛尔、拉贝洛尔或艾司洛尔，争取在 30 ～ 60 分钟内将血压控制于（100 ～ 120）/（60 ～ 80）mmHg。及时请血管外科医师行介入治疗，明确是否需要手术处理。

三、临床表现和诊断

1. 临床表现

（1）起病急骤，患者表现为剧烈头痛、耳鸣、眩晕、视物模糊、恶心、呕吐、心悸、胸闷、腹痛等。

（2）血压明显升高多在 180/110mmHg 以上，尤以收缩压升高为主，可升高至 220mmHg 以上，舒张压可升高至 140mmHg 以上。严重者可伴有神经系统症状，包括头痛、神志模糊、嗜睡、木僵、视力丧失、癫痫发作、昏迷；眼底检查部分患者可发现视网膜渗出、出血、视盘水肿；心血管系统表现，如心尖搏动明显、心脏增大、充血性心力衰竭，心电图提示心肌劳损或左心室扩大；肾脏损害表现，如少尿、尿毒症；胃肠道反应，如恶心、呕吐、消化道出血。

2. 诊断　病史询问、体格检查和选择性实验室辅助检查，有助于对血压极度升高的患者评估器官功能损害程度。

3. 实验室检查

（1）实验室检查项目：包括血常规、尿液分析、血电解质、血肌酐测定。

（2）辅助检查：常规行心电图检查；如有气促、胸痛等提示心力衰竭或肺部病变的症状时，应摄 X 线胸片；如有严重胸痛、脉搏不对称和（或）X 线胸片发现纵隔增宽时，应该进行胸部增强 CT 或 MRI 检查；如病史或体格检查中提示有中枢神经系统病变时，需进行头颅 CT（必要时加行增强扫描）。

四、鉴别诊断

1. 急性左心衰竭　表现为呼吸困难，近期有劳力性气促、夜间阵发性呼吸困难、端坐呼吸、咳嗽、咳痰，主要表现为缺氧的症状，查体有心率增快、心尖部舒张期奔马律、收缩期杂音，双肺干湿啰音。X 线胸片示左心增大、肺间质或肺泡水肿，少数伴胸腔积液，既往有冠心病或心脏瓣膜疾病等基础性心脏疾病。

2. 脑出血 起病急，血压升高常伴有头痛、呕吐症状，呕吐成喷射状，查体有神经系统定位体征，头颅 CT 检查可见出血病灶。

3. 慢性肾衰竭 早期均无明显的肾脏病变临床表现，在病程的中后期出现高血压。生化检查及肾脏彩超可进一步鉴别诊断。

（姚津剑）

第十章　急性冠脉综合征

一、病情评估

急性冠脉综合征（ACS）是指在冠状动脉粥样硬化的基础上，斑块破裂、出血，继而血管痉挛、血栓形成，导致冠状动脉血流显著减少或完全中断而引发的一组急性或亚急性心肌缺血的临床综合征，包括不稳定型心绞痛（UAP）和急性心肌梗死（AMI）等。目前根据患者心电图 ST 段是否抬高可将心肌梗死分为 ST 段抬高心肌梗死（STEMI）和非 ST 段抬高心肌梗死（NSTEMI）两大类。

ACS 危险分层（在下列各层中，至少符合一项，才能考虑为本层）：

1. 低危　临床可见新发生心绞痛或 2 周内心绞痛反复发作并加重；高度冠心病可能；心电图正常或无变化；肌钙蛋白（TnT）正常。

2. 中危　临床心绞痛发作少于 20 分钟，休息或应用硝酸酯类药物缓解；高度冠心病可能且年龄大于 70 岁；既往有心肌梗死、脑血管意外病史或曾有冠状动脉搭桥术病史，以往应用阿司匹林；心电图显示 T 波倒置＞ 0.2mV 和（或）病理性 Q 波；$0.01\mu g/L ＜ TnT ＜ 0.1\mu g/L$。

3. 高危　临床可见休息时心绞痛超过 20 分钟，并 48 小时内进行性加重，可伴有肺水肿，可闻及心脏杂音和（或）啰音，低血压，年龄大于 75 岁；高危或者心电图显示在两个相邻导联 ST 段压低＞ 0.05mV 或新出现束支传导阻滞或持续性室性心动过速；$TnT ＞ 0.1\mu g/L$。

二、处理流程

（一）ST 段抬高心肌梗死的治疗

1. 一般治疗　严重左心衰竭、肺水肿或心肌梗死伴有机械并发症的患者常伴有严重低氧血症，需面罩加压给氧或气管插管并机械通气。对血流动力学稳定且无并发症的患者可根据病情卧床休息 1 ～ 3 天，一般第 2 天可允许患者坐在床旁大便，病情不稳定及高危患者卧床时间可适当延长。应迅速给予有效镇痛剂，如静脉注射吗啡 3mg，必要时 5 分钟重复 1 次，总量不宜超过 15mg。急性 STEMI 患者需禁食至胸痛消失，然后给予流质、半流质饮食，逐步过渡到普通饮食。必要时使用缓泻剂，以防止便秘产生排便用力，导致心律失常或心力衰竭，甚或心脏破裂。

2. 溶栓治疗　在发病 3 小时内行溶栓治疗，梗死相关血管的开通率增高，病死率明显降低，其临床疗效与直接经皮冠状动脉介入治疗（PCI）相当。发病 3 ～ 12 小时内行溶栓治疗，其疗效不如直接 PCI，但仍能获益。发病 12 ～ 24 小时内，如果仍有持续或间断的缺血症状和持续 ST 段抬高，溶栓治疗仍然有效。左束支传导阻滞、大面积梗死（前壁心肌梗死、下壁心肌梗死合并右心室梗死）患者，溶栓获益最大。

适应证：①两个或两个以上相邻导联 ST 段抬高（胸导联 ≥ 0.2mV，肢体导联 ≥ 0.1mV），或病史提示 AMI 伴左束支传导阻滞，起病时间小于 12 小时，患者年龄小于 75 岁；② ST 段显著抬高的心肌梗死患者年龄大于 75 岁，经慎重权衡利弊仍可考虑；③ STEMI 发病时间已达 12 ～ 24 小时，但如仍有进行性缺血性胸痛、广泛 ST 段抬高者也可考虑。

禁忌证：①既往任何时间有脑出血史，6 个月内有脑梗死或短暂性脑缺血病史；②中枢神经系统受损、颅内肿瘤或畸形；③可疑主动脉夹层；④ 2 ～ 4 周内有活动性内脏出血；⑤慢性、严重、没有得到良好控制的高血压或目前血压严重控制不良（收缩压 ≥ 180mmHg 或者舒张压 ≥ 110mmHg）；⑥目前正在使用治疗剂量的抗凝药或已知有出血倾向；⑦ 2 ～ 4 周内创伤史，包括头部外伤、创伤性或者持续 > 10 分钟的心肺复苏；⑧ 3 周内进行过大手术；⑨近期（2 周内）有不能压迫止血部位的大血管穿刺。

溶栓药物的使用方法：①尿激酶，150万U溶于100ml生理盐水，30分钟内静脉滴注。溶栓治疗结束后12小时皮下注射普通肝素7500U或低分子量肝素，共3～5天。②链激酶，150万U，60分钟内静脉滴注，配合肝素皮下注射7500～10 000U，每12小时1次，或低分子量肝素皮下注射，每日2次。③重组组织型纤溶酶原激活物（rt-PA），首先静脉注射15mg，随后0.75mg/kg在30分钟内持续静脉滴注（最大剂量不超过50mg），继之0.5mg/kg于60分钟持续静脉滴注（最大剂量不超过35mg）。用rt-PA前先用肝素5000U静脉注射，用药后继续以肝素每小时700～1000U持续静脉滴注共48小时，以后改为皮下注射7500U，每12小时一次，连用3～5天（也可以用低分子量肝素）。

溶栓再通的判断标准：①抬高的ST段至少回落50%。②2小时内胸痛症状明显缓解。③2小时内出现再灌注心律失常，如加速性室性自主心律、房室传导阻滞（AVB）或束支传导阻滞突然改善或消失，或者下壁心肌梗死患者出现一过性窦性心动过缓、窦房传导阻滞伴或不伴低血压。④肌酸激酶同工酶亚型（CK-MB）酶峰提前到14小时。

3. 介入治疗（PCI）

（1）直接PCI：适应证有①所有症状发作12小时以内并且有持续新发的ST段抬高或新发左束支传导阻滞的患者；②即使症状发作时间在12小时以上，但仍然有进行性缺血证据，或仍有胸痛和心电图变化。

（2）补救性PCI：溶栓治疗后仍有明显胸痛，抬高的ST段无明显降低者，应尽快行冠状动脉造影，如心肌梗死溶栓试验（TIMI）0～Ⅱ级血流，说明相关动脉未再通，宜立即施行补救性PCI。

（3）溶栓治疗再通者的PCI：溶栓成功后有指征实施急诊血管造影，必要时进行梗死相关动脉血运重建治疗，可缓解重度残余狭窄导致的心肌缺血，降低再梗死的发生；溶栓成功后稳定的患者，实施血管造影的最佳时机是 3 ～ 24 小时。

4. 主动脉冠状动脉旁路移植术（CABG） 介入治疗失败或溶栓治疗无效且有手术指征时，宜争取 6 ～ 8 小时内实施 CABG。

5. 药物治疗

（1）抗血小板药物：包括阿司匹林，心肌梗死急性期，所有患者只要无禁忌证，可嚼服肠溶阿司匹林 300mg 缓解。在服用首剂负荷阿司匹林后，阿司匹林的维持剂量为每日 1 次，每次 75 ～ 100mg。在首次或再次 PCI 之前或当时应尽快嚼服氯吡格雷 300mg，住院期间，所有患者继续服用氯吡格雷 75mg/d。出院后，未置入支架患者，应使用氯吡格雷 75mg/d 至少 28 天，条件允许者也可用至 1 年。对阿司匹林禁忌者，可长期服用氯吡格雷。正在服用氯吡格雷而准备择期行 CABG 的患者，应至少在术前 5 ～ 7 天停药。替格瑞洛用于 ACS（UAP、NSTEMI 或 STEMI）患者，单次负荷量 180mg（90mg×2 片），此后每次 1 片（90mg），每日 2 次。除非有明确禁忌，本品应与阿司匹林联合用药。已经接受过负荷剂量氯吡格雷的 ACS 患者，可以开始使用替格瑞洛。盐酸替罗非是新一代血小板抑制药，是 GP Ⅱ b/Ⅱ a 受体拮抗剂，通过与血小板膜上 GP Ⅱ b/Ⅲ a 受体结合，抑制血小板聚集。主要用于接受直接 PCI 的患者，术中使用。

（2）硝酸酯类药物：包括硝酸甘油、硝酸异山梨酯和 5- 单硝山梨醇酯。静脉滴注硝酸甘油应从低剂量（5 ～ 10μg/min）开始，酌情逐渐增加剂量（每 5 ～ 10 分钟增加 5 ～ 10μg/min）直至症状控制、收缩压降低 10mmHg（血压正常者）或 30mmHg（高血压患者）的有效治疗剂量。

（3）抗凝治疗：凝血酶是使纤维蛋白原转变为纤维蛋白最终形成血栓的关键环节，因此抑制凝血酶至关重要。

普通肝素已成为 STEMI 溶栓治疗最常用的辅助用药。溶栓前先静脉注射肝素 60U/kg（最大量 4000U），继以 12U/（kg·h），使 INR 值维持在对照值 1.5 ～ 2.0 倍（50 ～ 70 秒），至少应用

48 小时。使用肝素期间应监测血小板计数，及时发现肝素诱导的血小板减少症。

低分子量肝素由于其应用方便、不需监测凝血时间、肝素诱导的血小板减少症发生率低等优点，建议可用低分子量肝素代替普通肝素。

1) 磺达肝癸钠：是间接 Xa 因子抑制剂。接受溶栓治疗的患者，磺达肝癸钠有利于降低死亡和再梗死的风险，而不增加出血并发症。无严重肾功能不全的患者（血肌酐＜ 265μmol/L），初始静脉注射 2.5mg，随后每天皮下注射 1 次（2.5mg），最长 8 天。不主张磺达肝癸钠单独用于 STEMI 直接 PCI 时，需联合普通肝素治疗，以减少导管内血栓形成的发生。

2) 比伐卢定：主要用于 PCI 患者术中的抗凝，与普通肝素加血小板 GP Ⅱ b/ Ⅲ a 受体拮抗剂相比，出血发生率明显降低。用法：先静脉注射 0.75mg，再静脉滴注 1.75mg/（kg·h），不需监测激活全血凝固时间（ACT），操作结束时停止使用。若 STEMI 患者 PCI 术中出血风险高，推荐应用比伐卢定。

3) 口服抗凝剂治疗：STEMI 急性期后，以下情况需口服抗凝剂治疗：超声心动图提示心腔内有活动性血栓，口服华法林 3 ～ 6 个月；合并心房颤动者；不能耐受阿司匹林和氯吡格雷者，可长期服用华法林，维持国际标准化比值（INR）2.0 ～ 3.0。若需在阿司匹林和氯吡格雷的基础上加用华法林时，需注意出血的风险，严密监测 INR，缩短监测间隔。

(4) β 受体阻断剂：无该药禁忌证时，应于发病后 24 小时内常规口服应用。建议口服美托洛尔 25 ～ 50mg/ 次，1 次 /6 ～ 8 小时，若患者耐受良好，可转换为相应剂量的长效控释制剂。以下情况需暂缓使用 β 受体阻断剂：①心力衰竭体征；②低心排血量的依据；③心源性休克高危因素（年龄＞ 70 岁、收缩压＜ 120mmHg、心率＜ 60 次 / 分或窦性心律＞ 110 次 / 分及 STEMI 发作较久者）；④其他 β 受体阻断剂相对禁忌证（P—R 间期＞ 0.24 秒、二或三度房室传导阻滞、活动性哮喘或反应性气道疾病）。

（5）血管紧张素转化酶抑制剂（ACEI）和血管紧张素Ⅱ受体阻断剂（ARB）：对于合并左心室射血分数（LVEF）≤ 0.40或肺淤血，以及高血压、糖尿病和慢性肾脏病的 STEMI 患者，只要无使用此药禁忌证，应该尽早应用。发病 24 小时后，如无禁忌证，所有 STEMI 患者均应给予 ACEI 长期治疗。如果患者不能耐受 ACEI，可考虑给予 ARB。

（6）钙通道阻断剂：STEMI 患者不推荐使用短效二氢吡啶类钙通道阻断剂；如果 β 受体阻断剂无效或禁忌使用（如支气管哮喘），则可应用非二氢吡啶类钙通道阻滞剂。STEMI 后合并难以控制的心绞痛时，在使用 β 受体阻断剂的基础上可应用地尔硫䓬。STEMI 合并难以控制的高血压时，在使用 ACEI 和β 受体阻断剂的基础上，应用长效二氢吡啶类钙通道阻断剂。

（7）他汀类药物：所有无禁忌证的 STEMI 患者入院后应尽早开始他汀类药物治疗，且无须考虑胆固醇水平。所有心肌梗死后患者都应该使用他汀类药物将低密度脂蛋白胆固醇（LDL-C）水平控制在 2.60mmol/L 以下。

（8）极化液疗法：氯化钾 1.5g、胰岛素 10U 加入 10% 葡萄糖溶液 500ml 中，静脉滴注，1 ～ 2 次 / 日，7 ～ 14 天为一疗程。可促进心肌摄取和代谢葡萄糖，使钾离子进入细胞内，恢复细胞膜的极化状态，有利于心脏的正常收缩、减少心律失常。

（二）非 ST 段抬高心肌梗死的治疗

1. 药物治疗

（1）抗血小板治疗

1）阿司匹林：如前所述。

2）氯吡格雷：如前所述。

3）GPⅡb/Ⅲa 受体拮抗剂：静脉制剂在接受介入治疗的心肌梗死患者中均有肯定疗效，在非介入治疗的心肌梗死患者中疗效不能肯定。研究结果表明：口服制剂在治疗 NSTEMI 患者中疗效不亚于阿司匹林。

（2）抗凝治疗：目前临床常用的抗凝药物有普通肝素、低分子量肝素、抗Xα因子抑制药及凝血酶直接抑制药。

1）肝素和低分子量肝素：如前所述。

2）磺达肝癸钠：如前所述。

3）比伐卢定：不推荐作为 NSTEMI 患者的首选抗凝治疗。

2. 非溶栓治疗　在 NSTEMI 患者中，梗死相关血管新鲜血栓检出率高达 80%～90%。血栓以白色血栓（血小板血栓）和混合性血栓为主，红色血栓所占比例较少。采用 AMI 溶栓方法治疗上述患者并无益处，反而有增加 AMI 发生率的倾向，避免使用溶栓治疗，一般采用 PCI 治疗。

三、临床表现和诊断

1. 临床表现　大多数患者有典型的缺血性胸痛，胸痛通常位于胸骨后或左胸部，可向左上臂、下颌、颈部、背部、肩部或左前臂尺侧放射；胸痛持续＞10分钟，呈剧烈的压榨性疼痛或压迫感、烧灼感，常伴有恶心、呕吐、大汗和呼吸困难等；含硝酸甘油不能完全缓解。应注意非典型疼痛部位、无痛性心肌梗死和其他不典型的表现，特别是女性、老年、糖尿病及高血压患者。ACS 患者往往无特殊的阳性体征。合并心功能不全时可有肺部啰音、奔马律，合并心脏破裂时可听到心脏杂音。

2. 临床诊断　根据典型的临床表现、特征性的心电图改变及辅助检查，诊断 ACS 并不困难，但对不典型患者应引起足够的重视。

3. 实验室检查

（1）心电图：对疑似 STEMI 胸痛患者，应在到达急诊室后10分钟内完成心电图检查（下壁心肌梗死时需加做 $V_3R \sim V_5R$，$V_7 \sim V_9$）。STEMI 典型表现：T 波高尖，ST 段抬高逐渐回至等电位线，T 波由高尖变为倒置再变为固定倒置或直立；不稳定型心绞痛和 NSTEMI 患者心电图表现为 ST 段压低≥0.1mV，或 T 波呈明显对称倒置。与既往心电图进行比较，有助于诊断。

（2）血清生化标志物：①肌红蛋白敏感度高、特异度低，有助于早期发现 AMI，可在心肌坏死后 2 小时内升高，12 小时内达高峰，24～48 小时恢复正常。②CK-MB 起病后 4 小时内升高，16～24 小时内达高峰，3～4 天恢复正常。由于首次 STEMI 后肌钙蛋白将持续升高一段时间（7～14 天），CK-MB 适于诊断再发心肌梗死。③肌钙蛋白是诊断心肌坏死最特异和敏感的首选标志物，AMI 症状发生后 2～4 小时开始升高，10～24 小时达到峰值，肌钙蛋白超过正常上限，结合心肌缺血证据即可诊断 AMI。

（3）其他：非创伤性检查（如超声心动图、放射性核素检查）和创伤性检查（如冠状动脉造影）对诊断 ACS 也有重要价值。

四、鉴别诊断

1. 急性心包炎　表现为胸膜刺激性疼痛，向肩部放射，前倾坐位时减轻，可闻及心包摩擦音，心电图表现除 aVR 导联外的其余导联 ST 段呈弓背向下型抬高。

2. 急性肺动脉栓塞　表现为突发呼吸困难，可伴胸痛、咯血及严重低氧血症，既往有肺栓塞的高危因素，心电图表现为 $S_I Q_{III} T_{III}$ 或 V_1、V_2、V_3 导联出现 T 波明显倒置，而且 V_1 导联 T 波倒置的深度要大于 V_2、V_3 导联。D-二聚体检测及增强 CT 检查可进一步鉴别。

3. 主动脉夹层　向背部放射的严重撕裂样疼痛伴有呼吸困难或晕厥，但无 STEMI 心电图变化者，应警惕主动脉夹层。后者也可延伸至心包，导致心脏压塞或冠状动脉开口撕裂，怀疑主动脉夹层者需要做增强 CT 进行鉴别。

4. 急腹症　急性胰腺炎、消化性溃疡穿孔、急性胆囊炎、胆石症等，均有上腹部疼痛，可伴有休克。经仔细询问病史、查体、辅助检查多可鉴别。

（姚津剑）

第十一章　暴发性心肌炎

一、病情评估

暴发性心肌炎（fulminant myocarditis）主要是指病情进展迅速，患者很快出现血流动力学异常（泵衰竭和循环衰竭、严重心律失常），可伴有呼吸衰竭和肝、肾衰竭的一种疾病。多由嗜心肌病毒引起，早期症状同普通感冒，发热、乏力、鼻塞、流涕、咽痛、咳嗽、腹泻等为首发症状，短时间内出现心功能下降或心力衰竭的临床表现，出现气短、呼吸困难、胸闷或胸痛、心悸、头晕、极度乏力、食欲明显下降等症状，活动耐量明显下降或活动后心力衰竭的症状加重，部分患者可以迅速发生急性左心衰竭或心源性休克，出现肺循环淤血或休克表现。暴发性心肌炎是一种非常凶险的疾病，早期病死率极高，是导致儿童和青壮年心源性猝死的主要原因。

二、处理流程

（1）卧床休息，严密监测出入量。

（2）严密床旁监测心电、血流动力学；血氧监护。

（3）超声心动图：包括肺部超声，评估心腔大小、收缩功能和室壁活动以及肺水肿情况。

（4）中心静脉压插管或血流导向气囊导管 [斯旺 - 甘兹（Swan-Ganz）导管] 有助于监测血流动力学状态，尤其严重心功能不全的暴发性心肌炎患者。

（5）血压、血气分析、电解质监测。

（6）清淡、营养、易消化饮食；维持水电解质平衡及营养充足。

（7）药物治疗

1）抗病毒治疗：所有病毒性暴发性心肌炎患者均应尽早接受联合抗病毒治疗，阻断病毒对心肌的直接作用。可用帕拉米韦 10mg/kg，也可联合应用鸟苷酸类似药阿昔洛韦（针对 EB 病毒）和更昔洛韦（针对巨细胞病毒）。

2）免疫调节治疗：阻断暴发性心肌炎发病中的免疫介导机制，有助于减轻炎症。

在异常免疫激活、炎症损伤、感染中毒和休克时主张应用大剂量糖皮质激素，甲泼尼龙 10 ～ 30mg/（kg·d），认为可抑制免疫反应，减轻免疫损伤，消除心肌和传导系统炎症和水肿。

丙种球蛋白：在严重病毒感染和应用激素时可使用丙种球蛋白。其一般使用剂量为 1 ～ 2g/kg，大剂量使用为 40g/d，持续使用 5 ～ 7 天。可改善左心室功能、减少心律失常及病死率，从而调节免疫治疗。

3）心力衰竭治疗：暴发性心肌炎常合并心力衰竭，可予正性肌力药物和血管扩张剂等。

A. 多巴酚丁胺：2.5 ～ 5μg/（kg·min）持续微量泵泵入或静脉滴注。

B. 米力农 0.3μg/（kg·min）持续静脉滴注。

C. 洋地黄在这类患者中的应用有其特殊性，因心肌炎时，心肌的应激性增高，易发生洋地黄中毒而出现心律失常，故应选用快速洋地黄制剂，且剂量为常规饱和量的 2/3；地高辛口服维持治疗，定期监测地高辛浓度，并注意有无心律失常发生。

D. 维持水电解质平衡，减轻心脏负荷，同时保证重要脏器的灌注。

4）生命支持治疗：积极氧疗和使用呼吸机：减低患者劳力负荷；改善肺功能和防止肺结构塌陷；协助心力衰竭治疗，维持内环境的稳定。

A. 主动脉内球囊反搏（IABP）：在舒张期前一瞬间（主动脉瓣关闭）时球囊充气促进血液向近心端和远心端流动；而在心脏收缩期前一瞬间（主动脉瓣开放）时，球囊放气，形成负压让左心室血液易于搏出。

B. 体外膜氧合（ECMO）：可支持患者度过急性期，为恢复或进行心脏移植争取时间，但长期应用具有凝血功能异常、感染等风险，可考虑更换为心室辅助装置（VAD）。暴发性心肌炎早期使用 ECMO 的指征：合并多器官衰竭；有严重的心律失常；需较长时间维持的心肺复苏。VAD 也可增加心排血量，减少左心后负荷，减少心肌耗氧量，支持左、右心室功能，维持较长时间，VAD 还可逆转心肌重构，为心肌炎的恢复及左心功能恢复提供机会。

三、临床表现和诊断

（一）症状

1. 病毒感染前驱症状　发热、乏力、鼻塞、流涕、咽痛、咳嗽、腹泻等为首发症状。许多患者早期仅有低热、明显乏力、不思饮食或伴有轻度腹泻，可持续 3 ~ 5 天或更长。

2. 心肌受损表现　前驱症状后的数日或 1 ~ 3 周，发生气短、呼吸困难、胸闷或胸痛、心悸、头晕、极度乏力、食欲明显下降等症状，为患者就诊的主要原因。

3. 血流动力学障碍　为暴发性心肌炎的重要特点，部分患者迅速发生急性左心衰竭或心源性休克，出现肺淤血的表现，如严重的呼吸困难、端坐呼吸、咳粉红色泡沫痰、焦虑不安、大汗、少尿或无尿等。

（二）体征

1. 生命体征　血压、呼吸、心率等指标异常提示血流动力学不稳定，是暴发性心肌炎最为显著的表现，也是病情严重程度的指征。

2. 心脏相关体征　心界通常不大；因心肌受累，心肌收缩力减弱导致心尖冲动减弱或消失、听诊心音明显低钝、常可闻及第三心音奔马律；左心功能不全和合并肺炎时可出现肺部啰音；少有右心功能不全表现。

（三）实验室检查

1. 心肌损伤标志物 / 心肌酶谱　以肌钙蛋白最为敏感和特异。①无明显酶峰，提示病变为渐进性改变；②持续增高说明心肌持续进行性损伤和加重，提示预后不良。肌钙蛋白、肌酸激酶及其同工酶、乳酸脱氢酶、谷草转氨酶以及肌红蛋白等升高，其中以肌钙蛋白最为敏感和特异。心肌酶谱改变与心肌梗死的差别在于其无明显酶峰。

2. 脑钠肽（BNP）或 N 末端脑钠肽前体（NT-proBNP）水平　通常显著增高，提示心功能受损严重。

四、鉴别诊断

急性心肌梗死：患者有高血压、糖尿病、高脂血症等高危因素，有冠状动脉粥样硬化基础情况，出现突发的胸痛，时间持续长，无缓解。心电图提示血管支配范围的心肌梗死，或常见不典型的心肌梗死改变，血清心肌酶升高，心电图和心肌酶谱有动态变化。

（姚津剑）

第十二章　急性心力衰竭

一、病情评估

急性心力衰竭（心衰）临床上以急性左心衰竭最为常见，急性右心衰竭则较少见。急性左心衰竭指急性发作或加重的左心功能异常所致的心肌收缩力明显降低、心脏负荷加重，造成急性心排血量骤降、肺循环压力突然升高、周围循环阻力增加，引起肺循环血量增多而出现急性肺淤血、肺水肿可伴组织器官灌注不足和心源性休克的临床综合征。急性右心衰竭是指某些原因使右心室心肌收缩力急剧下降或右心室的前后负荷突然加重，引起右心排血量急剧减少的临床综合征。急性心衰可以突然起病或在原有慢性心衰基础上急性加重，大多数表现为收缩性心衰，少数表现为舒张性心衰；发病前患者多数合并器质性心血管疾病。

心力衰竭严重程度分级主要有基利普（Killip）法分级（表1-12-1）、福里斯特（Forrester）法分级（表1-12-2）和临床程度分级（表1-12-3）三种。

表 1-12-1　急性心肌梗死所致的心力衰竭的 Killip 法分级

分级	症状与体征
Ⅰ级	无心力衰竭
Ⅱ级	有心力衰竭，双肺中下部可闻及湿啰音，闻及奔马律，X 线片示肺淤血
Ⅲ级	严重心力衰竭，双肺布满细湿啰音，肺水肿
Ⅳ级	心源性休克、低血压、发绀、冷汗、少尿

表 1-12-2　心力衰竭的 Forrester 法分级

分级	PCWP	CI	组织灌注状态
Ⅰ级	≤ 18	> 36.7	无肺淤血及组织灌注不良
Ⅱ级	> 18	> 36.7	有肺淤血

续表

分级	PCWP	CI	组织灌注状态
Ⅲ级	≤ 18	≤ 36.7	无肺淤血，有组织灌注不良
Ⅳ级	> 18	≤ 36.7	有肺淤血及组织灌注不良

注：PCWP，肺毛细血管楔压（mmHg）；CI，心指数 [ml/（s·m²）]。

表 1-12-3　心力衰竭的临床程度分级

分级	皮肤	肺部啰音
Ⅰ级	干、暖	无
Ⅱ级	湿、暖	有
Ⅲ级	干、冷	无 / 有
Ⅳ级	湿、冷	有

二、处理流程

（一）一般治疗

1. 体位　静息时明显呼吸困难者应取半卧位或端坐位，双腿下垂以减少回心血量，降低心脏前负荷，必要时可四肢轮流绑扎止血带或血压计袖带，以降低肺循环压力，减轻肺淤血和肺水肿。

2. 吸氧　应尽早采用，使患者 $SaO_2 ≥ 95\%$（伴 COPD 者 $SaO_2 > 90\%$）。可采用不同的方式：①鼻导管吸氧，以低氧流量（1 ～ 2L/min）开始，如仅为低氧血症，动脉血气分析未见 CO_2 潴留，可采用高流量给氧（6 ～ 8L/min）。②面罩吸氧，适用于伴呼吸性碱中毒患者。必要时还可采用无创性或气管插管呼吸机辅助通气治疗。

3. 去泡沫治疗　乙醇吸氧可使肺泡内的泡沫表面张力降低破裂，改善肺泡的通气。方法是在氧气通过的湿化瓶中加 50% ～ 70% 乙醇或有机硅消泡剂，用于肺水肿患者的治疗。

4. 出入量管理　肺淤血、体循环淤血及水肿明显者应严格限制饮水量和静脉输液量及速度，对无明显低血容量者，每天摄入液体量一般宜在 1500ml 以内，不要超过 2000ml。保持水出入量负平衡约 500ml/d，严重肺水肿者的负平衡为 1000 ～ 2000ml/

d, 甚至可达 3000 ～ 5000ml/d, 以减少水钠潴留和缓解症状。

(二) 药物治疗

1. 镇静剂 主要应用吗啡: 用法为 3 ～ 5mg 静脉缓慢注射, 亦可皮下或肌内注射, 必要时每间隔15分钟重复1次, 共2～3次。

2. 利尿剂 呋塞米 20 ～ 40mg 或依那尼酸 25 ～ 50mg 静脉注射。袢利尿剂疗效不佳时加用噻嗪类和(或)醛固酮受体拮抗剂: 氢氯噻嗪 25 ～ 50mg 每日 2 次, 或螺内酯 20 ～ 40mg/d。

3. 平喘药物 氨茶碱 0.25g 加入葡萄糖溶液中稀释后静脉滴注, 可解除支气管痉挛。

4. 血管扩张药物

(1) 硝酸酯类制剂: 硝酸甘油静脉滴注起始剂量 5 ～ 10μg/min, 每 5 ～ 10 分钟递增 5 ～ 10μg/min, 最大剂量 100 ～ 200μg/min。硝酸异山梨酯静脉滴注剂量 5 ～ 10mg/h, 片剂亦可舌下含服 2.5mg/ 次。

(2) 硝普钠: 临床应用宜从小剂量 10μg/min 开始, 可酌情逐渐增加剂量至 50 ～ 250μg/min, 静脉滴注, 疗程不要超过 72 小时。应用过程中要密切监测血压, 如合并低血压或休克时, 可与多巴胺联合使用。

(3) α 受体阻断剂: 常用药物乌拉地尔, 通常静脉滴注 100 ～ 400μg/min, 可逐渐增加剂量, 并根据血压和临床状况予以调整。伴严重高血压者可缓慢静脉注射 12.5 ～ 25.0mg。

5. 正性肌力药物

(1) 洋地黄类: 对急性左心衰竭患者的治疗有一定帮助。一般应用毛花苷 C 0.2 ～ 0.4mg 缓慢静脉注射, 2 ～ 4 小时后可以再用 0.2mg, 伴快速心室率的心房颤动患者可酌情适当增加剂量。AMI 后 12 ～ 24 小时内不宜应用。

(2) 多巴胺: 250 ～ 500μg/min 静脉滴注。此药应用个体差异较大, 一般从小剂量起始, 逐渐增加剂量, 短期应用。

(3) 多巴酚丁胺: 该药短期应用可以缓解症状, 但并无临床证据表明对降低病死率有益。用法：100 ～ 250μg/min 静脉滴注。使用时注意监测血压，常见不良反应有心律失常、心动过速，偶尔可因心肌缺血加重而出现胸痛。正在应用 β 受体阻断剂的患者不推荐应用多巴酚丁胺和多巴胺。

（4）磷酸二酯酶抑制剂米力农：首剂 25 ～ 50μg/kg 静脉注射（大于 10 分钟），继以 0.25 ～ 0.50μg/（kg·min）静脉滴注。常见不良反应有低血压和心律失常。

6. 机械辅助治疗　主动脉内球囊反搏可用于冠心病急性左心衰竭患者。对极危重患者，有条件的医院可采用左心室辅助装置和临时心肺辅助系统。

7. 病因治疗　明确病因后，针对病因进行治疗是最为有效的，病因未明确者应行对症治疗。

三、临床表现和诊断

1. 临床表现　突发严重呼吸困难、端坐呼吸、喘息不止、烦躁不安并有恐惧感，呼吸频率可达30 ～ 50 次 / 分；频繁咳嗽并咳出大量粉红色泡沫样血痰；听诊心率快，心尖部常可闻及奔马律，双肺满布湿啰音和哮鸣音。血压最初时升高，但病情继续加重时可降至正常或低于正常，脉搏细弱，最后出现神志模糊，患者可因休克或窒息而死亡。

2. 临床诊断　根据典型症状及体征，一般不难作出诊断。

3. 实验室检查

（1）心电图：提供心率和心脏节律、传导，以及某些病因依据等信息。

（2）X 线胸片：可显示肺淤血的程度和肺水肿，如出现肺门血管影模糊、蝶形肺门，甚至弥漫性肺内大片阴影等。还可根据心影增大及其形态改变，评估基础的或伴发的心脏和（或）肺部疾病以及气胸等。

（3）超声心动图：此法为无创性，应用方便，有助于快速诊断和评价急性心衰。

（4）动脉血气分析：及时处理纠正酸碱失衡及水电解质紊乱很重要。

（5）常规实验室检查：包括血常规和血生化检查，如电解质（钠、钾、氯等）、肝功能、血糖、白蛋白及高敏 C 反应蛋白（hs-CRP）。

（6）心衰标志物：如 BNP < 100ng/L 或 NT-proBNP < 400ng/L，心衰可能性很小，其阴性预测值为 90%；如 BNP > 400ng/L 或 NT-proBNP > 1500ng/L，心衰可能性很大，其阳性预测值为 90%。

（7）心肌坏死标志物 Tn：旨在评价是否存在心肌损伤或坏死及其严重程度。

四、鉴别诊断

1. 支气管哮喘　急性左心衰竭患者夜间阵发性呼吸困难，常称为心源性哮喘，应与支气管哮喘鉴别。前者多见于器质性心脏病患者，发作时必须坐起，重症者肺部有干、湿啰音，甚至咳粉红色泡沫痰；后者多见于青少年有过敏史，发作时双肺可闻及典型哮鸣音，咳出白色黏痰后呼吸困难可缓解。测定血浆 BNP 水平对鉴别心源性哮喘（急性左心衰）和支气管哮喘有较大的参考价值。

2. 气胸　患者多在负重、打喷嚏或用力排便时突发胸痛伴呼吸困难，并有剧烈咳嗽，为干咳、无痰。查体：患者可出现呼吸急促，患侧胸廓饱满，呼吸动度减弱，语音震颤减弱或消失，叩诊呈鼓音，呼吸音减弱或消失。X 线检查：患侧病变处肺纹理消失，透亮度增强。纵隔偏移向健侧。

3. 肺栓塞　患者多有高危因素，如下肢深静脉血栓、恶性肿瘤、长期卧床、四肢创伤性骨折、妊娠等。患者突发性呼吸困难、胸痛、咳嗽或咯血，部分患者可出现心悸、晕厥等。查体：肺部多无阳性体征。心电图早期可有一过性 S_I、Q_{III}、T_{III} 表现。血管造影 CT 或血管彩超可见栓子。

（姚津剑）

第十三章 心律失常

一、病情评估

首先考虑患者血流动力学是否稳定，主要指标是血压、意识，是否有心力衰竭表现，是否有胸闷、胸痛等，如果患者出现以下情况说明血流动力学状态不稳定，如进行性低血压、急性心力衰竭、进行性胸痛、胸闷、晕厥、意识障碍、休克等。当患者出现血流动力学不稳定时，不要苛求完美的诊断流程，需侧重抢救治疗率。若为严重血流动力学障碍者，要立即纠正心律失常。

二、处理流程

（一）一般程序

1. 简要询问病史 患者既往是否有冠心病、心律失常病史，过去服用过哪些药物，近来有无用药，发病时是否进行过治疗等相关信息。

2. 当患者病情稳定，值班人员要快速完成心电图记录，了解心律失常的类型，主要观察 QRS 波时限宽窄，QRS 波群形态是单源还是多源，Q—T 间期是否延长，P-QRS 波是否相关等。

3. 终止心律失常 如果心律失常本身会造成严重的血流动力学障碍，应立即终止心律失常。虽有一些心律失常未造成血流动力学不稳定，但患者不可耐受，也需采取终止措施。

4. 改善症状 如果心律失常不容易立刻终止，而心室率增快使血流动力学状态恶化或伴有明显症状，如伴有快速心室率的心房颤动、心房扑动，要以减慢心室率缓解患者症状为主。

5. 处理原则 一般情况下不建议短期内换用或合用另外一种静脉抗心律失常药物，序贯或联合静脉抗心律失常药物容易致药物不良反应及促心律失常，只有室性心动过速／心室颤动风暴状态或其他顽固性心律失常处理时才考虑。当应用一种静脉抗心律失常药物后疗效不满意时，要先核实用药是否规范、量是否足够，宜考虑采用电复律或食管调搏等。

（二）容易影响血流动力学的心律失常处理

1. 室性期前收缩治疗　首先判断室性期前收缩是否可诱发其他严重心律失常，如室性心动过速或心室颤动，可按照室性心动过速、心室颤动处理。给予负荷量胺碘酮 300mg+5% 葡萄糖溶液 20ml 静脉注射，如心室颤动仍存在可追加 150mg 静脉注射，或继之 1mg/min 泵入，6 小时后可减至 0.5mg/min，24 小时不超过 1g。在患者不能应用胺碘酮时，考虑利多卡因 50 ～ 100mg 静脉注射，继之利多卡因 400mg+ 生理盐水 30ml 微量泵泵入，以 3ml/h 维持。如室性期前收缩未诱发血流动力学不稳定，可考虑口服 β 受体阻断剂美托洛尔、血管紧张素转化酶抑制剂贝那普利等，不建议常规应用抗心律失常药物。另外纠正内环境紊乱等诱因，尤其是低血钾，临床常应用钾镁液静脉注射进行纠正。

2. 宽 QRS 波心动过速　首先判断血流动力学状态，如果不稳定，直接同步电复律。血流动力学稳定者，询问病史及既往病历材料，了解既往发作情况、诊治过程。患者如有陈旧性心肌梗死且有新发生的宽 QRS 波心动过速，极可能为室性心动过速，应立即给予胺碘酮 300mg+5% 葡萄糖溶液 20ml 静脉注射。或继之 1mg/min 泵入，6 小时后可减至 0.5mg/min，24 小时不超过 1g。

3. 非持续性室性心动过速　有器质性心脏病患者如果出现非持续性室性心动过速，很可能是恶性室性心律失常的先兆，应用 β 受体阻断剂，如上述治疗措施效果不佳，症状发作频繁，可按持续性室性心动过速给予抗心律失常药。

4. 持续性单形性室性心动过速

（1）胺碘酮：为首选，静脉胺碘酮充分发挥药效需数小时甚至数天，有时需加用口服。静脉使用当天起始剂量 200mg/ 次，每日 3 次，一般用 3 ～ 4 天，病情稳定后逐渐减量。但减量过程中若室性心动过速复发，常为胺碘酮累积剂量不足所致，可静脉或口服再负荷并适当增加维持剂量。使用静脉胺碘酮的第 2 天起应每日复查肝功能，一旦出现明显肝功能改变，应减量或停药，并给予保肝治疗。

（2）利多卡因：一般在胺碘酮不适用或无效时，或合并心肌缺血时作为次选药。近年来由于其疗效及安全性的问题，应用减少。

5. 加速性室性自主心律　此类患者心室率大多为 60 ～ 80 次 / 分，极少超过 100 次 / 分。该心律失常主要见于急性心肌梗死再灌注、洋地黄过量、心肌炎、高血钾、外科手术、完全性房室传导阻滞应用异丙肾上腺素后。少数患者无器质性心脏病。该心律失常发作短暂，极少发展成心室颤动，血流动力学稳定，一般不需特殊治疗。如心室率超过 100 次 / 分，伴有血流动力学障碍，可按照室性心动过速处理。

6. 多形性室性心动过速　血流动力学不稳定时，应按心室颤动处理。

7. 尖端扭转型室性心动过速

（1）硫酸镁缓慢静脉注射用于发作频繁，且不易自行转复者。

（2）积极静脉及口服补钾，将血钾维持在 4.5 ～ 5.0mmol/L。

（3）临时起搏适用于并发心动过缓或有长间歇者，常需 70 ～ 90 次 / 分或更快频率起搏。

（4）与心动过缓相关的尖端扭转型室性心动过速，异丙肾上腺素可用于提高心室率，阿托品也可用于提高心室率。

（5）部分获得性 Q—T 间期延长合并尖端扭转型室性心动过速的患者可能存在潜在遗传基因异常，上述治疗措施无效时，在临时起搏基础上可考虑 β 受体阻断剂和利多卡因治疗。

（6）不推荐使用其他抗心律失常药物。

8. 先天性 Q—T 间期延长伴尖端扭转型室性心动过速　β 受体阻断剂可作为首选药物，可使用非选择性的 β 受体阻断剂普萘洛尔，也可选其他制剂。通常所需剂量较大，应用至患者可耐受的最大剂量（静息心率维持 50 ～ 60 次 / 分）。另外，利多卡因及口服美西律对先天性 Q—T 间期延长综合征第 3 型可能有效。

9. Q—T 间期正常的多形性室性心动过速

（1）出现短阵多形性室性心动过速，没有严重血流动力学障碍，可观察或口服 β 受体阻断剂治疗，一般不需静脉应用抗心律失常药物。

（2）纠正病因和诱因的同时，若室性心动过速发作频繁，可应用 β 受体阻断剂、静脉应用胺碘酮或利多卡因。

10. 某些特殊类型的多形性室性心动过速

（1）血流动力学稳定者，首选静脉应用维拉帕米终止发作。维拉帕米无效者，可选用静脉应用胺碘酮。血流动力学不稳定或蜕变为心室颤动者，即刻电复律。口服维拉帕米或普罗帕酮、β 受体阻断剂预防复发。建议置入植入型心律转复除颤器（ICD）。

（2）儿茶酚胺敏感性多形性室性心动过速：是指无器质性心脏病患者在应激情况下发生的多形性室性心动过速，典型者呈双向性室性心动过速，导致发作性晕厥，可进展为心室颤动。多见于青少年，静息心电图正常。发作伴血流动力学障碍时，首选同步直流电复律。血流动力学稳定者，首选 β 受体阻断剂。置入 ICD 是预防心源性猝死的有效方法。

11. 心室颤动 / 无脉性室性心动过速

（1）尽早进行心肺复苏（CPR）。

（2）尽早电复律。一旦取得除颤器，立即予以最大能量（双相波 200J，单相波 360J）非同步直流电复律。电复律后立即恢复 CPR，直至 5 个周期的按压与通气（30 ∶ 2）后再判断循环是否恢复，确定是否需再次电复律。

（3）心搏骤停治疗中，CPR 和电复律是首要任务，其次才考虑用药。在 CPR 和电复律后可开始建立静脉通道，考虑药物治疗。

12. 室性心动过速 / 心室颤动风暴

（1）纠正诱因、加强病因治疗。

（2）室性心动过速风暴发作时若血流动力学不稳定，应尽快电复律。

（3）抗心律失常药物

1）首选胺碘酮。快速胺碘酮负荷，可终止和预防心律失常发作。但需注意胺碘酮充分发挥抗心律失常作用需数小时甚至数天。

2）联合使用 β 受体阻断剂（美托洛尔、艾司洛尔）。

3）胺碘酮无效或不适用时可考虑利多卡因。

4）胺碘酮 + 利多卡因。在心律失常控制后，首先减利多卡因，胺碘酮可逐渐过渡到口服治疗。

（4）对持续性单形性室性心动过速频率 < 180 次 / 分，血流力学相对稳定者，可置入心室临时起搏电极。

（5）镇静、抗焦虑等药物，必要时行冬眠疗法。

（6）必要时予以循环辅助支持。

（7）若患者已安装 ICD，应调整 ICD 的参数，以便能更好地识别和终止心律失常发作。

（三）室上性心动过速

一般发作期处理

（1）首先可采用刺激迷走神经的方法。用力做呼气动作 [瓦尔萨尔瓦（Valsalva）法]，或用压舌板等刺激咽喉部，可终止发作。

（2）药物治疗

1）维拉帕米和普罗帕酮：终止室上性心动过速疗效很好，推荐首选。室上性心动过速终止后即刻停止注射。使用时注意避免低血压、心动过缓。

2）腺苷：具有起效快、作用消除迅速的特点，但对窦房结和房室结传导有很强的抑制作用，造成窦性停搏、房室传导阻滞等缓慢心律失常，但通常仅持续数十秒，一般不需特殊处理。

3）地尔硫䓬、β受体阻断剂：也有效。如患者存在心力衰竭，或存在上述药物禁忌时，可应用胺碘酮、洋地黄类药物。

4）食管心房调搏：可用于所有室上性心动过速患者，特别适用于由于各种原因无法用药者，如有心动过缓病史。具体方法见食管调搏术。

5）伴有慢性阻塞性肺疾病患者，非二氢吡啶类钙通道阻断剂（维拉帕米或地尔硫䓬）为首选。

6）孕妇合并室上性心动过速，应用药物时考虑药物对孕妇及胎儿的近期和长期影响。首先宜用刺激迷走神经或食管调搏等方法。血流动力学不稳定时可给予电转复。上述措施无效或不能应用时，可选腺苷，美托洛尔、维拉帕米也可应用。

（四）房性心动过速

（1）可选用普罗帕酮、胺碘酮。当无法终止或有药物禁忌时，可考虑使用洋地黄类药物、β受体阻断剂、非二氢吡啶类钙通道阻断剂（维拉帕米/地尔硫䓬）控制心室率。

（2）对于慢性持续性房性心动过速：以维持注射液动力学稳定，治疗心力衰竭为主。对心律失常本身，可使用洋地黄或胺碘酮控制心室率。胺碘酮也有终止发作的作用，但一般要口服达到一定负荷量时才有效。因存在心力衰竭，慎用β受体阻断剂，禁用Ⅰ类抗心律失常药（如普罗帕酮）、索他洛尔或非二氢吡啶类钙通道阻断剂。心功能稳定后可考虑应用β受体阻断剂。

（五）心房颤动或心房扑动

1. 心房颤动　主要是控制心室率，目标为 80 ～ 100 次/分。

（1）对于不伴有低血压、心力衰竭或预激综合征的患者，可选择静脉使用美托洛尔、艾司洛尔等β受体阻断剂，也可选用地尔硫䓬或维拉帕米等钙通道阻断剂。

（2）对于合并低血压、心功能不全者应给予胺碘酮或洋地黄类药物，同时注意血清电解质，以防因低血钾造成洋地黄中毒。

（3）心房颤动合并急性冠脉综合征的患者，首选静脉注射胺碘酮或 β 受体阻断剂控制心室率，不伴心力衰竭者也可考虑钙通道阻断剂，伴心力衰竭者可用洋地黄类药物。

（4）静脉用药的同时，开始口服控制心室率的药物。如果口服药物起效，则应停止静脉用药。

2. 心房颤动的复律治疗 心房颤动伴有血流动力学障碍或血流动力学稳定，但不能耐受的初发或阵发心房颤动（持续时间 < 48 小时）的患者，没有转复的禁忌证时，可予电复律。

（1）电复律：① 复律前要检测电解质，但紧急复律不需等待结果。②清醒的患者应给予静脉注射地西泮、咪达唑仑等镇静剂，直至意识模糊。③推荐复律前给予胺碘酮。如患者血流动力学不稳定，应即刻复律。在转复后应根据病情判断是否持续用药。④电复律应采用同步方式，起始电量 100 ～ 200J（双相波），200J（单相波）。最多 3 次电复律，每次应增加电量，最大可用到双相波 200J，单相波 300J。

（2）药物复律：①如果患者血流动力学稳定而症状明显，可使用药物复律。②通常根据患者有无器质性心脏病作为用药是否安全的标准，据此确定复律的药物选择，需把药物安全性置于首位。③对于新发无器质性心脏病的心房颤动患者，推荐静脉应用普罗帕酮。④患者有器质性心脏病且新发心房颤动，推荐静脉应用胺碘酮。如短时间内未能复律，可加用口服胺碘酮（200mg，每日 3 次）直至累积量达 10g。⑤如果患者没有明显器质性心脏病且新发心房颤动，可考虑单次口服普罗帕酮 450 ～ 600mg，应在严密监护下应用。注意心房颤动的转复不推荐使用洋地黄类药物、维拉帕米、索他洛尔、美托洛尔。

3. 心房扑动 治疗主要是减慢心室率，应用普罗帕酮。

（刘笑然）

第十四章　主动脉夹层

一、病情评估

主动脉夹层（dissection of aorta，AD）和主动脉夹层动脉瘤都是由各种原因造成的主动脉壁内膜撕裂后循环中的血液通过破口进入主动脉壁内，使主动脉壁中层与外膜剥离延伸的一种严重的心血管急症。其特点是起病急骤，病情凶险，急性期病死率高，而且临床症状复杂多样，早期确诊较困难，误诊率、漏诊率均较高，是最严重、致命的心血管急症，也是猝死的原因之一。早期诊断和治疗是降低病死率的关键。

主动脉夹层分型

1. 德贝基（DeBakey）法（图 1-14-1）

Ⅰ型：主动脉夹层累及范围自升主动脉到降主动脉甚至到腹主动脉。

Ⅱ型：主动脉夹层累及范围仅限于升主动脉。

Ⅲ型：主动脉夹层累及降主动脉，如向下未累及腹主动脉者为Ⅲ A 型；向下累及腹主动脉者为Ⅲ B 型。

2. 斯坦福（Stanford）法　Stanford A 型：相当于 DeBakey Ⅰ 型和Ⅱ型；Stanford B 型：相当于 DeBakey Ⅲ型。

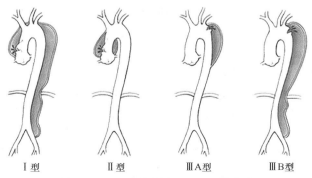

| Ⅰ 型 | Ⅱ 型 | Ⅲ A 型 | Ⅲ B 型 |

图 1-14-1　主动脉夹层 DeBakey 法分型

二、处理流程

（一）内科治疗

1. 卧床休息，镇静、镇痛，尽快有效降低左心室收缩力和控制性降压，处理并发症等，其中降压和降低左心室收缩力为最重要的治疗措施，可有效防止血肿进一步扩张。

主要的药物有：

（1）β受体阻断剂可降低左心室射血速度，从而有效阻止夹层分离的进展，目标心率应控制在 55 ～ 60 次 / 分。

（2）硝普钠可作为首选降压药，静脉泵注入或静脉滴注，可迅速使收缩压降至 100 ～ 120mmHg 或更低。应用硝普钠前应给予足量的 β 受体阻断剂，预防反射性心动过速。

（3）ACEI 和 ARB 类也是降压和控制夹层分离的有效药物，特别是对于肾缺血的患者有益。

（4）其他辅助降压药物：利尿剂、其他钙通道阻断剂、α受体阻断剂等均可辅助降压。

（5）静脉注射吗啡镇痛或人工冬眠药物对于控制症状和阻止夹层血中的进行性剥离也非常重要。

（二）外科治疗

外科手术指征：

（1）主动脉直径＞ 5cm 的年轻患者。

（2）急性近端型主动脉夹层。

（3）慢性近端型主动脉夹层并重度主动脉瓣反流，局部主动脉瘤形成并进展，夹层血肿扩展延伸者。

（4）急性远端型主动脉夹层并病情进展或重要脏器受累。

（5）慢性远端型主动脉夹层出现血肿进展、动脉瘤形成、主动脉瓣反流、夹层动脉渗血、有破裂出血可能、持续性疼痛和不能控制的高血压、器官或肢体末梢供血障碍等。

（6）马方综合征的任何类型主动脉夹层患者。

外科手术方法包括单纯升主动脉人工血管置换、带瓣膜人工血管置换、人工血管主动脉瓣弓或全弓置换、象鼻术等。

（三）介入治疗

在主动脉内置入带膜支架、压闭撕裂口、扩大真腔已成为治疗大多数降主动脉夹层的优选方案，不仅疗效明显优于传统的内科保守治疗和外科手术治疗，而且避免了外科手术风险，术后并发症大大减少，总体病死率也显著降低。

三、临床表现和诊断

1. 临床表现

（1）疼痛：为发病开始时最常见症状。90%以上的患者急性期可出现典型的突发的胸骨后剧烈疼痛，患者发病即刻表现为迅速到达高峰的剧烈疼痛，难以忍受，呈刀割或撕裂样尖锐性疼痛，有些疼痛随着心跳而加剧，有窒息感甚至濒死的恐惧感。疼痛出现的部位多数在前胸部靠近胸骨处并放射到肩背部，特别是肩胛部，疼痛的放射性是本病的特征之一，这是由于随夹层波及范围不同而延至头部、腹部、下肢，波及肾动脉时可引起相应部位的疼痛，如腹痛、腰背痛、下肢痛等。

（2）血压变化：95%以上患者合并高血压，高血压常规的降压处理效果不理想。两上肢或上下肢血压相差较大。如果出现心脏压塞、血胸或冠状动脉供血受阻引起心肌梗死，则可能出现低血压。严重的休克仅见于主动脉夹层动脉瘤破入胸腔，引起大量内出血时。

（3）血管杂音：可出现主动脉瓣区反流性杂音或颈部、胸部、腹部血管杂音。发生于升主动脉者如果累及主动脉瓣可出现严重反流，听诊可闻及明显的舒张期杂音，并可迅速出现进行性加重的心力衰竭，部分患者还可出现心脏压塞，导致低血压和晕厥。

（4）脏器或肢体缺血：累及颈动脉、无名动脉可出现头晕、一过性晕厥、精神失常，甚至发生缺血性脑卒中；累及冠状动脉可出现急性心肌梗死；累及腹主动脉或髂动脉可出现急性下肢缺血，肢体发凉和发绀；累及肾动脉可出现血尿、少尿及其他肾功能损害症状；肠系膜动脉受累可引起肠坏死。

（5）主动脉夹层动脉瘤破裂：主动脉夹层动脉瘤可破入左侧胸膜腔引起胸腔积液；也可破入食管、气管内或腹腔内，短时间内出现休克、心搏骤停或猝死。

2. 临床诊断　急性胸背部剧痛，呈撕裂样，患者有虚脱表现，但血压下降不明显甚至增高，双侧血压明显不等。辅助血管造影 CT、B 超可以明确诊断。

3. 实验室检查

（1）心电图检查：一般无异常表现，可排除心肌梗死的诊断；合并有高血压的患者可显示左心室肥大。心电图改变为非特异性。

（2）X 线胸片：累及升主动脉的病例，在胸部 X 线片上显示纵隔阴影向右侧增宽，累及降主动脉者则向左侧增宽。主动脉弓呈局限性隆起。主动脉壁增厚，致内膜钙化斑与主动脉外缘间距增宽。有时主动脉呈现双腔阴影。有的患者可显示胸腔积液。

（3）超声心动图：是目前临床上开展较多的无创性检查，能够显示出瘤体的大小、范围、部位、搏动等。如合并主动脉夹层动脉瘤，超声心动图能显示分离的内膜、假腔、真腔以及附壁血栓。经食管超声心动图检查（TEE）诊断主动脉夹层动脉瘤更为可靠。

（4）CT：为目前确诊该病的重要手段之一。它能显示瘤体的大小、部位及范围。双腔征是主动脉夹层动脉瘤 CT 的特有征象。一般情况下，CT 平扫仅有半数可以显示出增宽的主动脉腔内密度不同的真腔和假腔；增强扫描，特别是薄层动态扫描，真、假两腔均能显示。尤其近年来应用螺旋 CT 和超高速 CT 用于诊断胸主动脉瘤。

（5）磁共振成像（MRI）：是目前诊断主动脉夹层动脉瘤的重要检查手段，在诊断上具有与 CT 同样的价值。MRI 可通过三维成像，较 CT 影像更清晰显示内膜瓣片，呈线状白影，将真、假两腔隔开，真腔内血流较快，呈流空黑影。假腔内血流相对缓慢或因血栓形成而呈高信号影。

（6）主动脉造影：是目前诊断主动脉夹层、主动脉瘤最为可靠的检查手段，能够及时明确诊断。

四、鉴别诊断

1. 急性心肌梗死（AMI）　患者疼痛一般逐渐加剧，部位多局限于胸骨后，吗啡止痛疗效较好；而主动脉夹层的疼痛常突然发生、极为剧烈、部位广泛、多向后背部放射、吗啡常用剂量多无效。AMI 发病时血压偏高，之后逐渐降低，休克时血压明显降低，双侧脉搏、血压及上下肢血压对称；而本病休克时血压不一定降低，有时反而增高，夹层累及主动脉分支时可出现双侧脉搏、血压及上下肢血压不对称。AMI 时心电图和心肌酶谱呈规律性异常动态演变；而本病心电图和心肌酶谱仅呈非特异性异常。但需注意本病累及冠状动脉时，亦可出现典型 AMI 的心电图和心肌酶谱演变。

2. 急腹症　主动脉夹层累及腹主动脉及其大分支时，可引起各种急腹症样临床表现，易误诊为肠系膜动脉栓塞、急性胰腺炎、急性胆囊炎、消化性溃疡穿孔及肠梗阻等。但如能注意本病疼痛特点和血压与脉搏异常，再结合超声心动图等影像学检查可以鉴别。

3. 急性肺栓塞　大面积肺栓塞患者多出现胸痛或压榨性胸痛、咯血、呼吸困难。部分患者肺栓塞面积较小，表现为咳嗽、心动过速。体格检查可能发现一侧大腿或小腿周径较另一侧增加或下肢静脉曲张。实验室检查动脉 - 肺泡血气分压差 $[P_{A-a}O_2]$ 增大、血浆 D- 二聚体阳性、心电图可出现 $S_I Q_{III} T_{III}$（即 I 导联 S 波加深，III 导联出现 Q/q 波及 T 波倒置）。CT 肺动脉造影为肺动脉内低密度充盈缺损，部分或完全包围在不透光的血流之内（轨道征），或者呈完全充盈缺损，远端血管不显影等，可以鉴别。

4. 其他原因引起的急性主动脉瓣关闭不全 如感染性心内膜炎引起的主动脉瓣穿孔或腱索断裂、主动脉窦瘤破裂等均可引起突然胸痛和主动脉瓣关闭不全，进而发生急性左心衰竭。但这些疾病的胸痛并不剧烈、亦无主动脉夹层累及其他部位血管征象，结合超声心动图等影像学检查可以鉴别。

（姚津剑）

第十五章　肠系膜上动脉栓塞

一、病情评估

肠系膜上动脉栓塞（superior mesenteric artery embolus，SMAE）是指栓子进入肠系膜上动脉，发生急性完全性血管栓塞，使肠系膜上动脉血供突然减少或消失，导致肠壁肌肉功能障碍，肠急性缺血、坏死，是小肠血运障碍性肠梗阻中最常见的一种，约占急性肠系膜血管缺血性疾病的 50%。临床上 SMAE 是一种少见的疾病，年发病率约为 6/10 万，一旦发生，病情极其凶险，病死率达 70% ～ 100%。

栓子常来源于心脏内壁。潜在的诱发因素包括快速心房颤动、心肌梗死、心肌病、心脏结构缺损和心脏肿瘤。肠系膜血管近端的胸腹主动脉附壁血栓或动脉硬化斑块脱落也可导致肠系膜上动脉栓塞。这类栓子距肠系膜上动脉血管开口处常有数厘米距离，通常在结肠中动脉远端。

住院指征：急性 SMAE 起病急，进展快，可能迅速导致肠道缺血坏死，因此，凡诊断为 SMAE 的患者均应住院治疗；如发生肠坏死、肠穿孔、MODS、休克等情况，需考虑 ICU 住院治疗。

二、处理流程

治疗原则：维持生命体征平稳，纠正病因，尽快解除血管内的栓子，恢复肠道血供及功能。

1. 一般处理　禁食、胃肠减压、减少肠组织耗氧量。

2. 药物治疗

（1）抗凝治疗：所有 SMAE 患者，在无禁忌证条件下，均应立即开始抗凝治疗，因为它可以减少血管内血栓的发生和增大。这一治疗过程通常使用低分子量肝素或普通肝素进行。首剂为 80U/kg 静脉注射（总量 ≤ 5000U），而后维持在 18U/（kg·h）

左右。其治疗目标应维持活化部分凝血活酶时间（APTT）至正常值 2 倍以上。抗凝应伴随治疗的整个过程，部分患者甚至需终身服用抗凝药物。

（2）液体复苏、纠正酸碱水电解质失衡：液体复苏的主要目的是使组织、器官恢复足够的灌注。因此，在确诊 SMAE 之后，应给予患者吸氧并对相应的临床标志物进行评估，如患者的尿量、精神状态、外周灌注等。以血液制品进行的液体复苏至关重要。这些患者的液体需求可能很高。并且由于毛细血管渗漏较多，在疾病早期补液量可高达 100ml/kg 以优化肠道灌注，即使是经手术或介入治疗进行干预后，若无心、肾功能异常，其 24～48 小时补液量应高达 10～20L。为了在引导有效液体复苏的同时避免过度补液和腹腔间室综合征的发生，应于早期即实施有创（如中心静脉压、膀胱内压等）监测，并对电解质水平（特别是钾离子水平）和酸碱状态进行评估和调整。另外，血管升压素应谨慎使用，因为它可能会加重肠道的局部缺血。

（3）抗感染：早期黏膜屏障完整性的破坏将导致肠道细菌的移位，应用广谱抗菌药物可能会减少细菌移位带来的不良后果。

（4）解除肠系膜血管痉挛：应用血管扩张剂减轻肠系膜血管痉挛，进一步优化肠道灌注并增加组织供氧。较常见的非选择性血管舒张药物包括罂粟碱及前列腺素 E_1（PGE_1）。罂粟碱能有效改善组织灌注并增加肠道存活率，但需通过血管造影（通常剂量为 30～60mg/h）进行局部动脉内注射，而 PGE_1 则可通过静脉给药。

3. 介入治疗　主要包括置入血管支架辅助血管成形或经皮腔内取栓、局部置管溶栓等。尽管早期剖腹探查术可以直接评估肠道活力，从而最大限度地减少恢复肠系膜血流的时间，但介入治疗却可在一定程度上避免开腹手术并降低并发症的发生率，患者预后往往优于开腹手术患者。

介入治疗后应持续抗凝。相关文献报道多建议使用低分子量肝素皮下注射（0.1ml/10kg，2 次 / 日，连续 5 日给药）。一旦腹痛缓解，即可根据病情更换为华法林。另外，介入手术中使用支架治疗的患者同时应进行抗血小板治疗，包括口服氯吡格雷（75mg/d，疗程 3 个月）及阿司匹林（100mg/d，疗程至少12 个月）。

4. 手术治疗　　手术干预的目标包括：①重新建立缺血部位血供；②切除所有无功能肠道；③保存所有功能肠道。

肠道活力是影响患者结局的最重要因素。无功能的肠道如果无法识别，会导致脓毒症及多器官功能障碍的发生并最终导致死亡。迅速进行剖腹探查可直接评估肠道活力。治疗团队应在综合考虑患者病情及现有医疗条件下，酌情选择恰当的治疗方案。

三、临床表现和诊断

1. 临床表现　　发病急骤，突发剧烈腹痛，伴有频繁呕吐，进展快。

初期时腹痛症状和体征不相符，腹痛剧烈而腹部体征轻微。当患者出现呕吐血性水样物或排出暗红色血便时，腹痛症状反而减轻，但却出现腹部压痛、反跳痛、腹肌紧张等腹膜刺激征象，肠鸣音弱、转之消失。叩诊检查有移动性浊音时，腹腔穿刺可抽出血性渗出液，此时提示肠管已发生梗死。随病程进展患者可出现腹胀、发热、少尿、脱水、意识不清、心动过速和休克（脉数无力、唇绀、指端青紫、湿凉）。

2. 临床诊断　　结合临床症状、实验室检查、超声、CT 或MRI 以及动脉造影检查可诊断。但是，急性肠系膜血管缺血性疾病早期诊断较为困难，临床医师应意识到这种严重的疾病，尽可能地避免延误诊断。

（1）实验室检查：可表现为血白细胞计数增高，高乳酸血症及 D- 二聚体升高。也有老年人因体质低下，白细胞计数可不升高。也可有代谢性酸中毒、电解质或者酶谱的改变，但这些改变在临床上易误诊为腹腔内感染性疾病。迄今为止，尚无特异性实验室诊断方法来诊断早期肠缺血。

（2）X线检查：X线的特征性改变是小肠及右侧结肠扩大、胀气，而自结肠中段开始气体突然消失或减少；当肠壁或门静脉内存在气体时常提示病变已属晚期。

（3）多普勒超声检查：多普勒超声可以了解肠系膜上动脉、腹腔动脉以及肠系膜静脉的血流情况，显示动脉的梗阻部位，还可以判断阻塞是静脉还是动脉。但当病变进入晚期，出现麻痹性肠梗阻时，扩展充气的肠管会对检查结果产生干扰。因为肠系膜上动脉是门静脉的主要灌注来源，所以门静脉血流在肠系膜上动脉栓塞时减少。

（4）动脉造影：是确诊SMAE和血栓的可靠手段，有助于早期诊断、早期治疗及鉴别栓塞的类型。可以为治疗方法的选择提供依据，还可以通过导管输注溶栓剂进行溶栓治疗。

（5）CT、CTA和MRI：CT和MRI均可以用于肠系膜缺血的诊断。CT增强检查可以显示肠系膜动脉和静脉阻塞。CT不仅能显示肠壁病变，对其他急腹症的鉴别诊断准确性也较高。CTA可提示肠道不可逆的缺血（肠道扩张和肠壁增厚，内脏增强影像的减弱甚至消失，肠壁及门静脉积气等）和腹腔内存在的游离气体。CTA已渐渐取代血管造影作为影像学首选检查。

四、鉴别诊断

1. 急性胰腺炎 是多种病因导致胰酶在胰腺内被激活后引起胰腺组织自身消化、水肿、出血甚至坏死的炎症反应。临床上以急性上腹痛、恶心、呕吐、发热和血胰酶增高等为特点。结合上腹痛、血胰酶升高至正常值3倍以上及胰腺肿胀、渗出的影像学表现，可诊断急性胰腺炎。

2. 急性肠梗阻 根据典型的"胀、痛、闭、吐"临床症状和腹部体征，查体会发现腹部膨隆，可以发现胃肠型和蠕动波，有明显的压痛。如果肠梗阻并发绞窄或者坏死，则出现腹膜刺激征；加上腹部立、卧位 X 线片的典型表现（肠管不同程度的扩张，多发的液气平面呈阶梯状排列；绞窄性的肠梗阻，还可以发现孤立胀大的肠袢），可以诊断急性肠梗阻。

3. 消化道穿孔　最常见的原因是消化性溃疡。由于溃疡不断加深，穿透肌层、浆膜层，最后穿透胃或十二指肠壁而发生穿孔。突然发生剧烈腹痛是消化道穿孔的最初、最经常和最重要的症状。穿孔初期，患者常有一定程度休克症状，病情发展至细菌性腹膜炎和肠麻痹，患者可再次出现脓毒症休克现象。体格检查常有腹壁压痛、反跳痛，肌紧张腹膜炎症状，肝浊音区缩小或消失。再结合 X 线、B 超、CT 检查，如见腹腔内游离气体，可确诊本病。

（姚津剑）

第十六章 心搏骤停

一、病情评估

心搏骤停是指各种原因引起的心脏突然停止跳动，有效泵血功能消失，引起全身严重缺氧、缺血，临床表现为扪不到大动脉搏动和心音消失；继之意识丧失，呼吸停止，瞳孔散大，若不及时抢救可引起死亡。一般认为，心脏停搏 5～10 秒可出现眩晕或晕厥，超过 15 秒可出现晕厥和抽搐，超过 20 秒可出现昏迷；若心搏停止超过 5 分钟常可造成大脑严重损伤或死亡，即使恢复自主心律也往往会引起不同程度的后遗症。

病因及发病机制如下：

1. 冠状动脉性疾病

（1）冠状动脉粥样硬化性心脏病：是心脏性猝死中最常见的病因。

（2）冠状动脉痉挛：是冠状动脉病变所致，严重的冠状动脉痉挛足以使 ST 段抬高，且可以是无症状性的，也可以伴有严重的心律失常，自发性 ST 段抬高与严重心律失常在变异型心绞痛患者中同时出现，常提示预后不良。

（3）其他：如冠状动脉起源异常。

2. 非冠状动脉性疾病

（1）原发性心肌病：肥厚型心肌病常发生猝死，其中半数以上发生于 20 岁以前，但亦可发生于任何年龄。室间隔肥厚 ≥25mm 者猝死的危险性增加。

（2）瓣膜病：风湿性心脏病有主动脉瓣狭窄的患者少部分可致猝死，此可能与冠状动脉供血不足致心室颤动、心脏传导阻滞等有关。

（3）先天性心脏病：发绀型先天性心脏病中以法洛四联症，尤其是术前有严重肺动脉瓣狭窄者猝死多见，其次为艾森门格综合征。近年来致心律失常性右心室发育不全在发生猝死上得到了重视。致心律失常性右心室发育不全常表现为"健康"成人，在活动时有不适或心悸，活动后常可引起室性心动过速。一半的患者原先体检可正常，部分患者右心室多极度扩大，胸壁呈现不对称。年轻人在运动后发生室性心动过速，包括多形性室性心动过速、多发性室性心动过速和原发性心室颤动，临床表现为晕厥或心搏骤停以至猝死。

（4）其他：心肌炎多发生于儿童及青少年，急性弥漫性心肌炎引起猝死的危险性很大。心肌炎为猝死的第 2 位病因，病变广泛时可发生各种传导阻滞、频发室性期前收缩、室性心动过速及折返性复杂性心律失常等，少数可引发猝死，其他如心脏肿瘤等（黏液瘤）亦可发生猝死。

3. 电生理异常　先天性或获得性长 Q—T 间期综合征；预激综合征；传导系统病变。

二、处理流程

1. 心肺复苏　是针对心搏骤停而采取的尽快建立有效循环、提高心排血量的一系列措施。心脏停搏时间越长，全身组织（特别是脑组织）经受缺氧的损害越严重，维持生命的可能性就越小。因此，心搏骤停抢救成功的关键是开始抢救时间的早晚。

整个复苏抢救过程大致可以分为 3 个阶段：一是基本的生命支持；二是进一步地支持生命活动，争取恢复心跳；三是复苏后处理。无论何种原因引起的心搏骤停，其处理原则大致相同，首要任务是尽快建立有效循环，保持呼吸道通畅，提高心排血量，给予有效的生命支持。在现场一般可先按照戈登（Gordon）等提出的 C、A、B、D 方案进行抢救，即人工循环（circulation，C），呼吸道（airway，A）保持通畅，进行人工呼吸（breathing，B），在建立有效循环和人工呼吸的基础上，再转院或确定进一步治疗（definite treatment，D），处理心脏复跳后的各种后遗症及原发病。心搏骤停的复苏处理大致可分为 3 期：

（1）第 1 期：给予基本的生命支持。①胸外心脏按压法：是现场抢救最基本的首选方法，必须立即进行，且效果良好，是心脏复苏关键措施之一。②心前区捶击（拳击）：目前认为心前区捶击不宜列为常规心脏复苏的第一项措施。③人工呼吸：现场抢救最简便的方法是口对口吹气或口对鼻吹气，在施行前首先要保持患者呼吸道通畅，使患者仰卧，双肩垫高，解松衣领及裤带，挖出其口中污物、义齿及呕吐物。然后术者用一手托起患者下颌使其头部后仰，另一手捏紧患者鼻孔，深吸一口气，紧贴患者口部用力吹入，使患者胸廓扩张；吹毕立即松开鼻孔，让患者胸廓及肺部自行回缩而将气排出，如此反复进行。口对口或口对鼻吹气的主要缺点是可能引起胃扩张，避免的方法是在吹气时用手在患者上腹部中度加压，或预先插入食管阻塞器，以免将气吹入胃内。一旦医护人员到达现场，即应作气管插管加压给氧，必要时施行气管切开术。④胸内心脏按压：近年来胸内心脏按压术又重新被重视，通过胸内心脏按压与胸外按压的对照，前者效果确切，心排血量增加程度和心、脑血液灌注量均优于后者，且较少产生神经系统后遗症。

（2）第 2 期：进一步地支持生命活动，恢复自动心跳。在基本生命支持基础上，还必须进行决定性诊治，概括起来可称为明确诊断、除颤和药物治疗。

（3）第 3 期：复苏后的处理。由于心搏骤停可引起脑、心、肾等重要脏器的严重损伤，因此，治疗原发病，维持有效循环和呼吸功能，防止再度发生心搏骤停，纠正酸中毒及电解质紊乱，防治脑水肿和急性肾衰竭，以及防止继发感染和加强护理是处理的重点。

此外，在心肺复苏后加强护理，预防压疮，注意营养、水电解质及热量平衡，以及对症和支持疗法，均十分重要。

2. 心搏骤停高危患者　包括心搏骤停复苏的患者，预防发生心搏骤停，可进行以下预防措施：

（1）药物治疗：长期使用抗心律失常药物的患者猝死发生率未见显著降低，主要原因在于不正确地选用药物和抗心律失常药物的致心律失常作用。目前多数学者认为器质性心脏病患者伴 4 级以上室性期前收缩时应积极治疗，最好根据电生理药物试验结果合理选用药物。① β 受体阻滞剂：为 Ⅱ 类药物，长期应用该药可减少心绞痛发作，增强患者体力，降低抬高的 ST 段，减少心肌梗死早期的心律失常并缩小梗死范围，减少猝死。此外，可降低高血压和扩张型心肌病的猝死发生率。但有心力衰竭和低血压患者禁忌长期使用。②利多卡因：为 Ⅰ B 类药，对急性心肌梗死早期防治猝死有意义。③普罗帕酮（心律平）：为 Ⅰ C 类药物，对室性心律失常有较好疗效。④胺碘酮：为 Ⅲ 类药物。若用一般的抗心律失常药不能抑制患者的心律失常，应考虑胺碘酮治疗。此药亦有强的致心律失常作用，故应谨慎用药。

（2）非药物治疗：药物治疗室性心动过速无效，不能控制复发且又危及生命，属猝死高危者宜选用非药物治疗。①手术治疗：精确标测室速起源点，进行室速灶或室壁瘤的切除，或室速灶心内膜全部或部分环切等手术治疗。先天性多形性室性心动过速伴长 Q—T 间期综合征，药物治疗晕厥不能控制时可进行高位左胸交感神经节（第 1～5 胸节）切除，术后可明显降低病死率。②消融治疗：对顽固性室性心动过速可用直流电、射频及化学等方法。③置入埋藏式自动复律除颤器：原理是当发生室性心动过速或心室颤动时，置入的自动心脏除颤器的电极可根据感知的心电，发生 25J 的电能进行电复律。应用该项自动复律除颤器后，心脏猝死率有所下降，目前的安置技术也由原先的开胸手术改为经静脉置放电极，无关电极置入心前皮下。持续性室性心动过速发作先用猝发脉冲或连续递减性刺激使其终止，如无效则进行低能量复律。心室颤动时则发放高能除颤脉冲，除颤后如出现心脏停搏或缓慢自搏心律，则发放脉冲维持正常心率，故此为理想的纠律器，但目前该项仪器尚在使用早期。

3. 终止复苏的指征　对于原无心脏病的心搏骤停（如溺水、电击、创伤等）的患者，应尽力抢救，其复苏成功率相对较高。相反，原有严重心脏病或处于疾病晚期的患者，其复苏成功率较低，也应实事求是。一般认为，若已出现脑死亡，如完全而持续意识丧失、瞳孔散大、固定，对光和角膜反射消失达 20 分钟以上，脑电图电活动消失；或心搏停止 30 分钟以上，或经积极心肺复苏处理 30 分钟仍不能复跳者，可考虑终止复苏。

三、临床表现和诊断

1. 临床表现　心脏性猝死的发生具有上午发生率增高的情况。上午发生率增高可能与患者此时体力和精神活动增加有关，心肌缺血、心室颤动及血栓形成等是上午易发生心脏性猝死的可能原因。猝死发生前患者可无任何症状，甚至可无明确器质性心脏病史。约半数的猝死患者在 2 周内常有胸痛、心悸、恐惧、渐重的疲乏无力等先兆症状。心脏丧失有效收缩 4 ~ 15 秒，即出现临床体征。主要有：突然意识不清或抽搐，呼吸迅速变浅、变慢或停止，大动脉搏动消失，心音消失，瞳孔散大，皮肤出现发绀，神经反射消失，有些患者在睡眠中安静死去。心搏骤停或心源性猝死的临床过程可分为 4 个时期：前驱期、发病期、心脏停搏期和死亡期。

2. 临床诊断

（1）神志丧失。

（2）颈动脉、股动脉搏动消失，心音消失。

（3）叹息样呼吸，如不能紧急恢复血液循环，很快停止呼吸。

（4）瞳孔散大，对光反射减弱以至消失。

3. 实验室检查　可出现由于缺氧所致的代谢性酸中毒，血 pH 下降，血糖、淀粉酶增高等表现。必须指出，确定心搏骤停的诊断主要靠临床表现，实验室和器械检查是次要条件。

4. 心电图　心搏骤停时做的心电图常有 3 种类型：

（1）心室颤动：最常见，占绝大多数；表现为 QRS 波消失，代之以规则或不规则的心室扑动或颤动波。

（2）心室停顿：占极少数，因心室电活动停止，心电图呈一直线或尚有心房波。

（3）电 - 机械分离：占少部分，表现为缓慢、宽大、低幅的 QRS 波，但不产生有效的心室机械性收缩。一般认为，心室停顿和电 - 机械分离复苏成功率较低。

四、鉴别诊断

1. 低血糖昏迷　患者有糖尿病病史，昏迷过程较慢，外周浅表大动脉可触及搏动，测床边血糖可以鉴别。

2. 脑血管意外　多见于脑出血或大范围的脑梗死，可以通过头颅影像学检测进行鉴别，同时患者外周浅表大动脉可触及搏动。

（姚津剑）

第三部分　消化系统急症

第十七章　上消化道出血

一、病情评估

（1）对消化道出血的类型和病因进行诊断，明确消化道出血的病因，及时治疗，对出血量和患者基础情况进行判断，选择最有效的治疗方法进行止血。

（2）气道评估：患者意识障碍，要对气道进行保护，防止呕吐物误吸。观察患者气道是否通畅，任何原因的气道阻塞都要及时解除，包括负压吸引、仰头抬颏法或双颌托举法打开气道等措施。

（3）出血情况评估：有下列情况之一则提示有活动性出血。①患者仍有咖啡色或鲜红色呕吐物，或大量黑便；②经快速补液后，心率＞120次/分，收缩压＜90mmHg，或尿量＜20ml/h；③肠鸣音亢进，或血尿素氮持续性升高；④辅助检查：红细胞数、血红蛋白量进行性下降，血细胞比容下降，网织红细胞数持续升高；⑤中心静脉压下降。

（4）血流动力学评估：主要观察患者脉搏、血压、末梢毛细血管再充盈时间。临床上常用于判断出血量的指标——休克指数。休克指数＝脉率/收缩压，正常值＜0.5。休克指数在0.5～1.0时，出血量为500～1000ml；＞1.5时，出血量在1500ml左右。

二、处理流程

（一）紧急处理

对于消化道出血患者进行病因判断；对于呼吸循环障碍的患者，应立即给予吸氧、监护；对于大出血病情危重患者，要建立深静脉通路。

1. 一般处理　吸氧保障患者末梢血氧饱和度在90%以上，

对吸气流量没有限制。

2. 监护　监护患者心电图、心率、血压情况，保证平均动脉血压在 65mmHg 以上。

3. 液体复苏　常用液体包括生理盐水、平衡液、人工胶体及血制品。通常按先晶体，后胶体，先快后慢的原则。血制品多在以下情况时输注：收缩压＜90mmHg 或较基础收缩压下降超过 30mmHg；血红蛋白＜70g/L；血细胞比容＜25%；心率＞120 次 / 分，对于肝硬化或急性胃黏膜损伤的患者，应给予新鲜血液。因肝硬化食管静脉曲张破裂出血患者，补液量不宜过大，以免造成血管压力过高引起再出血，年龄大的患者补液时要防止心力衰竭的发生。补液的目标：收缩压保持在 90 ～ 120mmHg，脉搏＜100 次 / 分，尿量＞40ml/h，血钠＜140mmol/L，血红蛋白≥80g/L，血细胞比容为 25% ～ 30%。患者神志好转。在大量补液情况下，患者血压仍不能维持目标水平时，可给予血管活性药物（去甲肾上腺素、多巴胺）。

（二）其他药物治疗

1. 抑酸药物　一般给质子泵抑制剂（PPI），推荐药物埃索美拉唑 80mg 静脉注射后，埃索美拉唑 80mg+ 生理盐水 50ml，微量泵泵入 8mg/h，持续 72 小时，如果没有埃索美拉唑，奥美拉唑也可以，用量同埃索美拉唑。

2. 生长抑素　能够减少内脏血流、降低门静脉压力、抑制胃酸和胃蛋白酶分泌、抑制胃肠道及胰腺肽类分泌。是肝硬化急性食管 - 胃底静脉曲张出血首选药物，也可减轻消化性溃疡出血症状。用法：生长抑素 3mg+ 生理盐水 60ml，先快速静脉注射 5ml，再以 5ml/h 微量泵泵入，病情危重患者以 10ml/h 泵入，疗程 5 天。一般出血停止后，继续应用 48 ～ 72 小时。

3. 血管升压素　包括垂体后叶素、血管升压素、特利加压素等。这些药物能明显控制静脉曲张出血，但不良反应较多，临床上多用硝酸酯类药物改善其不良反应。静脉持续使用血管

升压素的时间不超过 24 小时。用法：垂体后叶素一次 6 ～ 12U+
生理盐水 500ml，0.02U/h 静脉滴注。特利加压素：2mg/4h，出
血停止后，1mg/ 次，2 次 / 天，一般维持 5 天。

4. 止血药物　　不推荐止血药物作为一线用药，对没有凝血
功能障碍的患者应避免使用。如有凝血功能障碍可给予维生素
K₁，10mg/ 次，1 ～ 2 次 / 天，肌内注射或静脉注射，静脉注射
时 < 1mg/min，24 小时总量不超过 40mg。为防止继发纤溶系
统亢进可加用 6- 氨基己酸或氨甲苯酸。也可给予患者硫糖铝混
悬液或去甲肾上腺素 8mg+ 冰生理盐水 100 ～ 200ml，10ml/ 次，
3 次 / 天。

5. 气囊压迫止血　　进行气囊压迫时，根据病情 8 ～ 24 小
时放 1 次气，止血 24 小时后放气观察 24 小时，如无出血可拔管。

6. 急诊内镜治疗　　内镜治疗是上消化道出血治疗的核心，
对于病因明确，且患者条件可以满足内镜治疗的要求者，第一
时间行急诊内镜止血治疗。

7. 介入治疗　　急性大出血无法用上述手段控制时，考虑选
择性血管造影及栓塞。

8. 抗生素　　急性食管静脉曲张破裂出血者，应用抗生素有
助于止血，减少早期再出血及感染风险，提高生存率。

三、临床表现和诊断

1. 临床表现　　患者出现上腹部不适，或与进食有关的上腹
痛，柏油样黑便，部分患者出现呕吐咖啡色或鲜红色胃内容物。
如出血量大，患者表现出乏力、面色苍白、心悸、脉搏细数、
血压下降等休克表现。

2. 临床诊断　　患者多有基础疾病如食管炎、消化性溃疡、
肝硬化、胆道及胰腺疾病等，或患者在发病前有大量饮酒、口
服非甾体抗炎药物史。发病时出现呕血（咖啡色或鲜红色）、黑
便等。

3. 实验室检查　　呕吐物或粪隐血试验（＋至 ＋＋＋＋），血常

规可有红细胞数的减少、血红蛋白降低，肝功能异常，出血时间延长等。辅助检查：内镜是明确消化道出血部位的重要检查手段，急诊内镜多在出血后 24～48 小时进行，内镜不仅可直接观察到出血部位，还有助于对出血部位的局部治疗。

四、鉴别诊断

上消化道出血一般不难与其他疾病相鉴别，这里需要与口腔疾病引起的出血和咯血相鉴别。对于考虑上消化道出血患者，首诊医师要认真检查患者口腔，主要是牙龈、口腔黏膜、鼻腔有无出血，以免出现误判（表 1-17-1）。

表 1-17-1　呕血与咯血相鉴别

鉴别点	呕血	咯血
病因	消化性溃疡、急性胃黏膜损伤、肝硬化、胆道疾病等	肺结核、支气管扩张、肺癌、心脏病、肺炎等
出血症状	上腹部不适、恶心、呕吐等	喉部不适、咳嗽
出血方式	有呕吐，呕出	有咳嗽，咯出
血液的颜色	咖啡色、暗红色或鲜红色	多为鲜红色，偶有暗红色
出血的成分	多有食物成分或胃液成分	混有痰液
酸碱度	酸性	弱碱性
大便颜色	柏油样便	如未将血液吞咽，大便无黑色
出血后痰的性状	无痰	有血痰数天

（姚津剑）

第十八章　急性肝衰竭与肝性脑病
第一节　急性肝衰竭

一、病情评估

急性肝衰竭（acute hepatic failure）是在数天或数周内迅速发生的肝功能丧失，通常发生在没有肝病的患者身上。可导致严重的并发症，包括大出血和颅内压升高。

二、处理流程

（一）一般治疗

1. 对因治疗

（1）逆转中毒治疗：遵医嘱给药以逆转毒素的作用，减少肝脏损伤。

（2）肝移植手术：用于无法逆转的急性肝衰竭。

2. 对症治疗

（1）降颅压治疗：急性肝衰竭引起的脑水肿会增加大脑的压力。

（2）抗感染治疗：如出现感染时，应接受治疗感染的药物。

（3）防止出血治疗：给予药物减少出血的风险。如失血过多，通过相关检查以找出失血的原因，需要输血治疗者可进行输血治疗。

（二）药物治疗

1. 乙酰半胱氨酸　用于对乙酰氨基酚过量引起的急性肝衰竭。

2. 对症药物治疗　根据患者颅内压升高、出血倾向及感染问题，对症给予药物治疗。

（三）手术治疗

当急性肝衰竭无法逆转时，唯一的治疗方法可能是肝移植。

（四）其他治疗

1. 人工肝辅助装置　应用机器替代完成肝脏的工作，部分设备可能提高生存率。

2. 肝细胞移植　仅移植肝脏细胞而不是整个器官，可能会暂时延缓肝移植的需要。

3. 异种移植　是用非人类、动物来源的肝脏替代人类肝脏。

三、临床表现和诊断

1. 临床表现　患者常表现为皮肤和眼球发黄（黄疸）、右上腹疼痛、腹部肿胀、恶心、呕吐、身体不适、意识障碍、嗜睡等，也可出现皮下出血点、瘀斑、牙龈出血、鼻黏膜出血、消化道出血等。

2. 临床诊断　通过实验室检查、神经系统检查及影像学检查一般可明确诊断。

3. 实验室检查

（1）血液检查：肝功能检查，用以确定肝脏是否正常工作；凝血酶原时间测试，测量血液凝结需要多长时间。

（2）超声检查：用以明确肝损伤，并帮助确定肝脏出现问题的原因。

（3）CT 或 MRI 检查：用以检查肝脏和血管，帮助寻找急性肝衰竭的特定原因。

（4）肝组织检查：帮助了解肝衰竭的原因。

四、鉴别诊断

1. 肝性脑病　患者常表现为意识混乱、健忘、判断力差、人格改变、注意力不集中、书写障碍、呼出霉味或甜味气体，症状严重者表现为嗜睡、癫痫发作、严重的人格改变等。

2. 慢加急性肝衰竭　患者常表现为肝功能严重受损、腹水、凝血障碍、高胆红素血症、肝性脑病，晚期出现全身和肝脏免疫系统应答异常，甚至多器官功能异常。

第二节　肝性脑病

一、病情评估

肝性脑病（hepatic encephalopathy）是由急、慢性肝功能严重障碍或各种门静脉 - 体循环分流异常所致的、以代谢紊乱为基础、轻重程度不同的神经精神异常综合征。

二、处理流程

（一）药物治疗

1. 乳果糖　可以减少肠道氨的生成和吸收，是一种合成的双糖，口服后在小肠不会被分解，到达结肠后可被乳杆菌、粪肠球菌等细菌分解为乳酸、乙酸而降低肠道的 pH。乳果糖还有渗透性腹泻的作用，能减少氨的吸收。

2. 拉克替醇　可以减少氨的吸收，调节肠道微生态，有效降低内毒素，同时起效速度快，腹胀发生率低。

3. 天冬氨酸鸟氨酸　可减少氨的水平，改善肝性脑病的分级及神经心理测试结果，缩短住院时间，提高生活质量。

4. 利福昔明　可抑制肠道细菌过度繁殖，减少产氨细菌的数量，从而减轻肝性脑病症状。

5. 微生态制剂　包括益生菌、益生元和合生元等，可以调节肠道内菌群，还可减轻肝细胞的炎症和氧化应激，从而增加肝脏的氨清除。

（二）手术治疗

对于内科保守治疗效果不理想的患者，可以考虑肝移植手术。

（三）中医治疗

可采取中药治疗、针灸疗法等，并配合饮食调节、心理疏导等方法综合调治。

三、临床表现和诊断

1. 临床表现　性格、行为改变，言语不清、木僵甚至昏迷，扑翼样震颤、肌张力增高、腱反射亢进。

2. 临床诊断　根据临床表现、肝功能试验、血氨水平检测、神经心理学测试、头颅影像学检查等可诊断。

3. 实验室检查

（1）肝功能检查：检测患者的肝生化学指标，评价肝功能受损的严重程度。

（2）血氨水平检测：血氨升高对肝性脑病的诊断有较高的价值，动脉血氨水平与血氨浓度可较好反映肝性脑病的严重程度。

（3）神经心理学测试：是临床筛查及早期诊断肝性脑病最简便的方法，也是早期诊断的重要方法。

（4）头颅影像学检查：可以确定对肝性脑病的诊断，也可以排除脑出血等神经系统疾病。

四、鉴别诊断

1. 颅内病变　这一类疾病主要会导致患者出现头晕、头痛、恶心、视力下降、语言不清等症状。疾病包括蛛网膜下腔出血、颅内出血、脑梗死、脑肿瘤等。多数患者是可以通过药物、手术等方式治疗疾病。可通过神经系统的检查、影像学检查进行确诊。

2. 其他代谢性脑病　很有可能是患者存在低血糖症、低钠血症等。主要通过实验室检查来进行鉴别诊断。

3. 肝性脊髓病　如果患者之前存在肝硬化病史，会导致该疾病的发生，通常表现为肌力减退、痉挛性强直等症状，可以通过影像学检查、血液生化分析等进行鉴别诊断。

4. 肺性脑病　两者均会引起患者脑部组织损伤，但是可以从两种疾病临床表现上的不同进行区别。肺性脑病主要是在呼吸衰竭的基础上，引起患者颅内压增高，从而出现一系列的神经精神症状及意识障碍等症状；而肝性脑病则是在肝细胞损害的基础上，出现与脑组织损伤有关的症状。

（姚津剑）

第十九章　急性胰腺炎

一、病情评估

急性胰腺炎（acute pancreatitis，AP）是一种常见的急腹症，是一种以胰腺酶激活和胰腺组织自身消化为主要特征的化学性炎症。临床上以急性上腹痛、血淀粉酶或脂肪酶升高及胰腺影像学改变为特点。

（一）轻症急性胰腺炎（MAP）

（1）上腹痛、恶心、呕吐。

（2）腹膜炎限于上腹，体征轻。

（3）血、尿淀粉酶增高。

（4）无器官衰竭。

（5）及时治疗短期内可好转，病死率很低。

（二）中重症急性胰腺炎（MSAP）

（1）临床表现介于 MAP 与 SAP 之间。

（2）常规治疗后器官衰竭多在 48 小时内恢复。

（3）恢复期出现胰瘘或胰周脓肿等局部并发症。

（三）重症急性胰腺炎（SAP）

（1）腹膜炎范围广，体征重。

（2）腹胀明显，肠鸣音减弱或消失。

（3）腹部可触及炎性组织包裹形成的肿块。

（4）腹水呈血性或脓性。

（5）器官衰竭和局部并发症（尤其是胰腺坏死，也包括脓肿、假性囊肿）。

（6）入院后 48 小时内的早期重症预测因子包括兰森（Ranson）评分 ≥ 3 分和急性生理学和慢性健康状况评价 Ⅱ（APACHE Ⅱ）≥ 8 分。

二、处理流程

（一）非手术治疗

1. 发病早期的处理　早期处理的目的主要是纠正患者水、电解质紊乱，防止并发症的发生。采取大便隐血试验、肝脏功能测定、血清电解质测定、中心静脉压测定、尿常规测定、血气分析、血糖测定、X线胸片、血压监测、肾功能测定、心电监护等检查，随时观察患者腹部体征和肠鸣音的变化，记录患者24小时尿量和液体出入量的变化。对有严重腹胀、麻痹性肠梗阻的患者应及时进行胃肠减压，同时患者要常规禁食。在患者症状和疼痛减轻或消失、肠道动力恢复或部分恢复时可以考虑停止禁食，逐步过渡改善饮食。

2. 补充液体　应注意输注胶体物质和补充微量元素、维生素。补液量为基础需求量和流入组织间隙的液体量的总和。

3. 及时镇痛　患者出现剧烈疼痛时应根据病情变化给予镇痛治疗。在严密观察下，可以给患者注射盐酸哌替啶，不可给患者应用吗啡或胆碱能受体拮抗剂，如山莨菪碱（654-2）、阿托品等，因为前者会诱发或加重肠麻痹，而后者会收缩奥迪斯（Oddis）括约肌，这样会延误病情，影响治疗。

4. 胰酶抑制剂应用和抑制胰腺外分泌　主要应用的药物为生长抑素及其类似物（奥曲肽），主要在重症急性胰腺炎的治疗中应用，因其可以通过直接抑制胰腺外分泌而发挥作用。生长抑素制剂用法：首次剂量250μg，以250μg/h维持；奥曲肽用法：首次剂量0.1mg推注，继以25～50μg/h维持治疗。当腹痛消失和（或）血清淀粉酶活性降至正常，临床体征或疼痛减轻或消失时，考虑停用。

5. H_2受体拮抗剂及质子泵抑制剂　急性胰腺炎患者使用H_2受体拮抗剂或质子泵抑制剂等抑制胃酸分泌，其目的是通过抑制胃酸分泌使到达十二指肠的酸性物质减少，从而反馈性抑制胰腺的分泌；预防应激反应引起的急性胃黏膜病变导致上消化道出血。

6. 乌司他丁　主要作用是抑制胰酶活性：①急性胰腺炎、慢性复发性胰腺炎，初期每次 10 万～ 30 万 U+5% 葡萄糖溶液（或生理盐水）500ml，静脉滴注，每日 1 ～ 2 次，以后随症状消退而减量；②急性循环衰竭，每次 10 万～ 30 万 U 溶于 20ml生理盐水中，静脉注射，每日 8 小时 1 次，可根据年龄、症状适当增减。

7. 前列地尔　具有扩张血管、改善微循环、抑制血小板聚集、抑制血栓烷 A_2 形成，保护血管内皮细胞等多种生理作用，它能特异性地作用于缺血局部，明显扩张病变后狭窄的血管，改善组织缺氧状况。成人一日一次，1 ～ 2ml（前列地尔50 ～ 100μg）+10ml 生理盐水（或 5% 葡萄糖溶液）缓慢静脉注射，或直接入小壶缓慢静脉滴注。前列地尔与硫酸镁联用治疗急性胰腺炎有协同作用，安全有效。

8. 抗菌药物的应用　遵循的原则是抗菌谱以革兰氏阴性菌和厌氧菌为主、脂溶性强，能有效通过血胰屏障。现有的研究表明第三代头孢菌素、哌拉西林、美洛西林、亚胺培南、第四代喹诺酮类、甲硝唑都能有效地通过血胰屏障。此外，临床治疗时要注意真菌感染的诊断，如临床上无法用细菌感染来解释发热等表现，应考虑到真菌感染的可能，可经验性应用抗真菌药，如两性霉素 B 和氟康唑，同时进行血液或体液样本真菌培养。

9. 激素的应用　糖皮质激素在 SAP 患者治疗中，短期大剂量应用可以改善中毒症状，缓解呼吸困难，减轻心脏损害等，但必须与抗菌药物合并使用，以免感染扩散。

10. 合并低蛋白血症者静脉补充人血白蛋白，必要时应用非甾体抗炎药或阿片类药物镇痛，但禁用胆碱能受体阻断剂。

11. 合并器官功能不全者进行器官支持治疗，包括血液透析、血液滤过、呼吸机辅助通气等。

（二）手术治疗方法

主要采取坏死组织清创、灌洗引流，胆囊切除、胆道 T 管引流或胆囊造口置管引流，胃、空肠造口，网膜囊造袋等。

三、临床表现和诊断

1. 临床表现　急性胰腺炎的主要临床表现为腹痛、腹胀、恶心、呕吐；压痛、反跳痛、肌紧张、移动性浊音多为阳性、肠鸣音减弱或消失。较轻的急性水肿性胰腺炎可不发热或轻度发热，合并胆道感染时常伴有寒战、高热。胰腺坏死伴感染时，持续性高热为主要症状之一。

2. 临床诊断

（1）症状：腹痛、发热、黄疸等。

（2）体征：轻型一般仅为轻度压痛，重型可表现为腹水、腹膜刺激征等。少数患者可因腔静脉栓塞出现门静脉高压，罕见横结肠坏死，脾大。

（3）血淀粉酶或脂肪酶＞正常值上限 3 倍。

（4）典型影像学改变：急性胰腺炎在螺旋 CT 下主要表现为弥散性体积增大，胰腺水肿，甚至可在胰腺周围发现积液，局限于胰头部的患者少见。

3. 实验室检查

（1）白细胞计数：轻型胰腺炎时，可不增高或轻度增高，但在严重病例和伴有感染时，常明显增高，中性粒细胞也增高。

（2）淀粉酶测定：①发病后 24 小时，血清淀粉酶达到最高峰，48 小时后尿淀粉酶出现最高峰；②发病后短期内尿淀粉酶达到最高峰，而血清淀粉酶可能不增高或轻度增高；③血清淀粉酶与尿淀粉酶同时增高，但以后逐渐恢复正常；④淀粉酶的升降曲线呈波浪式或长期增高，提示已有并发症的发生。

（3）血清脂肪酶：通常血清脂肪酶于起病后 24 小时内升高，持续时间较长（7 ～ 10 日）。超过正常上限 3 倍有诊断意义，其敏感度、特异度与淀粉酶基本相同，但在血清淀粉酶活性已经下降至正常，或其他原因引起血清淀粉酶活性增高时，脂肪酶测定有互补作用。

（4）血液化学检查：重型胰腺炎时，二氧化碳结合力下降，血尿素氮升高，表明肾脏已有损害。胰岛细胞受到破坏时，可有血糖升高，但多为一过性。出血性胰腺炎时，血钙常降低，当低于 2mmol/L 时，常提示预后不良。

（5）腹腔穿刺术：对于有腹腔渗液的病例，行腹腔穿刺术有助于本病的诊断。穿刺液多为血性，如淀粉酶测定增高，即可确诊为该病。

（6）淀粉酶同工酶检查：已确定的淀粉酶同工酶有两种，胰型同工酶和唾液型同工酶（STI）。急性胰腺炎时，胰型同工酶可明显增高。对高度怀疑胰腺炎而淀粉酶正常者，对高淀粉酶血症的淀粉酶是否来源于胰腺，测定同工酶则更有价值。

四、鉴别诊断

1. 胆石症　包括发生在胆囊和胆管的结石，是常见病和多发病。典型症状为胆绞痛，疼痛位于右上腹，放射至右肩部，可伴有发热、黄疸。查体可发现墨菲征呈阳性。血清淀粉酶 < 2 倍正常值。超声检查发现胆囊内有强回声团，随体位改变而移动，其后有声影。腹部 X 线检查也有助于确诊。CT、MRI 也可显示胆囊结石，但不作为常规检查。

2. 消化性溃疡　以上腹部疼痛或不适为主要症状，性质可为钝痛、灼痛、胀痛、剧痛、饥饿样痛。常具有下列特点：①慢性过程；②周期性发作；③部分患者有与进餐相关的节律性上腹痛；④疼痛可被抑酸或抗酸剂缓解。部分患者仅有腹胀、厌食、嗳气、反酸等消化不良症状，发作时剑突下可有局限性压痛，缓解后无明显体征。通过胃镜或 X 线钡餐可确诊。

3. 心肌梗死　临床上有剧烈而较持久的胸骨后压榨性疼痛，有濒死感、呼吸困难，可发生心律失常、休克或心力衰竭。

各种心律失常中以室性心律失常最多。心电图可有相应导联 ST-T 段抬高或压低，血清肌钙蛋白、CK-MB 等心肌酶活力增高。

4. 急性肠梗阻　临床症状为阵发性加重的腹痛、腹胀、呕吐，无或排气、排便减少，肠鸣音亢进或减弱，可见胃肠型。腹部 X 线片可见液气平面。

（姚津剑）

第二十章　胆　石　症

一、病情评估

胆石症（cholelithiasis）是指胆道系统（包括胆囊和胆管）的任何部位发生结石的疾病，病因不明，考虑是营养代谢因素、胃肠道疾病、感染和基因等多种因素导致。根据构成成分不同，胆结石分为胆固醇结石、黑色胆色素结石、棕色胆色素结石。

二、处理流程

（一）一般治疗

1. 无症状且不需要手术的胆石症患者应注意规律饮食，均衡膳食，适当少吃高胆固醇食物和油腻食物，预防急性发作。

2. 急性发作胆绞痛或胆囊炎、胆管炎、胰腺炎者，应禁食，可行解痉止痛、抗炎等治疗。

（二）药物治疗

1. 熊去氧胆酸　可增加胆汁中胆酸的含量，起到溶石作用。

2. 阿托品、山莨菪碱等药物　可快速解除胆道括约肌痉挛，减轻疼痛。

3. 抗生素　第三代头孢、青霉素及其他对革兰氏阴性菌敏感的抗生素，如头孢哌酮，使用后可以帮助消除胆石症并发的胆囊、胆道感染。

4. 镇痛药物　如盐酸曲马多、盐酸哌替啶等，能帮助缓解胆绞痛。

（三）手术治疗

1. 腹腔镜胆囊切除术适用于大部分有手术指征的胆囊结石患者，具有恢复快、损伤相对较小的优点。不宜选择腹腔镜手术的人群，可以选择开腹胆囊摘除术。

2. 对于胆总管结石患者，首选腹腔镜胆囊切除术联合胆总管切开取石术进行治疗，高龄、手术耐受力差者可进行内镜逆行胰胆管造影（ERCP）和括约肌切开取石术。

3. 肝内胆管结石如果没有导致胆管阻塞、没有肝功能异常和肝萎缩，一般建议观察。出现胆管阻塞、肝功能异常、肝萎缩或可疑癌变时，应根据具体情况选择胆管切开取石、肝部分切除等方式进行治疗。

三、临床表现和诊断

1. 临床表现　腹痛、黄疸、胃肠道症状、寒战、发热、皮肤瘙痒等。

2. 临床诊断　主要是根据病史、典型症状，借助血常规检查、肝功能检查、超声检查、CT检查、磁共振胰胆管成像（MRCP）等确诊。

3. 实验室检查

（1）血常规检查：可查出是否有感染的迹象。

（2）超声检查：诊断胆结石的特异性和敏感性均较高，应作为首选检查。

（3）CT检查：可显示胆管的扩张、结石、肿块及胆总管梗阻。

（4）MRCP：对胆道系统结石的敏感性优于CT，可以显示肝内外胆管有无扩张，结石的大小、数量和部位等信息，是一种无创检查。

（5）胆道造影：ERCP或经皮穿刺肝胆道成像（PTC）可精确显示胆道系统，但这两种检查都是有创检查，不作为常规检查手段，需要严格把握指征。

（6）肝功能检查：如果肝功能检查出现胆红素、转肽酶、碱性磷酸酶等指标升高，提示患者存在胆管结石的可能。

四、鉴别诊断

1. 肾绞痛　以发作性疼痛为主要症状，呈间歇性疼痛。彩超、尿常规及腹部平片可帮助鉴别。

2. 急性胰腺炎 可由胆结石诱发，急性胰腺炎血清淀粉酶和脂肪酶会明显升高，彩超和 CT 均有助于诊断。

3. 消化性溃疡穿孔 腹部平片和 CT 可发现膈下游离气体，可与胆石症相鉴别。

（姚津剑）

第四部分　泌尿系统急症

第二十一章　急性肾损伤

一、病情评估

急性肾损伤（acute kidney injury，AKI）是一种临床综合征，定义为功能性或结构性肾脏异常，表现为 48 小时内血肌酐增加 0.3mg/dl 或更高，7 天内血肌酐增加 1.5 倍或更高，或 6 小时内尿量低于 0.5ml/（kg·h）。

大多数 AKI 院内多发，在院发病率近 20%，重症监护病房发病率超 50%。社区获得性 AKI 的发病率不超过 1%。AKI 根据解剖结构分为肾前性、肾性和肾后性。

（一）肾前性 AKI

AKI 常导致肾前性氮质血症，是肾脏灌注不足的结果。约占社区获得病例的 60% ～ 70%，占院内获得病例的 40%。低灌注发生在有效循环容积减少的状态下，如过度利尿、脓毒症、心力衰竭或肝衰竭。此外，直接降低肾小球毛细血管灌注的药物，如血管紧张素转化酶抑制剂（ACEI）、血管紧张素受体阻断剂（ARB）和非甾体抗炎药，也可导致肾前性 AKI。应避免在潜在肾灌注不足的患者中使用这些药物。

（二）肾性 AKI

未经治疗或无法治疗的严重低灌注导致细胞损伤和缺血性 AKI 时，会导致肾性 AKI。原发性 AKI 的各种原因可能涉及肾血管系统、肾单位或间质的任何部分。缺血性和脓毒性损伤是常见原因。肾毒素，如放射造影剂和氨基糖苷类，也可以直接和间接损伤肾单位。老年糖尿病、血流动力学不稳定和有效循环容积减少（心力衰竭、烧伤、肝硬化、低白蛋白血症）的患者易发生中毒性肾损伤。这些高危患者中，氨基糖苷类抗生素肾毒性的发生率从 3% ～ 5% 增加到 30% ～ 50%。

继发于肾间质损伤的 AKI 被称为急性间质性肾炎。引起间质性肾炎的常用药物包括青霉素类、头孢菌素类、磺胺类和非甾体抗炎药。细菌和病毒感染也可能引起急性间质性肾炎。其他病因包括系统性红斑狼疮、舍格伦综合征、冷球蛋白血症和原发性胆汁性肝硬化。

（三）肾后性 AKI

肾后性 AKI 常发生在双侧尿流出道梗阻的情况下，或发生在单侧尿流出道梗阻的孤立肾患者中。流出道梗阻常见于前列腺肥大、前列腺癌或宫颈癌或腹膜后疾病压迫尿道。神经源性膀胱患者也可观察到功能性梗阻。此外，腔内梗阻可见于双侧输尿管结石、乳头状坏死、血栓和膀胱癌患者，而腔外梗阻可与腹膜后纤维化、结肠癌和淋巴瘤有关。尿酸、草酸钙、阿昔洛韦、磺胺和氨甲蝶呤等化合物及骨髓瘤轻链的小管内结晶均可导致肾小管梗阻。

二、处理流程

AKI 治疗的基石是快速识别和纠正可逆的原因，如灌注不足，避免任何进一步的肾损伤，以及纠正和维持正常的电解质和体液环境。

肾前性氮质血症早期通常可以通过有效动脉容积正常化迅速得到纠正。有心力衰竭、肝硬化和败血症病史的患者在容积复苏期间需密切观察心功能状态。

继发于前列腺肥大的肾后性 AKI 通常可以通过放置膀胱导管纠正。肿瘤致出口梗阻通常需要泌尿科会诊，考虑放置永久支架或经皮肾造口术管。

肾性 AKI 最不易治疗。由肾小球肾炎或血管炎引起的 AKI 需要使用免疫抑制疗法。对于疑似急性间质性肾炎的患者，必须确定并停用可疑药物。推荐 2 周的糖皮质激素减量疗程从

1mg/kg 泼尼松（持续 3 天）开始。

支持措施包括避免任何肾毒素摄入，通过监测体重和每日输入量、输出量维持体液平衡，监测血清电解质、尿素氮水平。AKI 患者还应该接受低钠、低钾和低蛋白质的饮食，随着患者肾功能的改善，这种饮食限制可以适当放宽。

急性血液净化治疗指征：明显的代谢性酸中毒；电解质异常，如对药物治疗无反应的高钾血症；利尿剂治疗无效的肺水肿；出现脑病、癫痫和心包炎的尿毒症症状。

分解代谢状态增加的患者、创伤患者和接受糖皮质激素治疗的患者——可能需要每周 3 次以上血液净化才能获得足够的治疗。呋塞米和低剂量多巴胺都不能改善预后，但是低剂量多巴胺可以暂时改善肾脏生理指标。

三、临床表现和诊断

AKI 即使是晚期，也经常是通过实验室结果中观察到的异常而不是特定的症状或体征来诊断。与 AKI 相关的临床表现多样化，即使在病程晚期，在肾功能障碍变得严重之前通常不明显。AKI 的临床表现也取决于诊断的阶段。患者可能会出现厌食、疲劳、恶心和呕吐、瘙痒等症状，以及尿量减少或深色尿液。此外，如果患者出现容量超负荷，可能会引起呼吸困难。

确定容量状态和有效动脉容量十分重要。如果出现容量超负荷，可能会发现颈静脉扩张、肺叶间裂和外周水肿。在严重的 AKI 中，可能会出现扑翼样震颤、肌阵挛或心包摩擦音。

四、鉴别诊断

应监测血清电解质、血尿素氮水平、全血细胞计数。同时查尿电解质、肌酐，计算钠排泄分数（FE_{Na}）。计算 FE_{Na} 的公式如下：

$$FE_{Na}＝（尿钠 \times 血肌酐）/（血钠 \times 尿肌酐）\times 100\%$$

FE_{Na} 的数值有助于确定 AKI 的潜在原因（表 1-21-1）。尿常规和显微镜检查应留新鲜尿液样本，因为重要的细胞成分可能表明潜在原因，它会随着时间迅速降解。应查肾脏超声确定是否有出口梗阻。尿液和血清中结构性生物标志物水平的测定，如肾损伤分子 1（KIM-1）和炎症标志物，如中性粒细胞明胶酶相关脂质运载蛋白（NGAL）和白细胞介素 18，可能有助于 AKI 的诊断。

表 1-21-1   不同病因的急性肾损伤中钠排泄分数（FE_{Na}）的变化

病因	FE_{Na}	血尿素与血肌酐比值
肾前性	＜ 1%	＞ 20
肾性		＜ 15
肾小管坏死	≥ 1%	
间质性肾炎	≥ 1%	
肾小球肾炎（早期）	＜ 1%	
血管性疾病（早期）	＜ 1%	
肾后性	≥ 1%	＞ 20

（一）肾前性氮质血症

肾前性氮质血症是肾功能障碍的最常见表现，常见诱因包括呕吐、腹泻等。心力衰竭可能是过度利尿导致肾脏灌注减少的肾前原因，或者是心力衰竭本身的恶化。其他可减弱肾脏灌注的药物，如非甾体抗炎药、ACEI 和 ARB，可导致肾前性氮质血症。常见的体检结果包括心动过速、全身性或直立性低血压（或两者兼有）和黏膜干燥。

对肾前性氮质血症患者，FE_{Na} 通常不到 1%。然而，在服用利尿剂如呋塞米的患者中，即使患者因利尿剂诱导而出现肾前性氮质血症时，FE_{Na} 值也可能大于 1%。对于这些临床情况，可以使用尿素排泄分数（FE_{Urea}）诊断，计算如下：

FE_{Urea} =[（尿尿素 × 血肌酐）（血尿素 × 尿肌酐）]×100%

FE_{Urea} 低于 35% 表明为肾前性 AKI。FE_{Na} 值大于 1% 的其

他原因包括存在不可再吸收的溶质，如碳酸氢盐、葡萄糖或甘露醇。慢性肾脏病、急性肾小管坏死和晚期梗阻性肾病也与大于 1% 的 FE_{Na} 病相关。因此，在这些疾病状态下，FE_{Na} 不能提供关于 AKI 的可靠诊断信息，除非 FE_{Na} 小于 1%。

尿素与血肌酐比值有助于诊断肾前性 AKI。通常，肾前性氮质血症患者的尿素与血肌酐之比大于 20 ∶ 1。

（二）肾性 AKI

肾性 AKI 患者中，低血压或暴露于肾毒素或药物史是常见的原因。肾毒素可以是引起急性肾小管坏死的特殊肾小管毒素，也可以是引起过敏反应的药物，如急性间质性肾炎。皮疹可能伴随急性间质性肾炎。有严重动脉粥样硬化疾病的患者胆固醇栓塞可表现为发绀手指和 AKI。急性肾小管坏死和急性间质性肾炎常与大于 1% 的 FE_{Na} 相关，而 FE_{Na} 在早期放射造影剂诱发的 AKI、败血症、肾小球肾炎和血管疾病中通常小于 1%。急性间质性肾炎可能存在外周嗜酸性粒细胞增多症和尿嗜酸性粒细胞增多症。尿嗜酸性粒细胞也与胆固醇微栓子疾病有关。

（三）肾后性 AKI

肾后性 AKI 患者通常有前列腺肥大、前列腺癌、淋巴瘤、宫颈癌或腹膜后疾病的病史。对于严重少尿（尿量 < 450ml/d）或无尿（尿量 < 100ml/d）患者，应做肾后性 AKI 的鉴别诊断。然而，许多肾后性 AKI 患者既不少尿也不无尿，只出现血清尿素氮水平升高。膀胱导管插入术可用于肾后性 AKI 的诊断和治疗。

（李　晨）

第二十二章　慢性肾脏病

一、病情评估

慢性肾脏病（chronic kidney disease，CKD）是指随着肾功能下降而逐渐恶化的伴有许多异常临床表现的一种疾病。慢性肾脏病由累及肾脏的系统性疾病或肾脏固有疾病引起。慢性肾脏病的严重程度根据肾小球滤过率的下降程度分级。

急性肾损伤可以通过改善肾脏功能来修复，与急性肾损伤不同的是，慢性肾脏病的肾损伤难修复，功能丧失持续存在。大多数慢性肾病患者，肾损伤导致更多的肾功能丧失，因此慢性肾脏病会逐渐恶化。

慢性肾脏病包括一系列临床功能障碍，从仅通过实验室测试可检测到的异常到成为尿毒症的综合征。尿毒症是由未分泌的离子和废物的积累及其引起的代谢异常引起的。当肾脏不能发挥其大部分功能时，临床状态被称为终末期肾病（end-stage renal disease，ESRD），需要透析或移植来维持生命。在此阶段之前，治疗策略旨在减缓肾功能的丧失，推迟 ESRD，改善尿毒症的症状。

影响肾脏的疾病（如糖尿病或系统性红斑狼疮等炎性疾病）的持续存在并不是决定肾功能减退速度的唯一因素。即使最初损害肾脏的疾病不再活跃，肾功能也会继续减退，这可能是因为全身性高血压、肾脏血流动力学损伤、蛋白尿和肾病毒素的积累所致。

二、处理流程

心血管疾病在慢性肾脏病患者中很常见，高血压普遍存在。使用 ACEI 或 ARB 联合利尿剂将血压降低至 140/90mmHg 应包括在最初的治疗计划中，以减缓肾功能损害并减少心血管事件。联合 ACEI 和 ARB 在保护肾脏方面没有额外的益处，并且与更频繁的不良事件相关，不推荐这种联合。在有 2 型糖尿病患者中，收缩压目标为 135 ～ 140mmHg 优于收缩压低于 120mmHg，或高血压肾病患者的目标血压约为 140/85mmHg，因为将血压降至 130/80mmHg 并不能进一步减少肾小球滤过率。

如果 ACEI 或 ARB 治疗开始后不久血肌酐浓度升高，则不应触发自动停药，而应寻找导致肾脏损害的其他机制（如血压升高、尿路感染、使用对肾功能有不利影响的药物或潜在肾脏疾病恶化）并进行评估，以确保患者没有双侧肾脏障碍或肾动脉狭窄。高钾血症也发生在 ACEI 或 ARB 治疗中，因为血管紧张素 II 水平降低会抑制醛固酮的释放。应寻找并纠正血清钾浓度升高的其他原因（如停止使用非甾体抗炎药或保钾利尿剂治疗、出现代谢性酸中毒或增加富含钾的食物的摄入量）。在一些高钾血症患者中，通过减少富含钾的食物和添加袢利尿剂（如当血肌酐水平低于 3mg/dl 时使用 40mg 呋塞米，对于肾病晚期患者使用更高的剂量）可以纠正这种异常。如果 ACEI 或 ARB 治疗产生持续性高钾血症或血肌酐浓度升高，则应减少 50% 的剂量，并开始使用氨氯地平。如果血钾浓度持续升高，可以加入钾结合树脂卡依沙司或环硅酸锆钠来控制高钾血症。

为了实现目标血压，必须将饮食中的盐限制在 2g/d，这相当于尿液中 86mmol/d。仅膳食盐限制在 60 ～ 80mmol/d（1.5 ～ 2.0g 钠）可以降低血压 10/4mmHg。如果血压保持在 140/90mmHg 以上，应添加呋塞米等袢利尿剂，因为它不会损害肾血流量。

1 期或 2 期慢性肾脏病患者，尿毒症症状并不常见。治疗将血压降低至 140/90mmHg，并对基础疾病进行强化治疗（如治疗综合征、使糖尿病患者的血糖浓度正常化）。

3 期慢性肾脏病患者应最大限度地采取预防措施，并寻找可逆性病因。4 期慢性肾脏病应采用血液透析、腹膜透析和肾移植。

慢性肾脏病可治疗的并发症，包括高血压、继发性甲状旁腺功能亢进、酸中毒和尿毒症症状。如果可能，应避免使用肾毒性对比染料进行放射检查。

推荐慢性肾脏病患者饮食，每天每千克理想体重应含 0.8g 蛋白质，而不是患者的实际体重。通过测量尿素氮和钠的 24 小时排泄量，监测饮食对蛋白质和盐摄入量的依从性，并且应该通过测量体重和血清蛋白质水平来定期评估蛋白质储存的充足性。大多数限制饮食的患者应该每天补充水溶性维生素和脂溶性维生素。

（一）肾性骨营养不良

肾性骨营养不良的成功治疗取决于对磷酸盐积累的调控。建议将血清磷浓度维持在 5.5mg/dl 或更低，磷酸盐结合剂可以降低磷酸盐水平。口服黏合剂可消除肠液中的磷酸盐，从而降低磷酸盐水平。盐酸司维拉姆（sevelamer hydrochloride）是一种阳离子树脂，能结合磷酸盐。

血清磷水平高于 5.5mg/dl 但低于 6.5mg/dl 的患者应使用磷酸盐结合剂。钙基黏合剂，如碳酸钙，最初每餐一片或两片 500mg 的片剂；或醋酸钙，最初每餐一片或两片 667mg 的片剂。对于血清磷酸盐水平低于 6.5mg/dl 的患者，盐酸司维拉姆（400 ~ 800mg 片剂，最初为 1.2g/d，分次服用）优于钙基黏合剂。对于血清磷水平长期高于 8mg/dl 的患者，可偶尔使用氢氧化铝黏合剂，因为它们可以迅速降低血清磷水平。对于血清磷水平高于 8mg/dl 的患者，优选使用盐酸司维拉姆（800mg 片剂，初始剂量为 1.6g/d，分次服用）。

骨化三醇通常用于慢性肾脏病患者，抑制甲状旁腺功能亢进的发展，但增加了肠对钙和磷酸盐的吸收，因此不应给予血清磷水平升高的患者应用。然而，对于血清磷水平正常的慢性肾脏病患者，骨化三醇可减少 16% 的蛋白尿，因此可能改善慢性肾脏病的病程。

慢性肾脏病患者中 25- 羟基维生素 D_3（25（OH）D_3）水平

低是常见的，且与病死率增加有关。骨化三醇或 25（OH）D$_3$ 水平不足的患者可以用胆钙化醇 1000U/d 进行治疗。需要仔细监测以避免高钙血症或尿钙值超过 250mg/d，因为这一水平会增加肾结石的风险。

（二）贫血

由于晚期慢性肾脏病患者口服铁剂的吸收减少，纳米氧化铁比口服铁剂有更好的疗效。在糖尿病患者中，使用促红细胞生成素治疗（如每周注射达依泊汀 α 0.45μg/kg）可预防贫血并改善生活质量。血红蛋白浓度不应超过 12g/dl，以免增加卒中的风险。

（三）酸中毒

用碳酸氢钠治疗慢性肾脏病的代谢性酸中毒（最初每天两次或三次，每次两片，即 650mg），将血清碳酸氢盐浓度提高到 22mmol 以上，可以减缓肾功能损害，改善肌肉和骨骼的代谢。

（四）动脉粥样硬化

心血管疾病是慢性肾脏病最常见的死亡原因。风险因素包括高血压、糖尿病、低密度脂蛋白胆固醇水平升高和血管钙化。他汀类药物有益于 2 期或 3 期早期慢性肾脏病患者，也可能有益于肾病综合征患者。慢性肾脏病患者中抗血小板治疗的益处不确定，且潜在的出血风险大于其益处。

三、临床表现和诊断

肾功能的逐渐减退不会产生临床上明显的症状或体征。慢性肾脏病可能表现为高血压、血尿或反复尿路感染等泌尿系统异常和水肿。

随着肾小球滤过率下降，非特异性症状频繁发作，如运动耐量下降、疲劳或厌食。如果出现这些症状，应测量血肌酐和尿素氮水平，并检查尿液中的蛋白尿。尿液中白蛋白与肌酐的比值超过 30mg/g 提示预后不良。随着慢性肾脏病的进展，患者经常出现贫血、代谢性酸中毒、高钾血症、高磷血症、低钙血症和低白蛋白血症，每一种都可能导致患者不适。

特定的综合征可能与蛋白尿和慢性肾脏病有关。例如，严重尿白蛋白、严重水肿、低蛋白血症和高胆固醇血症定义为肾病综合征，导致附着在 25（OH）D_3 上的分子质量小的（59kDa）维生素 D 结合蛋白损失，从而加重肾性骨营养不良。晚期蛋白尿也可能与凝血因子 IX、XI 和 XII 的丢失有关，导致凝血障碍；抗凝血酶 III 的丢失易出现高凝状态导致血栓形成，在急性炎症反应期，纤维蛋白原等急性反应蛋白水平增加，更增加了血栓形成的风险。

一些肾性骨营养不良患者可出现下背部、臀部、膝盖和其他部位模糊、不明确的疼痛。在晚期肾性骨营养不良中，疼痛可能非常严重，以致运动耐量下降，增加骨折的风险。

与高磷血症相关的肾性骨营养不良的临床症状是血管钙化，其导致血管僵硬、收缩压升高和左心室肥大的发展。一种更具致残性的表现是血管被膜介质中的钙化以及损害多器官功能的钙化，包括肺、心肌和皮肤。皮肤和皮肤血管的钙化称为钙过敏症。

四、鉴别诊断

如果怀疑为慢性肾脏病，重点应针对引发高血压、泌尿系统异常的病史，以及可能使用过损伤肾功能的药物（如血管紧张素转化酶抑制剂和非甾体抗炎药）进行治疗。体检需测量双臂的卧位和站立位血压，寻找与慢性肾脏病相关的发现，如皮肤异常、持续瘙痒、可触及的多囊肾、体重减轻的证据、外周水肿和神经系统异常。

基于估计肾小球滤过率（eGFR）的持续下降，慢性肾脏病的严重程度分为 5 个阶段（表 1-22-1）。需要对肾功能受损进行两项评估：eGFR 和蛋白尿程度。

表 1-22-1　慢性肾脏病严重程度分期

分期	描述	eGFR [ml/（min·1.73m²）]	成人患病率(/100 万)	临床表现
1	慢性肾损伤，eGFR 正常或增加	＞90	4.6	贫血 4% 高血压 40% 5 年病死率 19%
2	eGFR 轻度下降	60～89	5.0	贫血 4% 高血压 40% 5 年病死率 19%
3	eGFR 中度下降	30～59	12.5	贫血 7% 高血压 55% 5 年病死率 24%
4	eGFR 重度下降	15～29	0.8	高磷血症 20% 贫血 29% 高血压 77% 5 年病死率 46%
5	肾衰竭	＜15 或透析治疗	0.2	高磷血症 50% 贫血 69% 高血压＞75% 3 年病死率 14%

注：eGFR，估计肾小球滤过率

　　对尿液进行仔细的显微镜检查对于诊断慢性肾脏病或疾病进展的变化至关重要。红细胞的存在和尿沉渣中的红细胞管型与肾小球肾炎一致，细颗粒管型加上蛋白质的存在提示糖尿病肾病，含有白细胞加上细颗粒和粗颗粒管型的尿样提示间质性肾炎，尿中的嗜酸性粒细胞提示间质性损伤的药物反应。

　　微量白蛋白尿被定义为尿液样本中含 30～300mg 白蛋白，并且至少在两个样本中存在异常。在至少两个样本中，尿白蛋白与肌酐之比高于 30mg/g 也与慢性肾脏病患者的高发病率和病死率风险有关。

（李　晨）

第二十三章　肾　结　石

一、病情评估

肾结石由蛋白质基质中的晶体组成。大多数晶体含有钙，通常与草酸盐、磷酸盐或两者复合；其他结石由尿酸、磷酸铵镁（鸟粪石）或胱氨酸单独或组合而成。当肾结石成分的尿饱和度超过固相的溶解度时，就会形成肾结石。

肥胖与肾结石的形成相关。体重超过100kg或体重指数大于30的人比体重低于75kg或体重指数在21～22.9的人更容易形成结石。

二、处理流程

（一）内科保守治疗

肾绞痛的疼痛非常剧烈，所以镇痛至关重要。如果恶心和呕吐影响了口服药物的使用，通常需要肠外药物。非甾体抗炎药与治疗肾绞痛的阿片类药物一样有效，并且是首选药物。布洛芬（200～400mg，每4～6小时一次，最大日剂量为1.2g）是能够耐受口服药物治疗的患者最常用的选择；静脉注射首选酮咯酸（30mg）。如果酮咯酸不足以控制疼痛，可选吗啡（静脉注射5～10mg）和氢吗啡酮（静脉注射1～2mg）。口服羟考酮（根据需要每4～6小时5～15mg）可用于急诊镇痛。如果需要止吐，可用昂丹司琼（2～4mg静脉注射）。

（二）内科排石疗法

5mm或更小的肾结石自发排出的概率约为70%；5～10mm的肾结石自然排出的概率不到50%。使用α肾上腺素受体拮抗药（如坦索罗辛口服0.4mg/d、特拉唑嗪、多沙唑嗪）或钙通道阻断剂（硝苯地平30mg/d）可减少输尿管平滑肌痉挛，增加蠕动，更有效地排出结石，自发排出率增加约50%。对于直径小于 10mm 的输尿管结石，如果疼痛得到控制，肾功能正常，且没有尿路感染或明显梗阻的迹象，可尝试行药物排出疗法 4～6 周，并进行超声检测。

（三）外科治疗

引起梗阻、感染或顽固性疼痛的结石必须尽快取出。大于 10mm 的结石不太可能自发排出，建议早期干预。

取石方法取决于结石的大小、位置和成分，以及尿路解剖结构，包括体外冲击波碎石术、输尿管镜取石术、经皮肾镜取石术、罕见外科取石术。

体外冲击波碎石术将外部声波聚焦在肾结石上，从而将结石破碎成更容易自发排出的小结石。这种方法对于小于 15mm 的肾结石、输尿管近端结石、中上极肾结石以及不是由胱氨酸或草酸钙组成的结石反应最好。输尿管镜检查包括半刚性或柔性镜通过膀胱进入输尿管。对于小于 10mm 的下极肾结石、大多数输尿管结石，尤其是输尿管远端结石，输尿管镜取石术是外科取石的主要方法。经皮肾镜取石术包括放置一个纤维导管，该导管进入集合系统的开放内腔，激光通过管腔插入，用于破碎和移除结石。这种技术在去除大于 20mm 或鹿角形结石及体外冲击波碎石术不能很好破碎的结石方面非常有效。

三、临床表现和诊断

肾结石患者经常出现疼痛和（或）血尿，少数出现尿路感染或急性肾损伤。肾绞痛是特征性症状。疼痛突然发作，可加剧为严重的、难以忍受的腰痛。当结石沿着输尿管向输尿管膀胱交界处移动时，疼痛可能沿着腹部向前、向下移动到腹股沟、睾丸或大阴唇。疼痛只有在结石通过狭窄处或被移除后才会消失。常见血尿及肉眼血尿，偶有无痛性血尿。在放射学检查中发现结石，也应考虑到引起血尿的其他原因。相反，较大结石也可无症状，结石引起的梗阻也可无痛。在不明原因的急性或慢性肾脏疾病的鉴别诊断中应考虑肾结石可能。

四、鉴别诊断

体检可为肾结石的诊断提供依据，但非诊断"金标准"。肾结石的诊断通常需影像学评估。然而，对于临床诊断明确、无感染证据、不影响进食、能口服镇痛药的患者，影像学检查可以推迟。

超声检查是尿路梗阻的一种简单快速的检查方法，其优点是不产生辐射。

CT平扫对肾结石的灵敏度和特异度均超过95%。根据结石的密度，可以将含钙结石与半胱氨酸或尿酸结石区分开来。CT还有助于确定非结石腹痛的原因。大约90%的肾结石是不透射线的，腹部X线片可显影。但结石经常被粪便、椎骨或腹部气体掩盖，因此腹部X线片的敏感度约为50%，特异度约为75%。尿酸结石是可透射线的，需使用造影剂。

静脉肾盂造影（intravenous pyelography，IVP）检测肾结石的灵敏度约为75%，特异度超过90%。IVP有助于识别尿道的结构异常，如容易形成结石的髓质海绵肾。IVP通常不能检测到非梗阻性的可透射线的结石，因其不会造成充盈缺损。IVP使患者受到的辐射比平片多，但比CT少。随着超声和螺旋CT的广泛应用，IVP很少应用在临床上。

（李　晨）

第二十四章　尿路感染

一、病情评估

尿路感染（urinary tract infection，UTI）是正常无菌尿液被病原微生物（多为细菌或真菌）感染。临床表现从无症状菌尿（尿培养阳性但无症状）到膀胱炎（膀胱或下尿路感染）、肾盂肾炎（肾或上尿路感染）和尿源性脓毒症（全身炎症反应综合征或尿源性脓毒性休克）不等。

无并发症的 UTI 多发生在泌尿生殖道正常的女性。大多数患者表现为膀胱炎；急性非梗阻性肾盂肾炎也可发生在这类女性中，发生率较低。尿路功能或结构异常的患者会出现复杂 UTI。复杂因素是促进感染产生和持续的宿主因素，包括尿路梗阻、泌尿系统功能不全、尿路介入检查或治疗、代谢或先天性疾病及免疫异常状态。单纯 UTI 很少发生在年轻人身上。男性 UTI 患者应首先被认为具有复杂尿路，应排除各危险因素。临床上，感染部位、有无症状、复发趋势及有无复杂因素对 UTI 的分类非常重要。

二、处理流程

有症状的 UTI 应使用抗菌药物治疗。对于肾盂肾炎，应减少肾损伤，选择经肾排泄的抗菌药物。

（一）膀胱炎

膀胱炎抗菌药物的推荐选择见表 1-24-1。早期经验性治疗通常会导致综合征症状的改善。呋喃妥因和口服头孢菌素是孕妇的首选药物。

表 1-24-1　膀胱炎抗菌药物治疗方法

抗菌药物	剂量和疗程
一线药物	

续表

抗菌药物	剂量和疗程
甲氧苄啶	100 ~ 150mg q12h，3 天
呋喃妥因	50mg q8h，5 ~ 7 天
磷霉素	3g，单剂
匹美西林	400mg bid，3 ~ 5 天
其他	
阿莫西林克拉维酸钾	500mg（按阿莫西林）q8h，7 天
阿莫西林	500mg q8h，7 天
头孢呋辛	500mg q12h，7 天
头孢克肟	400mg/d，7 天
诺氟沙星	400mg q12h，7 天
环丙沙星	250mg q12h，7 天
左氧氟沙星	250 ~ 500mg/d，7 天
多西环素	100mg bid，7 天

（二）肾盂肾炎

适用于治疗肾盂肾炎的抗菌药物见表 1-24-2。在用胃肠外药物进行初步治疗后，如果患者的临床症状有所改善，通常可以在24 ~ 48 小时后过渡到口服治疗。建议治疗时间为7 ~ 14 天。

表 1-24-2　肾盂肾炎抗菌药物治疗方法

抗菌药物	剂量和疗程
静脉用药	
一线药物	
庆大霉素	4.5mg/（kg·d），10 ~ 14 天
妥布霉素	4.5mg/（kg·d），10 ~ 14 天
环丙沙星	400mg q12h，7 天

抗菌药物	剂量和疗程
左氧氟沙星	750mg/d，5 天
头孢噻肟	1g q8h，10 ～ 14 天
头孢曲松	1 ～ 2g qd，10 ～ 14 天
其他	
头孢他啶	1g q12h，10 ～ 14 天
厄他培南	1g qd，10 ～ 14 天
美罗培南	500mg q6h，10 ～ 14 天
哌拉西林他唑巴坦	3.375g q6h，10 ～ 14 天
阿米卡星	15mg/（kg·d），10 ～ 14 天
甲氧苄啶磺胺甲噁唑	160/800mg q12h，14 天
口服用药	
一线药物	
环丙沙星	500mg q12h，7 天
左氧氟沙星	250 ～ 500mg/d，5 ～ 7 天
其他	
阿莫西林克拉维酸钾	500mg（按阿莫西林）q8h，14 天
头孢呋辛	500mg q12h，14 天
头孢克肟	400mg/d，14 天
头孢吡肟	2g q12h，14 天

（三）复杂性 UTI

当症状较轻时，优选延迟使用抗菌药物，直到尿培养结果推荐最佳抗菌药物。当出现严重症状时，应开始经验性抗菌治疗。呋喃妥因可用于膀胱感染，但对上尿路感染无效，肾衰竭者禁用。应在 48 ～ 72 小时后重新评估所选的经验疗法，获得尿液培养结果，评估对初始疗法的反应。

（四）无症状性菌尿

无症状性菌尿仅孕妇需治疗，或在泌尿外科手术前使用抗菌药物作为围手术期预防措施。对于包括老年女性在内的所有其他人群，无症状性菌尿的治疗与结果改善无关。除非患者有 UTI 的症状，否则对于留置导尿管患者的菌尿不予治疗。

（五）尿源性脓毒症

尿源性脓毒症的治疗原则与任何部位严重脓毒症的治疗原则相似。应立即开始静脉经验性抗菌治疗和支持性护理。所选择的抗微生物剂应能广谱覆盖潜在的泌尿病原体（包括耐药细菌）。当获得尿液和血液培养结果，并确定了特定的感染生物体及其易感性时，应重新评估抗菌治疗的疗效。

（六）真菌性尿

只有出现症状性 UTI 时，才应治疗患者的真菌性尿。有症状的感染用氟康唑 400g，每天 1 次，持续 7 ～ 14 天。如果分离出抗氟康唑的假丝酵母，则两性霉素 B 脱氧胆酸盐是推荐的替代药物。

（七）定期复查

除非症状性感染持续或复发，否则不需要随访尿培养。当出现早期（< 30 天）症状复发时，应重新评估感染的病原体，以确保其对抗菌药物敏感性。

三、临床表现和诊断

膀胱炎的典型症状为尿频、尿急、尿痛、排尿困难、耻骨上痛、血尿或尿混浊。膀胱炎发病迅速，症状通常在不到 24 小时内出现。临床上，膀胱炎患者无明显阴道分泌物，与衣原体、解脲支原体或淋病奈瑟球菌引起的尿道炎不同。经历反复急性无并发症 UTI 发作的女性，其自我诊断的可靠性超过 90%。

肾盂肾炎的典型症状为肋腰点和（或）肋脊点痛或压痛、

发热、寒战、膀胱炎症状（可能不存在）。肾盂肾炎可快速发病，可能与膀胱炎症状相关，也可能不相关。10% ~ 30% 的患者可出现菌血症。典型的腰部疼痛和压痛是由肾实质的炎症和水肿引起的。需除外肾结石，因有类似的疼痛部位，但后者不会引起发热，除非合并感染。

在临床上，复杂 UTI 可表现为从最小排尿异常到与膀胱炎、肾盂肾炎或严重脓毒症一致的症状。尿源性脓毒血症的典型症状为发热、寒战、脓毒症相关器官功能不全。尿脓毒症是一种威胁生命的疾病，通常与菌血症有关。留置导管或泌尿外科手术对黏膜的阻塞或损伤可能会导致菌血症。出现尿源性脓毒症的患者多为复杂 UTI。

（一）实验室检查

UTI 诊断的标准是尿液样本中出现细菌，留取样本时最好在出现症状后至少 2 小时。对于所有出现肾盂肾炎、尿源性脓毒症或复杂 UTI 或诊断不确定的患者，均应获取治疗前尿培养标本。在开始抗菌治疗前，必须收集中段尿液样本，及时送到实验室，以防止运输过程中细菌的生长。对于急性无并发症膀胱炎，一般不建议留取尿细菌学样本，短期疗程即可达到治疗效果。

有意义的菌尿通常为 10^5CFU/ml 或更高。无并发症膀胱炎的女性患者中，中段尿培养大肠埃希菌或腐生链球菌计数常为 10^2CFU/ml。

对于菌尿的筛查，尿液中亚硝酸盐的鉴定可能是有用的。但对于铜绿假单胞菌等革兰氏阴性菌，会将硝酸盐代谢为亚硝酸盐。革兰氏阳性菌和真菌不代谢硝酸盐。所有疑似 UTI 的患者都应采集血培养标本。急性肾盂肾炎患者，血清 C 反应蛋白水平升高。

（二）影像学检查

任何尿源性脓毒症患者都应进行早期影像学检查。优选

CT 灌注显像。超声检查可以提供快速检查，排除明显的阻塞。

四、鉴别诊断

临床表现通常可以区分急性膀胱炎和急性肾盂肾炎。新发尿频、排尿困难和不伴有阴道分泌物或疼痛的尿急对急性膀胱炎的阳性预测值为 90%。对出现急性下尿路刺激症状女性的鉴别诊断包括性传播感染、外阴阴道念珠菌病和间质性肾炎等非感染性原因。一些仅出现下尿路症状的患者可能患有上尿路感染，称为隐匿性肾盂肾炎。阑尾炎和胆囊炎患者可出现类似右侧肾盂肾炎的腰痛，盆腔炎可误诊为 UTI。

（李　晨）

第五部分 内分泌系统急症

第二十五章 糖尿病急症

第一节 糖尿病酮症酸中毒

一、病情评估

1. 轻度 pH < 7.3 或碳酸氢根 < 15mmol/L。

2. 中度 pH < 7.2 或碳酸氢根 < 10mmol/L。

3. 重度 pH < 7.1 或碳酸氢根 < 5mmol/L。

4. 仅有酮症而无酸中毒诊断为糖尿病酮症。

二、处理流程

1. 液体治疗或液体复苏 是治疗的关键环节。基本原则是"先快后慢，先盐后糖"。轻度脱水不伴酸中毒者可口服补液，中度脱水者要静脉补液，以盐为主，在初始 2 小时内补充生理盐水 1000 ～ 2000ml。如治疗时已有低血压或休克，经充分补液不能达到目标血压，应结合胶体补液和（或）血管活性药物。

2. 胰岛素治疗 一般采用小剂量短效胰岛素治疗方案，按每小时 0.1U/kg 体重给予胰岛素，可采用 40U 胰岛素 +39ml 生理盐水（1U 胰岛素 /ml），微量泵持续泵入，根据血糖水平调节给药量。血糖下降速度以每小时 3.9 ～ 6.1mmol/L 为宜，每 1 ～ 2 小时复查血糖。当血糖降至 13.9mmol/L 时，改为 5% 葡萄糖或葡萄糖生理盐水补液，并按每 2 ～ 4g 葡萄糖加入 1U 短效胰岛素治疗，此时仍需每 4 ～ 6 小时复查一次血糖，随时根据血糖水平调节胰岛素用量。

3. 纠正内环境紊乱 糖尿病酮症酸中毒经补液和胰岛素治疗后，酸中毒即可被纠正，常规情况下不用补碱。血 pH 在 7.1 以下时，应考虑适当补碱，直至上升到 7.1 以上。用 5% 碳酸氢钠溶液 84ml+216ml 注射用水，配成 1.4% 的等渗碳酸氢钠溶液静脉滴注，一般仅给 1～2 次。补碱不宜过快，以免产生包括脑水肿在内的并发症。

糖尿病酮症酸中毒发生时由于细胞内的钾离子转移到细胞外，常常出现高钾现象，治疗后 4～6 小时，随着酸中毒的纠正，钾离子逐渐回到细胞内，可能会出现低钾血症，注意及时补钾。补钾时还要注意患者尿量的变化，血钾正常、尿量 ≥ 40ml/h 时，可以补钾；而尿量 < 30ml/h 则暂缓补钾；如血钾 > 5.5mmol/L，则暂时不补钾。

4. 处理诱发病和防治并发症

（1）休克：经积极补液血压仍不能恢复者，要寻找原因如合并感染、心力衰竭等，一旦明确病因应及时处理。

（2）严重感染：患者可能会有高热、血常规白细胞增高，也可低体温、无发热，根据患者症状、体征及辅助检查来综合判断感染存在的可能，并给予积极处理。

（3）肾衰竭：是患者死亡的主要原因之一，治疗过程中要密切观察尿量变化，必要时进行血液净化治疗。

（4）心力衰竭：由于水电解质紊乱、酸碱失衡可导致心力衰竭，应酌情给予正性肌力药物和利尿剂治疗。

（5）脑水肿：患者经治疗后，血糖下降、酸中毒改善，但昏迷加重，或出现烦躁不安、心率减慢、肌张力增高，要注意存在脑水肿可能，可给予糖皮质激素如地塞米松、呋塞米、白蛋白等治疗，慎用甘露醇。

三、临床表现和诊断

1. 高血糖　多尿，尿糖（++++），血糖水平一般在 16.7～33.3mmol/L，有时可高达 55.5mmol/L 及以上。

2. 酮症　尿酮（+），酮血症，呼气有烂苹果味。

3. 代谢性酸中毒　呼吸深快，血 pH < 7.3 和（或）血碳酸氢根 < 15mmol/L。

4. 脱水　口干、皮肤黏膜脱水征、眼窝下陷、四肢厥冷、心率加快、血压下降，尿量减少。

5. 可有嗜睡甚至昏迷。

四、鉴别诊断

1. 低血糖性昏迷　低血糖症状，发作时血糖低于 2.8mmol/L，及时给予糖后症状迅速缓解。

2. 高血糖高渗状态　严重高血糖、高血浆渗透压、脱水，可有不同程度的意识障碍。

3. 尿毒症　多有慢性肾脏病史，在出现意识障碍之前临床表现为精神不振、乏力、眩晕、表情淡漠、少尿、无尿，继而出现嗜睡、意识不清，呼出气有尿臭味，血肌酐、BUN 升高。

4. 脑血管意外　多有高血压病史，发病时出现血压升高，肢体偏瘫，病理征（+），头颅 CT 和 MRI 检查可以确诊。

第二节　高血糖高渗状态

一、病情评估

本病病情危重，常有不同程度的意识障碍或昏迷，病死率高。对不明原因的脱水、休克、意识障碍、伴有血压降低及尿量增多者，应考虑本病的可能。

二、处理流程

1. 补液　目前多主张治疗开始时用等渗溶液，如静脉滴注生理盐水。在输入生理盐水后血浆渗透压 > 350mOsm/L，血钠 > 155mmol/L，可给予 0.45% 氯化钠溶液。24 小时补液量 6000 ~ 10000ml。视病情可考虑是否同时给予胃肠道补液。

2. 胰岛素治疗　一般采用小剂量短效胰岛素治疗方案，按每小时 0.1U/kg 体重给予胰岛素，可采用 40U 胰岛素 +39ml 生理盐水（1U 胰岛素 /ml），微量泵持续泵入，根据血糖水平调节给药量。当血糖降至 13.9 ~ 16.7mmol/L 时，改为 5% 葡萄糖或葡萄糖生理盐水补液，并按每 2 ~ 4g 葡萄糖加入 1U 短效胰岛素治疗。

3. 纠正电解质紊乱　补钾时还要注意患者尿量的变化，如血钾正常、尿量≥ 40ml/h，可以补钾；而尿量＜ 30ml/h 则暂缓补钾；如血钾＞ 5.5mmol/L，可暂时不补钾。补钾方法：

（1）口服氯化钾：将 10% 氯化钾溶液 10 ～ 30ml 加入果汁或牛奶中，餐后服用，根据低钾情况适当调整用量及频次。也可口服氯化钾片，但因吸收较慢通常不适合用于重度低钾血症患者。

（2）静脉补钾：通常补钾浓度在 20 ～ 40mmol/L 或氯化钾 1.5 ～ 3.0g/L，严重低钾者可采用深静脉穿刺，微量泵泵入较高浓度含钾溶液（10% 氯化钾 15ml + 生理盐水 35ml，20ml/h 泵入）。一般静脉补钾速度以 20 ～ 40mmol/h 为宜，不超过 50 ～ 60mmol/h。

4. 抗凝治疗　防止血栓发生，多采用皮下注射小剂量肝素钙 3000U，每 12 小时 1 次，连用 72 小时。

5. 抗感染治疗　无感染征象的患者不主张常规应用抗菌药物，因患者处于应激状态，可有低热及白细胞升高现象，但不能作为存在感染的证据，应进一步行尿常规、血培养、痰培养及胸部 X 线检查。

三、临床表现和诊断

1. 严重高血糖　尿糖(++++)，血糖通常在 33.3mmol/L 以上。高血浆渗透压：血浆有效渗透压达 320mOsm/L 及以上，有效血浆渗透压 =2× （[Na$^+$]+[K$^+$]）+ 血糖（均以 mmol/L 计算）。

2. 脱水　口唇、皮肤干燥，眼窝下陷；呼吸频率增快、心率加快、血压降低，尿比重增高。

**3. 语言障碍、嗜睡甚至昏迷，有些患者出现惊厥、偏瘫等。

四、鉴别诊断

1. 糖尿病酮症酸中毒　高血糖、酮症、酸中毒为主要临床表现。

2. 低血糖性昏迷 低血糖症状，发作时血糖低于 2.8mmol/L，及时给予葡萄糖后症状迅速缓解。

第三节 低 血 糖 症

一、病情评估

1. 临床表现 常见冷汗、皮肤苍白、乏力、饥饿感、心悸和惊慌感等。

2. 严重低血糖症 可出现言语迟钝、头晕、嗜睡，并可有幻觉、定向力障碍、行为怪异、步态异常等神经精神表现。

3. 当严重的低血糖持续时间延长，可出现神志不清、深度昏迷、呼吸浅弱、各种反射消失等表现，甚至导致死亡。

二、处理流程

1. 补糖 停止全部降糖药物。神志清楚可以进食者，可口服葡萄糖 20g，同时采血监测血糖浓度。病情较重或神志不清者，应立即给予 50% 葡萄糖溶液 60ml 静脉注射，通常数分钟后患者意识可以恢复。此后持续静脉滴注 5% ～ 10% 葡萄糖溶液，根据病情调节葡萄糖液体量。

2. 胰高血糖素治疗 病情严重者可静脉注射胰高血糖素（成人 1mg、儿童 0.5mg），通常在 10 分钟内血糖即可升高。胰高血糖素作用短暂，且必须有充分肝糖原储存时才能使血糖升高，故不宜用于治疗肝源性低血糖和酒精性低血糖。

3. 糖皮质激素治疗 对于顽固性低血糖的处理，特别是肾上腺皮质功能低下引起的低血糖患者，除给予以上措施外，还应使用肾上腺糖皮质激素，如氢化可的松 100 ～ 200mg 加入 500 ～ 1000ml 液体中静脉滴注，待血糖稳定后逐渐减量至停药。

4. 对症处理

（1）加强护理：对昏迷患者要加强护理，对行为异常者要加强保护，以免出现意外。

（2）感染：神志不清者可酌情加用抗菌药物，减少感染风险。

（3）脑水肿：如血糖恢复并维持正常水平后，昏迷持续超过30分钟者，需考虑有脑水肿的可能。可给予20%甘露醇125～250ml 30分钟内静脉滴注，地塞米松10mg静脉注射，或使用利尿剂。

三、临床表现和诊断

1. 症状　交感神经兴奋（心悸、头晕、头痛、出冷汗、四肢发凉、面色苍白、手抖、乏力、饥饿感、焦虑）和中枢神经症状（神志改变、认知障碍、抽搐、昏迷）。

2. 发作时血糖降低　非糖尿病患者血糖≤2.8mmol/L；糖尿病患者血糖≤3.9mmol/L。

3. 供糖后低血糖症状迅速缓解。

四、鉴别诊断

1. 高血糖高渗状态　严重高血糖、高血浆渗透压、脱水，可有不同程度的意识障碍。

2. 尿毒症　多有慢性肾脏病病史，在出现意识障碍之前临床表现为精神不振、乏力、眩晕、表情淡漠、少尿、无尿，继而出现嗜睡、意识不清，呼出气有尿臭味，血肌酐、BUN升高。

3. 脑血管意外　多有高血压病史，发病时出现血压升高，肢体偏瘫，病理征（+），头颅CT和MRI检查可以确诊。

（崇　巍）

第二十六章　甲状腺危象

一、病情评估

1. 临床表现　高热、大汗、烦躁、面部潮红、心动过速、呕吐、腹泻;加重时可发生心律失常(快速心房颤动多见)、肺水肿、充血性心力衰竭、黄疸等;进一步加重可出现谵妄、嗜睡甚至昏迷。

2. 甲亢危象诊断评分系统　伯奇(Burch)和瓦托夫斯基(Wartofsky)甲亢危象诊断参考标准见表1-26-1。总分值≥45分高度提示甲亢危象;25～44分提示甲亢危象前期;<25分不支持甲亢危象。

表1-26-1　Burch和Wartofsky甲亢危象诊断参考标准

症状或体征	分值	症状或体征	分值
体温(℃)		心血管系统	
37.2～37.7	5	心率(次/分)	
37.8～38.2	10	90～109	5
38.3～38.8	15	110～119	10
38.9～39.3	20	120～129	15
39.4～39.9	25	130～139	20
≥40	30	≥140	25
中枢系统		充血性心力衰竭	
无	0	无	0
轻度(焦虑)	10	轻度(足部水肿)	5
中度(谵妄、精神错乱、嗜睡)	20	中度(双侧肺底湿啰音)	10
重度(癫痫、昏迷)	30	重度(肺水肿)	15
消化系统		心房颤动	
无	0	无	0
中度(腹泻、恶心、呕吐、腹痛)	10	有	10
重度(不能解释的黄疸)	20	诱因	
		无	0
		有	10

二、处理流程

1. 抗甲状腺药物　首选药物为丙基硫氧嘧啶（PTU），首次口服或者经胃管注入 500～1000mg，以后每次 250mg，每 4 小时 1 次。若无 PTU，甲巯咪唑（MMI）首次剂量 60mg，继之20mg，每 8 小时 1 次。

2. 复方碘溶液（SSPI）　每 6 小时口服 1 次，每次 5 滴（0.25ml或者 250mg）。服用 PTU 后 1 小时开始服用，一般使用 3～7 天。

3. 糖皮质激素　适用于有高热或休克者。氢化可的松 200～300mg/d 静脉滴注或静脉注射地塞米松 2mg，每 6 小时 1 次，以后逐渐减少剂量。

4. β 受体阻断剂　普萘洛尔 60～80mg/d，每 4 小时 1 次。甲亢患者伴有低输出量性心力衰竭者应禁用 β 受体阻断剂，如必须使用，应慎用超短效选择性 $β_1$ 受体阻断剂（如艾司洛尔）。必要时也可使用非二氢吡啶类钙通道阻断剂（如地尔硫䓬）控制心率。

5. 降低血浆中甲状腺素水平　可用血液透析、腹膜透析或血浆置换等方法去除血中过高的甲状腺激素。但血浆置换疗法的有效作用是一过性的，仅能维持 24～48 小时。

6. 一般治疗　监测血压、心率、体温的变化。预防和控制感染，积极治疗各种并发症和合并症。每日补液 3000～6000ml，保证足够热量和水分的补充，并迅速纠正电解质及酸碱平衡紊乱。对症治疗：吸氧，补充多种维生素，高热者应积极物理降温、必要时可用中枢性解热药，如对乙酰氨基酚等，注意避免使用水杨酸类解热药，因为该类药物会增加游离 3,5,3'- 三碘甲状腺原氨酸（FT_3）、游离甲状腺素（FT_4）和机体代谢率；高热严重者可用人工冬眠（哌替啶 100mg，氯丙嗪及异丙嗪各 50mg 混合后静脉持续泵入）。

7. 对因治疗　积极去除原发病、治疗并发症。甲状腺危象合并心力衰竭时可以联合地高辛及利尿剂，不过地高辛的用量是甲状腺功能正常时用量的 2 倍。若合并糖尿病酮症酸中毒，则需要加大胰岛素用量。

三、临床表现和诊断

1. 体温 > 39℃、大汗；皮肤潮红；窦性心动过速，心率 > 130 次 / 分，心率与体温不成比例，部分出现快速心房颤动或室上性心动过速；胃肠道出现严重腹泻、黄疸、肝脾大等；神经精神症状，表现为谵妄、嗜睡甚至昏迷。

2. 实验室检查　T_3/T_4 升高，血糖升高，转氨酶、胆红素升高，乳酸脱氢酶 / 肌酸肌酶升高。血清总 T_3（TT_3）、FT_3、总 T_4（TT_4）、FT_4 均升高，促甲状腺素（TSH）低于正常值下限；格雷夫斯（Graves）病患者亦可出现血清促甲状腺激素受体抗体（TRAb）及抗甲状腺过氧化物酶自身抗体（anti-TPOAb）阳性。

诊断：有上述症状、体征及实验室检查即能明确诊断。

四、鉴别诊断

1. 脓毒症　感染或可疑感染，脓毒症相关性器官功能衰竭评价（SOFA）评分 ≥ 2 分。

2. 热射病　高温环境下发病，体温超过 40℃，伴有意识障碍，可无汗。

（崇　巍）

第二十七章 垂体危象

一、病情评估

垂体危象是在慢性腺垂体功能减退基础上，应激状态下以休克、昏迷等为主要表现的病理生理过程，是腺垂体部分或全部损毁后，机体出现一种或几种内分泌激素功能丧失所致的临床症候群。

1. 高危因素 分娩时有大出血、休克、感染史。垂体肿瘤累及下丘脑，食欲功能紊乱，如厌食或食欲亢进；口渴感，饮水增多，出现尿崩症；睡眠颠倒，精神症状；不明原因发热或低体温；胃肠功能障碍，多汗或无汗；间歇性癫痫、抽搐；心动过速或心律不齐等。

2. 危象前期 软弱无力、精神萎靡，低血压；恶心、呕吐、脱水、发热，快速意识障碍。

3. 危险期 昏迷及休克。

二、处理流程

1. 纠正低血糖 立即以 50% 葡萄糖溶液 40 ～ 80ml 静脉注射，继以 5% 葡萄糖 / 生理盐水持续静脉滴注，纠正低血糖同时纠正失水。

2. 大剂量肾上腺糖皮质激素 补液中加入氢化可的松，200 ～ 300mg/d，分次应用，或地塞米松 5 ～ 10mg/d，分次应用。

3. 纠正水电解质紊乱 5% 葡萄糖氯化钠溶液持续静脉滴注，重度低钠血症者，需要给予高浓度的氯化钠溶液；记录出入量，避免输液过量。

4. 纠正休克 经过以上治疗，如果血压逐渐回升，休克纠正，则无须使用升压药。经上述治疗后血压恢复不满意者，则给予升压药及抗休克治疗。

5. 去除诱因 感染是最常见、最重要的诱因。根据感染源选择抗菌药物治疗。低体温者需要用温毯等将体温回升至 35℃以上，并在使用肾上腺糖皮质激素后开始小剂量甲状腺激素治疗；高热者需要物理和化学降温；慎用镇静药。

三、临床表现和诊断

1. 基础疾病　垂体前叶功能减退。

2. 诱发因素　应激（感染、呕吐、腹泻、脱水、寒冷、饥饿），应用镇静药、催眠药或麻醉剂、胰岛素或口服降糖药物，药物治疗不合理或突然停药。

3. 主要特征　循环衰竭（低血压）、昏迷、代谢紊乱（体温异常、低血糖、水中毒）。

4. 实验室检查　靶腺激素（肾上腺、甲状腺、性腺）水平降低而垂体促激素水平正常或降低，可有低血糖症、低钠血症、低氯血症。

四、鉴别诊断

1. 低血糖性昏迷　低血糖症状，发作时血糖低于 2.8mmol/L，及时给予糖后症状迅速缓解。

2. 脑血管意外　多有高血压病史，发病时出现血压升高，肢体偏瘫，病理征（+），头颅 CT 和 MRI 检查可以确诊。

（崇　巍）

第二十八章　肾上腺危象

一、病情评估

危重者出现高热、休克、昏迷甚至死亡。

二、处理流程

1. 补液　典型的肾上腺危象患者液体损失量约达细胞外液的 1/5，故于初治的第 1、2 日内应迅速补充生理盐水，每日 2000～3000ml。对于以糖皮质激素缺乏为主、脱水不甚严重者补盐水量适当减少。补充葡萄糖溶液以避免低血糖。

2. 糖皮质激素　立即静脉注射氢化可的松 100mg，使血皮质醇浓度达到正常人发生严重应激时的水平。以后每 6 小时静脉补充 100mg，第 2、3 天可减至 300mg/d，分次静脉滴注。如病情好转，继续减至 200mg/d，到 100mg/d。呕吐停止，可进食者，可改为口服。

3. 去除诱因　积极治疗感染及其他诱因。如有活动性结核者，应积极给予抗结核治疗。补充替代剂量的肾上腺糖皮质激素并不影响对结核病的控制。

三、临床表现和诊断

1. 基础疾病　原发 / 继发性肾上腺皮质功能减退。

2. 诱发因素　应激（感染、创伤、手术、分娩、呕吐、腹泻、过度劳累、精神打击、寒冷刺激、饥饿、大汗、变态反应）或骤停皮质激素类治疗。

3. 主要特征　循环衰竭。

4. 实验室检查　低 / 高钾血症、低钠血症、低血糖症、促肾上腺皮质激素 - 皮质醇异常。

四、鉴别诊断

1. 黏液性水肿性低血压　根据 T_3、T_4、TSH 及促甲状腺激素释放激素（TRH）兴奋试验可确诊。

2. 嗜铬细胞瘤所致的低血压　表现为直立性低血压或高血压与低血压交替出现，血、尿儿茶酚胺及香草扁桃酸异常，可有冷加压试验，胰高血糖素试验异常，影像学检查可发现肾上腺皮质或肾上腺外肿瘤。

3. 低血糖性昏迷　低血糖症状，发作时血糖低于 2.8mmol/L，及时给予糖后症状迅速缓解。

（崇　巍）

第二十九章　高钾血症

一、病情评估

高钾血症是指血清钾浓度大于 5.5mmol/L 的一种病理生理状态。

血清钾浓度大于 5.5mmol/L 时体内钾总量可增多（钾过多）、正常或缺乏。血钾增高并不能反映全身总体钾的增加。根据血钾情况分为三度：

1. 轻度　血清钾 5.5 ～ 6.5mmol/L。

2. 中度　血清钾 6.5 ～ 7.5mmol/L。

3. 重度　血清钾＞ 7.5mmol/L。

二、处理流程

1. 除外假性高钾血症，并除外实验室误差。

2. 病因治疗　积极治疗原发病，如纠正酸中毒、休克；有感染或组织创伤者，应及时使用抗菌药物及彻底清创。应立即停用含钾药物、保钾利尿剂，少进含钾的食物；给予高糖、高脂肪饮食以保证足够的热量，以减少分解代谢所释放的钾。避免应用库存血。

3. 降钾治疗　心电图检查明确有无严重的心脏毒性，若有高钾血症的表现，则是危险的信号，应积极降钾。

（1）静脉注射钙剂：10% 葡萄糖酸钙 10 ～ 20ml 加入 25% ～ 50% 葡萄糖溶液 10 ～ 20ml 中，静脉缓慢（5 ～ 10 分钟）注射，在数分钟内即可见效，维持 30 ～ 60 分钟。注射后 10 ～ 20 分钟内如无效或有效后又再发生心律失常，可重复注射。也可在有效后用 2 ～ 4g 葡萄糖酸钙加入 10% 葡萄糖 1000ml 内静脉滴注维持。

（2）碱性药物：5% 碳酸氢钠溶液或 11.2% 乳酸钠 60 ～ 100ml 于 10 分钟内静脉注射或快速静脉滴注，用后 5 ～ 10 分钟起作用，30 分钟内改善症状，疗效维持数小时。注射后若无严重的碱中毒可重复使用或用上述碱性溶液 100 ～ 200ml 以 15 ～ 30 滴 / 分速度静脉滴注维持。与葡萄糖酸钙须分别应用，待心电图恢复后，即可减量或停用。

（3）高渗葡萄糖及胰岛素：静脉注射 25% ～ 50% 葡萄糖溶液 60 ～ 100ml，同时皮下注射胰岛素 10U 或在 10% 葡萄糖溶液 500ml 中可使钾转入细胞内。注射开始后 30 分钟内起效，持续时间 4 ～ 6 小时。通常应用上述剂量后血钾浓度可下降 0.5 ～ 1.2mmol/L，必要时 6 小时后再重复一次。

（4）高渗盐水：常用 3% ～ 5% 氯化钠溶液 100 ～ 200ml 静脉滴注，效果迅速，应监护心、肺功能。若尿量正常，也可用等渗盐水。

（5）排钾治疗

1）利尿剂：选用排钾利尿剂，如呋塞米、布美他尼和噻嗪类，仅适用于肾功能较好者。如用呋塞米，40 ～ 120mg 静脉注射。

2）肠道排钾：可用阳离子交换树脂经消化道排钾。

3）透析疗法：为最快和最有效的方法，尤其适用于肾衰竭伴高钾血症者。

三、鉴别诊断

假性高血钾：正常时血液凝固可释出钾，如血小板或白细胞过多，则释出钾增多，可造成假性高血钾，但此时仅血清钾增高，血浆钾浓度不变。

心电图的改变和血钾的高低无固定不变关系。血清钾＞ 5.5mmol/L 时，先是 Q—T 间期时限缩短，T 波变得高尖对称，基底狭窄而呈帐篷状；血清钾为 7 ～ 8mmol/L 时，QRS 波逐渐增宽，R 波振幅降低，S 波加深，ST 段压低，P 波扁平或消失，P—R 间期延长，可出现窦性静止或窦房传导阻滞，或表现为交界区性或室性自主心律；血清钾为 9 ～ 10mmol/L 时，增宽的 QRS 波群与 T 波融合而呈正弦状波，出现心室扑动或心室颤动，以至心脏停搏。

（崇　巍）

第三十章　周期性瘫痪

一、病情评估

周期性瘫痪是一组反复发作的、以骨骼肌弛缓性瘫痪为特征的肌病，与代谢异常有关。

1. 低血钾型周期性瘫痪

轻症：每次发作持续数小时或 1～2 天就可自行恢复，个别病例可长达 1 周。恢复颇为迅速，仅 1～2 小时，最先发作的肌群常最早恢复，开始恢复后的肢体被动运动可加速肌力改善。

重症：少数可出现呼吸肌麻痹、尿便潴留、心动过速或过缓、心律失常、血压下降等情况，甚至危及生命。

2. 高血钾型周期性瘫痪　瘫痪程度一般较轻，严重者累及颈肌和眼外肌。多伴有肌肉的痛性痉挛。

3. 正常血钾型周期性瘫痪　常在夜间睡后或清晨醒来时发生四肢瘫痪，或仅选择性地影响某些肌肉（如小腿肌、肩臂肌），但呼吸肌和吞咽肌极少受累。

二、处理流程

1. 低血钾型周期性瘫痪

（1）急性期的对症治疗

1）口服补钾：10% 氯化钾或 10% 枸橼酸钾 40～50ml 顿服，24 小时内再分次口服，一日总量不超过 10g。

2）静脉补钾：症状较重时，静脉滴注氯化钾溶液纠正低血钾，补钾速度不宜过快。

3）支持治疗：对症处置呼吸肌麻痹及心律失常。

（2）发作间期治疗

1）长期口服钾盐 1g，每日 3 次。

2）口服钾盐无效者：乙酰唑胺 250mg，每日 4 次；或螺内酯 200mg，每日 2 次。

3）避免各种发病诱因，平时少食多餐，忌摄入过多高碳水化合物，低钠饮食，避免精神刺激。

（3）病因治疗：伴有甲状腺功能亢进症者、原发性醛固酮增多者或肾小球疾病者，应积极治疗相应的原发疾病。

2. 高血钾型周期性瘫痪

（1）由于每次发作轻、时间短，大多无须特殊处理。

（2）病情较重者，可用10%葡萄糖酸钙或氯化钙10～20ml加入25%～50%葡萄糖溶液40～60ml中缓慢静脉注射，也可静脉滴注10%葡萄糖溶液500ml加正规胰岛素10～20U，以促进细胞内糖原的合成和钾离子自细胞外液进入细胞内液；或静脉注射呋塞米20～40mg利尿排钾，也可静脉滴注碱剂如5%碳酸氢钠溶液。

（3）发作频繁者，于发作间歇期给予高碳水化合物饮食，口服氢氯噻嗪25mg，每天2～3次，可预防发作。

3. 正常血钾型周期性瘫痪　发作时可用大剂量0.9%氯化钠溶液静脉滴注使瘫痪好转，同时可给予：

（1）钙剂：10%葡萄糖酸钙10ml静脉注射，每天1～2次；或用钙片0.6～1.2g/d口服。

（2）乙酰唑胺0.25g口服，每天2～4次；或用氟氢可的松0.1～0.2mg/d。

每日口服10～15g食盐。避免进食含钾多的食物，如肉类、香蕉、菠菜、薯类等。

三、临床表现和诊断

肌无力，可持续数小时或数周，发作间歇期完全正常。根据发病时血清钾的改变，可分为低血钾型、高血钾型和正常血钾型三类。

1. 低血钾型周期性瘫痪

（1）具有突发四肢迟缓性瘫痪，近端为主，无脑神经支配的肌肉损害，无意识障碍和感觉障碍。

（2）病程数小时至一日内达高峰。

（3）血钾低于 3.5mmol/L，心电图呈低钾性改变。

（4）补钾治疗后肌无力迅速缓解。

2. 高血钾型周期性瘫痪

（1）多在 10 岁前发病，寒冷、剧烈运动、口服钾盐易诱发。

（2）肌无力从下肢开始，逐渐到躯干、上肢及肩部。严重时可累及颈部和脑神经支配的肌肉，很少影响呼吸肌。

（3）发作时血清钾和尿钾升高，血清钙降低，心电图 T 波高尖。

（4）发作多持续 15～60 分钟，也有持续 1～2 天者，稍事活动可加快恢复。

（5）发作较频繁，多在 30 岁左右好转。

3. 正常血钾型周期性瘫痪

（1）多在 10 岁前发病，限盐或给予氯化钾可诱发肌无力。

（2）常发生在晨起，可有肌肉瘫痪，甚至发音不清、呼吸困难等。

（3）发作时血清钾水平正常。

（4）发作时间长，多在 10 天以上。

四、鉴别诊断

1. 重症肌无力　　起病慢，可累及神经所支配的肌肉，且晨轻暮重。疲劳试验及新斯的明试验阳性，血清钾正常。

2. 吉兰 - 巴雷综合征　　四肢迟缓性瘫痪，有周期性感觉障碍和脑神经损害，脑脊液蛋白 - 细胞分离现象，肌电图神经源性损害。

3. 继发性低钾血症　　可继发于甲状腺功能亢进症、醛固酮增多症、肾小管酸中毒等疾病，但有原发病的临床表现易鉴别。

4. 肌红蛋白尿　　发作性的急性下运动神经元瘫痪，在几天内恢复，伴明显的全身症状和肌肉疼痛，尿呈特殊的棕红色。

5. 急性钡中毒　　四肢瘫痪、眼睑下垂、发音及吞咽困难，在我国四川省常见。

（崇　巍）

第三十一章　痛风急性发作

一、病情评估

痛风性肾病晚期可出现肾功能不全及相应表现；尿酸性肾结石可引起上尿路梗阻继发感染或者梗阻性肾衰竭。

二、处理流程

1. 非甾体抗炎药（NSAID） 可有效缓解急性痛风症状，为急性痛风关节炎的一线用药。常用药物：双氯芬酸钠缓释片75mg/次，1次/天；依托考昔120mg/次，1次/天。常见不良反应是胃肠道症状，影响血小板功能。活动性消化性溃疡者禁用，肾功能不全者慎用。

2. 秋水仙碱 对急性痛风性关节炎有特异的消炎、镇痛作用。目前主张小剂量（1.5mg/d）应用，在48小时内使用效果更好。主要不良反应是严重的胃肠道反应，如腹泻。也可引起骨髓抑制、肝细胞损害及神经功能异常等，对老年体弱、胃肠道疾病及肝肾功能不全者慎用。

3. 糖皮质激素 治疗急性痛风效果明显，对关节炎反复发作、病情较重，且NSAID及秋水仙碱无效或禁忌者，可使用糖皮质激素。单关节或少关节的急性发作，可行关节腔抽液和注射长效糖皮质激素，减少药物的全身反应。多关节或严重者急性发作可口服、肌内注射及静脉应用中小剂量激素。如口服泼尼松20～30mg/d，为避免停药后"反跳"，停药时可加用小剂量NSAID。

三、临床表现和诊断

多在午夜或清晨突然起病，关节剧痛；数小时内受累关节出现红、肿、热、痛和功能障碍；单侧第1跖趾关节最常见；发热呈自限性，多于1周内自行缓解；可伴有发热。

四、鉴别诊断

1. 类风湿关节炎　好发于手指近端掌指小关节和腕关节、膝关节、踝关节，晨僵明显，可引起关节畸形；血尿酸盐不高，可有类风湿因子阳性，抗环瓜氨酸肽（cmti-CCP）抗体阳性。

2. 化脓性关节炎　起病急，可伴有发热，不治疗很难自行缓解；血尿酸盐不高，滑囊液检查无尿酸盐结晶，关节液中可培养出细菌。

3. 假性痛风　关节骨软化所致，多见于老年人，常累及膝关节；血尿酸盐不高，关节滑囊液检查示含焦磷酸钙盐结晶，X线检查示软骨钙化。

（崇　巍）

第六部分 神经系统急症

第三十二章 脑 梗 死

脑梗死（cerebral infarction）又称缺血性卒中（ischemic stroke）。是由脑组织区域血液供应障碍导致缺血、缺氧性病变坏死，进而临床上产生对应的神经功能缺失表现。脑梗死依据发病机制的不同分为脑血栓形成、脑栓塞和腔隙性脑梗死等主要类型。

一、病情评估

（一）生命体征评估

需对患者生命体征进行全面的评估，包括气道状态、呼吸频率、呼吸运动度、心率、心律、血压、体温、血氧饱和度、意识状态、肌力和肌张力，以此决定进一步的治疗方案。

（二）意识评估

意识评估指评估患者意识状态，分为清醒、嗜睡、昏睡、谵妄、浅昏迷、中昏迷、深昏迷等，一般用格拉斯哥昏迷量表（表1-32-1）进行评估。

（三）肌力评估

检查时令患者做肢体伸缩动作，检查者从相反方向给予阻力，测试患者对阻力的对抗力量，并注意两侧比较。根据肌力的情况，一般均将肌力分为以下0～5级，共六个级别：

0级 完全瘫痪，测不到肌肉收缩。

1级 仅测到肌肉收缩，但不能产生动作。

2级 肢体能在床上平行移动，但不能抵抗自身重力，即不能抬离床面。

3 级　肢体可以克服地心引力，能抬离床面，但不能抵抗阻力。

4 级　肢体能做对抗外界阻力的运动，但不完全。

5 级　肌力正常。

表 1-32-1　格拉斯哥昏迷量表

睁眼反应（E）	计分	语言反应（V）	计分	运动反应（M）	计分
自动睁眼	4	回答正确	5	遵嘱	6
呼唤睁眼	3	回答错误	4	定位	5
刺痛睁眼	2	词语不清	3	逃避	4
无反应	1	只能发音	2	屈曲	3
		无反应	1	过伸	2
				无反应	1

注：昏迷程度以 E、V、M 三者分数加总来评估，正常人的昏迷指数满分是 15 分，昏迷程度越重，昏迷指数分越低。注意机体左右侧运动评分可能不同，用较高侧的分数进行评分：意识清楚，15 分；轻度意识障碍（昏睡），13 ~ 14 分；中度意识障碍（浅昏迷），9 ~ 12 分；重度意识障碍（昏迷），3 ~ 8 分。

（四）病变定位评估

神经系统的症状与闭塞血管供血区域的脑组织及邻近受累脑组织的功能有关（表 1-32-2），这有利于临床工作者较准确地对其病变位置定位诊断。

表 1-32-2　脑内主要动脉血管供血区域

动脉	供血区域
前循环	
颈内动脉	
脉络膜前动脉	海马、苍白球、内囊下部
大脑前动脉	内侧额、顶叶及其白质前部
大脑中动脉	外侧额、顶、枕、颞叶及其白质
豆状核纹状体动脉	尾状核、豆状核、内囊上部

续表

动脉	供血区域
后循环	
椎动脉	
小脑后下动脉	延髓、小脑下部
基底动脉	
小脑前下动脉	脑桥中下部、小脑中央部
小脑上动脉	脑桥上部、中脑下部、小脑上部
大脑后动脉	内侧枕、颞叶及其白质、中脑上部
丘脑穿通动脉分支	丘脑内侧面
丘脑膝状体动脉分支	丘脑外侧面

（五）美国国立卫生研究院卒中量表（NIHSS）评分

脑梗死是时间依赖型疾病，早期治疗，特别是早期溶栓对改善预后意义重大。NIHSS 评分量表是美国国立卫生研究院制定的评定脑卒中神经缺损程度的量表。根据患者的意识水平、指令配合度、眼球活动、视野缺损、面部表情瘫痪程度、肢体运动障碍程度、共济失调、语言表达情况等进行评分。

二、处理流程

1. 早期溶栓

（1）静脉溶栓：公认的静脉溶栓治疗时间窗是发病 4.5 小时内。重组组织型纤溶酶原激活物（rt-PA）进行溶栓治疗，可以显著改善患者预后，治疗开始越早，临床结局越好。一般以 rt-PA 0.9mg/kg 静脉给药，最大剂量 < 100mg。需注意出血风险。

（2）动脉溶栓：针对颅内主要供血动脉闭塞、神经功能缺损严重（NIHSS 评分 ≥ 10 分）、症状出现小于 6 小时、未能进行静脉溶栓的卒中患者。在数字减影血管造影（DSA）直视下进行超选择性介入动脉溶栓。目前推荐静脉溶栓与动脉溶栓结合进行。确定溶栓治疗的患者送往 DSA 介入治疗室前立即静脉注射 rt-PA 15mg，随后尽快采用动脉介入再给予 rt-PA 30mg。

2. 抗血小板治疗　　对于不能溶栓的患者，均建议给予抗血小板治疗，可降低病死率和复发率。临床指南推荐使用替罗非班或阿司匹林，近期发生脑梗死的患者，建议双联使用氯吡格雷、替罗非班或阿司匹林，不建议三联使用。一般在发病后 24 ～ 48 小时内进行抗血小板治疗，溶栓治疗后 24 小时内不使用。

3. 急性期血压管理　　脑梗死后出现血压升高一般不需要紧急处理。发病后 24 ～ 48 小时内收缩压 ＞ 220mmHg、舒张压 ＞ 120mmHg 或平均动脉压 ＞ 130mmHg 可用降压药，使血压维持在 140 ～ 160/80 ～ 99mmHg 水平，避免过度降压使灌注压下降导致卒中恶化。一般选用卡托普利舌下含服，效果不好者可选用硝普钠持续静脉注射。

三、临床表现和诊断

按主要脑动脉供血分布区对应的脑功能缺失症状，临床表现分为颈内动脉闭塞综合征、大脑中动脉闭塞综合征、大脑前动脉闭塞综合征、大脑后动脉闭塞综合征、椎基底动脉供血不足、分水岭区脑梗死。

按牛津郡社区卒中计划（Oxfordshire community stroke project，OCSP）主要分为四型。

1. 完全前循环梗死　　多为大脑中动脉近端主干，少数为颈内动脉虹吸段闭塞引起的大片脑梗死。表现为大脑高级功能障碍；同侧视野损害；同侧面部或上、下肢中至少两个部位的运动和（或）感觉障碍。

2. 部分前循环梗死　　大脑中动脉远段主干、各级分支或大脑前动脉及分支闭塞引起的中、小梗死。表现为完全前循环梗死中所列三方面中的两项，或只表现为大脑高级功能障碍，或较腔隙性脑梗死中所规定的更局限的运动 / 感觉障碍。

3. 后循环梗死　　为椎 - 基底动脉及分支闭塞引起的大小不

等的脑干、小脑梗死。

4. 腔隙性梗死　大多是基底核或脑桥小穿通支病变引起的小腔隙灶。

四、鉴别诊断

1. 出血性卒中　有 10% 的脑出血患者发病类似脑梗死，头颅 CT 能区分，因此是首选的检查方法。

2. 颅内占位病变　少数的脑肿瘤、慢性硬膜下血肿和脑脓肿的患者可以突然起病，表现为局灶性神经功能缺失，容易与脑梗死混淆。

3. 颅脑外伤　脑卒中发病时患者常常突然摔倒，导致头面部外伤。如患者失语或意识障碍，不能自述病史，需要与其鉴别。

4. 小血管病变与脱髓鞘疾病　两者临床和影像学有相似之处，但是从危险因素、发病情况、影像学特征、脑脊液检测等方面可以进行鉴别。

5. 低血糖　患者往往出现大汗、乏力、意识障碍等表现，容易与脑梗死的表现混淆。

（黎　敏）

第三十三章 脑 出 血

脑出血是指颅内或全身性疾病引起的脑实质内和脑室内出血。80% ～ 85% 是原发性脑出血，其中高血压导致的动脉破裂出血最常见，占总数的 40% ～ 50%。继发性脑出血的原因有动脉瘤、动静脉畸形、口服抗凝药、抗血小板、血液疾病、肝脏疾病、肿瘤。脑出血起病急、病情重、病死率高，是急诊常见急症。

一、病情评估

脑出血的评估流程应包括如下步骤：

第一步，是否为脑卒中？

第二步，是否为脑出血？行脑 CT 或 MRI 检查以明确诊断。

第三步，脑出血的严重程度？可根据格拉斯哥昏迷量表或 NIHSS 等评分量表评估。

第四步，脑出血的分型。

出血后的病情轻重与以下因素相关：①出血的原发动脉；②血肿扩展的方向；③脑实质破坏的程度；④是否破入脑室；⑤出血量。持续性出血导致血肿扩大是病情加重的原因之一，表现为患者突然或逐渐意识障碍加深和血压持续升高。

脑出血危险因素包括高血压、年龄、遗传、吸烟、饮酒、胆固醇水平。高血压性脑出血好发于大脑半球深部的基底核，约占脑出血的 2/3。大脑皮质下和壳核出血，患者耐受量较大，血肿量可达 50 ～ 60ml 及以上。丘脑、脑桥和小脑出血早期即可引起严重神经功能障碍。发病 48 小时内是血肿扩大的最危险时段，随着时间的推移，其发生率逐渐下降。

CT 是本病的主要诊断方法，能够快速区分脑出血和脑梗死，有助于脑出血病因的鉴别诊断。头颅 CT 平扫后可对血肿大小进行计算，从而推测出血量，通常采用多田公式计算，方法如下：

血肿量（ml）=π/6× 长（cm） × 宽（cm） × 层面数（cm）。

对血压的评估非常重要，血压过高可加重脑水肿，诱发再出血，血压降低的程度应根据每个患者的具体情况而定，原则上应逐渐降到脑出血前原有水平或160/100mmHg左右，如果收缩压＞200mmHg或舒张压＞180mmHg或平均动脉压＞130mmHg，需要考虑静脉给药降血压。

急诊手术指征尚无统一标准，一般以出血量来指导治疗方案：壳核出血＞30ml、丘脑出血＞14ml、小脑出血＞15ml，应进行手术治疗。对于脑叶和小脑出血，手术治疗的效果是肯定的。对于基底核出血，内科和外科的治疗效果差别不大。没有明确的证据表明超早期开颅手术能改善神经功能结局或降低病死率。

二、处理流程

脑出血处理的关键是防患于未然，高血压管理是核心。对已经发生的脑出血，治疗目标是控制增高的颅内压，防止脑疝形成；管理血压，防止血肿扩大并保证脑灌注；治疗并发症。

（1）一般处理：绝对卧床休息，头抬高20°～30°，保持呼吸道通畅，吸氧，保留导尿，保持水电解质平衡，昏迷患者定时翻身防止压疮。

（2）控制血压：血压过高可加重脑水肿，诱发再出血，收缩压＞200mmHg需要考虑静脉给药降血压，使收缩压维持在140mmHg左右。

（3）控制脑水肿：立即应用脱水剂降颅压，常用20%甘露醇125ml，每6～8小时静脉滴注一次，严重者可4小时静脉滴注一次，注意长时间、大剂量应用可导致细胞内渗透压反转。病情平稳者也可考虑使用甘油果糖。

（4）止血药：脑内动脉出血难以用药物止血，因此不常规使用，有出血倾向和并发消化道出血者可适当使用。

（5）并发症：预防应激性溃疡、心血管疾病、尿路感染、压疮、水电解质紊乱等。治疗继发性癫痫、中枢性高热等。

三、临床表现和诊断

脑出血起病突然，常常没有征兆。常见的诱因有情绪波动、体力劳动、饭后、酒后、性生活、用力屏气排便和气候变化。患者常突感头痛、头胀，随之呕吐，可很快出现意识障碍和神经功能障碍，并进行性加重。①头痛：常为首发症状，表现为突发剧烈头痛，少数幕上脑出血者或部分高龄患者仅有轻度头痛或不出现头痛。②头晕：可为伴发，亦可为主要表现。③恶心、呕吐：头痛剧烈时表现更为明显，是早期症状之一。④意识障碍：轻者意识混浊、嗜睡，重者昏迷、去大脑强直、高热。⑤血压增高：绝大多数病例血压在（170～250）/（100～150）mmHg。⑥瞳孔改变：出血量不大时，瞳孔大小正常，对光反射良好，有时患侧瞳孔较对侧小。如发生脑疝，则患侧瞳孔散大，对光反射迟钝或消失；如病情继续加重，则对侧瞳孔也散大。脑干、脑桥出血，瞳孔常呈针尖样缩小。不同出血部位的临床表现如下：

（1）基底核出血：偏瘫、偏身感觉障碍和同向偏盲（三偏征），均发生在出血灶的对侧。随着出血量的增多，患者意识障碍加重，并出现颅内高压，甚至脑疝，导致呼吸和循环衰竭。

（2）脑叶出血：头痛明显。出血部位在脑中央区，有偏瘫、偏身感觉障碍，特别是辨别觉丧失。出血在顶枕叶，可有同向偏盲。出血在额叶，可有强握、吸吮反射，排尿困难，淡漠和反应迟钝。优势半球出血可有失语、失读、记忆力减退等。

（3）丘脑出血：表现类似壳核出血，但是双眼垂直方向活动障碍或双眼同时向上或向下凝视，瞳孔缩小。患者呈呆滞状态。

（4）脑桥出血：发病后很快昏迷，出血常从一侧脑桥开始，表现为出血侧面瘫和对侧肢体弛缓性偏瘫（交叉性瘫痪）。头和双眼转向非出血侧，呈"凝视瘫肢"状。出血扩大并波及两侧脑桥，则出现双侧面瘫和四肢瘫痪。持续高热（≥39℃），常出现呼吸不规则和呼吸困难。

（5）小脑出血：大多数患者有头痛、眩晕、呕吐、共济失调，患者肢体不灵活，但是没有偏瘫、失语，有构音障碍。发病迅速可短期内昏迷，出现脑干受压征、脑疝。

（6）脑室出血：可以是实质性出血破入脑室，也可以是单纯脑室出血。病情危重，常在发病后 1～2 小时内进入昏迷，出现四肢抽搐或瘫痪，可以有脑膜刺激征、多汗、呕吐、去大脑强直。

四、鉴别诊断

1. 出血性、缺血性脑血管病　出血性、缺血性脑血管病在治疗原则上截然不同，因此对两者的鉴别十分重要（表 1-33-1）。头颅 CT 平扫是首选检查，可以直接明确有无脑出血。

表 1-33-1　出血性、缺血性脑血管病的鉴别诊断

疾病表现	出血性脑血管病		缺血性脑血管病	
	脑出血	蛛网膜下腔出血	脑血栓形成	脑栓塞
常见病因	高血压	动脉瘤	动脉粥样硬化	脑栓塞
年龄	40～60 岁	中青年	65 岁以上	35～45 岁
起病	急	急	较慢	最急
诱因	情绪激动	情绪激动	情绪激动	心律失常
头痛	常见	剧烈	无	无
呕吐	多见	多见	无	无
偏瘫	有	无	有	有
脑膜刺激征	有	明显	无	无
脑脊液压力	增高	增高	正常	可增高
血性脑脊液	有	有	无	无

2. 颅内肿瘤　一般颅内肿瘤病程较长，多在原有症状的基础上突然加重，也可以作为首发症状，增强头颅 CT 或 MRI 检查对颅内肿瘤出血有诊断价值。

3. 其他原因引起的昏迷　脑出血一般伴有意识障碍，需要与低血糖昏迷、高渗性糖尿病昏迷、尿毒症、肝性脑病等鉴别。

（黎　敏）

第三十四章　癫痫持续状态

癫痫持续状态是一种严重威胁生命的神经急症，是各种原因所致大脑自身稳定的癫痫发作抑制机制障碍的临床综合征，表现为持续性发作或反复发作伴间歇期意识功能不恢复，如果患者出现全面强直-阵挛性发作持续 5 分钟或 5 分钟以上的反复发作，发作间期意识不能完全恢复者，可以诊断为癫痫持续状态。

一、病情评估

最新研究证实，非癫痫持续状态的单个惊厥性抽搐的发作时间一般不会超过 2 分钟，从临床实际出发，持续 10 分钟的行为和电抽搐活动是一个更符合实际的标准，而这也是要求开始静脉用药的时间点。其可分为发作时双侧大脑半球同时受累的全面性发作持续状态和发作局限于一侧大脑半球某个部位的部分性发作持续状态。

（一）全面性发作持续状态

1. 全面强直-阵挛性发作持续状态。

2. 强直性发作持续状态。

3. 阵挛性发作持续状态。

4. 肌阵挛发作持续状态。

5. 失神发作持续状态。

（二）部分性发作持续状态

1. 单纯部分性发作持续状态。

2. 边缘叶性癫痫持续状态。

3. 偏侧抽搐状态伴偏侧轻瘫。

另外，还可根据是否存在惊厥性发作将癫痫持续状态分为惊厥性持续状态和非惊厥性持续状态。

脑组织比其他组织的代谢率高，人脑重量仅占体重 2% ～ 3%，但脑组织几乎没有氧和葡萄糖的储备，在发作的前几分钟，持续和反复惊厥发作可导致不可逆的脑及其他系统损害，使大脑消耗葡萄糖和氧的量急剧增加，葡萄糖的消耗增加 50%，氧代谢率增加 60% ～ 80%，短时间内消耗和供给的不平衡造成局部低血糖和缺氧，导致神经元细胞功能异常，由此形成恶性循环。癫痫持续状态超过 20 分钟可导致脑水肿，癫痫持续状态超过 30 分钟将启动神经元死亡的不可逆程序，大脑皮质、丘脑、海马、杏仁核和小脑均可产生永久性损伤，甚至脑死亡。

二、处理流程

（一）处理目的和原则

1. 10 分钟内控制惊厥发作。

2. 预防脑水肿、低血糖、酸中毒、过高热、呼吸 / 循环衰竭等并发症。

3. 积极寻找病因。

4. 保护心肺功能。

（二）一般处理

对症处理，保持呼吸道通畅，吸氧，必要时气管插管或切开，尽可能进行生命体征监测，定时进行血气分析、生化全项等检查。建立静脉通道，维持水电解质平衡。积极防治脑水肿、感染等并发症，高热可物理降温，给予营养支持。如发现原发病，则同时进行病因治疗。

（三）内科药物治疗

理想的抗癫痫持续状态的药物应有以下特点：①能静脉给药；②可快速进入脑内，并在脑内存在足够长的时间；③无难以接受的不良反应。药物的选择应基于癫痫持续状态的类型及药代动力学特点和易用性。

1. 地西泮　为首选药物，成人首次静脉注射 10 ～ 20mg，注射速度 2 ～ 5mg/min，15 分钟后重复给药，或用 100 ～ 200mg 地西泮溶于 5% 葡萄糖溶液中，于 12 小时内缓慢静脉滴注。

2. 苯妥英钠　成人 150 ～ 250mg 静脉注射，注射速度 < 50mg/min，必要时 30 分钟后再次静脉注射 100 ～ 150mg，一日总量不超过 500mg。部分患者可和地西泮联合使用。

3. 丙戊酸钠　15 ～ 30mg/kg 静脉注射后，以 1mg/（kg·h）速度静脉滴注维持。

4. 水合氯醛　10% 的水合氯醛 20 ～ 30ml 加等量植物油保留灌肠。

经上述处理，若超过 10 分钟发作仍不能控制，需按难治性癫痫持续状态处理，可酌情选用以下药物：

1. 异戊巴比妥　是治疗难治性癫痫持续状态的标准药物，几乎都有效。成人 0.25 ～ 0.5g，4 岁以下儿童 0.1g，4 岁以上的儿童每次 0.2g，用注射用水稀释后缓慢静脉注射，注射速度 < 100mg/min。注意低血压、呼吸抑制等不良反应，必要时气管插管、机械通气保证生命体征平稳。

2. 咪达唑仑　起效快、1 ～ 5 分钟出现药理学效应，5 ～ 15 分钟出现抗癫痫作用，对血压和呼吸的抑制作用比传统药物小。首剂静脉注射 0.15 ～ 0.20mg/kg，然后以 0.06 ～ 0.60mg/（kg·h）静脉滴注维持。

3. 丙泊酚　是一种非巴比妥类短效静脉麻醉剂，可在几秒内终止癫痫发作和脑电图上的癫痫性放电。1 ～ 2mg/kg 静脉注射，继之以 2 ～ 10mg/（kg·h）的速度维持。

4. 利多卡因　对苯巴比妥治疗无效的新生儿癫痫状态有效，首次静脉注射 1 ～ 3mg/kg，发作停止后仍需静脉用药维持。

三、临床表现和诊断

（一）全面性发作持续状态

1. 全面强直 - 阵挛性发作持续状态　是临床上最常见、最危险的癫痫持续状态，表现为强直 - 阵挛性发作反复发生，意识障碍伴高热、代谢性酸中毒、低血糖、休克、电解质紊乱和肌红蛋白尿，可发生多器官功能衰竭。

2. 强直性发作持续状态　表现为不同程度意识障碍，间有强直性发作或其他类型发作，如肌阵挛、不典型失神、失张力发作等，脑电图出现持续性较慢的棘慢波和尖慢波放电。

3. 阵挛性发作持续状态　时间较长时可出现意识模糊甚至昏迷。

4. 肌阵挛发作持续状态　特发性肌阵挛发作患者很少出现癫痫持续状态，严重器质性脑病晚期较常见。特发性肌阵挛发作患者脑电图显示与肌阵挛紧密联系的多棘波，预后较好。

5. 失神发作持续状态　主要表现为意识水平降低，甚至只表现反应性下降、学习成绩下降；脑电图可见持续性棘慢波放电，频率较慢，多由治疗不当或停药诱发。

（二）部分性发作持续状态

1. 单纯部分性发作持续状态　临床表现以反复的局部颜面或躯体持续抽搐为特征，或以持续的躯体局部感觉异常为特点，发作时意识清楚，脑电图上有相应脑区局限性放电。

2. 边缘叶性癫痫持续状态　常表现为意识障碍和精神症状，又称为精神运动性癫痫状态，常见于颞叶癫痫，需注意与其他原因导致的精神异常鉴别。

3. 偏侧抽搐状态伴偏侧轻瘫　多发生于幼儿，表现为一侧抽搐，伴发作后一过性或永久性同侧肢体瘫痪。

四、鉴别诊断

判断某种发作性疾病是否为癫痫，是诊断中的重要问题，临床上要判断患者出现的发作性事件是否为癫痫，应注意与以下疾病相鉴别（表 1-34-1）。

表 1-34-1　癫痫的鉴别诊断

1. 脑氧利用率下降	4. 睡眠障碍	5. 与精神障碍有关发展
· 青紫型屏气发作	· 夜间感到恐怖	· 假性癫痫发作
· 反射性缺氧发作	· 梦游	· 杜撰的癫痫发作
· 晕厥	· 梦话	· 高通气综合征
· 心律失常	· 睡眠呼吸暂停	· 惊恐发作综合征
2. 偏头痛	· 发作性肌张力障碍	· 交叉擦腿综合征
3. 代谢功能异常	· 发作性睡病	· 儿童手淫
· 短暂性脑缺血发作	· 磨牙病	6. 运动疾病
· 低血糖	· 夜间遗尿	· 婴儿良性肌阵挛
· 低血钙	· 良性婴儿睡眠肌阵挛	· 良性阵发性眩晕
	· 睡眠肢体周期运动症	· 阵发性斜颈
		· 发作性舞蹈病
		· 战栗反应
		· 惊恐反应
		· 眼球运动失用症
		· 抽动
		· 一侧面肌痉挛
		7. 脑干受压强直发作
		8. 胃食管反流

（黎　敏）

第三十五章　重症肌无力危象

重症肌无力（myasthenia gravis，MG）是一种神经-肌肉接头传递功能障碍的获得性自身免疫性疾病。主要由于神经-肌肉接头突触后膜上乙酰胆碱受体（acetylcholine receptor，AChR）受损引起。临床主要表现为部分或全身骨骼肌无力和极易疲劳，活动后症状加重，经休息和胆碱酯酶抑制剂治疗后症状减轻。患病率为50/10万，我国南方地区发病率较高。本病可见于任何年龄，小至数月，大至70～80岁。发病年龄有两个高峰：0～40岁发病者以女性多见，女：男约为3∶2，40～60岁发病者以男性多见，多合并胸腺瘤。少数患者有家族史。常见诱因有手术、精神创伤、全身性疾病、过度疲劳、妊娠、分娩等，有时甚至可以诱发重症肌无力危象。重症肌无力患者一般预后良好，但危象的病死率较高。

一、病情评估

重症肌无力病情评估见表1-35-1。

表1-35-1　重症肌无力病情评估表

检查项目	正常（0分）	轻度（1分）	中度（2分）	重度（3分）
左右侧视出现复视（秒）	≥61	11～60	1～10	自发
上视出现眼睑下垂（秒）	≥61	11～60	1～10	自发
眼睑闭合	正常	闭合时可抵抗部分阻力	闭合时不能抵抗阻力	不能闭合
吞咽100ml水	正常	轻度呛咳	严重呛咳或鼻腔反流	不能完成
数数1～50（观察构音障碍）	无构音障碍	30～49	10～29	0～9
坐位右上肢抬起90°时间（秒）	240	90～239	10～89	0～9

检查项目	正常 (0分)	轻度(1分)	中度(2分)	重度 (3分)
坐位左上肢抬起90°时间(秒)	240	90～239	10～89	0～9
肺活量占预计值(%)	≥80	65～79	50～64	＜50
右手握力(kg)				
男	≥45	15～44	5～14	0～4
女	≥30	10～29	5～9	0～4
右手握力(kg)				
男	≥35	15～34	5～14	0～4
女	≥25	10～24	5～9	0～4
平卧位抬头45°(秒)	120	30～119	1～29	0
平卧位右下肢抬起45°(秒)	100	31～99	1～30	0
平卧位左下肢抬起45°(秒)	100	31～99	1～30	0

二、处理流程

(一)药物治疗

1. 乙酰胆碱酯酶抑制剂　通过抑制胆碱酯酶,减少乙酰胆碱的水解而减轻肌无力症状。成人每次口服溴吡斯的明60～120mg,3～4次/日。作用温和、平稳,不良反应小。

2. 肾上腺糖皮质激素　可抑制自身免疫反应,减少AChR抗体的生成,适用于各种类型的重症肌无力。冲击疗法适用于住院危重病例、已用气管插管或呼吸机者。甲泼尼龙1000mg静脉滴注,1次/日,连用3～5日,随后每日减半量,即500mg、250mg、125mg,继之改为口服泼尼松50mg,当病情稳定后再逐渐减量,大剂量类固醇激素治疗初期可使病情加重甚至出现危象,应予注意。小剂量递增法可避免用药初期病情加重,隔日每晨顿服泼尼松20mg,每周递增10mg,直至隔日每晨顿服60～80mg,待症状稳定改善后,逐渐减量至隔日

5 ～ 15mg 维持数年。

3. 免疫抑制剂　包括环磷酰胺、硫唑嘌呤、环孢素 A 等药物，适用于对肾上腺糖皮质激素疗效不佳或不能耐受，或因有高血压、糖尿病、溃疡病而不能用肾上腺糖皮质激素者。应注意药物不良反应，如周围血白细胞、血小板减少，脱发，胃肠道反应，出血性膀胱炎，肝、肾功能受损等。

4. 免疫球蛋白　外源性 IgG 可以干扰 AChR 抗体与 AChR 的结合，从而保护 AChR 不被抗体阻断。IgG 0.4g/（kg·d）静脉滴注，5 日为一疗程，作为辅助治疗缓解病情。

5. 禁用和慎用药物　氨基糖苷类抗生素、新霉素、多黏菌素、巴龙霉素等可加重神经 - 肌肉接头传递障碍；奎宁、奎尼丁等药物可以降低肌膜兴奋性；吗啡、地西泮、苯巴比妥、苯妥英钠、普萘洛尔等药物也应禁用或慎用。

（二）胸腺治疗

胸腺切除可去除患者自身免疫反应的始动抗原，减少参与自体免疫反应的 T 细胞、B 细胞和细胞因子。适用于伴有胸腺肥大和高 AChR 抗体效价者；伴胸腺瘤的各型重症肌无力患者；年轻女性全身型重症肌无力患者；对抗胆碱酯酶药治疗反应不满意者。约 70% 的患者术后症状缓解或治愈。对不适于做胸腺切除者可行胸腺深部钴的放射治疗。

（三）血浆置换

通过正常人血浆或血浆代用品置换患者血浆，能清除重症肌无力患者血浆中 AChR 抗体、补体及免疫复合物。每次交换量为2000ml 左右，每周 1 ～ 3 次，连用 3 ～ 8 次。起效快，但疗效持续时间短，仅维持 1 周至 2 个月，随抗体水平增高，症状复发且不良反应大，仅适用于重症肌无力危象和难治性重症肌无力。

（四）危象的处理

危象指重症肌无力患者在某种因素作用下突然发生严重呼

吸困难，甚至危及生命，需紧急抢救。危象分为三种类型：肌无力危象、胆碱能危象、反拗危象。危象是重症肌无力患者最危急的状态，病死率为 15.4% ~ 50%，随治疗进展，病死率已明显下降。不论何种危象，均应注意确保呼吸道通畅，若早期处理病情无好转时，应立即进行气管插管或气管切开，应用人工呼吸器辅助呼吸；停用抗胆碱酯酶药物以减少气管内的分泌物；选用有效、足量和对神经 - 肌肉接头无阻滞作用的抗菌药物积极控制肺部感染；给予静脉药物治疗如类固醇皮质激素或大剂量丙种球蛋白；必要时采用血浆置换。

三、临床表现和诊断

一般缓慢或亚急性起病，也有于受凉、劳累后病情突然加重。整个病程有波动，缓解与复发交替。晚期患者休息后不能完全恢复。多数病例迁延数年至数十年，依靠药物维持。少数病例可自然缓解。胆碱酯酶抑制剂治疗有效是重症肌无力的一个重要临床特征。

最常见表现为受累骨骼肌病态疲劳，肌肉连续收缩后出现严重无力甚至瘫痪，休息后症状减轻。肌无力于下午或傍晚因劳累而加重，晨起或休息后减轻，此种波动现象称为"晨轻暮重"。

全身骨骼肌均可受累，多以脑神经支配的肌肉最先受累。肌无力常从一组肌群开始，范围逐步扩大。首发症状常为一侧或双侧眼外肌无力，如上睑下垂、斜视和复视，重者眼球运动明显受限，甚至眼球固定，但瞳孔括约肌不受累。面部肌肉和口咽肌受累时出现表情淡漠、苦笑面容；连续咀嚼无力、饮水呛咳、吞咽困难；说话带鼻音、发音障碍。累及胸锁乳突肌和斜方肌时则表现为颈软、抬头困难，转颈、耸肩无力。四肢肌肉受累以近端无力为重，表现为抬臂、梳头、上楼梯困难，腱反射通常不受影响，感觉正常。

一旦呼吸肌受累出现咳嗽无力甚至呼吸困难，需用呼吸机辅助通气时，提示出现重症肌无力危象，其是致死的主要原因。口咽肌无力和呼吸肌乏力者易发生危象，诱发因素包括呼吸道感染、手术（包括胸腺切除术）、精神紧张、全身疾病等。心肌偶可受累，可引起突然死亡。大约10%的重症肌无力出现危象。

一般分为成年型、儿童型、少年型。成年型又可分为Ⅰ眼肌型、ⅡA轻度全身型、ⅡB中度全身型、Ⅲ急性重症型、Ⅳ迟发重症型、Ⅴ肌萎缩型。儿童型又可分为新生儿型、先天性肌无力综合征。少年型多在10岁后发病，多为单纯眼外肌麻痹，部分伴吞咽困难及四肢无力。

重症肌无力常规需要检测血尿常规、脑脊液、肌电图，通常检查结果基本正常。重复神经电刺激为常用的具有确诊价值的检查方法。单纤维肌电图表现为间隔时间延长。AChR抗体滴度的检测对重症肌无力的诊断具有特征性意义。胸腺CT、MRI检查通常可发现胸腺增生和肥大。此外约5%重症肌无力患者有甲状腺功能亢进，表现为T_3、T_4升高。部分患者抗核抗体和甲状腺抗体阳性。

结合药物试验、肌电图及免疫学等检查的典型表现可以对重症肌无力作出诊断。另外，还应该行胸CT、MRI检查确定有无胸腺增生或胸腺瘤，并根据病史、症状、体征和其他免疫学检查明确是否合并其他自身免疫性疾病。诊断困难时可参考肌疲劳试验 [乔利（Jolly）试验] 和抗胆碱酯酶药物试验进行确诊。

四、鉴别诊断

1. 兰伯特 - 伊顿（Lambert-Eaton）肌无力综合征 为一组自身免疫性疾病，多见于男性，约2/3患者伴发癌肿。临床表现为四肢近端肌无力，需与重症肌无力鉴别。此病患者虽然活动后即感疲劳，但短暂用力收缩后肌力反而增强，而持续收缩后又呈疲劳状态，脑神经支配的肌肉很少受累。新斯的明试验可阳性，但不如重症肌无力敏感。

2. 肉毒梭菌中毒 肉毒梭菌作用在突触前膜阻碍了神经-

肌肉接头的传递功能，临床表现为对称性脑神经损害和骨骼肌瘫痪。但患者多有肉毒梭菌中毒的流行病学史，新斯的明试验或依酚氯铵试验阴性。

3. 肌营养不良　隐匿起病，症状无波动，病情逐渐加重，肌萎缩明显，血肌酶明显升高，新斯的明试验阴性，抗胆碱酯酶药治疗无效。

4. 延髓麻痹　因延髓发出的后组脑神经受损出现咽喉肌无力表现，但多有其他神经定位体征，病情进行性加重无波动，疲劳试验和新斯的明试验阴性，抗胆碱酯酶药治疗无效。

5. 脑干病变　包括脑干梗死、肿瘤、副肿瘤综合征、韦尼克（Wernicke）脑病、视神经脊髓炎谱系疾病、比克斯塔夫（Bickerstaff）脑干脑炎及其他感染性脑炎，均可以急性双睑下垂为首发症状，易与重症肌无力混淆，结合病史、头颅 MRI 及特异性抗体检测有助于明确诊断。

6. 多发性肌炎　表现为四肢近端肌无力，多伴有肌肉压痛，无晨轻暮重的波动现象，病情逐渐进展，血清肌酶明显增高。新斯的明试验阴性，抗胆碱酯酶药治疗无效。

（黎　敏　刘笑然）

第三十六章　吉兰 - 巴雷综合征

吉兰 - 巴雷综合征（Guillain-Barré syndrome，GBS）是以周围神经和神经根的脱髓鞘病变及小血管炎症细胞浸润为病理特点的自身免疫性周围神经病。经典型的 GBS 称为急性炎性脱髓鞘性多发性神经病（acute inflammatory demyelinating polyneuropathy，AIDP），临床表现为急性对称性弛缓性肢体瘫痪。总体来说，GBS 的临床病程、严重程度和结局具有高度差异性。GBS 的年发病率为 0.6 ～ 1.9/10 万人，男性略高于女性，各年龄组均可发病。欧美发病年龄有双峰现象，即 16 ～ 25 岁和 45 ～ 60 岁出现两个高峰。我国尚无大规模的流行病学资料，临床上似乎以儿童和青壮年多见。国外一般认为本病无明显季节性，我国 GBS 发病似有地区和季节流行趋势，20 世纪后期，我国河北与河南交界带的农村，多在夏、秋季节有数年一次的流行趋势。

一、风险评估

使用 GBS 残疾量表、伊拉斯谟吉兰 - 巴雷综合征（Erasmus GBS）呼吸功能不全评分（EGRIS）、英国医学研究理事会（Medical Research Council，MRC）总分肌力评定量表进行风险评估，见表 1-36-1。

表 1-36-1　GBS 残疾量表

程度	得分
正常	0
轻微症状，可以跑	1
无辅助下可步行 10 米，但不能跑	2
可在辅助下步行 10 米，穿过空旷区域	3
卧床或依赖轮椅	4

续表

程度	得分
需要辅助通气	5
死亡	6

收住重症监护病房（ICU）的指征包括：呼吸窘迫加重，即将出现呼吸功能不全（定义为呼吸窘迫的临床体征，包括休息或谈话时的呼吸困难、单次呼吸无法数到 15、使用辅助呼吸机、呼吸或心率增加、肺活量 < 15 ~ 20ml / kg 或 < 1L、动脉血气或脉搏血氧饱和度异常）；严重的自主性心血管功能异常（如心律不齐或血压明显变化）；严重的吞咽功能障碍或咳嗽反射减弱；以及肌无力迅速发展。由于入院第 1 周内有 22% 的 GBS 患者需要机械通气，因此必须尽早确定存在呼吸衰竭风险的患者。为此，可使用 EGRIS 量表，进行评估 1 周内需要通气的可能性（1% ~ 90%）（表 1-36-2）。

表 1-36-2　EGRIS 量表

评估	类别	评分
无力发病至入院的时间	> 7 天	0
	4 ~ 7 天	1
	≤ 3 天	2
入院时面部和（或）延髓无力	无	0
	有	1
MRC 总分肌力评定量表（表 1-36-3）	60 ~ 51	0
	50 ~ 41	1
	40 ~ 31	2
	30 ~ 21	3
	≤ 20	4

注：EGRIS 用于计算 GBS 患者在评估后 1 周内需要进行机械通气的可能性。EGRIS 为 0 ~ 2 分表示机械干预的风险较低（4%），而 3 ~ 4 分表示机械干预的风险为中等（24%），≥ 5 分表示机械通气干预的风险为高（65%）。

表 1-36-3　MRC 总分肌力评定量表

评估的功能

　　上肢：手腕屈曲、前臂屈曲、肩部外展

　　下肢：踝关节背屈、膝关节伸展、髋关节伸展

每个动作的分数

　　0- 无可见肌肉收缩

　　1- 可见肌肉收缩，但无肢体运动

　　2- 主动运动，但不能对抗重力

　　3- 对抗重力的主动运动

　　4- 对抗重力和阻力的主动运动

　　5- 主动运动对抗完全阻力

　　注：最高得分 60 分（正常四肢，每肢体最高 15 分）；最低得分 0 分（四肢瘫痪）。

二、处理流程

1. 一般治疗　对有明显的自主神经功能障碍者，应给予心电监护；如果出现直立性低血压、高血压、心动过速、心动过缓、严重心脏传导阻滞、窦性停搏时，需及时采取相应措施处理。对于存在心动过缓的患者，需评估安装临时心脏起搏器的指征。由于自主神经损伤后，对药物的反应较为敏感，使用减慢心率或降压药物时需慎重。

2. 呼吸道管理　有呼吸困难和延髓支配肌肉麻痹的患者应注意保持呼吸道通畅，尤其注意加强吸痰及防止误吸。对病情进展快，伴有呼吸肌受累者，应该严密观察病情，若有明显呼吸困难，肺活量明显降低，血氧分压明显降低者，应尽早进行气管插管或气管切开，机械辅助通气。

3. 免疫治疗　GBS 治疗中可选择的免疫治疗药物包括静脉注射免疫球蛋白（intravenous immunoglobulin，IVIg）和血浆交换，二者均有效且疗效无明显差异。① IVIg 治疗方案：400mg/（kg·d），1 次 / 天，静脉滴注，连续 3 ～ 5 天。②血浆交换治疗方案：每次血浆交换量为每千克体重 30 ～ 50ml，在 1 ～ 2 周

内进行 3～5 次。血浆交换的禁忌证主要是严重感染、心律失常、心功能不全、凝血系统疾病等；其不良反应为血流动力学改变，可能造成血压变化、心律失常，使用中心导管可引发气胸和出血及可能合并败血症。GBS 发病后尽早采用免疫治疗，可有助于控制疾病进展，减少残疾的发生风险。

4. 糖皮质激素　国外多项临床试验结果均显示单独应用糖皮质激素治疗 GBS 无明确疗效，糖皮质激素和 IVIg 联合治疗与单独应用 IVIg 治疗的效果也无显著差异。对于糖皮质激素治疗 GBS 的疗效还有待于进一步研究。

5. 神经营养及康复治疗　可应用 B 族维生素治疗，包括维生素 B_1、维生素 B_{12}（甲钴胺、氰钴胺）、维生素 B_6 等。病情稳定后，早期进行正规的神经功能康复锻炼，以预防失用性肌萎缩和关节挛缩。对于恢复过程中肢体的疲劳症状，康复也会有所帮助。延髓支配肌肉麻痹者有吞咽困难和饮水呛咳，需给予鼻饲饮食，以保证营养，防止电解质紊乱。合并有消化道出血或胃肠麻痹者，则给予静脉营养支持。

三、临床表现和诊断

多数患者起病前 1～4 周可有胃肠道或呼吸道感染症状或疫苗接种史。急性或亚急性起病；首发症状为肌无力，多于数日至 2 周发展达高峰，常见类型为上升性麻痹，首先出现对称性两腿无力，典型者在数小时或短短数天后无力从下肢上升至躯干、上肢或累及脑神经。下肢较上肢更易受累，肢体呈弛缓性瘫痪，腱反射降低或消失，通常在发病早期数天内患者即出现腱反射消失，部分患者轻度肌萎缩，长期卧床可出现失用性肌萎缩。除极少数复发病例，所有类型 AIDP 患者均呈单相病程，多在发病 4 周时肌无力开始恢复。

感觉障碍一般比运动障碍轻，表现为肢体远端感觉异常如烧灼、麻木、刺痛和不适感等，以及手套袜子样感觉减退，可先于瘫痪或与之同时出现，也可无感觉障碍。约 30% 的患者可有肌痛，尤其是腓肠肌的压痛。约50%的患者出现双侧面瘫，后组脑神经也常受累，造成延髓支配的肌肉无力，并导致清除分泌物及维持气道通畅的困难。自主神经症状常见皮肤潮红、发作性面部发红、出汗增多、心动过速、手足肿胀及营养障碍等；交感神经受损出现霍纳（Horner）综合征、体温调节障碍、胃扩张和肠梗阻等；膀胱功能障碍通常仅发生于严重病例，且一般为一过性。

临床诊断参考 AIDP 标准：①急性运动轴突性神经病（AM-SAN）临床表现为急性起病、相对对称的四肢无力、脑神经受累，腱反射减低或消失，无感觉神经受累。②发病前数周内常有前驱因素。③病情在2周左右达高峰，一般不超过4周。④脑脊液出现蛋白 - 细胞分离现象可支持诊断，并有助于排除其他疾病。⑤经电生理检查提示近乎纯运动神经受累，电生理表现有两种类型：一种为轴索变性，一种为可逆性传导阻滞。⑥血清和脑脊液抗神经节苷脂抗体，如抗 GM1 或抗 GD1a 抗体阳性有助于诊断。

四、鉴别诊断

如果出现以下表现，则一般不支持 GBS 的诊断：①显著、持久的不对称性肢体无力。②以膀胱或直肠功能障碍为首发症状或持久恒定的膀胱或直肠功能障碍。③脑脊液中单核细胞数超过 $50 \times 10^6/L$。④脑脊液中出现分叶核白细胞。⑤存在明确的感觉平面。对于病情在4周后仍进展，或复发2次以上的患者，需要注意与急性起病的慢性炎性脱髓鞘性多发性神经病（chronic inflammatory demyelinating polyneuropathy，CIDP）鉴别。需要鉴别的疾病：

1. 脊髓灰质炎　本病是在世界上已宣布消灭的病毒感染中枢神经系统的传染病，主要侵犯脊髓前角运动神经元，重症病例亦可有四肢瘫痪或呼吸肌瘫痪。但此病与 GBS 不同：瘫痪多呈不对称性，或只侵犯某一肢或某一肌群；无感觉症状及体征。

无脑脊液蛋白 - 细胞分离现象；神经电生理检查无周围神经损害表现。

2. 周期性瘫痪　为遗传因素引起骨骼肌钠通道蛋白的 α 亚单位突变所致的钾离子转运异常，表现为四肢肌肉的发作性、弛缓性瘫痪。发作时伴有血清钾的改变及其相应的心电图异常（U 波），低钾型最常见。

3. 卟啉病　是卟啉代谢障碍引起的疾病，亦可表现为以运动损害为主的多神经病，急性发作，女性患者多见，常伴有腹痛，患者的尿液在日晒后呈紫色。除周围神经病外，患者尚可有头痛、癫痫发作、精神症状（特别是谵妄）。血卟啉及尿卟啉呈阳性。

此外，还需要与糖尿病性眼肌麻痹、脑干梗死、脑干出血、视神经脊髓炎、多发性硬化、重症肌无力、急性横纹肌溶解综合征、白喉性多神经炎、莱姆病、肉毒毒素中毒、癔症性瘫痪等疾病鉴别。

（刘笑然　黎　敏）

第七部分　风湿免疫性疾病急症

第三十七章　急性风湿热

一、病情评估

急性风湿热（acute rheumatic fever，ARF）是由链球菌感染后引起的一种人体自身免疫反应性疾病，通常是在 A 族乙型溶血性链球菌性咽炎 2～4 周后形成的一种非化脓性后遗症。临床主要表现为发热、游走性关节炎、心肌炎、多形性红斑、舞蹈症和皮下结节等症状。

二、处理流程

治疗目标：缓解急性期症状，消除 GAS 感染灶，预防 GAS 再次感染和心肌炎的发生，健康宣教。

1. 一般治疗　注意保暖，避免潮湿和受寒。有心肌炎者应卧床休息，待体温正常、心动过速控制、心电图改善后，继续卧床休息 3～4 周后恢复活动。急性关节炎早期亦应卧床休息，直至红细胞沉降率（ESR）、体温正常后开始活动。

2. 消除 GAS 感染灶　首选苄星西林，初发链球菌感染者体重≤ 27kg 可肌内注射 60 万 U/ 次；体重＞ 27kg 可肌内注射 120 万 U/ 次，1 次 / 天，连用 2～4 周。再发风湿热或风湿性心脏病的预防用药视情况而定。

3. 治疗关节炎　单纯关节受累首选非甾体类抗炎药，常用阿司匹林，开始剂量为成人 3～4g/d，小儿 80～100mg/（kg·d），分 3～4 次口服。新型非甾体抗炎药如奈普生，对于 2 岁以上的儿童，一日 10～20mg/kg，分 2 次给药，每 12 小时 1 次，最大剂量 1.0g/d；对于成人，一次 250～500mg，最大剂量 1250mg/d。

4. 舞蹈症的治疗 尽量避免强光、噪声刺激，在上述治疗基础上，首选丙戊酸，对于该药物无效或是严重舞蹈症，如瘫痪的患者，可应用利培酮治疗。风湿热多巴胺受体阻断药物如氟哌啶醇亦可能有用。

5. 对风湿性心肌炎的主要处理措施 超声心动图评估严重程度，可用于评估治疗心力衰竭的其他并发症的检查手段。对于重度心肌炎 [心脏显著扩大、充血性心力衰竭和（或）三度房室传导阻滞] 患者，应该按照心力衰竭的常规治疗处理。对已发生心肌炎者，一般采用糖皮质激素治疗，常用泼尼松，开始剂量为成人 30 ~ 40mg/d，小儿 1.0 ~ 1.5mg/（kg · d），分 3 ~ 4 次口服，病情缓解后减量至 10 ~ 15mg/d 维持治疗。为防止停用激素后出现反跳现象，可于停用激素前 2 周或更早时间加用阿司匹林。对病情严重者，如心包炎、心肌炎并急性心力衰竭者可静脉滴注地塞米松 5 ~ 10mg/d 或氢化可的松 200mg/d，至病情改善后改口服激素治疗。抗风湿热疗程，单纯关节炎为 6 ~ 8 周，心肌炎最少 12 周，如病情迁延，应根据临床表现及实验室检查结果，延长疗程至病情完全恢复。

6. 手术治疗 急性风湿性心肌炎患者很少有需要手术的情况，如出现瓣叶破裂或腱索断裂的情况应实施手术治疗。

三、临床表现和诊断

1. 前驱症状 在典型症状出现前 1 ~ 6 周，常有咽喉炎或扁桃体炎等上呼吸道链球菌感染表现，如发热、咽痛、颌下淋巴结肿大、咳嗽等症状。50% ~ 70% 患者有不规则发热，轻、中度发热较常见，但发热无诊断特异性。

2. 5 种主要表现

（1）关节炎：主要累及多个中、大关节的游走性关节炎（60% ~ 80%），通常是风湿热最早的症状，一般在 GAS 感染后的 21 天内出现，以膝关节、踝关节、肩关节、腕关节、髋关节、肘关节等大关节受累为主，常最先受累的是下肢关节。表现为局部红、肿、热、痛和运动障碍，不遗留关节畸形。

（2）临床或亚临床的心肌炎和瓣膜炎（50%～80%）：是一种可累及心包、心外膜、心肌和心内膜的全心肌炎。心脏表现通常在 GAS 感染后 3 周内出现。

1）心肌炎：心悸、气短、心率加快且与体温不成比例，心脏轻度或明显扩大，心尖区第一心音减弱，还可在心尖部闻及吹风样收缩期杂音。可出现心动过速及期前收缩，严重者出现充血性心力衰竭。

2）心包炎：发生于多达 10% 的风湿热患者，但在没有瓣膜炎的患者中很少见，可出现心前区疼痛、心脏浊音扩大，可闻及心包摩擦音。

3）心内膜炎：二尖瓣和主动脉瓣容易受累，通常在 GAS 感染后的 3 周内出现，可出现不同程度的瓣膜关闭不全或狭窄所致的杂音。若无症状或没有听诊发现，而超声心动图检查显示二尖瓣或主动脉瓣关闭不全，可诊断为亚临床心肌炎。

（3）中枢神经系统受累（10%～30%）：如小舞蹈症，又称西德纳姆（Sydenham）舞蹈症。舞蹈症是一种神经系统病，包括突发无节律的不自主且不协调运动、肌无力和情绪障碍。舞蹈症比其他风湿性表现的潜伏期要长，通常在 GAS 感染后的 1～8 个月出现，头面部受累时表情怪异，类似于扮鬼脸、咧嘴笑和皱眉等古怪表情。情绪变化表现为突然出现的不适当行为，如哭泣和坐立不安。舞蹈症在睡眠期间无表现，目的性运动时症状更加明显。

（4）边缘性红斑（＜6%）：表现为躯干和肢体内侧常出现的粉红色或淡红色的短暂性非瘙痒皮疹。皮损呈离心性延伸，中央苍白，皮损外缘清晰，连续呈环形，也称为环形红斑。

（5）皮下结节（0～10%）：通常位于骨性表面、骨性突起上方或者肌腱附近，最常发生于肘关节鹰嘴处。

3.4 种次要表现

（1）发热：急性起病者发热时体温通常高于 38.5℃，无固定热型，伴多汗、疲乏、食欲不振，但低热在高危人群中更常见。

（2）关节痛：通常多个关节受累，但不具特异性。

（3）急性期反应物水平升高：典型的急性期反应物水平升高包括 ESR > 60mm/h 和 CRP > 3mg/dl（30mg/L）。

（4）心电图 P—R 间期延长：儿童多见，多达 1/3 的患儿存在 P—R 间期延长。此外，一度房室传导阻滞在 ARF 患者中最为常见。

4. 诊断标准

（1）ARF 首次发作的诊断：若患者有前驱 GAS 感染的证据，符合 2 项主要表现或符合 1 项主要表现 +2 项次要表现即可诊断。

（2）ARF 再次发作的诊断：有 ARF 病史的患者，存在再次 GAS 感染时再发作 ARF 的风险，反复发作时更可能发生重度心脏受累，对于这些患者，符合 2 项主要表现、1 项主要表现 +2 项次要表现或 3 项次要表现即可诊断。

（3）推定性诊断：对于隐匿性发病的风湿性心肌炎和舞蹈症，不需要有其他主要表现，即使前驱 GAS 感染证据不足也可作出推定性诊断。

5. 实验室检查

（1）链球菌感染指标：咽拭子培养显示 GAS 呈阳性；快速链球菌抗原检测为阳性；抗链球菌抗体滴度升高或逐渐上升——抗链球菌溶血素 O 试验或抗脱氧核糖核酸酶 B 阳性。以上检查只能证实患者在近期内有 GAS 感染，不能提示体内是否存在 GAS 感染诱发的自身免疫反应。

（2）急性炎症反应指标：急性期 ESR 和 C 反应蛋白阳性率较高，可达 80%。血清糖蛋白电泳 α_1 及 α_2 增高可达 70%。非特异性免疫指标如免疫球蛋白（IgM、IgG）、循环免疫复合物（CIC）和补体 C3 增高占 50% ～ 60%。肿瘤坏死因子（TNF）-α、血清白细胞介素（sIL）-2 受体参与 ARF 的发病过程，在 ARF 活动期显著增高，治疗后明显下降，并且静止期其血清浓度较对照组增高,有望成为监测风湿活动和观察药物疗效的指标。

(3)心电图及影像学检查:心电图有助于发现窦性心动过速、P—R间期延长和各种心律失常。超声心动图可发现早期、轻症心肌炎及亚临床心肌炎,对轻度心包积液较敏感。心脏发射型计算机断层成像(ECT)可检测出轻症及亚临床心肌炎。

四、鉴别诊断

1. 成人斯蒂尔(Still)病　患者发热时出现皮疹、咽痛、关节疼痛等症状,热退时症状减轻,皮疹多呈弥漫性充血性红色斑疹;多有淋巴结、脾大;血清铁蛋白有明显升高,红细胞沉降率、白细胞升高;而抗核抗体和风湿因子多阴性。抗菌药物无效,糖皮质激素或非甾体抗炎药有效。

2. 感染相关的嗜血综合征　发热超过1周,最高体温大于38.5℃;肝、脾大伴全血细胞减少(累及2个以上细胞系,骨髓增生减低或增生异常);肝功能异常;噬血组织细胞占骨髓有核细胞比例≥2%或(和)累及骨髓、淋巴结、肝、脾及有中枢神经系统组织学表现。

（江　山　陈海华）

第三十八章　狼疮危象

狼疮危象指急性且危及生命的重症系统性红斑狼疮(SLE)，如急进性狼疮性肾炎、神经精神病变、严重的溶血性贫血、血小板减少性紫癜、粒细胞缺乏症、严重心脏损害（心包炎、心肌炎）、狼疮性肺炎/肺出血、严重狼疮性肝炎、严重血管炎等；部分患者以各种狼疮危象为首发症状就诊，需仔细加以鉴别。

一、病情评估

SLE 患者的各种临床症状，特别是新出现的症状，以及相关实验室指标，与疾病活动相关。SLE 患者出现病情变化时，建议选择 2000 年修订的 SLE 疾病活动指数（SLEDAI-2000）评分标准（表 1-38-1），并结合临床医师的综合判断进行疾病活动度评估，可将疾病活动分为轻度活动（0～6分）、中度活动（7～12分）、重度活动（>12分）。进行 SLE 活动性和病情轻重度的评估有助于确立有效的治疗方案。

表 1-38-1　SLEDAI-2000 评分标准

评分	表现	定义
8	癫痫发作	近期出现，除外代谢、感染、药物所致
8	精神症状	由于严重的现实感知障碍导致正常活动能力改变，包括幻觉，思维无连贯性、思维奔逸，思维内容贫乏、不合逻辑，行为异常、行动紊乱，除外尿毒症、药物所致
8	器质性脑病综合征	智力改变伴定向力差、记忆力差、智力差，起病突然并有波动性，包括意识模糊、注意力减退，加上至少同时具有以下两项：知觉力异常、语言不连贯、失眠、白天困倦、抑郁或亢奋少，除外代谢、感染、药物所致
8	视觉障碍	SLE 视网膜病变，除外高血压、感染、药物所致
8	脑神经病变	近期出现的感觉、运动性神经病变

续表

评分	表现	定义
8	狼疮性头痛	严重持续性头痛，麻醉性止痛药无效
8	脑血管意外	近期新出现，除外动脉粥样硬化
8	血管炎	破溃、坏死，手指压痛性结节、甲床周围梗死、片状出血，或经活检或血管造影证实为血管炎
4	关节炎	2个以上关节痛和炎性体征（压痛、肿胀、渗出）
4	肌炎	近端肌痛、无力伴肌酸激酶升高，肌电图改变/活检证实为肌炎
4	管型尿	颗粒管型、红细胞管型或混合管型
4	血尿	红细胞＞5个/高倍视野，除外结石、感染和其他原因
4	蛋白尿	＞0.5g/24h，近期出现或近期增加0.5g/24h以上
4	脓尿	白细胞＞5个/高倍视野，除外感染
2	脱发	新出现或复发的异常斑片状或弥漫性脱发
2	新出现皮疹	新出现或复发的炎性皮疹
2	黏膜溃疡	新出现或复发的口腔或鼻腔溃疡
2	胸膜炎	胸膜炎性胸痛伴胸膜摩擦音、渗出或胸膜肥厚
2	心包炎	心包炎导致疼痛及心包摩擦音或积液（心电图或超声证实）
2	低补体	CH_{50}、C3、C4下降，低于正常范围的低值
2	抗双链DNA（dsDNA）升高	法尔（Farr）法检测应＞25%，或高于正常
1	发热	＞38℃，除外感染
1	血小板减少	＜100×10^9/L
1	白细胞减少	＜3×10^9/L，除外药物所致

二、处理流程

用药原则及注意事项见图1-38-1。

（一）非药物治疗

鼓励患者树立乐观情绪；急性活动期卧床休息，合理饮食，戒烟；及早发现和治疗感染；避免紫外线照射；避免使用可能诱发狼疮的药物如避孕药等，特别是活动期或狼疮急症患者。

（二）对症支持处理

1. 非甾体抗炎药（NSAIDs） 如布洛芬、双氯芬酸钠和美洛昔康等，可根据需要使用选择性环氧合酶 -2（COX-2）抑制剂，以控制关节炎、缓解疼痛，且对发热有效。

2. 控制感染 狼疮性肺炎或其他合并感染的狼疮危象需及时控制感染，等待培养结果期间给予广谱抗菌药物，具体抗菌药物的选择取决于潜在免疫抑制程度、病史等。

3. 抗凝 合并脑血管病、心血管病及肾病进展时需启动抗凝治疗。

4. 心包穿刺 超声心动图引导下经皮引流能有效治疗心脏压塞。

5. 反复癫痫发作患者可使用镇静及抗癫痫药物。

6. 狼疮性肾病患者推荐使用 ACEI 或 ARB 类药物控制蛋白尿，减慢疾病进展，同时控制血压、降脂治疗。

7. 出现皮下出血或严重贫血、血小板减少时，及时控制出血，必要时输注红细胞及血小板。

（三）狼疮危象治疗

通常采用大剂量甲泼尼龙冲击治疗，同时辅以对症支持治疗。大剂量甲泼尼龙冲击治疗的具体用法为 500 ～ 1000mg，每天 1 次，连续 3 天为 1 个疗程，疗程间隔期为 5 ～ 30 天，如病情需要，1 ～ 2 周后可重复使用；冲击后/间隔期给予泼尼松 0.5 ～ 1.0mg/（kg·d），疗程和间隔期长短应视病情而定。甲泼尼龙冲击疗法只能解决急性期的症状，疗效不能持久，必须同步联合其他免疫抑制剂及辅助治疗，如环磷酰胺冲击、丙种球蛋白

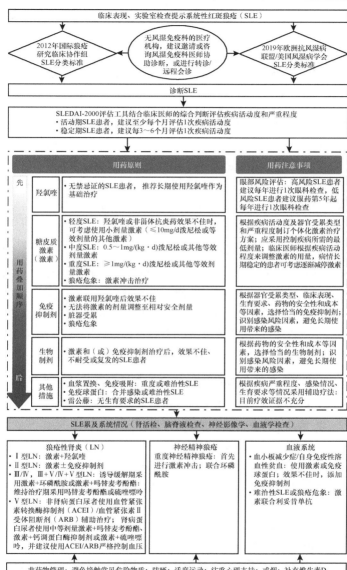

图 1-38-1 系统性红斑狼疮诊疗路径图

冲击、血浆置换等。患者度过危象期后应按重型 SLE 进行后续治疗。

SLE 神经精神病变患者，可使用氨甲蝶呤 10～20mg+ 地塞米松 10～20mg 鞘内注射，每周 1 次，持续 4～6 周，用于冲击治疗禁忌或效果不理想、无其他脏器损害的患者。

三、临床表现和诊断

SLE 的临床表现复杂多样，多数呈隐匿起病，开始仅累及 1～2 个系统，现多借助 2019 年欧洲抗风湿病联盟／美国风湿病学会（EULAR/ACR）分类标准进行 SLE 诊断。随着疾病进展，多数患者逐渐出现多系统损害，可出现狼疮危象甚至以狼疮危象为首发症状就诊。

（一）狼疮性肾炎

50%～70% SLE 患者会出现肾脏受累，主要表现为肾炎或肾病综合征，常需肾活检协助判断病理分型，进行鉴别诊断和指导治疗。当患者出现血尿、蛋白尿进行性加重、尿沉渣镜检有活动性发现伴进行性肌酐清除率下降、血尿素氮和血肌酐升高，应考虑急进性肾炎。

（二）神经精神病变（多为 SLE 急性期或终末期出现）

1. 脑血管病　脑血管意外，可反复发作。

2. 癫痫　可分为部分或全身发作。

3. 头痛　可有偏头痛和紧张性头痛。

4. 神经疾病　供应受累神经的小动脉血管病，可为多个神经（多发性单神经炎），感觉重于运动，可有性格改变、记忆力减退或轻度认知障碍。

5. 精神病表现　精神病、焦虑、抑郁和痴呆，注意和其他类型精神病相鉴别。

6. 横贯性脊髓炎　突发肢体无力和感觉丢失，可伴有大小便失禁或便秘、尿潴留。

7. 脑膜炎　注意和感染性脑膜炎相鉴别。

8. 视神经炎和其他脑神经异常　临床表现多样，确诊较困难，需借助临床症状、体征及腰椎穿刺结果综合评估，并除外颅内感染，可行 CT/MRI 协助诊断；脑脊液大多数表现为压力和蛋白质升高，可有白细胞轻中度升高，糖和氯化物一般无明显改变，病原学检查阴性。抗 rRNP 抗体、抗神经元抗体、抗神经节苷脂抗体、抗 NMDAR 抗体可能和神经精神病变相关。

（三）严重的溶血性贫血、血小板减少性紫癜、粒细胞缺乏症

短期内出现重度贫血常是自身溶血性贫血所致，多表现为网织红细胞升高、Coombs 试验阳性。活动期 T、B 淋巴细胞显著下降，且 T 淋巴细胞下降程度与疾病活动度平行。患者可出现血小板减少、紫癜样改变，可能与血清中存在抗血小板抗体、抗磷脂抗体及骨髓巨核细胞成熟障碍有关。必要时行骨髓穿刺检查。

（四）心包炎、心肌炎

心包炎最多见，主要为干性纤维素性心包炎，可有缩窄性心包炎，极少数患者出现大量心包积液、心脏压塞。出现心肌炎时，可有气短、心前区疼痛、心动过速、心音减弱、奔马律、脉压小等，继而出现心脏扩大、心力衰竭。SLE 患者还可发生心内膜炎，常与心包炎并存，心内膜血栓脱落可引起栓塞。超声心动图、心脏 MRI 可辅助明确诊断。

（五）狼疮性肺炎／肺出血

常出现胸膜炎，如合并胸腔积液，其性质多为渗出液。狼疮性肺炎的影像学特征是阴影较广且易变，若伴发间质病变，主要是处于急性和亚急性期的肺间质毛玻璃样改变和慢性肺间质纤维化，患者可有活动后气促、干咳和低氧血症，肺功能检查显示肺泡弥散功能下降。肺动脉高压和弥漫性出血性肺泡炎

是重症 SLE 的表现。

（六）严重狼疮性肝炎

患者可有肝大、进行性黄疸加重、肝功能进行性恶化，伴随腹痛、呕吐、腹水等症状，谷丙转氨酶、谷草转氨酶、γ- 谷氨酰转移酶、碱性磷酸酶及胆红素水平升高明显。

（七）严重血管炎

约 50% 的 SLE 患者可发生动脉炎和静脉炎，锁骨下静脉的血栓性静脉炎较常见，少数出现冠状动脉炎，甚至出现急性心肌梗死。部分患者可有周围血管病变，如血栓闭塞性脉管炎和游走性静脉炎等。心电图及血管超声可辅助诊断。

四、鉴别诊断

SLE 存在多系统受累，狼疮危象需与专科疾病相鉴别，结合多种自身抗体、血清补体检测及肾活检、骨髓穿刺、CT、MRI、超声心动图等检查，可予以鉴别。

（杨菲虹 江 城）

第八部分　环境与理化因素急症

第三十九章　中　　暑

一、病情评估

中暑是指在温度或湿度较高及不透风的环境中，因体温调节中枢功能障碍或汗腺衰竭，以及水、电解质丧失过多而发生的以中枢神经和（或）心血管功能障碍为主要表现的热损伤性疾病，是一种威胁生命的急症，可因中枢神经系统和循环功能障碍导致患者永久性脑损害或肾衰竭，甚至死亡。

对中暑的病情评估应该从两方面进行，一是中暑发生的易感性评估，二是中暑对人体造成影响的评估。

（一）中暑发生的易感性评估

1. 时间分布　以夏季（即 6～8 月份）发生为主。夏季天气炎热，日平均气温＞30℃，或相对湿度＞73%，当温度和湿度均较高时，中暑发生的概率将会显著升高。

2. 易感人群

（1）婴幼儿和 65 岁以上的老人。

（2）产妇，体弱、肥胖、超重或患有糖尿病、心血管疾病、甲状腺功能亢进等慢性疾病的人群。

（3）高温天气或高温环境进行作业、剧烈活动（如体育运动、军事训练、户外活动等）的人群，即使为年轻健康者也有可能中暑。

（4）饮酒或者服用影响机体散热、减少出汗等药物（如抗组胺药物、抗胆碱药物等）的人群。

（5）存在汗腺功能障碍（如硬皮病、先天性汗腺缺乏症、广泛皮肤烧伤后瘢痕形成）的患者。

3. 地区分布　世界各地都有中暑暴发的情况。我国热带、亚热带面积相对较大，城镇化程度越来越高，城镇人口日益密集，产生"城市热岛效应"，城镇居民中暑发病率也逐步上升。

（二）中暑对人体影响的评估

1. 评估中暑的原因、损伤持续时间及开始施救的时间。

2. 评估中暑的程度，包括体温、水、电解质紊乱和酸碱平衡失调等。

3. 评估意识、脉搏、呼吸、血压、肌张力、尿量变化等情况。

4. 评估是否存在可能导致患者死亡的原因，如休克、呼吸／循环衰竭、脑水肿、急性肾衰竭、代谢性酸中毒、继发性严重感染及弥散性血管内凝血等。

5. 根据临床表现，综合评估患者病情的严重程度：先兆中暑、轻症中暑或重症中暑。

（三）留观指征

1. 经急诊治疗病情有所缓解。

2. 血流动力学稳定、生命体征平稳。

3. 诊断、诱因明确。

（四）住院指征

1. 经急诊治疗病情不缓解。

2. 血流动力学不稳定。

3. 严重的并发症。

4. 诊断或诱因不明确，需进一步行专科检查治疗。

二、处理流程

中暑的类型和病因不同，但基本的处理流程及原则相同。

（一）降温治疗

快速降温是中暑治疗的基础，降温是否迅速决定患者预后。降低劳力性热射病患者体温的时间段强调"黄金半小时"。

1.体外降温 将患者转移至通风良好的低温环境，脱去衣服，同时进行皮肤按摩以促进散热。对于不存在休克的患者，迅速降温的金标准是冷水或冰水浸浴，将患者除头以外的身体尽可能多地浸入 2 ～ 14℃冷水中，并且不停地搅动水，以保持皮肤表面有冷水，在头顶部周围放置用湿毛巾包裹的冰块或者冰帽；对存在休克者可采用蒸发散热降温，如用 15℃冷水反复擦拭皮肤，也可以用电风扇或空调。一旦体温降至 39℃时，应停止降温。

2. 体内降温　体外降温无效者，用冰盐水 200ml 注入胃腔或灌肠，也可用冰生理盐水 1000 ～ 2000ml 进行静脉滴注，或者适量冰生理盐水腹膜腔灌注，也可以行血液透析或血液滤过降温。

3. 药物降温　热射病患者，用解热镇痛药水杨酸盐治疗无效，而且可能有害。迅速降温出现寒战者，可应用苯二氮䓬类（如咪达唑仑 2 ～ 5mg 静脉注射）或氯丙嗪 25 ～ 50mg 加入溶液中静脉输注，同时应严密监测血压。

（二）并发症处理

1. 昏迷患者应行气管插管，保持呼吸道通畅，防止误吸。

2. 颅内压增高患者可快速静脉输注甘露醇 1 ～ 2g/kg。

3. 抽搐发作时，可给予地西泮等止抽搐药物。

4. 液体复苏　存在低血容量的患者应静脉输注生理盐水或乳酸林格液以恢复血容量。必要时静脉滴注异丙肾上腺素，勿使用血管收缩药，以免影响皮肤散热。

5. 多器官功能障碍患者，应予对症支持治疗。出现横纹肌溶解者，可予以补液，使尿量至少保持为 2ml/（kg·h），碱化尿液使 pH > 6.5；心力衰竭合并肾衰竭伴有高钾血症时，慎用洋地黄；持续性无尿、尿毒症和高钾血症是血液透析或腹膜透析的指征；应用 H_2 受体拮抗药或质子泵抑制剂预防应激性溃疡并上消化道出血；弥散性血管内凝血患者根据病情输注新鲜冷冻血浆和血小板等。

（三）监测

1. 降温期间连续监测体温变化，逐渐使体温降到 37℃。

2. 留置导尿管，监测尿量，应保持尿量 > 30ml/h。

3. 中暑高热患者，动脉血气结果应根据体温予以校正，体温超过 37℃时，每升高 1℃，PaO_2 降低 7.2%，$PaCO_2$ 增加 4.4%，pH 降低 0.015。

4. 凝血功能监测　发病 24 小时可出现凝血功能障碍，以 48 ~ 72 小时更常见。应严密监测有关弥散性血管内凝血的实验室指标（如纤维蛋白原、纤维蛋白降解产物、凝血酶原时间和血小板等）。

附：热射病救治措施——"九早一禁"

热射病患者病情重、并发症多、预后差、病死率高，早期有效治疗是决定预后的关键，有效治疗的关键点：一是迅速降低核心温度，二是血液净化，三是防治弥散性血管内凝血。其基本治疗原则为：

早降温，早扩容，早血液净化，早镇静，早气管插管，早纠正凝血功能紊乱，早抗感染，早肠内营养，早免疫调理，凝血功能紊乱期禁止手术。

三、临床表现和诊断

（一）临床表现

根据临床表现的轻重程度可将中暑分为：先兆中暑、轻症中暑和重症中暑。

1. 先兆中暑　患者在高温环境工作或生活一定时间后，出现口渴、乏力、多汗、头晕、目眩、耳鸣、头痛、恶心、胸闷、心悸、注意力不集中，体温正常或略高，不超过 38℃。

2. 轻症中暑　出现早期循环功能紊乱，包括面色潮红、苍白、烦躁不安、表情淡漠、恶心、呕吐、大汗淋漓、皮肤湿冷、脉搏细数、血压偏低、心率加快、体温轻度升高。

3. 重症中暑　出现高热、痉挛、惊厥、休克、昏迷等症状。重症中暑又可分为热痉挛、热衰竭和热射病（包括劳力性热射病和非劳力性热射病）三种类型。

（1）热痉挛：临床表现为四肢、腹部、背部肌肉的痉挛和收缩疼痛，尤以腓肠肌为著，常呈对称性和阵发性。也可出现肠痉挛性剧痛。意识清楚，体温一般正常。热痉挛可以是热射病的早期表现，常发生于高温环境下强体力作业或运动时。

（2）热衰竭：表现为头晕、眩晕、头痛、恶心、呕吐、脸色苍白、皮肤湿冷、大汗淋漓、呼吸增快、脉搏细数、心律失常、晕厥、肌痉挛、血压下降甚至休克。中枢神经系统损害不明显，病情轻而短暂者也称为热晕厥，可发展为热射病。常发生于老年人、儿童和慢性疾病患者。

（3）热射病：又称中暑高热，属于高温综合征，是中暑最严重的类型。在高温、高湿或强烈的太阳照射环境中作业或运动数小时（劳力性），或老年、体弱、有慢性疾病患者在高温和通风不良环境中维持数日（非劳力性），热应激机制失代偿，使中心体温骤升，导致中枢神经系统和循环功能障碍。患者在全身乏力、出汗、头晕、头痛、恶心等早期症状的基础上，出现高热、无汗、神志障碍，体温高达 $40 \sim 42℃$ 甚至更高。可有皮肤干燥、灼热、谵妄、昏迷、抽搐、呼吸急促、心动过速、瞳孔缩小、脑膜刺激征等表现，严重者出现休克、心力衰竭、脑水肿、肺水肿、急性呼吸窘迫综合征、急性肾衰竭、急性重型肝炎、弥散性血管内凝血、多器官功能衰竭等。

（二）实验室及其他检查

1. 血常规　发病早期可有血液浓缩的表现，如血红蛋白及血细胞比容升高，血小板在发病初期可以正常，但继而迅速下降。

2. 血液生化检查

（1）电解质：可有高磷血症、低钙血症，还可出现低钾血症、低钠血症及低氯血症等。

（2）肾功能异常：可出现血尿素氮及血肌酐水平升高。

（3）肝功能异常：可出现血清谷草转氨酶、谷丙转氨酶及乳酸脱氢酶等水平升高。

（4）感染指标异常：增高的程度与中暑的严重程度相关，合并感染者尤为明显，如白细胞、中性粒细胞、C反应蛋白及降钙素原等升高。

（5）横纹肌损害表现：可有乳酸脱氢酶、肌红蛋白和肌酸激酶水平升高。

（6）其他：可有凝血功能异常及低血糖等。

3. 动脉血气分析　可出现呼吸性碱中毒及代谢性酸（乳酸）中毒等。

4. 尿常规检查　患者尿色为茶色或酱油色，可以发现不同程度的蛋白尿、血尿等变化。

5. 其他检查　如果怀疑有颅内出血或感染时，应行头部CT和脑脊液检查进行确诊。

（三）临床诊断

炎热夏季，遇有上述临床表现者应首先考虑中暑。根据易患人群在高温、高湿环境下出现相应的临床表现，尤其是有较长时间剧烈运动或劳动情况，并排除其他疾病后可诊断。

四、鉴别诊断

中暑常需与流行性乙型脑炎、化脓性脑脊髓膜炎、脑血管意外、甲状腺危象等鉴别。

1. 流行性乙型脑炎　有蚊虫叮咬史，夏秋季常见，多发生于儿童。体格检查时患者病理反射及脑膜刺激征均为阳性。此外还可根据病史、脑脊液检查进行鉴别。

2. 化脓性脑脊髓膜炎　急性起病的发热、头痛、呕吐，查体有脑膜刺激征，脑脊液压力升高、白细胞明显升高，即应考虑本病。确诊需有病原学证据，包括脑脊液细菌涂片检出病原菌、血细菌培养阳性等。

3. 脑血管意外（脑出血或脑梗死）　脑出血患者一般有情绪激动、过量饮酒、过度劳累等诱因，且多有高血压病史；脑梗死患者发病前可有短暂脑缺血的表现，如头晕、头痛、突然不能讲话，半侧肢体无力或失动，神志多数清醒。可根据病史、症状、体征、头颅 CT 等检查进行鉴别。

4. 甲状腺危象　患者有甲状腺功能亢进病史，多在甲状腺功能亢进未治疗、控制不良、感染手术创伤或突然停药后出现。除此之外，可根据甲状腺功能、血液生化等鉴别。

（王映珍）

第四十章 溺 水

一、病情评估

溺水,是一种人体淹没或沉浸于液态介质中导致呼吸障碍的过程。如果溺水者被救,则溺水过程中断,称为"非致命性溺水";如果因为溺水而导致死亡,则称为"致命性溺水"。另外根据浸没介质的不同,溺水可分为淡水溺水和海水溺水。

(一)溺水患者病情评估

1. 评估溺水发生的时间、地点、水源性质。

2. 了解溺水原因、现场救治情况、救治开始及持续时间。

3. 观察患者意识、呼吸、脉搏、心率及节律、皮肤色泽,评估缺氧、窒息的严重程度。

4. 评估患者是否存在心脏停搏的高危因素。一旦发生心脏停搏应快速开始心肺复苏,并评估复苏效果。

5. 评估溺水者是否存在头颈或脊髓损伤等情况。

6. 评估溺水者是否因癫痫、心脏病或心律失常、低血糖发作引起神志丧失而导致溺水发生。

7. 评估溺水者发生溺水前是否饮酒或服用损害脑功能药物。

8. 评估溺水者是否有自杀倾向。

9. 评估溺水者是否存在低体温。

10. 评估溺水者是否存在其他器官功能障碍。

(二)留观指征

1. 经急诊治疗患者病情显著好转。

2. 患者血流动力学及生命体征均平稳。

3. 诊断及病因明确且无并发症及其他系统严重病变。

(三)住院指征

1. 经急诊积极治疗后病情无明显好转。

2. 患者存在血流动力学不稳定情况。

3. 经急诊治疗后动脉血气分析、胸部影像学检查仍存在明显异常表现。

4. 患者存在严重的并发症。

5. 患者存在其他系统疾病需进一步专科检查治疗。

二、处理流程

（一）院前急救

尽快将溺水者从水中救出。由于大多数溺水患者吸入的水分并不多，而且会很快进入血液循环，另外有些患者由于发生了喉痉挛或呼吸暂停，气道内并没有吸入水分，因此没有必要清除气道中的水。迅速清除口、鼻腔中污物、分泌物及其他异物，保持气道通畅。对无反应和无呼吸的溺水者应立即进行心肺复苏，特别是呼吸支持，但只有经过专门训练的救援者才能在水中进行心肺复苏；复苏期间注意误吸；对于心跳、呼吸未恢复的患者在转送过程中也不应停止心肺复苏。

（二）院内处理

经现场抢救的溺水者应及时送至医院给予进一步的评估和监护，采取综合措施支持循环、呼吸功能。

1. 供氧　清醒患者可使用面罩或鼻罩持续气道正压吸氧，吸入高浓度氧或高压氧治疗；对意识不清、呼吸急促、全身发绀、咳粉红色泡沫痰、血压下降及经高流量吸氧后血氧饱和度低于90%、$PaCO_2 > 50mmHg$ 或 $PaO_2 < 60mmHg$，并有酸碱失衡、电解质紊乱的患者，应行气管插管并机械通气。当患者意识清楚、有较强的自主呼吸及咳嗽能力、血流动力学稳定、氧合状态良好、代谢状态稳定后，可行自主呼吸试验以评估是否可以脱机拔管。

2. 补充血容量，维持水、电解质和酸碱平衡　淡水溺水时，因血液稀释，应适当限制入液量，并适当补充氯化钠溶液，血浆和白蛋白；海水溺水时，由于大量体液渗入肺组织，存在血容量不足，需及时补充葡萄糖溶液、低分子右旋糖酐、血浆等；注意纠正高钾血症及酸中毒等。

3. 防治急性肺损伤　如无明显禁忌证，可早期、短程、足量应用糖皮质激素以防治溺水后发生的炎性反应、急性肺损伤及急性呼吸窘迫综合征。

4. 控制抽搐及防治脑损伤　溺水后由于存在不同程度的缺氧性脑损害，有颅内压升高或昏迷者，如应用呼吸机辅助呼吸者可适当增加通气，使 $PaCO_2$ 保持在 $25 \sim 30mmHg$。同时，根据病情应用甘露醇、甘油果糖或呋塞米等以减轻脑水肿，改善患者的预后。

5. 复温　对冷水中溺水者，如体温过低可采用体外或体内复温措施，使中心体温至少达到 $30 \sim 35℃$。

6. 抗感染　对于污水溺水、合并感染或脓毒症的溺水者，可予以抗感染治疗。

7. 对症治疗　对血红蛋白尿、少尿或无尿患者，应积极防治急性肾功能不全的发生；溶血时可输血，以增加血液携氧能力；纠正低血压，治疗心律失常，预防应激性溃疡等。

三、临床表现和诊断

溺水患者临床表现差异较大，与溺水持续时间长短、吸水量多少、吸入介质的性质和器官损伤的严重程度等有关。

（一）一般表现

溺水者的许多症状和体征多发生在溺水现场。缺氧是最常见的表现，严重者可出现心跳、呼吸骤停；如淹没于粪坑、污水池和化学物储存池等处时，除溺水窒息表现外，还会伴有相应的皮肤、黏膜损伤、肺部感染和全身中毒表现。患者常表现为寒战、窒息、昏迷及意识不清，有颜面、指端发绀，面部肿胀，双眼结膜充血，口、鼻充满泡沫或杂质，肺部听诊可闻及干性及细小湿啰音,腹部膨胀,四肢冰冷;海水溺水者有口渴感;也可伴有头、颈部损伤的表现。

(二)各系统表现

1. 神经系统　溺水患者可表现为头痛、烦躁不安、抽搐、意识障碍、肌张力增加、视觉障碍、牙关紧闭等。

2. 循环系统　可有脉搏细弱或不能触及,心音微弱或消失,血压不稳,心律失常甚至心室颤动或心室静止等。

3. 呼吸系统　口腔和鼻腔内充满泡沫或泥污,可表现为呼吸困难、呼吸表浅、急促或停止,剧烈呛咳,胸痛,咳血性泡沫状痰,两肺可闻及干、湿啰音,偶有喘鸣音等。

4. 消化系统　可有口渴、恶心、呕吐及腹胀,上腹膨隆,吞入大量水者有胃扩张表现。

5. 泌尿系统　可出现少尿或无尿,尿液可呈橘红色。

6. 其他　也可出现凝血功能障碍及头、颈部损伤的表现。

(三)实验室和其他检查

1. 血和尿液检查　外周血白细胞总数和中性粒细胞增高,尿蛋白呈阳性。淡水溺水者可有高钾血症、低钠血症、低氯血症及低蛋白血症,血和尿液可出现游离血红蛋白;海水溺水者可有血液浓缩、高钠血症或高氯血症。严重者也可出现弥散性血管内凝血的表现。

2. 心电图检查　心电图显示窦性心动过速、非特异性 ST 段和 T 波改变、室性心律失常或完全性心脏传导阻滞。

3. 动脉血气分析　所有患者都有不同程度低氧血症,约75%的患者有严重混合性酸中毒。

4. 影像学检查　胸部 X 线或 CT 检查可见肺纹理增粗、局限性的斑片状影或者较为广泛的絮状影,主要分布于两肺下叶,肺水肿及肺不张可同时存在,住院 12 ～ 24 小时吸收好转或进展恶化,但约有 20% 病例胸部影像学检查并无异常发现。疑有颈椎损伤时应进行颈椎 X 线或者 CT 检查。早期脑部 CT 检查无明显益处，脑部磁共振检查在溺水 3 ～ 4 天后进行，对判断预后价值较为理想。

（四）临床诊断

根据溺水史、临床表现及相关检查即可诊断。

四、鉴别诊断

应特别注意鉴别是否为继发其他疾病如急性心肌梗死、癫痫发作、晕厥及外伤等而导致的溺水，要通过详细了解既往史和检查资料做出判断。

（王映珍）

第四十一章 电 击 伤

一、病情评估

电击伤是指一定量的电流或电能通过人体，引起电生理变化和不同程度组织损伤或器官功能障碍甚至猝死，俗称触电。电击包括低压电（≤ 380V）、高压电（> 1000V）和超高压电或雷击（> 10 000 万 V）3 种电击类型。电击对人体的损伤程度与接触电压的高低、电流类型、电流强度、频率高低、触电部位皮肤电阻、触电时间长短、电流体内途径和所处环境气象条件密切相关。电击损伤包括电流对细胞的直接损伤和电阻产热引起的组织和器官损伤：如皮肤及皮下组织烧伤；深部组织局部水肿压迫营养血管引起闭塞，发生缺血和坏死；接触超高压电能使组织迅速炭化；电流通过中枢神经系统会立即引起呼吸、心搏停止，导致患者死亡。

（一）病情评估

1. 评估患者是否已脱离电源，第一时间切断触电现场的电源或采取相应保护措施将伤者搬离危险区，确保现场救助者自身的安全。

2. 评估电击原因、部位、电压情况、局部烧伤程度。

3. 评估患者生命体征及意识，对心搏骤停患者，即刻积极进行高质量心肺复苏并评估复苏效果。

4. 评估由于大量肌组织坏死导致急性肾衰竭、致命性高钾血症的发生风险。

5. 评估心功能不全、脑水肿、四肢关节脱位和骨折等可能。

6. 电击后 24 ～ 48 小时常有出现消化道出血和弥散性血管内凝血的风险。

7. 复苏后 24 ～ 48 小时常有出现神经源性肺水肿和严重室性心律失常的风险。

8. 孕妇电击后可发生流产或死胎可能。

（二）留观指征

1. 经急诊治疗后病情有所缓解。

2. 患者血流动力学稳定，生命体征平稳。

（三）住院指征

1. 经积极急诊治疗后患者病情无明显缓解。

2. 患者血流动力学不稳定。

3. 存在心电图明显异常改变，明显的皮肤烧伤，怀疑深部组织烧伤，存在肌红蛋白尿、酸中毒、肾功能不全等。

4. 存在其他严重的并发症。

5. 存在明显的精神障碍。

6. 存在需要进一步专科治疗的情况。

7. 高压电和雷击者应收住 ICU，严密监测生命体征及心电变化。

二、处理流程

（一）现场急救

1. 脱离电源　首先要确保现场救助者自身的安全，在第一时间切断触电现场的电源，或应用绝缘物使触电者与电源分离，或采取相应保护措施将伤者搬离危险区。

2. 生命体征及损伤评估

（1）评估生命体征及意识，是否存在恶性心律失常等情况。

（2）评估电击原因、部位、电压情况、局部烧伤程度。

3. 心肺复苏　对心搏、呼吸骤停者应立即进行心肺复苏，不能轻易终止复苏，发生心室颤动者应行电除颤。

（二）院内治疗

1. 补液　对存在低血容量性休克和组织严重电烧伤患者，应迅速静脉补液，补液量较同等面积热烧伤者要多，输液量应依据患者对输液治疗的效果来决定，包括监测每小时尿量、意识、血压、周围循环情况及中心静脉压等。

2. 对症治疗　出现肌红蛋白尿时，应补液维持尿量在 100～150ml/h，同时碱化尿液，使血液 pH 维持在 7.45 以上，积极预防并治疗急性肾衰竭及高钾血症，必要时根据病情进行血液透析；防止电击后迟发性心律失常，必要时使用抗心律失常药；纠正心功能不全，防治脑水肿，维持酸碱平衡等。

3. 创伤和烧伤处理　对于存在广泛组织烧伤、肢体坏死和骨折者，应请外科医师进行相应处置。坏死组织应进行清创术，预防注射破伤风抗毒素（3000U）。有继发感染者，给予抗菌药物治疗。对骨筋膜室综合征患者，必要时尽早行筋膜切开减压术。对于肢体电击伤后深部组织损伤情况不明者，可应用动脉血管造影或放射性核素扫描等检查以明确损伤情况并指导治疗。

三、临床表现和诊断

（一）临床表现

1. 轻度电击　瞬间感觉异常、痛性肌肉收缩、惊恐、面色苍白、头痛、头晕、心悸等。触电部位局部皮肤和组织电烧伤。

2. 重度电击　表现为心搏、呼吸骤停和神志丧失。

3. 烧伤　高压电击处有至少两处为严重皮肤烧伤，烧伤处组织炭化或坏死成洞。如有衣服点燃可出现与触电部位无关的大面积皮肤烧伤。

4. 急性肾衰竭　由于严重电击导致的直接肾脏损伤、肌肉组织坏死产生肌球蛋白尿和肌红蛋白尿及溶血后血红蛋白尿，都能促发急性肾衰竭。

5. 神经系统　电击后数日或数周可出现上升性或横断性脊髓炎、多神经炎综合征；复苏后幸存者可遗留有定向力丧失和癫痫发作等。

6. 心脏损伤　部分患者有心肌和心脏传导系统损伤，心电图显示非特异性 ST 段降低、心房颤动或心肌梗死改变。

7. 骨折　触电后可发生脊椎压缩性骨折或肩关节脱位，由高处坠地可发生长骨骨折。

8. 其他　约半数电击者有单侧或双侧鼓膜破裂；单侧或双侧白内障；孕妇电击后可发生流产或死胎。

（二）临床诊断

根据患者触电病史、现场情况及临床表现，即可作出诊断。应了解有无从高处坠落或被电击抛开的情况，注意是否存在颈髓损伤、骨折和内脏损伤的可能性。另外应检测血肾功能、电解质、心肌标志物、乳酸脱氢酶、肌酸激酶、淀粉酶等，可辅助判断组织损伤程度及脏器功能的情况。

四、鉴别诊断

有些患者触电后，心跳和呼吸极其微弱，甚至暂时停止，处于"假死"状态，要认真鉴别，不可轻易放弃对触电者的抢救。

（王映珍）

第四十二章　烧　伤

一、病情评估

烧伤是指由火焰、热液、高温气体、激光、炽热金属液体或固体等所引起的组织损害。广义的烧伤也包括由电、化学物质等所致的损伤。

对烧伤患者的评估应包括全身情况（如生命体征、休克、吸入性损伤、复合伤及脏器功能）、烧伤面积与深度以及严重程度等。

（一）全身情况评估

1. 生命体征　包括患者意识、体温、脉搏、呼吸、血压等。

2. 是否发生休克　评估以下表现及检查结果，以判断患者是否发生休克：烦渴、意识改变、心率增快、血压下降、尿量减少、末梢循环不良、血乳酸升高、酸碱平衡失调如代谢性酸中毒等。

3. 是否有吸入性损伤　有以下情况应考虑吸入性损伤可能：

（1）在密闭环境中发生的烧伤。

（2）面、颈和前胸部烧伤，特别是口、鼻周围深度烧伤。

（3）鼻毛烧焦，口唇肿胀，口腔、口咽部红肿有水疱或黏膜发白。

（4）刺激性咳嗽、咳痰，痰中有炭屑。

（5）声嘶、吞咽困难或疼痛。

（6）呼吸困难和（或）哮鸣音。

（7）纤维支气管镜检查发现气道黏膜充血、水肿，黏膜苍白、坏死、剥脱等。

4. 是否有烧伤复合伤　烧伤有时可合并其他创伤和合并放射性损伤，多见于爆炸伤、电击伤和交通事故等。

5. 脏器功能评估　包括呼吸、心脏、肾脏、肝脏、肠道及凝血功能等。

（二）烧伤面积评估

烧伤面积的估算是指皮肤烧伤区域占全身体表面积的百分数。可用九分法，即头颈部 $=1×9\%$，躯干 $=3×9\%$，双上肢 $=2×9\%$，双下肢 $=5×9\%+1\%$（会阴部），共为 $11×9\%+1\%$。此外，也可用手掌估算法，即不论性别、年龄，患者并指的掌面约占体表面积 1%，此法可辅助九分法，测算小面积烧伤较便捷。

（三）烧伤深度的评估

一般采用三度四分法，即将烧伤深度分为Ⅰ度、浅Ⅱ度、深Ⅱ度、Ⅲ度。一般将Ⅰ度和浅Ⅱ度烧伤称浅度烧伤，深Ⅱ度和Ⅲ度烧伤称深度烧伤。

（四）烧伤严重程度评估

1.轻度烧伤　Ⅱ度烧伤面积 10% 以下。

2.中度烧伤　Ⅱ度烧伤面积 $11\% \sim 30\%$，或有Ⅲ度烧伤但面积不足 10%。

3.重度烧伤　烧伤总面积 $31\% \sim 50\%$；或Ⅲ度烧伤面积 $11\% \sim 20\%$；或Ⅱ度、Ⅲ度烧伤面积虽不到上述百分比，但已发生休克、合并较重的吸入性损伤和复合伤等。

4.特重烧伤　烧伤总面积 50% 以上；或Ⅲ度烧伤 20% 以上。

二、处理流程

（一）现场急救

1.迅速脱离热源　尽快扑灭火焰、脱去着火或沸液浸渍的衣服，迅速离开密闭或通风不良的现场，及时冷疗，方法是将烧伤创面在自来水下淋洗或浸入水中（水温一般为 $15 \sim 20℃$），或用冷水浸湿的毛巾、纱垫等敷于创面，一般适用于中小面积烧伤，特别是四肢烧伤，一般敷至冷疗停止后不再有剧痛，多需 $0.5 \sim 1$ 小时。

2.初步快速估计伤情　对出现心搏、呼吸骤停者，确定环境安全后，立即行心肺复苏。如有大出血、窒息、开放性气胸、骨折、严重中毒等危及患者生命的情况，应先施行相应的抢救措施。

3. 妥善保护创面　在现场附近，可用干净敷料或布类保护，或行简单包扎后送医院处理，避免再污染及再损伤。避免使用有色药物涂抹创面，增加对烧伤深度判定的困难。

4. 保持呼吸道通畅　火焰烧伤常伴烟雾、热力等呼吸道吸入性损伤，应注意保持呼吸道通畅，必要时行气管插管或气管切开。

5. 其他救治措施

（1）严重口渴、烦躁不安者常提示休克可能，应迅速建立静脉通路，予以补液、抗休克等治疗。

（2）留置导尿管，观察尿量。

（3）疼痛剧烈者可酌情使用地西泮、哌替啶等镇痛镇静药物，应注意以上药物对呼吸的抑制作用。

6. 转送　严重大面积烧伤早期应遵循就近治疗的原则，避免长途转送，烧伤面积较大者，如不能在伤后 1 ～ 2 小时内送到附近医院，应在原单位积极行抗休克治疗或建立人工气道，待休克被控制后再转送。必须转送者应建立静脉输液通道，途中继续输液，保证呼吸道通畅，途中最好有医护人员陪同，并观察生命体征的变化。

（二）急诊治疗

1. 轻度烧伤　主要是处理创面，包括清洁创面周围健康皮肤，包括剃净创面周围毛发、去除异物。Ⅰ度烧伤创面无须处理，可外敷清凉药物。小面积浅Ⅱ度烧伤，水疱完整者，应予保存，水疱大者，可用消毒空针抽去水疱液，然后消毒包扎；如水疱已经撕破，可用无菌纱布、油性敷料包扎，如创面无感染，无须经常换药。面、颈与会阴部烧伤不适合包扎，予以暴露疗法。关节部位的Ⅱ度烧伤或Ⅲ度烧伤，使用夹板固定关节，以防关节活动使创伤恶化。疼痛较明显者，给予镇静、镇痛药物，口服或静脉补液，如无禁忌，可酌情进食。使用抗菌药物和破伤风抗毒素。

2. 中度以上烧伤　严重烧伤应运送到有烧伤专科的医院，急诊救治则常需烧伤科医师协助，处理要点有：

（1）简要了解受伤史后，记录血压、脉搏、呼吸，给予吸氧及呼吸支持，注意有无吸入性损伤及其他合并伤，严重吸入性损伤者应及早行气管切开。

（2）立即建立静脉输液通道，按照烧伤面积、深度及补液公式进行液体复苏，防治休克，根据补液反应，调整制订第一个 24 小时的输液计划。

（3）留置导尿管，观察每小时尿量、尿比重及 pH，注意有无血红蛋白尿、肌红蛋白尿。

（4）清创并估算烧伤面积、深度，评估病情。特别应注意肢体、躯干有无Ⅲ度环状焦痂的压迫，如影响血液循环或呼吸，应行焦痂切开减张术。

（5）镇静、镇痛治疗。

（6）注射破伤风抗毒血清。

（7）抗感染，积极防治烧伤后脓毒症。

（8）积极进行肠内或肠外营养支持，如情况允许，应尽早使用肠内营养。

（9）早期进行功能康复锻炼，减少瘢痕和挛缩。

三、临床表现和诊断

（一）临床表现

烧伤患者由于组织水肿、变性及坏死等变化而出现体液渗出，小面积浅度烧伤，体液渗出有限，经代偿不影响全身的有效循环血量；大面积或深度烧伤时，人体不足以代偿迅速发生的体液丧失时，则循环血量明显下降，导致血流动力学与流变学改变，进而发生休克，可并发脓毒症和多器官功能障碍等。根据烧伤病理生理特点，一般将烧伤的临床发展过程分为四期。

1. 体液渗出期　伤后迅速发生的变化为体液渗出。一般以伤后 6 ~ 12 小时内最快，可持续 24 ~ 36 小时，严重烧伤可延至 48 小时以上。较大面积烧伤，大量体液渗出易导致休克，故此期又称为休克期。近年来发现，严重烧伤早期可迅即发生心肌损害，也是休克发生和发展的重要因素之一。防治休克是此期的关键。

2. 急性感染期 严重烧伤易发生全身性感染，其原因主要有：

（1）皮肤、黏膜屏障功能受损，为细菌入侵打开了门户。

（2）机体免疫功能受抑制。

（3）机体抵抗力降低。

（4）易感性增加。早期缺血缺氧损害是机体易发生全身性感染的重要因素。

烧伤感染可来自创面、肠道、呼吸道或静脉导管等。防治感染是此期的关键。

3. 创面修复期 创面修复过程在伤后不久即开始，创面自然修复所需时间与烧伤深度等多种因素有关。此期的关键是加强营养，扶持机体修复功能和抵抗力，积极消灭创面和防治感染。

4. 康复期 深度创面愈合后常形成瘢痕，严重者影响外观和功能，需要进行康复锻炼、体疗和整形等；某些器官功能损害、不适及心理异常也需要一定的恢复过程，包括瘙痒或疼痛等不适，反复出现水疱甚至破溃，并发感染，形成残余创面及由于大部分汗腺被毁，机体散热、体温调节能力障碍等。

（二）临床诊断

根据烧伤史、临床表现和体格检查，可以明确诊断。

四、鉴别诊断

烧伤的鉴别诊断主要是对烧伤原因、伤情及严重程度的判断，并要注意对复合伤及合并其他脏器功能损伤的鉴别与诊断。

（王映珍）

第九部分　常见急重症

第四十三章　休　　克

第一节　感染性休克

一、病情评估

感染性休克（septic shock）又称脓毒性休克，是由微生物及其毒素等产物直接或间接引起急性微循环灌注不足，导致组织损害，无法维持正常代谢和功能，甚至造成多器官功能衰竭的危重综合征。

感染性休克早期病情评估极为重要。如果有感染的证据，当呼吸频率≥22次/分、精神异常、收缩压≤100mmHg时，应高度警惕感染性休克的发生。

二、处理流程

感染性休克的治疗首先应快速评估并稳定患者的生命体征，尽早经验性使用抗菌药物，同时积极确定病原菌，并基于对患者病理生理学状态的分析以及器官功能障碍的评估，改善机体的炎症状态和器官功能，防止感染性休克向多器官功能障碍综合征（MODS）发展。

（一）抗感染治疗

控制感染是感染性休克的基础治疗措施。

1. 感染源控制　需要紧急控制感染灶（如坏死性筋膜炎、腹膜炎、胆管炎、肠梗死）。

2. 早期抗微生物治疗　在控制感染源的基础上，推荐在感染性休克确诊后尽早开始（1小时内）静脉使用有效的抗菌药物治疗。推荐初始经验性抗感染治疗应包括可以覆盖所有可能的致病微生物[细菌和（或）真菌或病毒]的一种或多种药物，并保证充分的组织渗透浓度。经验性治疗应根据患者现有疾病和当地病原菌分布特点，尽可能针对最有可能的病原菌使用抗菌药物。建议采取经验性联合用药治疗中性粒细胞减少的严重感染和难治性多重耐药菌如不动杆菌和假单胞菌感染患者。对有呼吸衰竭和感染性休克的严重感染患者，建议应用广谱β-内酰胺类联合氨基糖苷类或氟喹诺酮类药物治疗铜绿假单胞菌。同样建议应用β-内酰胺类联合大环内酯类药物治疗肺炎链球菌感染的感染性休克患者。选择抗菌药物时，应以杀菌药物为主。

（二）器官和系统功能支持

1. 循环功能支持

（1）容量复苏：感染性休克早期，患者均有血容量不足，根据血细胞比容、中心静脉压和血流动力学监测选用补液的种类，掌握输液的速度。推荐以晶体液为主，有利于防止胶体从血管渗漏导致肺水肿和心力衰竭的发生。低蛋白血症患者推荐白蛋白。需要强调的是，容量复苏应考虑疾病需要，以及患者心血管的顺应性，心血管顺应性差时（如心力衰竭或肾衰竭时），早期目标指导治疗（early goal-directed therapy，EGDT）可能导致基础疾病加重，输液速度不宜太快。不建议早期进行有创检测，因为相当一部分患者可以从早期液体复苏中恢复。根据患者循环恢复情况，适当从胃肠道补充液体，特别是心功能不全的患者，静脉内不能大量补液，可从胃肠道补充液体。清醒的患者可给予口服补液，昏迷的患者给予插胃管补液。准确记录出入量。出量包括大小便量、呕吐物量、引流量、出血量、创伤的渗血渗液量、皮肤出汗量、肺呼出量等。入量包括饮水量、饮食量、输入液体量等，用量杯准确测量出入量并记录，作为补液的参考值。

（2）血管升压药物：首选去甲肾上腺素；只有当患者心律失常发生风险较低且心排血量低时，才考虑使用多巴胺。为将平均动脉压（MAP）提升至目标值或减少去甲肾上腺素的使用剂量,可在去甲肾上腺素基础上加用血管升压素（最大剂量 0.03U/min）。应用血管升压素不能改善病死率,但可以减少去甲肾上腺素的用量并且是安全的。在休克早期,由于交感神经兴奋,儿茶酚胺释放过多,可以造成血压假性升高,此时不应使用降压药物。

（3）正性肌力药物治疗:推荐出现以下情况时,试验性应用多巴酚丁胺,以 2μg/（kg·min）开始,最大剂量为 20μg/（kg·min）,或在升压药基础上加用多巴酚丁胺:心脏充盈压增高和低心排血量提示心功能不全;尽管循环容量充足和平均动脉压达标,仍然持续存在低灌注征象。左西孟旦作为一种钙增敏剂,可使射血分数、心排血量和心脏指数增加,而心率和心肌耗氧量无明显变化。如果经充足的液体复苏和获得足够的平均动脉压后,心排血量仍低,可考虑使用左西孟旦。

2. 呼吸功能支持　感染性休克患者可首先给予鼻导管给氧或面罩给氧、无创呼吸机辅助呼吸,血气分析每小时 1 次。如氧饱和度不稳定,或存在难以纠正的酸碱平衡紊乱时,立即给予气管插管呼吸机辅助呼吸,维持生命体征,保证全身各组织器官氧的供给。由于不同器官功能衰竭的情况不同,对于呼吸机的应用不推荐明确的指标。急性全身感染引发的急性呼吸窘迫综合征患者目标潮气量为 6ml/kg。

3. 消化系统功能支持　预防应激性溃疡。有出血危险因素的感染性休克患者,推荐使用 H_2 受体拮抗剂或质子泵抑制剂预防应激性溃疡,可减少上消化道出血发生率。没有危险因素的患者不建议进行预防治疗。

4. 内分泌功能调节　目标血糖上限 ≤ 10.0mmol/L（180mg/dl）。推荐应该在有营养支持情况下控制血糖,以防止低血糖发生。当连续 2 次血糖水平 > 10.0mmol/L（180mg/dl）时,开始使用胰岛素定量治疗。推荐每 1 ～ 2 小时监测血糖值,直到血糖值和胰岛素输注速度稳定后改为每 4 小时监测 1 次。

5. 血液系统功能支持　一旦组织低灌注得到改善且无下列

情况，如心肌缺血、严重低氧血症、急性出血或冠心病，推荐在血小板计数 $< 10 \times 10^9$/L 时预防性输注血小板。如患者有明显出血风险，建议血小板计数 $< 20 \times 10^9$/L 时，预防性输注血小板。当有活动性出血、手术、侵入性操作时，建议维持血小板计数 $> 50 \times 10^9$/L。严重感染或感染性休克的成人患者，不建议常规静脉使用免疫球蛋白。如果无出血或无侵入性操作计划，不建议使用新鲜冷冻血浆纠正实验室凝血异常。不推荐使用抗凝血酶治疗感染性休克。

6. 糖皮质激素　对成人感染性休克患者，如充分的液体复苏和血管活性药能恢复血流动力学稳定，不建议使用静脉注射糖皮质激素。如未达目标，在排除存在持续免疫抑制的情况下建议静脉应用糖皮质激素。应用氢化可的松时，采用持续滴注而非间断静脉注射。需要强调的是，肾上腺皮质功能低下的患者，可小剂量使用激素；在全身炎症反应综合征（SIRS）反应初期，激素应用对患者具有积极的作用；但对于免疫抑制的患者应谨慎使用。

7. 营养支持　经胃肠道途径容量复苏及早期肠道营养支持需要在维持血流动力学稳定、肠道功能较好或恢复的状态下，适量给予，循序渐进。在确诊严重感染/感染性休克最初的48小时内，若机体耐受可给予经口饮食或肠内营养（如果需要）。在第1周内避免强制给予全热量营养，建议低剂量喂养[如每日最高2092kJ（500kcal）]，仅在可以耐受的情况下加量。建议在确诊严重感染/感染性休克的最初7天内，使用静脉输注葡萄糖和肠内营养，而非单独使用全胃肠外营养或肠外营养联合肠内营养。对严重感染患者，不建议使用含特殊免疫调节添加剂的营养制剂。对有营养风险的急性感染患者，接受肠内营养3～5天仍不能达到50%目标量时，建议添加补充性肠外营养。

三、临床表现和诊断

1. 感染性休克的临床表现　机体不同部位的感染有相应的

临床表现，如呼吸道感染出现咳嗽、咳痰；泌尿系统感染出现尿频、尿急、尿痛等；胆道感染出现查科（Charcot）三联征甚至五联征等。

（1）休克代偿期：血压往往正常或略低于正常，在代偿作用下有时甚至轻度升高，但脉压降低。此期，患者由于血流再分布，外周组织和器官灌注减少，引起肢端和面色苍白、发绀、尿量减少。同时由于神经内分泌系统激活，引起心率和脉搏增快、烦躁不安。部分暖休克患者早期可表现为肢端温暖、皮肤干燥、面色潮红，但存在组织灌注不良，容易漏诊。

（2）休克失代偿期：由于代偿作用消失，心、脑血供下降，表现为神志烦躁加剧或萎靡、嗜睡，甚至出现神志不清。同时血压进行性下降，组织缺血缺氧加剧，尿量进一步减少或无尿，皮肤可出现花斑，实验室检查提示酸中毒表现。

（3）休克难治期：突出表现为循环衰竭、弥散性血管内凝血及 MODS：①循环衰竭表现为血压持续下降或难以测出，对血管活性药物反应性差。②凝血功能异常，出现弥散性血管内凝血表现，如出血、皮下瘀斑、贫血等。③各器官功能障碍和衰竭可出现各自的临床表现，如肾功能不全出现少尿或无尿，急性呼吸窘迫综合征患者出现呼吸频率和节律的异常等。

2. 感染性休克的临床诊断标准

（1）感染的诊断：存在感染的临床表现、实验室证据或影像学证据。

（2）脓毒症相关性器官功能衰竭评价（sepsis-related organ failure assessment，SOFA）：评分较基线上升≥ 2 分。

（3）出现持续性低血压，在充分容量复苏后仍需血管活性药来维持平均动脉压≥ 65mmHg，以及血乳酸水平＞ 2mmol/L。

四、鉴别诊断

1. 低血容量性休克 有各种原因的体液丢失病史，尿比重和渗透压增加，对补充血容量能迅速反应。

2. 心源性休克 常发生在急性心肌梗死、重症心肌炎后，具有心功能不全表现，心电图可能提示心肌缺血等改变。

3. 过敏性休克 有接触过敏原病史，除休克表现外，常伴有喉头水肿、气管痉挛、肺水肿等表现，脱离过敏原和抗过敏治疗后症状改善。

第二节 过敏性休克

一、病情评估

过敏性休克（anaphylactic shock）是外界某些抗原物质进入已致敏的机体后，通过免疫机制在短时间内发生的一种强烈的多脏器累及症候群。

过敏性休克的表现因程度、机体反应性、抗原进入量及途径的不同而有很大差别，通常突然发生且很剧烈，若不及时处理，常可能危及生命。

二、处理流程

1. 立即停止进入并移开可疑的过敏原或致病药物。

2. 保持呼吸道通畅，吸氧，必要时气管切开或呼吸机支持治疗。

3. 肾上腺素 立即给予 0.1% 肾上腺素，皮下注射 0.3 ～ 0.5ml（0.3 ～ 0.5mg），若病情需要可以间隔 15 ～ 20 分钟再注射 2 ～ 3 次。也可用 0.1 ～ 0.5mg 缓解静脉注射（以 0.9% 氯化钠注射液稀释到 10ml），如疗效不好，可改用 4 ～ 8mg 溶于 5% 葡萄糖溶液 500 ～ 1000ml 中静脉滴注。不良反应：①心悸、头痛、血压升高、震颤、无力、眩晕、呕吐、四肢发凉；②有时可有心律失常，严重者可由于心室颤动而致死；③用药局部可有水肿、充血、炎症。

4. 皮质激素治疗 甲泼尼龙 200 ～ 400mg 静脉滴注或地塞米松 10 ～ 20mg 注射。

5. 补充血容量 0.9% 氯化钠注射液 500ml 快速滴入，继之可选用 5% 葡萄糖或右旋糖酐，总入液量在 3000 ～ 4000ml/d。

6. 血管药物治疗

（1）多巴胺：开始时每分钟 1 ～ 5μg/kg，10 分钟内以每分钟 1 ～ 4μg/kg 的速度快速递增，以达到最大疗效，多巴胺的推荐剂量为每分钟 5 ～ 20μg/kg。

（2）去甲肾上腺素：起始剂量为每分钟 0.04 ～ 0.2μg/kg，逐渐调节至有效剂量，可达每分钟 0.2 ～ 0.5μg/kg。

7. 抗过敏治疗　氯苯那敏 10mg 或异丙嗪 25 ～ 50mg，肌内注射。

8. 解除支气管痉挛　氨茶碱 0.25g 加入 40ml 5% 葡萄糖溶液中静脉注射。

9. 对症治疗　积极治疗休克所致的并发症。

三、临床表现和诊断

1. 临床表现　本病起病表现和过程不一，与致敏原的强度、患者的健康状况和遗传因素有关。一般症状开始很快，可发生在暴露于致敏原后即刻或迟发。大多数患者以皮肤症状开始，皮肤潮红并常伴出汗、红斑，瘙痒特别多见于手、足和腹股沟。荨麻疹 / 血管性水肿是暂时的，一般不超过 24 小时，严重时可出现发绀。上呼吸道症状有口腔、舌、咽或喉头水肿，其中喉头水肿从声音嘶哑、失语到窒息轻重不等，后者是致死的主要原因；下呼吸道症状有胸部约束感、刺激性咳嗽、哮鸣、呼吸停止等。心血管系统症状有低血容量性低血压（严重时对升压剂无反应）、心律不齐、心肌缺血、心脏停搏。胃肠道症状少见，常伴有恶心、呕吐、腹绞痛、腹泻，其中腹痛常是本病的早期表现。神经系统症状有焦虑、抽搐、意识丧失等，患儿多疲乏、无力。此外，患儿还会因暂时脑缺氧而出现一些精神症状。上述症状和体征既可单独存在也可联合出现。大多数严重反应涉及呼吸和心血管反应。开始就出现意识丧失者可在几分钟内死亡，也可发生在几天或几周后，但一般过敏反应的症状开始越晚，反应的程度越轻。早期过敏反应在消散后 4 ～ 8 小时，可再次出现。有些患者呈双向性表现形式，即发作—缓解—再发作；尽管采取适宜的治疗，仍可再次发作，约 30% 病例有再次发作的风险；较迟的再发作可出现在首次发作后 8 ～ 12 小时。

2. 临床诊断

（1）过敏原接触史：于休克出现前用药，尤其是药物注射史，以及其他特异性过敏原接触史，包括食物、吸入物、接触物、昆虫螫刺等。

（2）过敏的前驱症状：包括皮肤潮红或一过性皮肤苍白、畏寒等；周身皮痒或手掌发痒，皮肤及黏膜麻感，多数为口唇及四肢麻感。继之，出现各种皮疹，多数为大风团状，重者可见有大片皮下血管神经性水肿或全身皮肤水肿。此外，鼻、眼、咽喉黏膜亦可发生水肿，从而出现喷嚏、流清水样鼻涕、声音嘶哑、呼吸困难、喉痉挛等。不少患者并有食管发堵、腹部不适，伴以恶心、呕吐等。

（3）血压下降或组织低灌注表现。

四、鉴别诊断

1. 感染性休克　有感染的证据且呼吸频率 ≥ 22 次 / 分、精神异常、收缩压 ≤ 100mmHg，应考虑感染性休克。

2. 心源性休克　常发生在急性心肌梗死、重症心肌炎后，具有心功能不全表现，心电图可能提示心肌缺血等改变。

3. 低血容量性休克　有各种原因的体液丢失病史，尿比重和渗透压增加，对补充血容量能迅速反应。

第三节　心源性休克

一、病情评估

心源性休克（cardiogenic shock，CS）是由于各种原因导致心脏功能减退，引起心排血量显著减少，血压下降，重要脏器和组织灌注严重不足，全身微循环功能障碍，从而出现一系列以缺血、缺氧、代谢障碍及重要脏器损害为特征的一种临床综合征。它可以是严重的心律失常及任何心脏病的末期表现，但急性心肌梗死是引起心源性休克最常见的病因，约占所有心源性休克的 80%。

心源性休克主动脉内囊反搏 - 体克（IABP-SHOCK）Ⅱ研究建立了一个心源性休克患者 30 天预测病死率的评分系统（表 1-43-1）。根据评分结果分为低危（0 ～ 2 分）、中危（3 ～ 4 分）和高危（5 ～ 9 分），30 天病死率分别为 28.0%、42.9% 和 77.3%。

表 1-43-1　心源性休克 IABP-SHOCK Ⅱ评分系统

项目	分值
＞ 73 岁	1
陈旧卒中	2
入院血糖＞ 10.6mmol/L	1
血肌酐＞ 1.5mg/dl	1
急诊 PCI 后血流 TIMI 分级＜ 3 级	2
血乳酸值＞ 5mmol/L	2

注：PCI 为经皮冠脉介入术，TIMI 为心肌梗死溶栓；1mg/dl=88.4μmol/L。

二、处理流程

1. 一般治疗

（1）绝对卧床休息，有效止痛，有急性心肌梗死所致者给予吗啡 3 ～ 5mg 或哌替啶 50mg，静脉注射或皮下注射，同时给予地西泮、苯巴比妥。

（2）建立有效的静脉通道，必要时行深静脉插管。留置导尿管监测尿量。持续心电、血压、血氧饱和度监测。

（3）氧疗：持续吸氧，氧流量一般为 4 ～ 6L/min，必要时气管插管或气管切开，人工呼吸机辅助呼吸。

2. 血管活性药物治疗

①尽快应用血管活性药物（常用多巴胺和去甲肾上腺素）维持血流动力学稳定；②如果收缩压

尚维持于 80 ～ 90mmHg，可考虑先加用正性肌力药物，如多巴胺 0.5 ～ 10.0μg/（kg·min）；③如果已经出现严重低血压（收缩压＜ 80mmHg），需要在提高心排血量的同时，进一步收缩血管、提升血压，可首选去甲肾上腺素 0.05 ～ 0.40μg/（kg·min），或多巴胺联合应用去甲肾上腺素；④较大剂量单药无法维持血压时，建议尽快联合应用，注意监测药物副作用。

3. 正性肌力药物的应用

（1）双异吡啶类药物：常用氨力农 0.5 ～ 2mg/kg，稀释后静脉注射或静脉滴注，或米力农负荷量 25 ～ 75μg/kg，5 ～ 10 分钟缓慢静注，以后每分钟 0.25 ～ 1.0μg/kg 维持。

（2）左西孟旦：静脉注射 12.0μg/kg 持续 10 分钟（收缩压＞ 100mmHg），注射泵输入 0.05 ～ 0.20μg/（kg·min）。

4. 机械辅助治疗

（1）主动脉内球囊反搏（intra-aortic balloon pump，IABP）：在心脏舒张期，行主动脉内气囊充气。由于冠状动脉供血主要发生在心脏舒张期，舒张期气囊充气增加主动脉根部压力，可明显改善冠状动脉灌注；而在心脏收缩前，气囊放气，能够降低心脏后负荷和室壁张力，从而达到心脏辅助的作用。

（2）体外膜氧合（ECMO）：静脉血液由离心泵驱动经股静脉引出，经氧合器进行气体交换后经过温度调整，再经动脉管道泵入腹主动脉，心排血量可额外增加 4.5L/min 以上，符合完全心肺替代理念。

（3）经皮左心室辅助装置（left ventricular assist device，LVAD）：目前国外临床应用较成熟的主要是 左房 - 股动脉旁路泵（Tandem Heart）和心脏轴流泵（ Impella）系统这两种装置，其中 Impella 系统应用相对更广泛。Impella 系统通过导管前端的内置微型轴流泵，将左心室的氧合血液经导管流入口抽出，再经导管流出口泵入升主动脉，建立左心室 - 升主动脉引流途径。能提供最大排血量分别为 2.5L/min（Impella 2.5）、5.0L/min（Impella 5.0）和 3.0 ～ 4.0L/min（Impella CP）

的连续血流，从而主动减少左心室前负荷和肺毛细血管楔压（PCWP），降低室壁张力和心肌耗氧量；同时 Impella 系统可辅助心脏做功，增加心排血量，升高主动脉压和冠状动脉灌注压。

5. 支持治疗

（1）呼吸衰竭：包括持续氧疗，必要时呼气末正压给氧，适当应用呼吸兴奋剂，如尼可刹米 0.375g 或洛贝林（山梗菜碱）3～6mg 静脉注射；保持呼吸道通畅，定期吸痰，加强抗感染等。

（2）急性肾衰竭：注意纠正水、电解质紊乱及酸碱失衡，及时补充血容量，酌情使用利尿剂如呋塞米 20～40mg 静脉注射。必要时可进行血液透析、血液滤过或腹膜透析。

（3）保护脑功能：酌情使用脱水剂及糖皮质激素，合理使用兴奋剂及镇静剂，适当补充促进脑细胞代谢药，如脑活素、胞磷胆碱、三磷酸腺苷等。

（4）防治弥散性血管内凝血（DIC）：休克早期应积极应用低分子右旋糖酐、阿司匹林、双嘧达莫等抗血小板及改善微循环药物，有 DIC 早期指征时应尽早使用肝素抗凝，首剂 3000～6000U 静脉注射，后续以 500～1000U/h 静脉滴注，监测凝血时间调整用量，后期适当补充消耗的凝血因子，对有栓塞表现者可酌情使用溶栓药如小剂量尿激酶（25 万～50 万 U）或链激酶。

三、临床表现和诊断

1. 临床表现 心源性休克有两个主要特征：①血压明显降低：心源性休克收缩压常在 90mmHg 以下。②全身低灌注：由于心排血量持续性降低，组织脏器有效血液量减少，可出现相应的表现：脑部症状有神志异常，轻者烦躁或淡漠，重者意识模糊，甚至昏迷；心、肺症状有心悸、呼吸困难；肾脏症状有少尿或无尿，通常尿量在 20ml/h 以下；消化道可有肠梗阻表现；周围血管灌注不足及血管收缩可见皮肤苍白甚至花斑、湿冷、发绀等，同时还有原发病的症状，如急性心肌梗死、重症心肌炎、大块肺栓塞等可有胸痛；在主动脉夹层时有胸背部疼痛；重症心肌炎还可有上呼吸道感染症状，如发热、恶寒、战栗等。

2. 辅助检查　视心源性休克病因不同，实验室检查结果亦不尽相同。以急性心肌梗死为例，可有以下改变。①血常规：白细胞计数增多，一般在（10～20）×10^9/L，中性粒细胞增多；②尿量及尿常规：尿量减少，可出现蛋白尿、白细胞尿和管型。并发急性肾衰竭时，尿比重由初期偏高转为低而固定在1.010～1.012；③肾功能检查：血尿素氮和肌酐升高，尿肌酐/血肌酐值常降至10以下；④酸碱平衡及血气分析：休克早期可为代谢性酸中毒和呼吸性碱中毒改变，休克中晚期常为代谢性酸中毒并呼吸性酸中毒，血pH下降，氧分压和血氧饱和度降低，二氧化碳分压和二氧化碳含量增加；⑤心肌坏死标志物检查：可见肌酸激酶（CK）、CK-MB、TnT、肌钙蛋白I（TnI）升高；⑥DIC检查：休克晚期常并发DIC，除血小板计数进行性下降及有关血小板功能异常外，还有如下改变：凝血酶原时间延长，纤维蛋白原降低，凝血因子减少；⑦心电图检查：对判断心肌梗死是必需的，可见T波增高，ST段弓背样抬高，异常Q波、QS波及相关的心律失常；⑧胸部X线片：可见肺淤血，PCWP＞18mmHg以上时肺门常出现蝶形渗出影；⑨超声心动图检查：根据室壁运动异常的范围和程度可以推测心肌损害的程度，同时在诊断左心室壁破裂、室间隔穿孔及急性二尖瓣反流中具有重要价值。这也是与其他原因引起的心源性休克鉴别的重要手段。

3. 临床诊断

（1）有急性心肌梗死、急性心肌炎、原发或继发性心肌病、严重恶性心律失常、心肌毒性药物中毒、急性心脏压塞以及心脏手术等病史。

（2）低血压：血容量充足前提下，收缩压＜90mmHg超过30分钟；或平均动脉压＜65mmHg超过30分钟；或需要应用血管活性药物和（或）循环辅助装置支持下维持收缩压＞

90mmHg。

（3）脏器灌注不足征象（至少 1 项）：①排除其他原因的精神状态改变，早期兴奋，晚期抑制萎靡；②肢端皮肤湿冷、花斑；③少尿（尿量＜ 400ml/24h 或＜ 17ml/h），或无尿（尿量＜ 100ml/24h）；④代谢性酸中毒，血浆乳酸浓度增高＞ 2.0mmol/L。

（4）有创血流动力学监测的诊断标准（必要时可实施）：

1）心排血量严重降低：心指数 ≤ 2.2L/（min·m²）。

2）心室充盈压升高：PCWP ≥ 18mmHg。

四、鉴别诊断

1. 低血容量性休克　有各种原因的体液丢失病史，尿比重和渗透压增加，对补充血容量能迅速反应。

2. 感染性休克　有感染的证据且呼吸频率 ≥ 22 次 / 分、精神异常、收缩压 ≤ 100mmHg 时，应考虑感染性休克。

3. 过敏性休克　有接触过敏原病史，除休克表现外，常伴有喉头水肿、气管痉挛、肺水肿等表现，脱离过敏原和抗过敏治疗后症状改善。

第四节　低血容量性休克

一、病情评估

低血容量性休克是指各种原因引起的外源性和（或）内源性容量丢失而导致的有效循环血量减少、组织灌注不足、细胞代谢紊乱和功能受损的病理生理过程。

低血容量性休克的早期评估，对预后至关重要。传统的诊断主要依据病史、症状、体征作出，包括精神状态改变，皮肤湿冷，收缩压下降（＜ 90mmHg 或较基础血压下降 40mmHg）或脉压减少（＜ 20mmHg），尿量＜ 0.5ml/（h·kg），心率＞ 100 次 / 分，中心静脉压（CVP）＜ 5mmHg 或 PAWP ＜ 8mmHg 等指标。近年来，人们认识到氧代谢与组织灌注指标对低血容量性休克早期诊断具有重要参考价值，血乳酸＞ 2mmol/L、碱剩余

＜ -5mmol/L 是低血容量性休克早期诊断的重要指标。

低血容量性休克的发生与否及其程度，取决于机体血容量丢失的多少和速度。以失血性休克为例，估计血容量的丢失，见表 1-43-2。成人的平均估计血容量占体重的 7%（或 70ml/kg）。一个 70kg 体重的人约有 5L 的血液。血容量随着年龄和生理状况而改变。以占体重的百分比为参考指数时，高龄人的血容量较少（占体重的 6% 左右），而儿童的血容量占体重的 8% ～ 9%，新生儿估计血容量占体重的 9% ～ 10%。可根据失血量等指标将失血分成四级。大量失血可以定义为 24 小时内失血超过患者的估计血容量或 3 小时内失血量超过估计血容量的一半。

表 1-43-2　失血的分级（以体重 70kg 为例）

参数	Ⅰ级	Ⅱ级	Ⅲ级	Ⅳ级
失血量（ml）	＜ 750	750 ～ 1500	1500 ～ 2000	＞ 2000
失血量	＜ 15%	15% ～ 30%	30% ～ 40%	＞ 40%
心率（次 / 分）	＜ 100	＞ 100	＞ 120	＞ 140
血压	正常	下降	下降	下降
呼吸频率（次 / 分）	14 ～ 20	20 ～ 30	30 ～ 40	＞ 40
尿量（ml/h）	＞ 30	20 ～ 30	5 ～ 15	无尿
神经系统	轻度焦虑	中度焦虑	萎靡	昏睡

二、处理流程

1. 病因治疗　积极纠正低血容量性休克的病因是治疗的基本措施。对于出血部位明确、存在活动性失血的休克患者，应尽快进行手术或介入止血。对于出血部位不明确、存在活动性失血的休克患者，应进一步检查和评估。

2. 液体复苏　低血容量性休克时进行液体复苏刻不容缓，输液的速度应快到足以迅速补充丢失液体，以维持组织灌注。

液体复苏治疗时可以选择两种液体：晶体液（如生理盐水和等张平衡盐溶液）和胶体液（如白蛋白和人工胶体）。低血容量性休克液体复苏时选用晶体或胶体液同样有效。由于 5% 葡萄糖溶液很快分布到细胞内间隙，因此不推荐用于复苏治疗。

3. 输血治疗 输血及输注血制品在低血容量性休克中应用广泛。输血也可能带来一些不良反应甚至严重并发症。失血性休克时，丧失的主要是血液，但补充血容量时，并不需要全部补充血液。关键是应抓紧时机及时进行容量复苏。

（1）浓缩红细胞：为保证组织的氧供，血红蛋白降至 70g/L 时应输血。对于有活动性出血的患者、老年人及有心肌梗死风险的人，使血红蛋白保持在 100g/L 是合理的。

（2）血小板：血小板输注主要用于患者血小板数量减少或功能异常伴有出血倾向或表现时。血小板计数 $> 100 \times 10^9$/L，可以不输注；血小板计数 $< 50 \times 10^9$/L，应考虑输注；血小板计数在 $(50 \sim 100) \times 10^9$/L 时，应根据是否有自发性出血或伤口渗血决定；如术中出现不可控渗血，确定血小板功能低下时，输注血小板不受上述限制。对大量输血后并发凝血异常的患者联合输注血小板和冷沉淀可显著改善止血效果。

（3）新鲜冷冻血浆：1U（250ml）新鲜冷冻血浆含接近正常水平的所有凝血因子，包括 400mg 纤维蛋白原，能提高患者约 3% 凝血因子水平。近年来的一些研究报道，大多数失血性休克患者在抢救过程中酸中毒和低体温即使得到较好调整，凝血功能仍难以得到很好的纠正。应在早期积极改善凝血功能，早期复苏时红细胞与新鲜冷冻血浆的输注比例应为 1 : 1。

（4）血管活性药与正性肌力药：低血容量性休克的患者，一般不常规使用血管活性药，研究证实这些药物有进一步加重器官灌注不足和缺氧的风险。通常临床仅对于在足够的液体复苏后仍存在低血压，或者输液还未开始的严重低血压患者，才考虑应用血管活性药与正性肌力药。

多巴胺：$1 \sim 3\mu g/$（kg·min）主要作用于脑、肾和肠系膜血管，使血管扩张，增加尿量。$2 \sim 10\mu g/$（kg·min）时主要作用于 β 受体，通过增强心肌收缩能力而增加心排血量，同时也增加心肌氧耗。大于 $10\mu g/(kg\cdot min)$ 时以血管 α 受体兴奋为主，收缩血管。

去甲肾上腺素、肾上腺素仅用于难治性休克，主要效应是增加外周阻力来提高血压，同时也不同程度地收缩冠状动脉，但可能会加重心肌缺血。

4. 矫正酸中毒 快速发生的代谢性酸中毒可能引起严重的低血压、心律失常和死亡。临床上使用碳酸氢钠能短暂改善休克时的酸中毒，但是，不主张常规使用。研究表明，代谢性酸中毒的处理应着眼于病因处理、容量复苏等干预治疗，在组织灌注恢复过程中酸中毒状态可逐步纠正，过度的血液碱化使氧解离曲线左移，不利于组织供氧。因此失血性休克的治疗中碳酸氢盐的治疗只用于紧急情况或 pH < 7.15 时。

5. 肠黏膜屏障功能的保护 失血性休克时，肠道低灌注、缺血、缺氧发生得最早、最严重。肠黏膜屏障功能迅速减弱，肠腔内细菌或内毒素向肠腔外转移机会增加。此过程即细菌移位或内毒素移位，该过程在复苏后仍可持续存在。近年来，人们认为肠道是外科应激条件下的中心器官，肠道的缺血再灌注损伤是休克创伤病理生理发展的共同通路。保护肠黏膜屏障功能，减少细菌与毒素移位，已成为低血容量性休克治疗和研究工作的重要内容。

三、临床表现和诊断

1. 临床表现 在低血容量性休克时，尤其休克早期患者的意识尚清楚，脑组织乏氧尚轻，患者会有少尿的情况出现，此时部分患者会出现烦躁、焦虑或情绪激动的情况，神志会出现从紧张、烦躁、焦虑到逐渐淡漠，呼吸会从深快到浅慢。在休克中期时，低血容量性休克的患者会出现面色苍白，当周围小血管收缩、微血管血流量减少后，患者会因缺血、乏氧而出现面色青紫。严重血容量不足时，低血容量性休克的患者，会有颈部及四肢表浅静脉的萎缩，周围血管收缩、心率增快、收缩压显著下降、脉搏细速。当低血容量性休克患者进一步加重时，会出现少尿、无尿、四肢冰冷，患者会有明显的微循环灌注不足，皮肤会出现花斑。

2. 临床诊断　如有以下一种及以上的情况需考虑低血容量性休克。

（1）有创伤、烧伤、消化道出血、腹泻、肠瘘等导致血容量降低的病因，即继发于体内外急性大量失血或体液丢失，或有液体（水）严重摄入不足的病史。

（2）收缩压低于 80 ～ 90mmHg，或高血压者血压下降 20% 以上，毛细血管充盈时间延长，经最初的液体复苏仍无法纠正。

（3）患者有口渴、兴奋、烦躁不安，进而出现神情淡漠、神志模糊甚至昏迷、皮肤湿冷、尿量减少（尿量 < 30ml/h）、心率增快等低灌注表现，以及表浅静脉萎陷，肤色苍白至发绀、呼吸浅快、脉搏细速、体温下降的临床表现。

（4）血浆乳酸浓度升高、血红蛋白或血细胞比容降低、尿比重或尿渗透压升高，CVP < 5mmHg 和 PCWP < 8mmHg，心排血量降低。

四、鉴别诊断

1. 感染性休克　有感染的证据且呼吸频率≥ 22 次/分、精神异常、收缩压≤ 100mmHg 时，应考虑感染性休克。

2. 心源性休克　常发生在急性心肌梗死、重症心肌炎后，具有心功能不全表现，心电图可能提示心肌缺血等改变。

3. 过敏性休克　有接触过敏原病史，除休克表现外，常伴有喉头水肿、气管痉挛、肺水肿等表现，脱离过敏原和抗过敏治疗后症状改善。

　　　　　　　　　　　　　　　　　　　　（钟晓芃）

第四十四章　弥散性血管内凝血

一、病情评估

弥散性血管内凝血（disseminated intravascular coagulation，DIC）是在许多疾病基础上，致病因素损伤微血管体系，导致凝血活化、全身微血管血栓形成、凝血因子大量消耗并继发纤溶亢进，引起以出血及微循环衰竭为特征的临床综合征。在 DIC 发生发展的过程中涉及凝血、抗凝、纤溶等多个系统，临床表现也多样化。

二、处理流程

DIC 治疗原则：原发病的治疗是终止 DIC 病理过程的最为关键和根本的治疗措施。

1. 治疗基础疾病及去除诱因　针对基础疾病分别采取控制感染、治疗肿瘤、积极处理病理产科及外伤等措施。

2. 抗凝治疗　目的是阻止凝血过度活化、重建凝血 - 抗凝平衡、中断 DIC 病理过程。消耗性低凝期但病因短期内不能去除者，应在补充凝血因子情况下使用。临床上常用的抗凝药物为肝素，主要包括普通肝素和低分子量肝素。

（1）使用方法：①普通肝素，一般不超过 12 500U/d，每 6 小时用量不超过 2500U，静脉或皮下注射，根据病情决定疗程，一般连用 3～5 天。②低分子量肝素，剂量为 3000～5000U/d，皮下注射，根据病情决定疗程，一般连用 3～5 天。除外原发病因素，顽固性休克不能纠正者。

（2）适应证：① DIC 早期（高凝期）。②血小板及凝血因子呈进行性下降，微血管栓塞表现（如器官衰竭）明显者。

（3）禁忌证：①术后或损伤创面未经良好止血者。②近期有严重的活动性出血。③蛇毒所致 DIC。④严重凝血因子缺乏及明显纤溶亢进者。

（4）监测：普通肝素使用的血液学监测最常用活化部分凝血活酶时间（APTT），肝素治疗使其延长为正常值的 $1.5 \sim 2.0$ 倍时即为合适剂量。普通肝素过量可用鱼精蛋白中和，鱼精蛋白 1mg 可中和肝素 100U。低分子量肝素常规剂量下无须严格血液学监测。

3. 替代治疗　　以控制出血风险和临床活动性出血为目的。适用于有明显血小板或凝血因子减少证据且已进行病因及抗凝治疗、DIC 未能得到良好控制、有明显出血表现者。

（1）新鲜冷冻血浆等血液制品：每次 $10 \sim 15ml/kg$，也可使用冷沉淀。纤维蛋白原水平较低时，可输入纤维蛋白原：首次剂量 $2.0 \sim 40g$，静脉滴注。24 小时内给予 $80 \sim 120g$，一般认为，DIC 的抗凝治疗应在处理基础疾病的前提下，与凝血因子补充同步进行。

（2）血小板悬液：未出血的患者 $PLT < 20 \times 10^9/L$，或者存在活动性出血且 $PLT < 50 \times 10^9/L$ 的 DIC 患者，需紧急输注血小板悬液。

（3）FⅧ及凝血酶原复合物：可在严重肝病合并 DIC 时考虑应用。

4. 其他治疗

（1）支持对症治疗：抗休克治疗，纠正缺氧、酸中毒及水、电解质平衡紊乱。

（2）纤溶抑制药物治疗：临床上一般不使用，仅适用于 DIC 的基础病因及诱发因素已经去除或控制，并有明显纤溶亢进的临床及实验证据，继发性纤溶亢进已成为迟发性出血主要或唯一原因的患者。

（3）糖皮质激素治疗：不做常规应用，但下列情况可予以考虑：①基础疾病需糖皮质激素治疗者。②感染脓毒症休克合并 DIC 已经抗感染治疗有效者。③并发肾上腺皮质功能不全者。

三、临床表现、诊断和实验室检查

1. 临床表现　DIC 不是一个独立的疾病，而是众多疾病复杂病理过程中的中间环节，其主要基础疾病或诱因包括：严重感染、恶性肿瘤、病理产科、手术及外伤等。除原发疾病临床表现外，尚有 DIC 各期的临床特点，故临床表现复杂且差异很大。DIC 早期高凝状态期，可能无临床症状或轻微症状，也可表现为血栓栓塞、休克；消耗性低凝期以广泛多部位出血为主要临床表现；继发性纤溶亢进：出血更加广泛且严重，难以控制的内脏出血；脏器衰竭期可表现为肝、肾衰竭，呼吸、循环衰竭是导致患者死亡的常见原因。

DIC 典型的临床表现如下：

（1）出血：自发性、多部位（皮肤、黏膜、伤口及穿刺部位）出血，严重者可危及生命。

（2）休克或微循环衰竭：休克不能用原发病解释，顽固不易纠正，早期即出现肾、肺、脑等器官功能不全。

（3）微血管栓塞：累及浅层皮肤、消化道黏膜微血管，根据受累器官差异可表现为顽固性休克、呼吸衰竭、意识障碍、颅内高压、多器官功能衰竭。

（4）微血管病性溶血：较少发生，表现为进行性贫血、贫血程度与出血量不成比例，偶见皮肤、巩膜黄染。

2. 实验室检查　DIC 的实验室检查包括两方面。

一是，反映凝血因子消耗的证据，包括凝血酶原时间（PT）、APTT、纤维蛋白原浓度及血小板计数；二是，反映纤溶系统活化的证据，包括纤维蛋白原 / 纤维蛋白降解产物（FDP）、D- 二聚体、血浆硫酸鱼精蛋白副凝试验（3P 试验）。此外，国外近年来开展分子标志物用于 DIC 早期诊断，发现部分标志物，如凝血酶 - 抗凝血酶复合物测定（TAT）可有诊断意义，有望用于临床上。

3. 诊断　中华医学会血液学分会血栓与止血学组于 2014 年起，通过多中心、大样本的回顾性与前瞻性研究，建立了中国弥散性血管内凝血诊断积分系统（Chinese DIC scoring system，CDSS）（表 1-44-1），DIC 是一个动态的病理过程，检测结果只反映这一过程的某一瞬间，利用该积分系统动态评分将更有利于 DIC 的诊断。

表 1-44-1　中国弥散性血管内凝血诊断积分系统（CDSS）

指标	积分项	分数
临床表现	存在导致 DIC 的原发病	2
	不能用原发病解释的严重或多发出血表现	1
	广泛皮肤、黏膜栓塞，不能用原发病解释的微循环障碍或休克	1
	灶性缺血性坏死、脱落及溃疡形成，不明原因的肺、肾、脑等脏器功能衰竭	1
血小板计数		
非恶性血液病	$\geqslant 100 \times 10^9/L$	0
	$(80 \sim 100) \times 10^9/L$	1
	$< 80 \times 10^9/L$	2
	24 小时内下降 $\geqslant 50\%$	1
恶性血液病	$< 50 \times 10^9/L$	1
	24 小时内下降 $\geqslant 50\%$	1
D- 二聚体	$< 5mg/L$	0
	$5 \sim 9mg/L$	2
	$\geqslant 9mg/L$	3
PT 及 APTT 延长	PT 延长 $< 3s$ 且 APTT 延长 $< 10s$	0
	PT 延长 $\geqslant 3s$ 且 APTT 延长 $\geqslant 10s$	1
	PT 延长 $\geqslant 6s$	2

续表

指标	积分项	分数
纤维蛋白原	≥ 1.0g/L	0
	< 1.0g/L	1

注：非恶性血液病：每日计分一次，≥ 7 分时可诊断为 DIC；恶性血液病：临床表现第一项不参与评分，每日计分一次，≥ 6 分时可诊断为 DIC。PT：凝血酶原时间；APTT：活化部分凝血活酶时间。

四、鉴别诊断

1. 血栓性血小板减少性紫癜（TTP）　是一组以血小板血栓为主的微血管血栓出血综合征，其主要临床特征包括微血管病性溶血性贫血、血小板减少、神经精神症状、发热和肾脏受累等。遗传性 TTP 系 *ADAMTS13* 基因突变导致酶活性降低或缺乏所致；特发性 TTP 因患者体内存在抗 ADAMTS13 自身抗体（抑制物）而导致 ADAMTS13 活性降低或缺乏；继发性 TTP 由感染、药物、肿瘤、自身免疫性疾病等因素引发。

2. 溶血性尿毒综合征（HUS）　是以微血管内溶血性贫血、血小板减少和急性肾衰竭为特征的综合征。病变主要局限于肾脏，主要病理改变为肾脏毛细血管内微血栓形成，少尿、无尿等尿毒症表现更为突出，多见于儿童与婴儿，发热与神经系统症状少见。HUS 分为流行性（多数有血性腹泻的前驱症状）、散发性（常无腹泻）和继发性。实验室检查：尿中大量蛋白、红细胞、白细胞、管型、血红蛋白尿、含铁血黄素及尿胆素，肾功能损害严重；HUS 患者血小板计数一般正常，血涂片破碎红细胞较少，血浆 ADAMTS13 活性无降低。

3. 原发性纤溶亢进　严重肝病、恶性肿瘤、感染、中暑、冻伤可引起纤溶酶原激活物抑制物（PAI）活性减低，导致纤溶活性亢进、纤维蛋白原减少，其降解产物 FDP 明显增加，引起临床广泛、严重出血，但无血栓栓塞和微循环衰竭表现。原发性纤溶亢进时无血管内凝血存在，无血小板消耗与激活，因此，血小板计数正常。由于不是继发性纤溶亢进，故 D- 二聚体正常或轻度增高。

4. 严重肝病　多有肝病病史，黄疸、肝功能损害症状较为突出，血小板减少程度较轻，凝血因子Ⅷ活性（FⅧ：C）正常或升高，纤溶亢进与微血管病性溶血表现少见，但需注意严重肝病合并 DIC 的情况。

5. 抗磷脂综合征（APS）　临床表现：血栓形成，习惯性流产，神经症状（脑卒中发作、癫痫、偏头痛、舞蹈症），肺高压症，皮肤表现（网状皮斑、下肢溃疡、皮肤坏死、肢端坏疽）等；实验室检查：抗磷脂抗体（APA）阳性，抗心磷脂抗体（ACA）阳性，狼疮抗凝物质（LA）阳性，梅毒血清假阳性试验（BFP-STS）相关抗体假阳性，Coombs 试验阳性，血小板计数减少及凝血时间延长。

（钟晓芃）

第四十五章　多器官功能障碍综合征

一、病情评估

多器官功能障碍综合征（multiple organ dysfunction syndrome, MODS）是指机体遭受严重急性损伤后，由于失控的全身炎症反应使机体在短时间内相继出现两个或两个以上的系统、器官功能障碍或衰竭，以致机体内环境的稳定必须依靠临床干预才能维持的综合征。MODS 病死率可高达 60% 以上，4 个以上器官受损，病死率几乎达到 100%。MODS 临床分期见表 1-45-1。

表 1-45-1　MODS 临床分期

指标	第 1 阶段	第 2 阶段	第 3 阶段	第 4 阶段
一般情况	正常或轻度烦躁	急性病容，烦躁	一般情况差	濒死感
循环系统	容量需要增加	高动力状态，容量依赖	休克，心排血量下降，水肿	血管活性药物维持血压，水肿，SvO_2 下降
呼吸系统	轻度呼吸性碱中毒	呼吸急促，呼吸性碱中毒，低氧血症	严重低氧血症，急性呼吸窘迫综合征	高碳酸血症，气压伤
肾脏	少尿，利尿剂反应差	肌酐清除率下降，轻度氮质血症	氮质血症，有血液透析指征	少尿，血透时循环不稳定
胃肠道	胃肠胀气	不能耐受食物	肠梗阻，应激性溃疡	腹泻，缺血性肠炎
肝脏	正常或轻度胆汁淤积	高胆红素血症，PT 延长	临床黄疸	转氨酶升高，严重黄疸
代谢	高血糖，胰岛素需要量增加	高分解代谢	代谢性酸中毒，高血糖	骨骼肌萎缩，乳酸酸中毒

续表

指标	第1阶段	第2阶段	第3阶段	第4阶段
中枢神经系统	意识模糊	嗜睡	昏迷	昏迷
血液系统	正常或轻度异常	血小板降低，白细胞增多或减少	凝血功能异常	不能纠正的凝血障碍

二、处理流程

加强系统、器官功能监测的目的就在于尽早发现 MODS 患者器官功能紊乱，及时纠正，将功能损害控制到最低程度。通过对呼吸功能、血流动力学、肾功能、内环境、肝功能、凝血功能等的监测为临床采取合理治疗提供依据。

（一）监测

1. 呼吸功能监测

（1）观察呼吸的频率、节律和幅度。

（2）呼吸机械力学监测，包括潮气量（V_T）、每分通气量（V_E）、肺泡通气量、气道压力、肺顺应性、呼吸功能、肺泡通气量/肺血流量（V_A/Q）等。

（3）血气分析，包括动脉血氧分压（PaO_2）、动脉二氧化碳分压（$PaCO_2$）、HCO_3^-、pH、碱剩余（BE）等。

（4）耗氧量（VO_2）、氧输送量（DO_2）。

（5）呼吸末正压通气（PEEP）时监测肺毛细血管楔压（PCWP）。

2. 循环功能监测

（1）心肌供血：心电监护、监测血氧饱和度（SaO_2）、定时行十二导联心电图检查。

（2）前负荷：中心静脉压（CVP）、肺毛细血管楔压（PCWP）。

（3）后负荷：肺血管阻力指数（PVRI）、体循环血管阻力指数（SVRI）。

（4）心肌收缩力：心指数（CI）、左心室做功指数（LVSWI）等。

3. 肾功能监测

（1）尿液监测：包括尿量、尿比重、尿钠、尿渗透压、尿蛋白等。

（2）生化检查：尿素氮、肌酐、渗透清除量、自由水清除率等。

4. 内环境监测

（1）酸碱度：包括 pH、血乳酸 HCO_3^-、BE 等。

（2）电解质：包括钾、钠、钙、镁、磷等。

（3）血浆晶体渗透压、血浆胶体渗透压、血糖、血红蛋白、血细胞比容等。

（4）胃黏膜 pH：是预测死亡的最敏感单一指标，监测胃黏膜 pH 可以指导脱机，可以早期预防应激性溃疡。

5. 肝功能监测 测定血清胆红素、谷丙转氨酶、谷草转氨酶等。

6. 凝血功能监测 血小板计数、凝血时间、纤维蛋白原Ⅶ、凝血因子Ⅴ、凝血酶原等，有利于早期发现和处理 DIC。

（二）防治

1. 早期复苏，防止缺血再灌注损伤 由于在休克及复苏过程中缺血再灌注损伤是不可避免的现象，也是导致后续病程中发生脓毒症和 MODS 的重要诱因之一，主要措施是及时补充血容量，保持有效循环血量尤为重要，不仅要纠正显性失代偿性休克，而且要纠正隐性代偿性休克，具体措施如下：

（1）纠正显性失代偿性休克：及时补充血容量，做到"需要多少补多少"；紧急情况时，可采取"有什么补什么"的原则，不必苛求液体种类而延误复苏抢救。心源性休克要限制液体，并使用强心和扩张血管药治疗。

（2）防止隐性代偿性休克发生：早期对患者实施胃黏膜 pH 监测。研究报道显示，若监测结果 pH < 7.320，无论 MODS 发生率还是患者病死率均有明显上升。

（3）抗氧化剂和氧自由基清除剂的使用：根据休克后自由

基损伤在总体损伤中所占比例来看，抗氧化治疗在早期休克复苏中的意义较大。临床上推荐使用的有维生素 C、维生素 E、谷胱甘肽等。用药原则：早期和足量使用。

2. 防治病因，控制感染

（1）合理应用抗菌药物：应用抗菌药物是防治感染的重要手段，但要避免滥用。应注意以下几点：

1）在创伤、大手术、休克复苏后、重症胰腺炎等情况下，可预防性地使用抗菌药物。预防性使用原则：①必须充分覆盖污染或感染高危期；②所选药物抗菌谱要广；③剂量要充足；④应用时间要短。

2）一旦危重患者出现发热、白细胞计数升高等可疑感染的症状，应立即使用抗菌药物。因危重患者多数存在不同程度的免疫力低下，感染的诊断一时难以确定，若不及时使用抗菌药物，则感染发展快，病死率高。

3）抗菌药物的选择和治疗方案的制订，应根据已经明确或最为可能的感染灶和该部位感染最常见的病原菌来决定，同时考虑当时社区和该医院内部常见细菌谱及其耐药情况。

4）一旦选用一种或一组药物，应于 72 小时后判断其疗效，一般不宜频繁更换抗菌药物，以免造成混乱。

5）对严重感染经积极抗菌药物治疗未能取得预期效果，且疑有真菌感染者，应及时合理选用抗真菌药物。此时，原有的抗菌药物不宜立即全部撤除。

（2）尽量减少侵入性诊疗操作：各种有创诊疗操作均增加了危重患者的感染机会。如开放式留置导尿管、外周静脉留置针、机械通气等，因此应对危重患者实行保护，尽量避免不必要的侵入性诊疗操作。

（3）加强病房管理：危重患者所处的特殊环境，是感染容易发生的重要因素。工作人员的"带菌手"是接触传播的最重要因素，洗手是切断此类传播的最有效的措施。污染的医疗设备和用品是另一个重要感染源，如各种导管、麻醉机和呼吸机的管道系统，以及湿化器、超声雾化器等。加强病房管理，改善卫生状况，严格无菌操作，是降低医院感染发生率的重要措施。

（4）提高患者的免疫功能：不同原因引起的免疫功能损害是危重患者发生感染的内因，维护、增强患者的免疫功能，是防治感染的重要一环，可采取加强营养和代谢支持，制止滥用皮质激素和免疫抑制剂进行免疫调理等。

（5）选择性消化道去污染：研究表明，基于肠源性感染对高危患者构成威胁的认识、对创伤或休克复苏后患者、急性重症胰腺炎患者等进行消化道去污染，以控制肠道这一人体最大的细菌库，已在一定程度上取得确定的效果。故临床上采用口服或灌注不经肠道吸收、能选择性地抑制需氧菌，尤其是革兰氏阴性需氧菌和真菌的抗菌药物，最常用的配伍是多黏菌素 E、妥布霉素和两性霉素 B。无论选用何种用药方案，都不包括抗厌氧菌制剂，因为研究表明，引起肠源性感染的几乎都是需氧菌或真菌，很少有厌氧菌。而作为肠道优势菌群的双歧杆菌、乳杆菌等是构成肠黏膜定植抗力的主体，能减少条件致病菌的黏附和移位，应当得到保护和扶持。

（6）外科处理：早期清创是预防感染最关键的措施。对已有的感染，只要有适应证，外科处理也是最直接、最根本的治疗方法，如伤口的清创，脓腔的引流，坏死组织的清除，空腔脏器破裂的修补、切除或转流（如肠造口）。对 MODS 患者应当机立断，在加强脏器功能支持的同时尽快手术，以免丧失最后的机会。对危重患者，选择简单、快捷的手术方式，以迅速帮助患者摆脱困境。

3. 循环支持

（1）维持有效血容量：严重创伤、烧伤、失血性休克、脓毒症都可造成循环血量绝对或相对不足，临床表现为心率加快，血压下降，尿量减少。补充血容量是最基本的措施，补液的种类应根据丢失体液的类型而定，通常原则是：先补充晶体液，后补充胶体液；速度先快后慢，严重失血时还要补充全血，使血细胞比容不低于30%。血容量补充应根据临床监测结果及时调整，PCWP是判定血容量的较好指标，PCWP的正常值为8～12mmHg，PCWP＞20mmHg时，补液量应适当控制，防止肺水肿出现，也可根据尿量调整补液。

（2）支持有效心脏功能：MODS患者易发生急性左心功能不全，严重时表现为急性肺水肿，右心衰竭往往继发于左心衰竭，原发急性右心衰竭多系肺栓塞所致。急性左心衰竭的治疗措施：纠正缺氧，消除肺水肿，降低心脏前、后负荷，增强心肌收缩力，利尿，有条件时可采用机械辅助循环。

4. 呼吸支持　　肺是最敏感的器官，MODS患者常常因为肺表面活性物质遭受破坏，导致动脉血氧分压下降，炎症细胞浸润、肺纤维化形成，治疗非常棘手，故要早期防治，常采用：

（1）保持气道通畅：是治疗急性呼吸衰竭的基础措施。常采用的方法：用祛痰剂稀释痰液和解除支气管痉挛，推荐超声波雾化吸入法和在雾化剂中加解痉药。当上述措施无效时，则需建立人工气道。临床常用的人工气道有：

1）气管插管。

2）气管造口术。

（2）氧气治疗：目的在于提高血氧分压、血氧饱和度和血氧含量。氧气治疗可分高流量和低流量两种形式。

1）高流量系统供氧：患者只呼吸来自呼吸器内的气体，这个系统能稳定地提供从低浓度到高浓度的任意浓度的氧；为使患者吸氧浓度大于60%，需采用人工气道和氧混合器。

2）低流量系统供氧：指患者不完全依赖呼吸器内的供氧系统，其中部分潮气量要由室内空气提供，这种方法供氧也可使吸氧浓度在21%～80%的较大范围内调整。

在吸氧治疗中必须注意防止氧中毒，吸氧固然可以改善低氧血症，但较长时间吸纯氧可引起氧的毒副作用，主要表现为吸收性肺不张，其机制为肺泡内氮气被氧气所取代，氧又很容易被血液吸收，致使肺泡萎陷。

（3）机械通气：尽早使用机械通气，呼吸末正压通气是较理想的方法，但要注意血流动力学方面的变化。

（4）其他

1）纠正酸碱失衡。呼吸性酸中毒代偿期的治疗应以增加通气量为主。

2）在失代偿期则考虑应用碱性药物。

3）补足血容量，输入新鲜血液以加强血液携氧能力。

4）加强营养支持。防止呼吸肌萎缩，增加呼吸泵功能，有利于脱机。

5. 肾功能支持　临床上根据急性肾衰竭的发病过程给予相应的措施。总原则是扩张血管，维持血压，但要避免使用缩血管药物，以保证肾脏的血流灌注。

（1）少尿期

1）严格限制水分摄入。

2）防止高钾血症。

3）控制高氮质血症和酸中毒。

（2）多尿期：由于此期水和电解质大量丢失，体内出现负氮平衡以及低钾血症，机体抵抗力极度下降，故治疗重点应为加强支持治疗。

（3）恢复期：以加强营养为主，也有部分患者由于肾脏不可逆性损伤而转为慢性肾功能不全。

6. 肝功能支持　在临床上对肝衰竭尚无特殊治疗手段，只能采取一些支持措施以赢得时间，使受损的肝细胞有恢复和再生的机会。主要措施有：

（1）补充足够的热量及能量合剂（辅酶 A/ATP），维持正常血容量，纠正低蛋白血症。

（2）控制全身性感染，及时发现和去除感染灶，在抗菌药物的选择上应避免选择对肝脏毒性大的抗菌药物。

（3）肝脏支持疗法：有条件的医院可开展人工肝透析、肝脏移植等技术。

7. 营养和代谢支持　　MODS 患者常出现全身炎症反应、机体处于高代谢状态，加之升血糖激素分泌亢进、肝功能受损，出现负氮平衡。治疗中加强营养更显重要。近年来 MODS 的防治热点已转移至消化道，目前所普遍使用的主要是代谢支持，其总的原则和方法是：

（1）增加能量总供给：通常需要达到普通患者的 1.5 倍左右，用能量测量计测量。

（2）提高氮与非氮能量的摄入比：由通常的 1：150 提高到 1：200。

（3）尽可能地通过胃肠道摄入营养。

8. 应激性溃疡的防治　　在 MODS 监护的重症患者中，既往无胃病史而突发呕血或便血，或在胃肠减压管中出现血性或咖啡样胃液时应首先怀疑应激性溃疡。对于胃肠应激性溃疡治疗的关键在于控制脓毒血症，矫正酸碱平衡，补充营养，胃肠减压。临床上有人应用生长抑素治疗胃肠道出血，如奥曲肽和生长抑素。

9. 中医药支持　　我国学者从 MODS 的防治入手，对中医药进行了尝试。运用中医"活血化瘀""清热解毒""扶正养阴"的理论，采用以当归、黄芪、大黄、生脉等为主方的治疗取得了良好的临床效果。

10. DIC 的防治　　MODS 患者常因各种原因引起凝血系统障碍，因此要做到早检查、早治疗，合理地使用肝素，尽量用微泵控制补液速度，病情需要时也可以用血小板悬液、新鲜全血。

三、临床表现和诊断

完整的 MODS 诊断标准：器官功能障碍 + 全身炎症反应。MODS 是在 SIRS 基础上发生的，虽然机制复杂，临床表现亦多种多样，但仍是一个统一的、动态的病理过程。

1. 心血管功能障碍诊断标准

a. 收缩压 < 90mmHg。

b. 平均动脉压（MAP）< 70mmHg。

c. 发生休克、室性心动过速（室速）或心室颤动（室颤）等严重心律失常、心肌梗死。

具备 a、b、c 三项之一，即可诊断。

2. 呼吸系统功能障碍诊断标准

具备氧合指数（PaO_2/FiO_2）＜ 300mmHg 即可诊断。

3. 中枢神经系统功能障碍诊断标准

a. 意识出现淡漠或躁动、嗜睡、浅昏迷、深昏迷。

b. 格拉斯哥昏迷评分（GCS）[14 分]。

具备 a、b 两项之一，即可诊断。

4. 凝血系统功能障碍诊断标准

a. 血小板计数（PLT）＜ $100×10^9/L$。

b. 凝血时间（CT）、活化部分凝血活酶时间（APTT）、凝血酶原时间（PT）延长或缩短；3P 试验阳性。

具备 a、b 两项之一，即可诊断。

5. 肝脏系统功能障碍诊断标准

a. 总胆红素（TBil）＞ 20. 5μmol/L。

b. 血白蛋白（ALB）＜ 28g/L。

具备 a、b 两项之一，即可诊断。

6. 肾脏系统功能障碍诊断标准

a. 血肌酐（SCr）＞ 123.76μmol/L。

b. 尿量＜ 500ml/24h。

具备 a、b 两项之一，即可诊断。

7. 胃肠系统功能障碍诊断标准

a. 肠鸣音减弱或消失。

b. 胃引流液、大便隐血试验阳性或出现黑便、呕血。

c. 腹内压（膀胱内压）：$11cmH_2O$。

具备 a、b、c 三项之一，即可诊断。

（钟晓芃）

第四十六章 脓 毒 症

一、病情评估

脓毒症（sepsis）是感染引起宿主反应失调，导致危及生命的器官功能损害的症候群，是一个高病死率的临床综合征。脓毒症不仅严重威胁人类健康，也给医疗卫生带来了巨大的经济负担。

脓毒症早期病情评估极为重要。有明确感染病灶且已出现寒战、发热、白细胞总数及中性粒细胞增多等征象的患者，应警惕脓毒症发生。如出现烦躁、面色苍白、四肢发凉、皮肤轻度花斑、尿量减少、脉压偏小，即使收缩压正常，脓毒性休克也基本可以诊断。

由英国专家提出的早期预警评分（EWS）、改良早期预警评分（MEWS）和英国国家早期预警评分（NEWS）（表1-46-1），是急诊医学领域公认较为实用的快速评价和病情严重程度分级工具。上述评分的评价指标在医院急诊科都可以得到，而且加入了吸氧措施的修正，对病情的判断更加准确，特别是有心肺功能改变的患者。因此，NEWS比快速SOFA（qSOFA）更能全面地评估患者的危重情况。我国一项纳入116例急诊老年脓毒症患者的研究证实，NEWS在急诊脓毒症患者病情评估中具有优势。

二、处理流程

1. 处理原发感染灶 在脓毒症治疗的同时，应积极寻找原发病灶。如涉及外科感染（如化脓性胆管炎、脓肿形成等），应及时手术干预，清除病灶或进行引流；如为医源性材料感染（如静脉导管、导尿管或置入人工器材等）应及时取出材料并作微生物培养。

表1-46-1　英国国家早期预警评分（NEWS）计算方法

变量	3分	2分	1分	0分	1分	2分	3分
				评分			
RR（次/分）	≤8	—	9~11	12~20	—	21~24	≥25
SpO_2	≤0.91	0.92~0.93	0.94~0.95	≥0.96	—	—	—
吸氧		是		否			
HR（次/分）	≤40	—	41~50	51~90	91~110	111~130	≥131
SBP（mmHg）	≤90	91~100	101~110	111~219	—	≥220	—
体温（℃）	≤35.0	—	35.1~36.0	36.1~38.0	38.1~39.0	≥39.1	—
意识	—	—	—	意识清楚	V	P	U

注：RR 为呼吸频率，SpO_2 为脉搏血氧饱和度，HR 为心率，SBP 为收缩压，V 为对声音有反应，P 为对疼痛有反应，U 为无反应；— 代表无此项。

2. 病原学治疗

（1）抗菌药物的选用依据：①病原菌方面：病原菌的种类、特点与药物敏感试验结果；②患者方面：原发局部炎症与迁徙性炎症，患者的生理特点、基础疾病、既往治疗措施、白细胞总数与分类及肝、肾功能；③抗菌药物方面：抗菌药物活性与其药代动力学特点。

（2）抗菌药物选用步骤：抗感染治疗要及时，严重感染在诊断 1 小时内开始抗感染治疗，轻症感染在诊断后 4 小时内使用抗菌药物，并且建议在使用抗菌药物前采集病原学标本。快速病原体检测以及基于感染部位和高发致病菌的经验性思维将是选择抗菌药物的重要依据。①社区获得性肺炎：无合并症或 耐甲氧西林金黄色葡萄球菌／铜绿假单胞菌感染风险：阿莫西林或多西环素；有合并症：氟喹诺酮类（左氧氟沙星、莫西沙星）；住院患者：β-内酰胺类＋阿奇霉素／克拉霉素或氟喹诺酮类。②胆囊炎或胆道感染：首选方案：头孢哌酮／舒巴坦或哌拉西林／他唑巴坦，如病情危重，选择亚胺培南或美罗培南。对于严重病例，抗菌药物仅是胆管充分引流的补充备选方案：注射用三代头孢菌素＋甲硝唑或氨曲南＋甲硝唑。③泌尿系统感染：或左氧氟沙星 750mg 口服或静脉滴注、每日 1 次，磷霉素可作为备选方案。④细菌性脑膜炎：头孢曲松 2g 静脉滴注、12 小时 1 次。年龄＞50 岁或有严重基础疾病：美罗培南 2g 静脉滴注、8 小时 1 次＋地塞米松＋万古霉素用药后 30 分钟内行腰椎穿刺，若有局部神经系统体征，先予经验性治疗，再进行头颅 CT 检查，然后行腰椎穿刺。

3. 糖皮质激素　　大多数研究者认为使用糖皮质激素的适应证是脓毒性休克。在无持续休克和死亡风险较低的脓毒症患者中并未发现糖皮质激素能够降低脓毒症的病死率。但也有研究者建议，在早期可适量使用糖皮质激素抑制炎症细胞因子的分泌和释放。目前已有足够的临床试验证据支持糖皮质激素可以调节脓毒症患者的固有免疫，促进炎症反应和器官衰竭问题的解决。

4. 非激素类抗炎药物　研究显示，乌司他丁对调节细胞因子具有明确的作用。乌司他丁是一种能抑制多种蛋白水解活性的糖蛋白，是蛋白酶抑制剂，对胰蛋白酶等多种酶有抑制作用，具有稳定溶酶体膜、减少溶酶体酶释放、抑制心肌抑制因子（MDF）产生、清除氧自由基及抑制细胞因子释放的作用。在细胞因子升高的早期，使用小剂量的乌司他丁可以起到对细胞因子的调控作用；而在细胞因子失控阶段，促炎因子与抗炎因子失去平衡，对器官功能造成损伤，采用大剂量乌司他丁可以阻止患者脓毒症相关指标的进展。

5. 中药制剂　祖国传统医学在治疗理念上主张调节机体平衡、标本兼治的原则。目前很多研究证明，某些中药单体及复方制剂可以通过调控炎症和免疫反应、抑制血小板聚集、改善微循环等，起到预防脓毒症和改善脓毒症患者预后的作用。

6. 抗凝治疗　脓毒症伴随的炎症反应通过破坏凝血系统，损耗内源性抗凝因子，使纤溶活性受到抑制，发生血栓，从而导致组织缺氧、器官功能受到损伤。促炎因子及炎症细胞在破坏生理抗凝机制的同时，还会增加组织因子的释放，使外源性凝血因子被激活，加重炎症反应。而整个过程一直循环，导致抗凝物质持续消耗而衰竭，最终导致凝血机制出现异常，甚至可发展成多器官功能衰竭，造成死亡。针对感染患者采取适当的抗凝治疗是防止微血栓形成、预防脓毒症发生的措施之一。临床采用的药物主要是普通肝素和低分子量肝素。

7. 血液制品替代治疗

（1）血小板：对于活动性出血患者来说，PLT 需要达到 50×10^9/L 以上。其他输入血小板的指征：① PLT $< 10 \times 10^9$/L 而无明显出血征象；② PLT $< 20 \times 10^9$/L 而存在高出血风险。

（2）凝血因子：①在没有出血或侵入性操作计划时，不建议使用新鲜冷冻血浆纠正凝血功能异常；②伴有 PT 或 APTT 延长 > 1.5 倍，或纤维蛋白原（FIB）< 1.5g/L，可静脉输注新鲜冷冻血浆 15～30ml/kg；③因液体负荷过多导致 DIC 患者出血时，可使

用浓缩凝血因子。DIC 患者血浆 FIB 至少应维持在 1.0～1.5g/L。

8. 循环容量支持 拯救脓毒症的重要手段之一是液体复苏。复苏的前提是出现明确的有效循环血容量下降或休克。多数研究者认为在选择补液种类时，理论上首先选择晶体液，特别是与细胞外液离子成分、酸碱度和电荷等影响内环境的因素相近的晶体液。脓毒症治疗指南也提出脓毒症早期目标指导治疗（EGDT）策略，提出 6 小时内应达到：①中心静脉压 8～12mmHg；②平均动脉压 $\geqslant$ 65mmHg；③尿量 $\geqslant$ 0.5ml/（kg·h）；④中心静脉血氧饱和度（$ScvO_2$）$\geqslant$ 70% 或静脉血氧饱和度（SvO_2）$\geqslant$ 65%。

三、临床表现和诊断

1. 临床表现

（1）原发局部／迁徙病灶：原发病灶常为痈、脓肿、皮肤烧伤，开放性创伤感染，压疮，呼吸道、消化道感染等。但应注意仍有相当比例患者，未查出原发病灶。

迁徙性病灶：主要见于病程较长的革兰氏阳性球菌和厌氧菌脓毒症。可为皮下和深部软组织脓肿、肺脓肿、骨髓炎、关节炎、感染性心内膜炎等。

（2）毒血症症状：常有寒战、高热，严重时可有体温不升。自觉全身不适、头痛、肌肉酸痛、呼吸／脉搏加快，少数患者可有恶心、呕吐、腹痛、腹泻等消化道症状，严重时可出现中毒性脑病、中毒性心肌炎、肠麻痹、脓毒性休克、DIC 等。

（3）皮疹：瘀点最常见，也可为荨麻疹、脓疱疹、猩红热样皮疹、烫伤样皮疹，金黄色葡萄球菌和 A 族链球菌脓毒症多见。坏死性皮疹在铜绿假单胞菌脓毒症中可见。

（4）肝、脾大：肝、脾常仅为轻度增大，合并中毒性肝炎或肝脓肿时肝脏可显著增大，可出现肝区胀痛、叩痛、肝功能损害等。

（5）关节损害：多见于革兰氏阳性球菌和产碱杆菌脓毒症，主要表现为膝关节等大关节活动受限，关节红、肿、疼痛，少数腔内积液、积脓。

2. 诊断标准　对于感染或疑似感染的患者，当脓毒症相关性器官功能衰竭评价（SOFA）分数较基线上升≥2分可诊断为脓毒症，见表 1-46-2。由于 SOFA 评分操作起来比较复杂，临床上也可以使用快速 SOFA（qSOFA）标准识别重症患者，见图 1-46-1，如果符合 qSOFA 标准中的至少 2 项时，应进一步评估患者是否存在器官功能障碍。脓毒性休克为在脓毒症的基础上，出现持续性低血压，在充分容量复苏后仍需血管活性药来维持平均动脉压（MAP）≥65mmHg 及血乳酸浓度＞2mmol/L。

表 1-46-2　脓毒症相关性器官功能衰竭评价（SOFA）

系统/器官	变量	评分				
		0 分	1 分	2 分	3 分	4 分
呼吸系统	PaO_2/FiO_2	≥400	＜400	＜300	＜200	＜100
血液系统	PLT（$\times 10^9$/L）	≥150	＜150	＜100	＜50	＜20
肝脏	TBil（μmol/L）	＜20	20～32	33～101	102～204	≥205
中枢神经系统	GCS	15	13～14	10～12	6～9	＜6
肾脏	SCr（μmol/L）	＜110	110～170	171～299	300～440	＞440
	尿量（ml/d）	≥500	—	—	＜500	＜200
循环	MAP（mmHg）	≥70	＜70			
	多巴胺 [μg/(kg·min)]	—	—	≤5	＞5	＞15
	多巴酚丁胺	—	—	任何剂量	—	—
	肾上腺 [μg/(kg·min)]	—	—	—	≤0.1	＞0.1
	NE [μg/(kg·min)]	—	—	—	≤0.1	＞0.1

注：PaO_2/FiO_2 为氧合指数，PLT 为血小板计数，TBil 为总胆红素，GCS 为格拉斯哥昏迷评分，SCr 为血肌酐，MAP 为平均动脉压，NE 为去甲肾上腺素；—代表无此项。

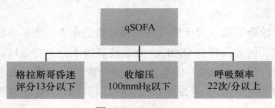

图 1-46-1　qSOFA

以上 3 项中符合 2 项，与完全的 SOFA 评分类似，可床旁快速重复评价感染患者是否可能有不良预后；SOFA，脓毒症相关性器官功能衰竭评价

（钟晓芃）

第二篇　急性中毒

第一章　急性酒精中毒

一、病情评估

急性酒精中毒的严重程度和预后与饮酒速度、乙醇含量、血液中乙醇浓度、长期饮酒史及个体耐受性有关。以神经系统症状表现最多见，临床上可分为轻、中、重度。

1. 轻度　表现为精神状态异常如话多、兴奋、面部潮红、结膜充血、心率加快、头昏等。呼出气体有明显酒精气味，无攻击性行为。

2. 中度　言语含糊、语无伦次，易激惹或有攻击性，伴有恶心、呕吐、头痛等。

3. 重度　可呈昏睡状态，严重者深昏迷，血压下降、呼吸急促或缓慢、心率加快，甚至呼吸、循环衰竭而死亡。

二、处理流程

根据病情严重程度采取不同的治疗措施。轻症患者一般不需治疗，通过卧床休息，适度饮水，注意保暖，大多可自行恢复。中、重度中毒者须留观或住院治疗，保持呼吸道通畅，防止舌后坠及呕吐、误吸，必要时吸氧、静脉补液及利尿治疗以加速乙醇排泄，注意观察意识、瞳孔及生命体征变化。

1. 清除胃内残留　饮酒后乙醇在胃及小肠内吸收比较快，空腹饮酒 1 小时后 90% 以上的乙醇被吸收，胃内有大量食物时可延缓乙醇吸收。对中毒症状较重及大量饮酒者，可予催吐，必要时以温开水或 1% 碳酸氢钠洗胃。催吐及洗胃时注意保护呼吸道，避免误吸。

2. 药物治疗　①静脉输注高渗葡萄糖溶液，加快乙醇体内氧化过程。适当补液及利尿治疗，加速乙醇排泄。补充维生

素 B_1、维生素 B_6、烟酰胺有利于乙醇氧化代谢。②纳洛酮：对昏睡、昏迷等意识障碍的患者有催醒作用。重度中毒时，首剂 0.4～0.8mg 加入生理盐水 20ml，缓慢静脉注射，然后 1.2～2mg 加入 5% 葡萄糖注射液中缓慢静脉滴注，直至患者神志清醒。③镇静剂：应慎重使用镇静剂，出现烦躁不安或过度亢奋，有攻击行为的患者，可小剂量使用地西泮；对出现躁狂的患者可适当使用抗精神病药物如氟哌啶醇或奥氮平等；避免使用氯丙嗪、吗啡、苯巴比妥类镇静剂。使用镇静剂时密切观察患者的呼吸和血压情况。④胃黏膜保护剂或质子泵抑制剂：可应用于中、重度酒精中毒，特别是伴有明显消化道症状的患者。

3. 血液净化治疗　病情危重或经常规治疗病情仍有进一步恶化的患者，有条件时可进行血液净化如透析治疗，可以直接将乙醇及其代谢产物迅速从血液中清除；血液灌流对体内乙醇的清除作用尚存争议。血液净化治疗的指征：血液乙醇浓度超过 4000mg/L；呼吸、循环严重抑制的深昏迷；酸中毒（pH ＜ 7.2）；出现急性肾功能不全；服用甲醇；高度怀疑合并其他中毒者。

4. 对症与支持治疗　发生呼吸衰竭、脑水肿、低血糖等并发症时，给予相应对症支持治疗。对昏睡、昏迷患者应评估其气道和通气功能，必要时给予气管插管。维持水、电解质与酸碱平衡，脑水肿者给予脱水剂等。

三、临床表现和诊断

急性酒精中毒是由于患者短时间内摄入大量乙醇所致的中枢神经系统、肝脏和心、脑血管损伤的病理过程。依临床病程通常分为兴奋期、共济失调期及昏睡、昏迷期。

1. 兴奋期　情绪、语言兴奋表现。出现欣快感、健谈、头昏、乏力，可有轻度运动不协调。情绪行为基本能自控，简单对答基本正确，神经反射正常。实验室检查：血液乙醇含量 200～999mg/L。

2. 共济失调期　动作不协调，蹒跚步态、语无伦次；或有语言不易疏导，言语及肢体的攻击行为。可有错觉、幻觉、意识恍惚、轻度躁狂，伴神经反射减弱，共济失调。实验室检查：血液乙醇含量 1000 ～ 2999mg/L。

3. 昏睡、昏迷期 患者出现微循环灌注不足，脸色苍白，皮肤湿冷、口唇发绀，心率加快，脉搏细弱；或重度昏迷，潮式呼吸、大小便失禁，亦可出现咽部反射减弱。呕吐致吸入性肺炎或窒息。严重低血糖症、低钾血症、酸中毒及重要脏器功能不全。实验室检查：血液乙醇含量大于 3000mg/L。

酒精中毒的诊断：有饮酒史，出现典型的临床症状和体征，血液或呼出气体中乙醇含量测定可以作出诊断。

四、鉴别诊断

1. 脑血管意外 患者多有高血压、糖尿病及高脂血症等病史，发病时多有情绪波动，突发单侧肢体活动障碍或语言不清等症状。查体可有相应病理征。头部 CT 或 MRI 检查可明确诊断。

2. 肝性脑病 多在严重肝功能受损基础上出现神经精神症状，与消化道出血、大量放腹水、感染等诱因有关，实验室检查可进一步明确诊断。

3. 镇静催眠药中毒 患者可出现共济失调、意识模糊、昏睡或昏迷状态，呼吸浅慢，双侧瞳孔缩小；呼出气体无明显乙醇气味。多可追问出服用相关药物史。血液药物、毒物检测可予鉴别。

（张玉梅　郭治国）

第二章　急性抗抑郁药中毒

抗抑郁药物是当前治疗各种抑郁障碍的主要药物，能有效解除抑郁心境及伴随的焦虑和躯体症状。其种类众多，通常可分为三环类抗抑郁药、去甲肾上腺素摄取抑制药、5-羟色胺再摄取抑制药等药物。

一、病情评估

1. 轻度中毒　眩晕、嗜睡、意识混乱、激越、躁动、谵妄、幻觉、震颤、阵挛、瞳孔扩张、眼球震颤、反射亢进、恶心、呕吐、腹痛、腹泻、肠蠕动消失、尿潴留、高血压、发热、多种心律失常（窦性心动过缓、窦性心动过速、室上性心动过速、心房颤动、心房扑动、室性期前收缩、QRS 波群增宽、束支传导阻滞）、皮疹。

2. 重度中毒　昏迷、癫痫、肌强直、Q—Tc 间期明显延长、尖端扭转型室性心动过速、无脉室性心动过速、心室颤动、呼吸停止、心搏骤停、高热（核心温度＞41.1℃）、横纹肌溶解、肾衰竭、代谢性酸中毒、肝衰竭、高血压危象、难治性低血压、休克和弥散性血管内凝血。

二、处理流程

1. 阻止毒物吸收　口服中毒者给予洗胃、活性炭吸附、全肠冲洗治疗。摄入后 4 ～ 6 小时内尽早洗胃。单剂活性炭治疗，成人剂量约 50g，在摄入后 2 小时内应用最佳，但不应用于意识障碍且不能保护气道的患者，除非已行气管插管。全肠冲洗通过使用聚乙二醇电解质溶液诱导患者排便，促进药物排除。

2. 清除体内已被吸收毒物　抗抑郁药物多数具有高蛋白结合率、亲脂性、组织分布容积大的特点，血液透析、血液滤过效果不佳，血浆置换和血液灌流是否有效证据不一致，需更多研究证据予以明确。

3. 重要脏器支持

（1）保护气道，维持呼吸功能：意识障碍且不能保护气道者，可实施气管插管。难治性癫痫发作时，常需气管插管。

（2）维持心脏及循环功能：QRS 间期增宽＞100ms 或室性心律失常或宽 QRS 波心动过速可予碳酸氢钠治疗，其 pH 目标为 7.45～7.55，但对安非他酮中毒可能无效；如血 pH 达 7.55，但仍有 QRS 波延长或室性心律失常，可予 3% 氯化钠 100～200ml 静脉滴注。Q—Tc 间期显著延长超过 560 毫秒时，需警惕发生尖端扭转型室性心动过速风险，可给予硫酸镁 2g，给药持续 2 分钟，如果没有终止异常节律，10～15 分钟后重复，如有效，以 2～10mg/min 的速度输注，直至 Q—Tc 间期缩短至 500 毫秒以内，同时注意纠正低钾和低钙血症；发生血流动力学不稳定的尖端扭转型室性心动过速时，应立即非同步电除颤。室性心律失常可行电复律及使用利多卡因治疗。低血压患者经补液和碳酸氢钠治疗后效果不佳，可使用血管活性药。针对亲脂性药物中毒，积极复苏治疗后仍血流动力学不稳定或反复出现心搏骤停可在急性心肺复苏的同时使用脂肪乳，20% 脂肪乳以 1～1.5ml/kg 的速度静脉注射 1 分钟，此后以 0.25～0.50ml/（kg·min）的速度静脉输注至血流动力学稳定，最大剂量为 8ml/kg；心搏骤停者以 1～1.5ml/kg 的速度静脉注射 1 分钟后，每 3～5 分钟重复，共 3 次。三环类抗抑郁药中毒时，因毒扁豆碱应用可出现心搏骤停，故禁用。体外膜氧合可考虑用于难治性休克、循环衰竭、严重呼吸衰竭和心搏骤停患者。

（3）其他：血液净化治疗可调节和改善水、电解质与酸碱平衡紊乱，稳定内环境，对心、肾及肝等多器官功能衰竭有支持和治疗作用。

4. 对症治疗　　无特效解毒药，以对症支持为主，避免使用 5-羟色胺受体激动剂（如哌替啶），以免加重毒副作用。

（1）癫痫发作时可予苯二氮䓬类药物，如地西泮首剂 5～

10mg 静脉注射或劳拉西泮首剂 1～2mg 静脉或肌内注射。对苯二氮䓬类和巴比妥类治疗效果不佳的难治性癫痫发作，甚至需要气管插管时，可考虑使用丙泊酚。三环类抗抑郁药中毒时，禁用氟马西尼。

（2）5-羟色胺综合征发作时，停药并可使用苯二氮䓬类如劳拉西泮以改善激越、震颤、阵挛、高血压和心率。考虑使用5-羟色胺受体抑制剂如赛庚啶。肌强直者可予神经肌肉麻痹剂、气管插管，核心温度超过 41℃时积极降温，但避免使用退热药物如对乙酰氨基酚等。供氧以维持 $SpO_2 \geq 94\%$。保持静脉通路及补液。

三、临床表现和诊断

1. 选择性 5-羟色胺再摄取抑制剂　　常用药物包括氟西汀、舍曲林、帕罗西汀、氟伏沙明、西酞普兰和艾司西酞普兰。严重和死亡病例多为超大剂量摄入或与其他物质如三环类抗抑郁药、单胺氧化酶抑制剂、镇静催眠药和乙醇等同服。中毒时可出现的临床表现包括眩晕、嗜睡、震颤、激越、恶心、呕吐、腹痛、腹泻、低钠血症，较严重病例出现癫痫、中枢神经系统抑制、呼吸停止，多种心律失常如 Q—Tc 间期延长、尖端扭转型室性心动过速、无脉室性心动过速、心室颤动甚至心搏骤停。偶见 5-羟色胺综合征表现：中枢神经系统症状、自主神经亢进和神经肌肉异常三联征。诊断根据大剂量药物暴露病史和临床中毒表现、血药浓度可确认药物在体内的存在，在诊断中的价值仍未清晰阐明。

2. 三环类及四环类抗抑郁药　　三环类抗抑郁药包括阿米替林、氯米帕明、多塞平、丙米嗪；四环类抗抑郁药如马普替林、米安色林。中毒机制与此类药物阻滞心脏快钠通道、拮抗中枢和外周毒蕈碱型乙酰胆碱受体、拮抗外周 α_1 肾上腺素受体、拮抗组胺 H_1 受体、拮抗中枢神经系统的 γ-氨基丁酸 A 受体有关。中毒以中枢神经系统症状、心血管系统症状和抗胆碱症状为主，包括激越、谵妄或幻觉、癫痫、意识水平下降、昏迷、发热、潮红、瞳孔散大、肠蠕动消失、尿潴留、低血压、心动过速，QRS、P—R 和 Q—T 间期延长，希氏 - 浦肯野系统内传导阻滞、室内传导延迟（如束支传导阻滞）等，严重病例可出现难治性低血压、休克、室性心动过速、心室颤动、心搏骤停等。根据大剂量药物暴露病史和临床中毒表现可作出诊断。血药浓度可确认药物在体内的存在及是否存在与其他药物或毒物同服情况。

3. 其他常用抗抑郁药　　如文拉法辛、度洛西汀、米那普仑、米氮平及安非他酮等。常见中毒症状包括中枢神经抑制（如镇静、嗜睡、昏迷）、激越、躁动、震颤、癫痫、阵挛（特别是踝阵挛）、反射亢进、胃肠道症状、高血压、心动过速、QRS 间期延长、Q—Tc 间期延长、室性心律失常、尖端扭转型室性心动过速、心功能不全、5- 羟色胺综合征、皮疹等。根据大剂量药物暴露病史和与该药物一致的临床中毒表现可作出诊断。血药浓度测定可协助诊断。

四、鉴别诊断

多种药物和毒物可引起类似急性抗抑郁药中毒表现，如可卡因、茶碱、铅等可引起癫痫，镇静催眠药、一氧化碳、乙醇等可引起意识障碍，苯海拉明、苯妥英钠等可引起 QRS 间期增宽等。还要注意多种药物或毒物同服中毒可能，血药浓度检测有可能确认体内药物或毒物的存在，有利于鉴别诊断。肝性脑病、尿毒症脑病可有慢性肝脏、肾脏疾病史，或急性肝脏或肾脏损伤过程，结合血氨水平、肝功能、肾功能变化水平协助诊断。糖尿病酮症酸中毒、高渗性高血糖综合征或低血糖症，结合既往有无糖尿病病史，严重脱水表现，血糖、尿糖、血电解质、血浆渗透压、血酮、尿酮、血 β- 羟丁酸、血 pH 测定等鉴别不难。脑血管意外结合神经定位体征，头颅 CT 或 MRI 检查可明确诊断。

（郭治国　张玉梅）

第三章　急性有机磷农药中毒

急性有机磷农药中毒主要机制是有机磷农药通过抑制胆碱酯酶的活性，特别是乙酰胆碱酯酶的活性，使乙酰胆碱酯酶丧失分解乙酰胆碱的能力，造成乙酰胆碱的积蓄，产生胆碱能神经过度兴奋的一系列表现。

一、病情评估

1. 轻度中毒　患者一般可有头晕、恶心、呕吐、胸闷、多汗、流涎、流泪、视物模糊、乏力、瞳孔缩小等毒蕈碱样症状。胆碱酯酶活力在 50% ～ 70%。

2. 中度中毒　除上述表现外，还有肌纤维颤动、呼吸困难、流涎、腹痛、腹泻、大汗、步态蹒跚，瞳孔明显缩小，神志尚清楚。毒蕈碱样症状及烟碱样症状均出现。胆碱酯酶活力在 30% ～ 50%。

3. 重度中毒　出现昏迷、抽搐、呼吸麻痹、肺水肿、脑水肿。毒蕈碱样、烟碱样症状及中枢神经系统症状均出现。胆碱酯酶活力小于 30%。

二、处理流程

1. 阻止毒物吸收　迅速将患者移离中毒现场，脱去污染的衣物，用碱水、肥皂水或清水彻底清洗污染的皮肤、毛发和指甲等处以终止与毒物的继续接触。口服中毒者给予催吐、洗胃和导泻治疗。用清水、2% 碳酸氢钠溶液（敌百虫忌用）或 1：5000 高锰酸钾溶液（对硫磷忌用）反复洗胃。另用硫酸镁、甘露醇、复方聚乙二醇电解质散、乳果糖等导泻，以减少胃肠黏膜的继续吸收。

2. 解毒药的应用　以尽早、联合、足量及重复使用为原则。

（1）复能剂：即胆碱酯酶复活药。直接与有机磷农药结合，使其失去毒性，使被抑制的胆碱酯酶恢复活性。目前常用药物有碘解磷定、氯解磷、双复磷等。首次剂量见表2-3-1，早期足量使用。间隔4～6小时可重复使用。该类药物使用后可出现心悸、视物模糊、复视、眩晕、动作不协调等。

（2）抗胆碱药阿托品：阿托品能够阻断乙酰胆碱的毒蕈碱样作用，减轻呼吸中枢抑制。阿托品首次剂量见表2-3-1，可根据病情每5～30分钟给药一次，直到症状明显好转或患者出现阿托品化表现为止。阿托品化：口干、皮肤黏膜干燥、颜面潮红、瞳孔较前扩大、肺部湿啰音显著减少及心率90～100次/分。在应用阿托品过程中应密切观察患者全身反应和瞳孔大小，随时调整剂量。

（3）抗胆碱药长托宁：是选择性胆碱能受体阻断剂，对心率影响小，作用时间长，半衰期长，近年临床使用较多。判断指征主要根据皮肤黏膜干燥、肺部啰音减少和消失、口干，而心率和瞳孔不作为主要判断指征。根据病情，6～12小时重复一次。

有机磷农药中毒的治疗应以复能药与胆碱能受体阻断剂联合应用。两类解毒药合用时，胆碱能受体阻断剂剂量可适当减少，以免发生阿托品等中毒。胆碱能受体阻断剂的选用中，临床上在急性中毒早期多用阿托品，基本阿托品化、病情相对稳定后可选用长托宁。

表2-3-1 有机磷农药中毒药物治疗单次剂量推荐

药品	轻度中毒（mg）	中度中毒（mg）	重度中毒（mg）
阿托品	2～4	4～10	10～20
长托宁	1～2	2～4	4～6
碘解磷定	500	500～1000	1000～2000
氯解磷定	250～500	500～750	750～1000

3. 血液净化治疗 《急性有机磷农药中毒诊治临床专家共

识》推荐，急性有机磷农药中毒的重症患者，在复能剂和抗胆碱药联合治疗的同时，应尽早给予血液净化治疗，血液净化治疗方式首选血液灌流，尽可能在发生中毒后 24 小时内进行，最佳时间为 6 ～ 8 小时内。早期进行血液灌流能快速降低血液中有机磷农药浓度，恢复胆碱酯酶活性，减少阿托品用量，缩短住院时间，减少中间综合征的发生，降低病死率。

4. 其他治疗 急性有机磷农药中毒主要死因是肺水肿、呼吸肌麻痹及呼吸衰竭。故对于重症呼吸衰竭患者，应及早给予机械通气治疗。对于合并肝、肾功能损害的患者给予相应保护性措施。对于合并低钾血症、酸中毒、严重心律失常、脑水肿等情况的患者，需及时对症处理。为了防止病情反复，重度中毒患者症状缓解后应逐步减少解毒药用量，直至症状完全消失后停药，其后一般至少观察 3 ～ 7 天。

三、临床表现和诊断

1. 临床表现

（1）急性期：主要表现为胆碱能神经兴奋及危象，包括恶心、呕吐、腹痛、多汗、流泪、流涕、流涎、腹泻、尿频、大小便失禁、心跳减慢和瞳孔缩小、支气管痉挛、分泌物增加、咳嗽、气急等毒蕈碱样症状；面、眼睑、舌、四肢和全身横纹肌发生肌纤维颤动，甚至全身肌肉强直性痉挛，全身紧束和压迫感，而后出现肌力减退和瘫痪，严重者呼吸肌麻痹，造成周围性呼吸衰竭，血压增高、心率增加和心律失常等烟碱样症状；头晕、头痛、疲乏、共济失调、烦躁不安、谵妄、抽搐和昏迷等中枢神经系统症状。

（2）中间综合征：指急性中毒后 1 ～ 4 天症状缓解后，患者又突然出现面部肌肉、颈屈肌、呼吸肌、肢体近端肌肉无力的表现，进而出现面、颈、上肢和呼吸肌麻痹，甚至可造成呼吸衰竭及死亡，发生率约 7%。

（3）迟发性神经病：有机磷农药急性中毒治疗后多无后遗

症，但极少数患者在急性中毒症状恢复后 2～3 周发生肢体末端迟发性神经病变，表现为进行性下肢麻木、烧灼、疼痛、无力、麻痹、萎缩等，甚至瘫痪。其发生机制目前不详。

（4）多脏器损害：部分重症患者可出现心、肺、肝、肾、血液系统或横纹肌、胰腺、腮腺等器官及组织的损害。

2. 实验室检查　行胆碱酯酶活力测定和乙酰胆碱酯酶活力测定。乙酰胆碱酯酶活力测定是有机磷农药中毒的特异性标志酶，中毒患者表现为其活性下降。毒物检测主要是检测血、尿、胃液中的有机磷农药及其特异性代谢产物。

3. 诊断　有机磷农药接触史，呼出气体中特异性大蒜臭味，符合有机磷农药中毒的临床表现及实验室检查特征即可诊断。

四、鉴别诊断

1. 中暑　在高温、高湿环境中发生，出现头晕、恶心、呕吐、口渴、多汗、皮肤灼热，以及四肢无力、注意力不集中、动作不协调等，轻症中暑体温可正常或略高，移至阴凉通风处、降温、补充水分和盐分，短时间内可恢复。检测血液胆碱酯酶活力和乙酰胆碱酯酶活力正常。

2. 急性胃肠炎　可有恶心、呕吐、腹痛、腹泻等消化道症状，多有进食生、冷、变质、不洁食品史。

3. 假服药者　为达某种目的，谎称、诈称服用有机磷农药，可有主诉，但精神表现、体征、实验室检查与主诉不符。

4. 非有机磷类其他农药中毒　非有机磷类的其他农药中毒多没有典型的胆碱能危象表现，乙酰胆碱酯酶活力测定正常。另有氨基甲酸酯类杀虫剂中毒后，胆碱酯酶活力也下降，但恢复快。根据毒物接触史可予鉴别。

（张玉梅　郭治国）

第四章　急性杀虫剂中毒

短时间内暴露于杀虫剂下可引起急性杀虫剂中毒。杀虫剂种类繁多，作用机制不一。根据大鼠经口半数致死量（LD_{50}）标准，毒性涉及低毒类到剧毒类。有机磷农药中毒是常见急性中毒类型，除此之外仍有十余种类型杀虫剂可引起急性中毒，且部分类似急性有机磷农药中毒的表现。

一、病情评估

1. 轻度中毒　头晕、头痛、恶心、呕吐、腹痛、腹泻、出汗、流涎、瞳孔缩小、视物模糊、流涎、气道分泌物增多、呼吸困难、气道痉挛、尿失禁、心动过缓。全血胆碱酯酶活力 50% ～ 70%（氨基甲酸酯类中毒）。高铁血红蛋白浓度 < 30%（甲脒类中毒）。

2. 中度中毒　上述症状加重，同时出现肌纤维颤动、发绀、肝功能损害、肾功能损害、中毒性心肌炎、心律失常。全血胆碱酯酶活力 30% ～ 50%（氨基甲酸酯类中毒）。高铁血红蛋白浓度 30% ～ 60%（甲脒类中毒）。

3. 重度中毒　抽搐、惊厥、癫痫发作、角弓反张、嗜睡、昏迷、肺水肿、呼吸衰竭、循环衰竭。全血胆碱酯酶活力 < 30%（氨基甲酸酯类中毒）。高铁血红蛋白浓度 > 60%（甲脒类中毒）。

二、处理流程

1. 阻止毒物吸收　立即脱离暴露现场，脱去污染衣物，立即用流动清水或肥皂水彻底冲洗皮肤或毛发。眼睛暴露时立即用清水或等张盐水冲洗眼睛。洗胃、导泻及活性炭吸附治疗等。

2. 清除体内毒物

（1）补液、利尿及碱化尿液：静脉补液、利尿促进排泄。但氨基甲酸酯类中毒时，碱化尿液目前未有证据显示改善结局。

（2）血液净化治疗：血液灌流治疗急性拟除虫菊酯类除草剂中毒可能有效。

3. 解毒药物

阿托品与乙酰胆碱竞争毒蕈碱受体，是急性氨基甲酸酯类中毒特效解毒药。用药剂量参考有机磷农药中毒，但用量小即可阿托品化，至病情明显好转后减量维持，切勿药量过大。阿托品可拮抗急性沙蚕毒素类中毒时毒蕈碱样作用并可阻断此类杀虫剂对神经 - 肌肉接头突触处的胆碱能神经受体占据作用，可用于控制急性拟除虫菊酯类除草剂中毒时出汗、流涎症状及肺水肿治疗。戊乙奎醚也可用于急性氨基甲酸酯类中毒解毒治疗。与有机磷农药中毒解毒治疗不同，肟类胆碱能复能剂在急性氨基甲酸酯类或沙蚕毒素类中毒时禁用。L- 半胱氨酸或二巯基丙磺酸钠能恢复急性沙蚕毒素类中毒时神经 - 肌肉接头冲动传递并拮抗呼吸抑制。亚甲蓝用于杀虫剂引起的高铁蛋白血症，如急性甲脒类中毒可予 1% 亚甲蓝 1 ～ 2mg/kg 加入 50% 葡萄糖溶液 40ml 中 10 ～ 15 分钟缓慢静脉注射，如 2 小时无反应可重复半量，24 小时总量不超过 600mg。静脉注射高渗葡萄糖和大剂量维生素 C 亦有效，也可应用硫代硫酸钠治疗。

4. 重要脏器支持

（1）保护气道，维持呼吸功能：精神、神志明显抑制，呼吸衰竭（严重呼吸肌无力、支气管痉挛和气道大量分泌物等），除适当氧疗外，常需气管插管，呼吸机辅助治疗。

（2）维持心脏及循环功能：治疗心律失常，Q—Tc 间期延长可用镁剂。有机氯类中毒时禁用肾上腺素，以防诱发心室颤动。

（3）改善意识障碍：可给予改善脑代谢药物或能量合剂。脱水剂及肾上腺皮质激素治疗脑水肿。有机氯类中毒，静脉给予纳洛酮以改善神经系统症状。

（4）其他：血液净化治疗可调节和改善水、电解质、酸碱平衡紊乱，稳定内环境，对以心、肾及肝衰竭等为主的多器官功能衰竭有支持和治疗作用。

5. 对症治疗 癫痫发作或抽搐可予苯二氮䓬类药物。拟除虫菊酯类中毒还可予苯妥英钠肌内注射或异戊巴比妥钠治疗。

急性拟除虫菊酯类中毒可试用中枢性肌松剂美索巴莫或贝克洛芬。接触性皮炎行对症治疗，局部过敏时予抗过敏治疗。出血性膀胱炎可予酚磺乙胺等止血治疗，碱化尿液，选用对肾无损害抗菌药物以预防治疗感染。

三、临床表现和诊断

杀虫剂种类繁多，以下仅列举部分常见急性杀虫剂中毒的临床表现及诊断。

1. 急性有机磷农药　　具体见急性有机磷农药中毒章节。

2. 氨基甲酸酯类　　是有机氮农药，除用作杀虫剂，还可用于除草剂、灭鼠剂等。多属于中毒类、低毒类。常见的有呋喃丹、灭多威等。主要经呼吸道、消化道、皮肤吸收。与有机磷农药一样，氨基甲酸酯类杀虫剂是强效的胆碱酯酶抑制剂，主要作用于毒蕈碱和烟碱型胆碱能受体，累及自主神经系统、神经-肌肉接头和中枢神经系统，产生相应临床表现，包括恶心、呕吐、腹泻、流涎、气道分泌物增多、呼吸困难、气道痉挛、肺水肿、尿失禁、多汗、瞳孔缩小（有时见瞳孔扩大）、心动过缓（有时见心动过速）、肌束颤动、肌无力、瘫痪、头晕、头痛、癫痫发作、嗜睡、昏迷、呼吸/循环衰竭，偶见心律失常（传导阻滞和Q—Tc间期延长）。刺激局部皮肤和黏膜可引起相应炎症表现。呼吸衰竭是重要死因之一。有别于有机磷农药中毒，氨基甲酰化的胆碱酯酶具有可逆性，易自发水解，恢复胆碱酯酶活性，一次暴露中毒胆碱酯酶活性可在 1～2 小时后基本恢复正常。依据此类农药暴露史、相应胆碱能毒性临床表现，结合红细胞或全血胆碱酯酶活性测定及毒物检测可作出诊断。

3. 拟除虫菊酯类　　人工合成拟除虫菊素化学结构杀虫剂，如溴氰菊酯、氯菊酯等，属中毒至低毒类，可经呼吸道、消化道和皮肤吸收，属神经毒剂，机制不甚明了。临床表现包括恶心、呕吐、腹痛、腹泻、咳嗽、流涕、打喷嚏、皮肤黏膜刺激症状及过敏反应、肌束颤动、抽搐、惊厥、角弓反张、呼吸困难、流涎、出汗、肺部湿啰音、肺水肿、兴奋不安、烦躁、嗜睡、昏迷、循环障碍等。

4. 甲脒类　如杀虫脒、阿米曲士等，属中等毒性。经皮肤、呼吸道和消化道吸收。造成多处机体损害，主要包括：导致高铁血红蛋白血症，引起组织缺氧，少数出现红细胞溶解，血中有时可见变性珠蛋白小体，抑制线粒体三磷酸腺苷酶的氧化磷酸化，干扰能量代谢，损害心、肝、肾功能，麻醉作用，使脑内血管扩张、通透性增高、脑水肿，出现嗜睡或昏迷。干扰钙利用，松弛血管平滑肌，降低血压，休克。刺激膀胱黏膜致出血性膀胱炎，出现肉眼血尿及膀胱区压痛。造成局部皮肤刺激症状。其中发绀、嗜睡、出血性膀胱炎最为常见。诊断依据暴露史、临床表现，结合血中变性珠蛋白小体、高铁血红蛋白血症和毒物检测（胃液、血、尿）可作出。

5. 沙蚕毒素类　如杀虫双等，属神经毒剂，竞争占据神经突触处胆碱能神经受体，阻断胆碱能神经传导，阻断抑制周围神经 - 肌肉接头和中枢神经，常见表现如头晕、头痛、烦躁、全身麻木、肌肉震颤、抽搐、昏迷。还有轻度抗胆碱酯酶活性，出现如有机磷农药中毒时的毒蕈碱样症状，全血胆碱酯酶可下降，但一般 > 50%。

6. 有机氯类　与机体作用产生不稳定含氧化合物而改变细胞膜性质，主要造成中枢神经系统、肝、肾及心脏损害。症状除皮肤黏膜刺激症状、头晕、头痛、乏力、视物模糊、烦躁外，也可出现多汗、流涎、震颤、抽搐、癫痫发作、反射亢进、肝 / 肾损害、肺水肿、心律失常、循环衰竭。

四、鉴别诊断

多种急性杀虫类农药中毒有类似急性有机磷农药中毒症状，但急性氨基甲酸酯类中毒症状潜伏期较短、病情相对较轻、恢复更快。拟除虫菊酯类农药味道与有机磷农药相似，急性中毒症状有相似之处，但全血胆碱酯酶活性一般正常。急性沙蚕毒素类中毒也有毒蕈碱样症状，虽全血胆碱酯酶可下降，但一般 > 50%。

（郭治国　张玉梅）

第五章　鼠药中毒

鼠药中毒可见于误食中毒，也可由于自杀、他杀中毒。

一、病情评估

1. 轻度中毒　出现恶心、呕吐等消化道症状，兴奋、谵妄等轻度精神异常，皮下出血点、瘀斑等轻度凝血功能异常表现。

2. 中度中毒　表现为精神明显异常；血尿及消化道出血等内脏出血；多器官功能损害。

3. 重度中毒　出现下列情况之一：强直性痉挛、内脏器官大出血或颅内出血、多器官功能衰竭、休克、呼吸心跳停止。

二、处理流程

鼠药中毒依中毒途径、毒性大小、鼠药作用机制不同，处理原则和流程有所不同。

1. 阻止毒物继续吸收　清除毒物，清洗污染的皮肤、黏膜，口服中毒者可催吐、洗胃、导泻。磷类鼠药禁止食用牛奶、蛋清、油类、脂质类食品，以防药物进一步溶解和吸收。避免再次接触可能被鼠药污染的食物。

2. 特效治疗　依据鼠药作用机制、种类不同，选择特异性药物治疗。

（1）抗凝血类鼠药：①特效拮抗剂：维生素 K_1 10～20mg 肌内注射，每日 1～3 次。部分学者曾推荐可用至每天 120mg，静脉滴注，直至凝血酶原时间恢复正常。②输血：对出血情况严重、血红蛋白明显下降者，可输注悬浮红细胞；对凝血功能明显异常患者，可输注新鲜冷冻血浆或凝血酶原复合物，以迅速止血。

（2）中枢神经系统兴奋类鼠药：①控制抽搐：尽早、彻底控制抽搐是挽救生命、提高成功率的关键。苯巴比妥类对鼠药所致惊厥有拮抗作用，宜尽早、持续时间长、逐渐减量，用法：

0.1 ～ 0.2g，肌内注射，每 6 ～ 12 小时 1 次。若抽搐频繁，必须并用地西泮、咪达唑仑或丙泊酚静脉注射。②血液净化疗法：在该类鼠药中毒救治中疗效突出，可减轻痉挛性症状，缩短病程，若有条件宜尽早启用。③有学者推荐使用大剂量维生素 B_6：0.5 ～ 1.0g 加入 25% 葡萄糖溶液 20 ～ 40ml，静脉注射，后继以 1.0 ～ 2.0g 加入生理盐水中静脉滴注。④特异解毒药：二巯丙磺钠、二巯丙醇、氨酪酸，其解毒作用有报道，尚有争议。

（3）其他鼠药：部分鼠药有特效解毒药，如有机氟类鼠药氟乙酰胺中毒，特效解毒剂为乙酰胺，干扰代谢类鼠药灭鼠优的特效解毒剂为烟酰胺，鼠立死的特效解毒剂为维生素 B_6，硫脲类鼠药（安妥、灭鼠特、灭鼠肼等）的特效解毒剂为半胱氨酸、硫代硫酸钠、谷胱甘肽。特别指出，无机磷类鼠药磷化锌中毒时，若使用有机磷农药中毒的特效解毒剂如氯解磷定等治疗，不仅无效，还可以增加锌的毒性，应禁用。

3. 对症治疗

（1）消化道症状：依具体情况给予质子泵抑制剂及胃黏膜保护剂进行处理。

（2）防治中毒性脑病、脑水肿：对抽搐、惊厥患者，给予苯巴比妥类、地西泮或其他镇静剂，控制抽搐，防治脑水肿。并酌情限制输液量，给予脱水剂、肾上腺皮质激素及神经营养药物。有学者建议对出现神经系统损害表现者尽早给予高压氧治疗。

（3）防治肺水肿：给予肾上腺皮质激素、利尿、限制液体入量等治疗，必要时应用机械通气措施。

（4）出血：可给予维生素 K_1 肌内注射，输注新鲜冷冻血浆、凝血酶原复合物、维生素 C 等。

（5）血液净化治疗：血液灌流、血液透析、血浆置换可有效降低鼠药毒物的血药浓度。鼠药中毒重症患者，宜尽早给予血液净化治疗，首选血液灌流，血液透析和血浆置换也有效。但血液净化有一定的适应证和禁忌证，应严格掌握指征，根据鼠药的品种、中毒机制、中毒时间、临床严重程度及出血等潜在风险全面考虑。

(6) 其他: 保护心、肺、肝、肾等重要脏器功能, 防止感染。注意及时纠正水电解质及酸碱平衡紊乱。

三、临床表现和诊断

目前常用鼠药中毒分述如下:

1. 抗凝血类鼠药　目前我国该类鼠药中毒最多见。常用鼠药有杀鼠灵、杀鼠醚、敌鼠钠、克鼠灵等。中毒机制是通过与维生素 K 竞争作用, 取代生物酶中维生素 K, 干扰凝血酶原和凝血因子 II、VII、IX、X 的合成; 同时该类鼠药的代谢产物可直接损伤毛细血管壁, 使毛细血管通透性增加, 常导致多部位出血, 包括血尿、鼻出血、牙龈出血、皮下出血, 甚至咯血、呕血、便血及其他重要器官出血。重症患者呈自发性全身出血, 可导致失血性休克, 常死于脑出血等。患者若以多部位出血来诊, 宜保持该类鼠药中毒警惕性, 深入询问病史可减少误诊、漏诊。凝血功能检查及毒物检测可明确诊断。

2. 中枢神经系统兴奋类鼠药　目前常用毒鼠强、毒鼠硅、鼠特灵等。该类鼠药毒性极强。例如, 毒鼠强可强烈刺激脑干等中枢神经系统, 引起阵发性痉挛。患者中毒后可有恶心、呕吐、上腹部烧灼感、头痛、头晕、烦躁不安等症状, 重者狂躁、神志模糊, 甚至昏迷。突出表现为抽搐、强直性惊厥等痉挛性症状。可有突然晕倒、癫痫发作等表现。也可有严重窦性心动过缓、Q—T 间期延长、阿 - 斯综合征等表现。患者死亡主要原因为: 呼吸肌持续痉挛、窒息; 严重惊厥、脑缺氧、脑水肿; 或鼠药抑制呼吸中枢造成呼吸衰竭; 严重中毒性心肌炎致急性心力衰竭、肺水肿、心律失常等。依靠患者血、尿、呕吐物或胃液、可疑污染食品中检测出鼠药及其代谢物可明确诊断。

3. 其他鼠药　有机氟类(氟乙酰胺、氟乙酸钠等)、植物类(毒鼠碱等)、硫脲类(安妥、灭鼠特、灭鼠肼等)、无机磷类(磷化锌等)、干扰代谢类(灭鼠优、鼠立死等)鼠药中毒临床表现各不相同。多有恶心、呕吐等消化道症状。部分患者口腔、咽部有烧灼感和特殊蒜臭味。可有头晕、头痛、烦躁不安、直立性低血压、四肢疼痛和感觉异常、肌力减弱、视力障碍,重者可出现阵发性抽搐、强直性痉挛、延髓麻痹、呼吸抑制、精神错乱、昏迷等自主神经、中枢神经及周围神经系统功能障碍。部分可表现为心动过速、血压下降、心力衰竭、心律失常、心肌损害、肺水肿、肺出血和胸腔积液。部分鼠药可引起肝/肾损害、体温降低、一过性血糖升高等。诊断需结合毒物接触史、临床表现及实验室检查,确诊需要做毒饵、血液或尿液的毒物及其代谢产物鉴定。有机磷类(毒鼠磷、溴代毒鼠磷、除鼠磷等)及氨基甲酸酯类鼠药(灭鼠安等)的中毒机制、表现和救治原则与急性有机磷农药中毒及氨基甲酸酯类农药相同(详见相关章节)。

四、鉴别诊断

1. 出血性疾病 抗凝血类鼠药中毒须与血小板减少性紫癜、血友病、弥散性血管内凝血等鉴别。该类鼠药中毒者血小板计数、肝功能均正常,凝血时间及凝血酶原时间显著延长,足量维生素 K_1 注射显效有助于诊断。伴有呕血、便血者应与消化道疾病出血或严重肝脏疾病出血相鉴别。

2. 癫痫大发作 鼠药中毒引起的抽搐、惊厥、强直性痉挛需与癫痫鉴别。鼠药服用史,其他典型临床表现,周围有人、畜类似症状,实验室检查鼠药毒物证据,既往无癫痫反复发作史可予鉴别。

3. 糖尿病及周围神经疾病 部分鼠药中毒可出现血糖代谢异常,导致低血糖或糖尿病,部分出现周围神经症状。应根据鼠药接触史及特殊毒物检测等与相应疾病进行鉴别。

(张玉梅 郭治国)

第六章 急性除草剂中毒

短时间内暴露于除草剂可引起急性除草剂中毒。除草剂种类繁多，作用机制不一，根据大鼠经口 LD_{50} 标准大多属于低毒类，部分属于中毒类，少数属于高毒类。除高毒类外，部分中毒类毒性也不可小觑，特别是急性百草枯中毒，需特别重视，做好预防、诊断和治疗工作。

一、病情评估

1. 轻度中毒 局部皮肤黏膜损伤、恶心、呕吐、腹痛、腹泻、消化道溃疡、轻度发绀、头痛、头晕、低中度发热、无力、出汗、流涎、瞳孔缩小、视物模糊。碳酸氢钠 - 连二亚硫酸钠法尿半定量＜ 10μg/ml（百草枯中毒）。高铁血红蛋白浓度 10% ～ 30%（二硝基苯胺类及敌草隆、除草醚、敌稗、氯酸钠中毒）。全血胆碱酯酶活力 50% ～ 70%（氨基甲酸酯类中毒）。

2. 中度中毒 肝肾功能损伤、肺损伤、耳鸣、麻木、步态异常、高热、烦躁不安、肌纤维颤动。碳酸氢钠 - 连二亚硫酸钠法尿半定量 10 ～ 30μg/ml（百草枯中毒）。高铁血红蛋白浓度 30% ～ 50%（二硝基苯胺类及敌草隆、除草醚、敌稗、氯酸钠中毒）。全血胆碱酯酶活力 30% ～ 50%（氨基甲酸酯类中毒）。

3. 重度中毒 消化道出血或穿孔、昏迷、惊厥、急性呼吸窘迫综合征、休克、多器官功能衰竭。碳酸氢钠 - 连二亚硫酸钠法尿半定量＞ 30μg/ml（百草枯中毒）。高铁血红蛋白浓度＞ 50%（二硝基苯胺类及敌草隆、除草醚、敌稗、氯酸钠中毒）。全血胆碱酯酶活力＜ 30%（氨基甲酸酯类中毒）。

二、处理流程

1. 阻止毒物吸收 立即脱离暴露现场，皮肤暴露时脱去污染衣物，立即用流动清水或肥皂水冲洗皮肤或毛发至少 15 分钟。眼睛暴露时立即用清水或等张盐水冲洗眼睛 10～30 分钟。洗胃可用清水、肥皂水或 1%～2% 的碳酸氢钠溶液，不少于5L，至胃液清亮无味。对于百草枯中毒来说，由于其具有较强腐蚀性，洗胃时注意出血和穿孔风险，此后可口服或鼻胃管给予蒙脱石散（30g 溶于 20% 甘露醇 250ml 中，分次应用），活性炭（30g 溶于 20% 甘露醇 250ml 中，分次应用），也可使用漂白土（最大 150g 溶于水中，分次应用）吸附导泻，百草枯中毒吸附导泻越早开始效果越好，以 2 小时内最佳。口服 10% 硫酸亚铁盐 10ml，每隔 15～30 分钟服 1 次，共 3～4 次，可部分破坏苯氧羧酸类除草剂毒性。

2. 清除体内毒物

（1）补液、利尿及碱化尿液：大量补液并给予利尿剂可加快毒物排出。但高龄、心肾衰竭者需适当限制补液量。

（2）血液净化治疗：对于百草枯中毒，血液灌流越早开始效果越好，最佳时间为暴露后 2～4 小时内，通常需要多次进行。百草枯为小分子、水溶性，蛋白结合率极低，但组织分布容积大，为 1.2～1.6L/kg。可血液灌流同时或之后进行连续性血液透析或血液滤过或血液透析滤过治疗。

3. 抗炎和免疫抑制治疗　百草枯中毒可给予地塞米松静脉注射 8mg/ 次，最初 72 小时每 8 小时 1 次，重症者可连用此治疗最长达 5 周。对于重症患者另一方案予甲泼尼龙每日500～1000mg 冲击 1 次，连用 3～5 日后逐步减量。环磷酰胺的治疗效果仍存在争议。

4. 抗氧化治疗　百草枯中毒可予还原型谷胱甘肽 1.8～2.4g加入液体中输注，每日 1 次。其他可能有效的治疗药物包括乙酰半胱氨酸、水杨酸钠、维生素 C 和维生素 E 等。

5. 中医药　百草枯中毒时丹参制剂、虫草制剂和血必净等可能有效。

6. 特效治疗　部分除草剂可引起高铁蛋白血症，可予 1%亚甲蓝 1～2mg/kg 加入 25% 葡萄糖溶液 50ml 中 10～15 分钟缓慢静脉注射，如 2 小时无反应可重复 1 次，静脉注射高渗葡萄糖和大剂量维生素 C 亦有效。氨基甲酸酯类中毒宜尽早应用阿托品类药物，剂量参考有机磷农药中毒，至病情明显好转后减量维持，切勿药量过大。也可用戊乙奎醚，但禁用肟类复能剂。

7. 重要脏器支持

（1）保护气道、合理氧疗、维持呼吸及循环功能：百草枯中毒时因早期吸氧可促进氧自由基形成，加重肺损伤，除非患者严重缺氧（血气分析示氧分压 < 40mmHg 或血氧饱和度 < 70%），否则早期避免氧疗。纠正低血压、休克。出现心搏骤停者，ECMO 治疗可短期内起到支持心肺功能的作用。

（2）治疗肝功能损害：积极行保肝、利胆治疗。

（3）防治肾功能损害：溶血时予碳酸氢钠碱化尿液，大量补液防止肾衰竭。出现肾衰竭时，慎用损害肾脏药物，必要时予血液净化治疗。

（4）其他：血液净化治疗可调节和改善水、电解质、酸碱平衡紊乱，稳定内环境，对呼吸窘迫综合征、心力衰竭、肾衰竭、肝衰竭等严重疾病状态起到支持和治疗作用。

8. 对症治疗 口咽部或食管腐蚀及疼痛严重者可予止痛治疗，可使用胃黏膜保护剂、抑酸剂，也可口服康复新液。严重腐蚀和存在消化道出血者禁食。严重抽搐者可予地西泮或巴比妥类药物。

三、临床表现和诊断

1. 吡啶类 包括多种类型和剂型。毒性最大者为百草枯，其次为敌草快，其余均为低毒类。敌草快常与百草枯配伍使用，其发病机制和临床表现与百草枯相似，但肺纤维化作用较轻，治疗原则与百草枯中毒大致相同。百草枯可经消化道、呼吸道和皮肤吸收，在体内分布广泛，如肺、肾、肝、肌肉、甲状腺等器官，肺脏内含量最高，甚至可高达血浆浓度的 90 倍，临床毒性大，口服 20% 百草枯溶液 5 ～ 15ml（20 ～ 40mg/kg）即可致死。主要累及部位包括皮肤（红斑、水疱、溃疡）、眼结膜、角膜（溃疡、穿孔）、消化系统（恶心、呕吐、腹痛、腹泻、溃疡、出血、穿孔、肝大、黄疸、肝衰竭）、泌尿系统（血尿、蛋白尿、急性肾损伤）、呼吸系统（咳嗽、胸闷、气短、进行性呼吸困难、呼吸衰竭）、心血管系统（心肌炎、心包出血、心律失常、猝死）。其中肾损伤最常见，肺损伤最突出且严重，早期肺水肿、出血、急性呼吸窘迫综合征，晚期肺间质纤维化。结合短时间百草枯暴露史、临床表现、血尿百草枯毒物定性或定量检测可作出诊断。

2. 苯氧羧酸类　是内吸型选择性有机除草剂，主要有 2, 4- 二氯苯氧乙酸等。可经消化道、呼吸道、皮肤吸收。具有较强腐蚀性，可产生局部皮肤、黏膜损害，口服者出现消化道症状。临床表现包括局部皮肤黏膜刺激性损害、恶心、呕吐、腹痛、腹泻、短暂血糖升高、肌束颤动、抽搐、肌无力、头晕、头痛、意识丧失、瞳孔缩小、肺水肿、血压下降、呼吸衰竭等。部分患者有肝肾功能损害和骨髓抑制。诊断主要根据此类除草剂暴露史及相应中毒表现。

3. 其他类除草剂　种类众多，如取代脲类、二硝基苯胺类、二苯醚类、三氮苯类及杂环类等，均对皮肤、黏膜有不同程度的刺激性损害。临床表现因除草剂类型不同而异，如敌草隆可引起高铁血红蛋白血症，并使红细胞裂解发生溶血，出现中枢神经、肝脏、肾脏等功能损害；五氯酚钠可引起高热、多汗、极度疲乏、烦躁不安、昏迷、抽搐、呼吸 / 循环衰竭、肝 / 肾功能损害等表现；氨基甲酸酯类临床表现似有机磷农药中毒，可出现毒蕈碱样和烟碱样症状，但中枢神经症状相对较轻。

四、鉴别诊断

具有局部皮肤、黏膜严重刺激腐蚀表现，同时伴有全身多器官损伤甚至衰竭，特别是肾、肝和肺脏，在除草剂暴露史不明确情况下，需首先除外急性百草枯中毒可能。急性酚类如五氯酚钠中毒可引起高热、多汗、极度疲乏、烦躁不安、昏迷、抽搐、多器官衰竭，需要与热衰竭、热射病鉴别。除草剂种类和剂型繁多，暴露史对于诊断有重要价值。如能通过呕吐物、胃液、血、尿毒物检测证明其或其代谢产物存在，更有利于鉴别诊断。

（郭治国　张玉梅）

第七章　蜂　蜇　伤

蜂蜇伤，是被蜂尾蜇伤，蜂毒液注入人体组织所致，伴或不伴蜂尾刺留在皮内。蜇伤处局部出现红、肿、刺痛，中心多有瘀点，为蜂生物毒素中毒所致。部分有头晕、恶心等全身症状。重者局部组织坏死，出现过敏性休克、呼吸麻痹、多器官功能损害、昏迷、抽搐等，可致死亡。

一、病情评估

1. 轻度　蜇伤皮损多小于 10 处，只出现局部过敏反应，无器官功能受累表现。

2. 中度　多为群蜂蜇伤。蜇伤皮损为 10～30 处；有过敏反应表现，但无喉头水肿、支气管痉挛、过敏性休克等。只有 1 个系统或器官受累，SOFA ≥ 2 分。

3. 重度　蜇伤皮损大于 30 处；严重过敏反应，出现喉头水肿、支气管痉挛、窒息、过敏性休克等，或至少 2 个系统器官受累，每个系统器官 SOFA 均 ≥ 2 分。

二、处理流程

1. 阻止继续被蜂蜇伤　穿长袖衣裤，戴面罩及手套，避免追捕、激怒蜂群，以免遭蜂类进一步蜇伤。

2. 局部处理　①蜇伤处若有毒刺，须先拔除。方法有胶布粘贴、镊子拔除、针头或刀尖挑出。注意毒腺囊不能用镊子夹取。②清洗蜇伤局部，注意酸碱中和。冲洗局部首选清水或生理盐水。也可用碱性液，但黄蜂蜇伤宜用酸性液。③止痛止痒。炉甘石洗剂、3% 硼酸洗液。胡蜂蜇伤用地塞米松、利多卡因、生理盐水混合液外敷。疼痛严重者可酌情使用口服甚至静脉镇痛药。④冷敷：24～48 小时内局部冷敷，以减少毒素吸收。

3. 急性期处理　主要是抗休克、抗过敏。早期容易出现休克，多为过敏性，少数为剧痛引起的神经源性休克，极少数为继发急性冠脉综合征所致的心源性休克。依过敏程度不同，可给予口服抗组胺类药物，酌情使用糖皮质激素及其他抗过敏药物。用肾上腺素等抗过敏性休克治疗同时，给予适当静脉补液，保证组织灌注，促进毒素排出。碳酸氢钠可减少横纹肌溶解及溶血导致的急性肾损伤。应酌情选择抗菌药物预防感染。胡蜂蜇伤者应肌内注射破伤风抗毒素。

4. 血液净化治疗　是治疗蜂毒所导致的急性肾损伤和多器官功能衰竭的重要措施。一般建议重症蜂蜇伤若危及生命，应在 8～12 小时之内进行血液净化治疗。常用的方法有血液灌流、血浆置换及血液透析等。目前血液灌流最为常用。对于中至重度胡蜂蜇伤患者，即使生命体征相对稳定，也建议尽早进行血液灌流以清除胡蜂毒素。

5. 后期处理　1～2 周后，过敏反应及器官功能相继恢复。预防继发感染、营养不良，并注意心肺功能、肢体功能康复训练等。

三、临床表现和诊断

1. 局部表现　蜂蜇伤中心有瘀点，局部皮肤瘙痒、疼痛、红肿，甚至发生局部坏死、化脓。重者直径可超过 10cm，持续数日。眼部蜂蜇伤可致眼部红肿、流泪、畏光、视力下降、角膜炎、虹膜炎等并发症。气道附近部位蜂蜇伤易致气道狭窄、梗阻。

2. 过敏表现　蜂蜇伤后过敏反应最常见且出现早。蜇伤后数分钟即可出现局部瘙痒、红斑、荨麻疹及血管神经性水肿等表现。重症患者还可以出现恶心、呕吐、腹部绞痛、腹泻、流涕、声音嘶哑、呼吸困难等症状。极严重患者会出现喉头水肿、支气管痉挛、发绀、恶性心律失常、低血压，甚至呼吸心跳停止。

3. 全身表现　可累及多个系统。在神经系统，蜂毒素可诱发脑炎、脑血管意外，出现头晕、头痛、谵妄及意识障碍等表现。在呼吸系统，表现为气促、喘息、呼吸困难、喉头水肿、气管痉挛，甚至急性呼吸窘迫综合征等。在循环系统，可出现心悸、胸闷、胸痛等症状，可因冠状动脉痉挛导致低血压、休克及心律失常等。在消化系统，可仅表现为恶心、呕吐、腹胀、腹泻，也可出现呕血、柏油样便、黄疸等，严重者甚至出现肝衰竭、肝性脑病。在泌尿系统，早期可出现尿液颜色及尿量的改变，如尿呈茶色、酱油色、洗肉水样，甚至尿液中出现大量渣样物沉积，进行性少尿及无尿，肌酐、尿素氮升高。

根据蜂类蜇伤病史、局部表现、过敏反应及全身表现，蜂蜇伤诊断并不困难。

四、鉴别诊断

1. 蝎子蜇伤　指蝎子尾钩（或称尾刺）刺入皮肤，释放毒液而产生的中毒反应。蜇伤局部常立即出现剧烈疼痛，蜇伤中心见一个斑点，内可有毒刺，局部红肿可不明显。全身症状多进展迅速，1～2小时内可有头晕、头痛、畏光、流泪、流涎、恶心、呕吐；严重者出现大汗、呼吸困难、全身肌肉疼痛、抽搐等，甚至死亡。根据蜂类或蝎子类蜇伤病史较易区别。

2. 毒蜘蛛蜇伤　毒蜘蛛有一对角质螯，分泌毒液。蜇伤后伤口剧痛，局部可见2个红点，周围红肿、突起、红斑，重者可出现水疱、坏死，甚至深部溃疡、继发感染。全身反应有头昏、头痛、乏力、恶心、呕吐，重者可有寒战、发热、颈胸腹肌痉挛性疼痛，甚至类似急腹症。根据蜇伤病史不难鉴别。

3. 蜈蚣蜇伤　蜈蚣的第一对足即毒螯。蜈蚣蜇人时，通过毒螯将蜈蚣毒液注入人体。蜈蚣蜇伤的局部灼痛、奇痒、红肿甚至发生水疱和坏死。全身反应一般比较轻，可有眩晕、头痛、恶心、呕吐、肌肉痉挛等。重者也可以出现少尿、肾衰竭和昏迷，甚至死亡。一般根据蜇伤病史较易鉴别。

（张玉梅　郭治国）

第八章　亚硝酸盐中毒

一、病情评估

1. 轻度　可出现胸闷、心悸、发绀、乏力及恶心、呕吐等症状。

2. 中、重度　可有意识障碍、休克、抽搐等表现。

3. 危重度　可出现意识丧失、瞳孔散大、呼吸及心跳停止等情况。

二、处理流程

根据病情的严重程度可采取不同的治疗措施。

轻度中毒患者在留观室进行治疗；中、重度中毒患者可住院治疗，必要时送至重症监护病房抢救；对于危重度中毒患者在急诊复苏室进行治疗，待生命体征平稳后转入重症监护病房进行后续治疗。

1. 清除毒物　中、重度中毒患者在进食 6 小时内，可洗胃，同时给予 20% 甘露醇 20 ～ 30ml/ 次，或乳果糖 10 ～ 20ml/ 次导泻，也可给予硫酸镁导泻。

2. 解毒药物　①亚甲蓝常用作高铁血红蛋白血症的特效解毒剂。根据病情按 1 ～ 2mg/kg 给予 1% 亚甲蓝溶液缓慢静脉注射，如在注射完后 0.5 ～ 1 小时患者症状未见明显缓解或高铁血红蛋白水平仍较高，可重复给一次全量或半量亚甲蓝，直至患者症状缓解或高铁蛋白水平降低。②维生素 C 最大剂量 5.0g 加入 5% ～ 10% 葡萄糖溶液 500ml，静脉滴注。

3. 氧疗　多采用面罩吸氧，必要时给予无创呼吸机治疗。

4. 对症支持治疗　患者由于缺氧可能会出现脑水肿，适当给予脱水利尿剂，同时注意水、电解质及酸碱平衡，密切监护心、肺、脑等脏器功能，及时给予相应的治疗措施。

三、临床表现和诊断

1. 轻度　患者多有口唇、耳廓、舌及指（趾）甲等发绀，头晕、头痛、四肢乏力、恶心、呕吐，血液高铁血红蛋白含量在 10% ～ 30%。

2. 中度　患者皮肤、黏膜明显发绀，多数患者有心悸、胸闷、呼吸困难、视物模糊等表现，血液高铁血红蛋白含量在 30% ～ 50%。

3. 重度　患者皮肤、黏膜重度发绀，出现嗜睡、血压下降，部分患者可出现严重心律失常，甚至休克、昏迷、抽搐、呼吸衰竭等症状。高铁血红蛋白含量高于 50%。

4. 实验室检查　常用固体格氏试剂快速测定，盐酸萘乙二胺半定量、定性测定，高铁血红蛋白定量测定——氰化高铁血红蛋白，进一步明确食品中亚硝酸盐的含量。

5. 亚硝酸盐中毒的诊断　患者多于进食腌制食品之后出现症状。实验室检查高铁血红蛋白浓度升高，结合临床表现易于诊断。

四、鉴别诊断

亚硝酸盐中毒症状不典型，需于下列其他疾病引起症状相鉴别：

1. 呼吸功能不全、心源性发绀　主要包括急性或慢性呼吸系统疾病、肺血管疾病及肺淤血，这些疾病均有原发病表现，如咳嗽、咳痰、气喘或劳累后呼吸困难、胸痛，双下肢水肿，严重时可出现端坐呼吸等明显心力衰竭表现。发绀的主要原因是乏氧造成还原血红蛋白增多，临床上易于鉴别。

2. 急性胃肠炎　患者常有不洁饮食史，数小时后出现腹痛、呕心、呕吐、腹泻等症状，无明显发绀症状，易于鉴别。

（刘笑然）

第九章 一氧化碳中毒

一氧化碳（CO）中毒主要机制是：①CO 与血液中 Hb 结合生成碳氧血红蛋白（HbCO），抑制了 O_2 与 Hb 结合成 HbO_2，从而造成低氧血症；②血中 CO 与血液中 Hb 的结合使氧解离曲线左移，减少 HbO_2 释放 O_2，进一步加重低氧血症；③溶解于血液中的 CO 影响呼吸。

一、病情评估

根据病情严重程度，临床上通常将 CO 中毒分为轻、中、重度。

1. 轻度中毒 患者出现头胀痛，伴有头晕、颈部搏动感、四肢乏力、视物不清、眼花等症状，也有恶心、呕吐伴心悸、胸闷甚至有短暂意识不清。此时检测血液中 HbCO 在 5% ～ 10%。

2. 中度中毒 患者表现为全身出汗、表情淡漠、嗜睡、躁动不安或昏迷，心率加快、血压开始升高，然后下降，步态蹒跚。经积极抢救，患者一般在 1 ～ 2 天可恢复正常，不留后遗症。该阶段血中 HbCO 含量在 30% ～ 40%。

3. 重度中毒 患者可出现昏迷，颜面及唇呈樱桃红色。若未得到及时救治，再次吸入高浓度 CO，患者在短时间（3 ～ 5 分钟）内会出现昏迷，严重者昏迷可持续数小时甚至数日。在昏迷初期出现四肢肌张力增加或伴有腱反射亢进、阵发性痉挛；腹壁反射消失；患者呼吸浅、促，心率增快；患者深昏迷时面色苍白、四肢厥冷、口唇发绀、周身大汗、瞳孔缩小、不对称或扩大，对光反射迟钝、脉细弱、血压下降，有时呈潮式呼吸，肌张力降低、腱反射消失。此型经抢救清醒后，部分患者可能会遗留如癫痫、震颤麻痹、周围神经炎等后遗症，即为迟发性脑病。该阶段血中 HbCO 含量在 50% 以上。

二、处理流程

1. 将患者从事故现场搬离，让其呼吸新鲜空气或吸氧气数小时，轻度中毒患者头晕、头痛症状可以消失。

2. 让患者吸入高浓度氧，或吸入纯氧，吸纯氧时间不超过40分钟；有条件者可给予高压氧舱治疗。

3. 患者在 CO 中毒后 2～4 小时，可出现脑组织水肿，24～48 小时达高峰，持续数日。此时应用 20% 甘露醇及利尿剂呋塞米交替脱水，减轻脑水肿。如果效果欠佳，同时应用糖皮质激素治疗，一般选用短效如琥珀酸考地松或甲泼尼龙等。

4. 应用广谱抗菌药物预防感染，同时采用物理降温使体表温度保持在 32℃，也可用冬眠合剂降温，降低脑细胞代谢，减少脑水肿。

5. 水肿减轻后给予三磷酸腺苷、辅酶 A、细胞色素 c 和大量维生素 C 静脉滴注，增加脑细胞代谢。

三、临床表现和诊断

1. 轻度中毒　患者可有剧烈的头痛、头晕、心悸，部分患者出现恶心、呕吐、四肢无力、嗜睡、意识模糊、视物不清、感觉迟钝、幻觉、抽搐等。

2. 中度中毒　患者出现呼吸困难、意识障碍、浅昏迷等症状。体格检查：呼吸、脉搏、血压明显降低，瞳孔对光反射迟钝，腱反射减弱。

3. 重度中毒　患者处于深昏迷，生命体征不稳定，各种反射消失。少数患者在四肢、躯干出现红肿或大小不等的水疱并连成片。

4. CO 中毒诊断　有吸入较高浓度 CO 的接触史，同时有急性发生的中枢神经损害症状和体征，如头痛、头晕、眼花、视物不清、四肢无力等；重者可出现皮肤、黏膜樱桃红色，动脉血中 HbCO 明显增高，并排除其他病因引起的相应症状后，基本可明确诊断。

四、鉴别诊断

1. 脑梗死 患者多有原发性高血压、糖尿病和高脂血症等病史，或存在冠心病、心房颤动病史；可伴有偏瘫及相应的病理征。头部 CT 或 MRI 可见到脑实质内与定位体征一致的改变。

2. 脑出血 患者多有高血压病史，近期血压控制不佳。突发起病，出现恶心、呕吐，如有颅内高压可出现喷射样呕吐；可有意识障碍、相应肢体偏瘫、病理征阳性，头部 CT 可明确诊断。

3. 催眠药中毒 患者呈昏睡或昏迷状态，呼之不应，血压下降、呼吸浅慢、心率缓慢，双侧瞳孔缩小；追问病史：有服用镇静药物史。毒物测定血中有高浓度镇静药，易于鉴别。

（刘笑然）

第十章　毒品中毒

一、病情评估

1. 麻醉类　阿片过量常出现昏迷、针尖样瞳孔、呼吸抑制（2～4次/分）特征性三联征，还可以出现肺水肿、发绀、颅压增高、横纹肌溶解、肌红蛋白尿及急性肾衰竭等症状，可死于呼吸抑制。

2. 精神类　苯丙胺类较大剂量使用一两次后，可出现急性中毒性精神病，①轻度中毒者出现头痛、头晕、乏力、入睡困难，但生命体征尚平稳，肝、肾功能正常。②中度中毒者表现为烦躁不安、多语、口干、行为冲动、呕吐、大汗和产生幻觉，意识清楚。定向力正常，可有心动过速、呼吸急促、瞳孔散大等。实验室检查示心肌酶升高或正常。③重度中毒者可出现意识障碍、抽搐、高热或横纹肌溶解，实验室检查有肝、肾衰竭或弥散性血管内凝血表现。

二、处理流程

1. 清除胃内毒物　洗胃或用20%甘露醇加活性炭30g制成混悬液口服，每日2次，减少毒物吸收。

2. 促进毒物排泄　用呋塞米、20%甘露醇静脉滴注，加速毒物排泄。

3. 解毒剂的应用　阿片类中毒尽早应用小剂量纳洛酮（0.4mg）缓慢静脉注射，可于2～3小时后重复使用，直至病情稳定。也可使用烯丙吗啡3～5mg静脉注射或烯丙左吗喃1mg静脉注射，这两种药均是阿片类的拮抗剂。

4. 镇静治疗　可卡因中毒无特殊解毒剂，静脉注射短效巴比妥类药物，如异戊巴比妥钠0.4～0.8g或硫喷妥钠0.1～0.2g，注射时需缓慢，监测呼吸情况，必要时可重复使用；反复惊厥者可静脉注射地西泮；大麻类中毒无特殊解毒剂，对谵妄患者，可在安慰解释基础上给予地西泮口服或静脉注射；对因大麻中毒引起精神症状的患者，可将患者转入单人房间，专人守护，给予氯丙嗪 50mg 静脉注射或氟哌啶醇 10mg 肌内注射；苯丙胺类中毒轻者可用地西泮 10～20mg 肌内注射，中度中毒者给予地西泮 10mg 静脉注射，必要时可重复 3～5 次，严重者可给予 100mg 地西泮加入 5% 葡萄糖溶液 500ml，以 10～20 滴／分持续静脉滴注，注意患者呼吸及其他生命体征。

5. 支持治疗 及时纠正酸碱失衡及电解质紊乱，注意降温，保护心、脑等重要器官功能。心动过速者给予普萘洛尔 40～60mg/d，控制心率在 90 次／分以下。危重症患者保持呼吸道通畅，维持呼吸、血压、脉搏平稳，体温过高者要用冰毯、冰帽控制体温，保护心、脑、肾重要脏器功能。

6. 血液净化 根据中毒品种、剂量、吸收毒物的时间、临床严重程度及潜在危险等全面考虑血液净化的模式及抗凝方法。

7. 并发症处理 心律失常多以窦性心动过速、期前收缩为主，严重者可出现心室颤动，要给予除颤及相应抗心律失常药物；脑水肿者应用脱水药物，注意补充电解质；横纹肌溶解的治疗主要是补液增加排泄，同时碱化尿液防止肾小管坏死；弥散性血管内凝血患者的治疗主要是输注血浆及其他血制品，使用肝素和其他抗凝剂。

三、临床表现和诊断

1. 阿片类 使用此类毒品过量时吸毒者出现恶心、呕吐、头晕、乏力、视物不清、焦虑等症状。中毒时出现昏迷、针尖样瞳孔、呼吸抑制（2～4 次／分）三联征，另外，还可见肺水肿、发绀、颅压增高等，部分患者可出现横纹肌溶解、肌红蛋白尿及急性肾衰竭。

2. 可卡因类 可卡因能明显兴奋中枢神经系统，使用者语言增多、兴奋激越，判断能力受损，剂量较大时可引起震颤、抽搐、心率加快、心律失常、血压升高、高热，甚至发生阵发性强直性惊厥、心力衰竭而死亡。

3. 大麻类　吸食量过大时会引起中毒性谵妄，表现为意识不清、烦躁不安、幻觉及思维障碍，有时可陷入抑郁状态，悲观失望，出现灾难感或濒死感，有自杀意愿；有的可发生中毒性精神病，产生严重焦虑、恐惧、被害妄想，破坏或攻击行为，自伤或伤人，但很少因中毒或过量造成死亡。

4. 苯丙胺类　本品为拟交感胺类药物，具有明显的精神兴奋作用。中毒时出现中毒性精神病，伴有焦虑、幻视、心动过速、出汗、瞳孔散大、激动不安、肌肉抽动；严重者出现癫痫发作、高热、持续或严重高血压，还可造成颅内出血、主动脉破裂、心肌梗死等。

5. 致幻剂类　剂量过大时会出现恐怖幻境，可导致中毒性精神病，产生被害妄想，极度紧张、焦虑、抑郁、恐惧，出现攻击或自杀行为。

四、鉴别诊断

1. 精神性疾病　患者多有精神病史，有长期服用抗精神病的药物史；根据胃液、血液、排泄物的毒物鉴定可以明确。

2. 镇静剂中毒　镇静剂主要作用于中枢系统，表现为抑制状态，进行血液、体液检测可以鉴别。

3. 脑血管意外　患者多有高血压及动脉硬化，发病突然，多伴有血压升高、肢体偏瘫、病理征阳性。头颅 CT、MRI 可协助诊断。

4. 糖尿病酮症酸中毒　患者多有糖尿病病史，实验室检查示血糖明显升高、血酮阳性，呼出气体有烂苹果味。

（刘笑然）

第十一章　毒蛇咬伤

毒蛇咬伤出现临床症状是毒液中蛋白质类和酶类所致，这些物质根据对机体不同系统的影响分为神经毒素和血液毒素。蛋白质类对中枢和外周神经、神经与肌肉传导等功能产生损害，患者可出现惊厥、瘫痪和呼吸麻痹；酶类主要是对心血管和血液系统造成损害，患者可出现心律失常、循环衰竭、溶血和出血等。毒蛇咬伤主要出现在我国南方农村、山区，一般夏秋季节发病较多。

一、病情评估

临床表现因蛇毒的种类不同而异，主要表现为神经毒症状和血液毒症状。蛇毒中的神经毒可麻痹感觉神经末梢，使肢体麻木，并阻断运动神经与横纹肌之间神经冲动的发放，致患者瘫痪。蛇毒中所含磷脂酶 A_2 可促使组织中组胺、5-羟色胺和缓激肽释放，引起伤口局部组织水肿、炎症反应和受损肢体疼痛；透明质酸酶可使局限性炎症进一步扩展。蛋白质溶解酶可破坏血管壁，引起组织出血，局部坏死。

1. 神经性毒液　蝰蛇、银环蛇、响尾蛇、眼镜蛇等蛇毒素，主要作用于突触后，抑制乙酰胆碱与受体结合，或抑制乙酰胆碱的释放使乙酰胆碱不发挥作用。眼镜蛇、金环蛇蛇毒素作用在突触前，抑制神经-肌肉神经冲动的传导，引起骨骼肌和心肌损伤。海蛇毒素的肌毒主要是造成横纹肌溶解产生大量肌红蛋白和钾离子，损伤骨骼肌和心肌。

2. 血液性毒液　蝰蛇、眼镜蛇、尖吻蝮蛇等蛇毒素能够造成血液系统凝血与出血功能障碍，其最终结果是引起弥散性血管内凝血。

二、处理流程

被蛇咬伤，如不能确切排除为毒蛇咬伤者，应按毒蛇咬伤观察和处理。密切注意患者的神志、血压、脉搏、呼吸、尿量和局部伤口等情况。要分秒必争抢救，被咬伤者要保持安静，不要惊慌奔走，以免加速毒液吸收和扩散。

1. 结扎 在伤口近心端的肿胀部位上方用绷带压迫，阻断淋巴和静脉回流，防止蛇毒扩散。一般间隔 15 ～ 20 分钟放松 2 ～ 3 分钟以免造成远端肢体缺血坏死。直至注射抗蛇毒血清或采取伤口局部清创措施有效后，方可停止结扎。

2. 伤口清创 立即选用清水、盐水、肥皂水或 1：5000 高锰酸钾溶液局部冲洗伤口，将组织中的残牙及时挑出。

（1）吸引：可用火罐或用口吸吮，如有条件可在伤口处用吸引器持续吸引 1 小时。注意用口吸吮时，操作者口腔应无黏膜破损、无龋齿及其他口腔疾病，以免间接中毒。

（2）扩创排毒：该方法目前尚有争议，最好在咬伤后 15 分钟内进行，有人认为咬伤 30 分钟后，伤口应"一"字形切开，最好不要"十"字形切开，以免造成出血不止，同时可以配合局部吸引，将毒液吸出。

3. 解毒治疗 根据毒蛇种类不同，应用不同抗蛇毒血清或中药制剂。首选多效价抗蛇毒血清，不能确定是哪种蛇咬伤，选用多效价抗蛇毒血清。有资料报道：抗蛇毒血清在 20 ～ 30 分钟内使用效果好。用法：皮试，取 0.1ml 抗蛇毒血清，加入 1.9ml 生理盐水稀释 20 倍，再取 0.1ml 于臂掌侧皮下注射，20 ～ 30 分钟后注射部位皮丘在 2cm 以内，且无红晕和蜘蛛足者为阴性。皮内试验阳性者如必须用，则要脱敏。通常剂量每次 3 ～ 5 支，先用 5% 葡萄糖溶液稀释，每支 10ml，然后加至 500ml 内静脉滴注，抗蛇毒血清半衰期为 26 ～ 95 小时，因此抗蛇毒血清需用 3 ～ 4 天。部分患者在应用抗蛇毒血清 10 分钟到 3 小时出现过敏反应，表现为皮肤瘙痒、荨麻疹、咳嗽、恶心、呕吐、发热、心跳加快和自主神经功能紊乱；重者出现血压下降、气管痉挛、血管神经性水肿或休克，应立即停止抗蛇毒血清的静脉滴注，肌内注射 0.1% 肾上腺素 0.5ml；用琥珀酰氢化可的松 200mg 或地塞米松 10mg 静脉滴注；亦可肌内注射异丙嗪 25mg。如果出现弥散性血管内凝血，可以少量多次输注新鲜血浆。

4. 中医中药治疗　我国中药制剂有广东蛇药、南通蛇药和上海蛇药等中成药，有丰富的经验和实际的效果，对于蛇咬伤患者选择当地蛇药为好。首次口服 10 片，每隔 4 ～ 6 小时服 5 片，3 ～ 5 天为一疗程。

5. 并发症治疗　呼吸衰竭在毒蛇咬伤中出现早、发生率高，恢复时间长，常需要数周到 10 周以上才能恢复，应及时正确地应用人工呼吸机。同时纠正休克、心力衰竭、急性肾衰竭及弥散性血管内凝血等严重并发症。

6. 辅助治疗　氢化可的松 200 ～ 400mg 或地塞米松 10 ～ 20mg，连续 3 ～ 4 天，可抑制和减轻组织过敏反应和坏死。也要注意防治感染，蛇咬伤的伤口已被污染，故应给予抗菌药物和破伤风抗毒素 1500U。

三、临床表现和诊断

1. 临床表现　根据蛇毒的主要毒性作用，毒蛇咬伤的临床表现可归纳为以下三类：

（1）神经毒损害：患者早期局部伤口反应较轻，仅有微痒和轻微麻木、疼痛或感觉消失。1 ～ 3 小时后出现全身不适、四肢无力、头晕、眼花、胸闷、呼吸困难及恶心、晕厥等症状。之后患者可出现眼睑下垂、视物模糊、斜视、语言障碍、咽下困难、流涎、眼球固定和瞳孔散大。重症患者呼吸浅快且不规则，最终出现中枢性或周围性呼吸衰竭。海蛇咬伤者则出现横纹肌溶解、肌红蛋白尿，之后肌力慢慢恢复。神经毒损害病程相对短，1 ～ 2 天为危险期，度过危险期后，患者很快痊愈。

（2）凝血障碍毒型：被蝰蛇和竹叶青蛇咬伤后，在 0.5 ～ 3 小时出现局部有红肿、疼痛，常伴有水疱、出血和坏死。肿胀迅速向肢体上端扩展，并引起局部淋巴结肿痛。出现高凝期，一般在 5 分钟后进入低凝期。全身中毒症状有胸闷、气促、心悸、烦躁不安、发热、谵妄及全身广泛性出血如咯血、呕血、便血、血尿，严重的可出现黄疸、少尿、心律失常、血压下降，急性肾衰竭，甚至循环衰竭。

（3）混合毒型：发病急，局部与全身症状均明显。患者局部出现红、肿、热、痛、水泡，并迅速向肢体上端蔓延，皮下出现瘀斑和组织坏死。局部淋巴结肿大。肌肉疼痛、僵硬和进行性无力；腱反射消失、眼睑下垂和牙关紧闭。横纹肌大量坏死，释放钾离子引起严重心律失常；产生肌红蛋白可堵塞肾小管，引起少尿、无尿，导致急性肾衰竭。患者出现面部麻木、休克、肌肉抽搐、血尿、咯血、消化道出血、颅内出血、呼吸困难、心肌炎、急性肾衰竭、弥散性血管内凝血和呼吸衰竭时预后严重。

2. 诊断　蛇咬伤的诊断并不困难，但确认是哪种蛇咬伤较困难。如有已捕获到咬伤人的蛇，则应鉴别是有毒的蛇咬伤或无毒的蛇咬伤。用酶联免疫吸附试验（ELISA）测定伤口渗液、血清、脑脊液和其他体液中的特异蛇毒抗原，15～30分钟即可测得蛇毒种类。

四、鉴别诊断

1. 蜘蛛咬伤　主要表现为局部疼痛、肿胀、伤口处苍白，周围发红或起荨麻疹，也可有坏死。全身症状有无力、眩晕、恶心、呕吐、腹肌痉挛、双脚麻木及足跟烧灼样痛。严重者出现呼吸困难、休克。血常规表现为白细胞数增高，有血红蛋白尿。

2. 蝎子蜇伤　蜇伤处红肿、灼痛，中央可见蜇伤斑点，内有毒刺，局部麻木，起水疱，甚至坏死。患者可在1～2小时后出现头晕、头痛、流涎、流泪、畏光、恶心、呕吐，出汗、呼吸困难，口舌及强直性麻痹，斜视，全身肌肉疼痛，严重者出现抽搐、昏迷、呼吸停止。实验室检查：尿中有红细胞、蛋白及尿糖升高。

（刘笑然）

第十二章　中草药中毒

中草药在防治疾病中的应用已有两千年历史，对其毒性的认识由来已久，历代医药学文献中均有记载。中草药中毒后，可危及肝、肾、消化道、心、肺等多种器官和系统。轻者表现为恶心、呕吐、头晕、乏力，重者可出现烦躁、谵妄、意识障碍、休克等，甚至死亡。故早期识别，及时救治，可直接改善患者预后。

一、病情评估

1. 轻度　患者出现恶心、呕吐、腹泻等消化道症状，心率加快、胸闷、多汗、面部潮红、乏力、头晕、兴奋等轻度症状。

2. 中度　可出现呼吸困难、呼吸急促或缓慢、肌纤维颤动、流涎、腹痛、大汗、溶血；精神明显异常；多器官功能损害等。

3. 重度　多有抽搐、强直性痉挛；血压下降、休克、恶性心律失常；呼吸麻痹、肺水肿、脑水肿；昏睡、昏迷等意识障碍；多器官功能衰竭；甚至呼吸、循环衰竭而死亡。

二、处理流程

早诊断、早停药、早处理是提高中草药中毒治愈率的关键。

1. 阻止中草药继续吸收　对服用过量者可催吐、洗胃。避免再次接触可疑中草药。一般在中毒后6小时内洗胃最佳。但服用中草药剂量大或服药前曾大量进食者，可适当延长洗胃时间窗。

2. 促进中草药排泄　服用中草药5～6小时后，大部分药物已经进入肠道，可给予导泻剂，如硫酸镁、乳果糖、复方聚乙二醇电解质散、口服洗肠液，也可用番泻叶等。

3. 解毒剂的应用　对矿物类中药中毒部分有特效解毒剂，如依地酸钙钠、二巯丙醇、二巯丁二钠、硫代硫酸钠、亚硝酸钠、亚甲蓝等。

4. 血液净化治疗　对于中草药中毒重症患者，宜尽早给予血液净化治疗，早期血液净化治疗能缩短住院时间，降低并发症发生率及病死率。模式包括血液灌流、血液透析、血浆置换等，可根据中草药中毒的具体品种、剂量、使用时间、临床严重程度及潜在风险等全面考虑，以有效降低毒性中草药的血药浓度。

5. 支持治疗　保护重要脏器功能，预防和治疗呼吸衰竭、心律失常、心力衰竭等。注意及时纠正水、电解质紊乱及酸中毒。血压降低、惊厥等时可给予对症处理。若病情危重，应立即收入抢救室或者重症监护病房治疗。

三、临床表现和诊断

中草药的毒副作用大小不同，分为大毒、有毒、小毒。诊断上，根据不同中草药服用史及下述各种不同表现即考虑某种中草药中毒。几种常见毒性中草药中毒的临床表现分述如下：

1. 马钱子中毒　主要毒性成分为番木鳖碱，即士的宁，其兴奋中枢神经作用极强。中毒后出现头痛、焦躁不安、吞咽困难、头肌及面肌强直、强直性痉挛、惊厥甚至角弓反张、呼吸肌痉挛、窒息、死亡。有马钱子服用史及上述表现即应考虑马钱子中毒。

2. 乌头类中毒　乌头类中药附子、川乌、草乌等均含毒性极强的乌头碱，主要刺激神经系统，先兴奋后抑制。常见中毒症状有四肢或全身发麻、头晕、眼花、烦躁不安、呕吐、腹泻、腹痛、胸闷、心悸、心率减慢，可诱发多种心律失常，甚至血压下降、呼吸衰竭、死亡。

3. 曼陀罗及莨菪中毒　毒性成分为天仙子胺及天仙子碱。主要作用为抑制副交感神经，对中枢神经系统先兴奋后抑制。该类中草药中毒表现为口干、皮肤潮红、瞳孔散大、心动过速、尿潴留、烦躁不安、幻觉、谵妄，甚至痉挛、抽搐、角弓反张、呼吸中枢麻痹、呼吸衰竭、死亡。

4. 蟾酥中毒　其毒性成分为蟾酥基和蟾酥毒素（华蟾毒素、

华蟾精)。中毒反应与洋地黄中毒类似。表现为恶心、呕吐、腹痛、腹泻、心悸、胸闷等，另可有头晕、嗜睡、昏睡，可出现心率减慢，或心房颤动、心房扑动伴有长间歇，室性心律失常如室性心动过速及心室颤动，甚至危及生命。

5. 雷公藤类中毒 雷公藤、昆明山海棠等均含有雷公藤碱。雷公藤碱中毒主要是出现消化系统症状及肝、肾、心脏损害相关表现。例如，恶心、呕吐、腹痛、腹泻及黄疸等消化系统症状。在心脏方面有胸闷、胸痛、气短、心律失常、血压下降、休克等。上述症状持续 2～3 天后，可出现腰痛、少尿、水肿等急性肾衰竭表现。

6. 斑蝥中毒 斑蝥为干燥全虫作药，其毒性成分为斑蝥素。局部刺激症状重，直接口服可引起口腔、咽、喉部黏膜破溃及溃疡；误入眼中可引起流泪、眼睑水肿、结膜炎、角膜溃疡；皮肤接触时引起烧灼痛、水疱及溃疡。中毒时，可引起血尿、急性肾衰竭、急性肝衰竭，甚至麻木、瘫痪、昏迷等中枢神经系统损害。

7. 鱼胆中毒 鱼胆汁含组胺、胆盐及氰化物，为其致毒物。生食致毒鱼胆后，先有呕吐、腹痛等胃肠道症状，之后出现黄疸、肝大、肝功能受损甚至肝衰竭。毒素主要从肾脏排出，故少尿、肾衰竭也较为常见。重者可出现昏迷、休克、死亡。胆汁毒素对热及乙醇不敏感，故各种吃法均可中毒。

8. 巴豆中毒 巴豆中含有多种毒性成分，巴豆毒蛋白、巴豆酯等。中毒时除严重腹泻外，尚可有腹痛、便血、红细胞溶解、脱水、痉挛、抽搐、电解质紊乱及意识障碍等，甚至休克、肾衰竭、死亡。

9. 含砷化合物中药 雄黄和砒石分别含有硫化砷和氧化砷，均剧毒。中毒后早期症状无特异性。晚期患者焦躁不安、脱水、关节僵硬、腹痛、腹泻、黄疸、血尿、少尿、血压下降、四肢抽搐、神志恍惚等，多逐渐衰竭而死亡。

10. 含汞化合物中药 常用的有丹砂、轻粉、三仙丹、红升丹等。其毒性成分均为汞元素。中毒后轻者出现口腔、咽喉肿痛和腐烂，颈部淋巴结肿大、头痛、心悸、失眠、惊恐等。重者可出现剧烈腹痛、血尿、少尿、呼吸困难、心力衰竭、死亡。

四、鉴别诊断

中草药中毒一般是由于中草药炮制不当、剂量过大、服用过久、配伍失度、制剂用法不妥、辨证不准、误食误用、个体差异等所致。除具有一般中毒特点外，在发病初期多有胃肠道症状，如恶心、呕吐、腹痛、腹泻等，容易被误认为一般的食物中毒。有时误诊为细菌性痢疾或肠胃炎等。

鉴别要点：

1. 中草药的吸收时间与疾病表现是否符合该药物中毒的发病规律。

2. 患者临床表现与中草药的中毒反应表现是否相符合。

3. 患者疾病表现的严重程度与中草药服用、吸收剂量是否一致。

正确认识中草药毒性特点，是鉴别诊断的关键。在中草药使用过程中，严密观察可能出现的毒副作用，加强防范意识，可减少严重不良后果的发生。

（张玉梅　郭治国）

第十三章　急性镇静催眠药物中毒

镇静催眠药物主要对中枢神经系统产生抑制作用。临床除镇静、催眠外，还用于抗惊厥、抗癫痫、抗焦虑和麻醉辅助等方面。短时间大剂量暴露可引起急性镇静催眠药中毒。根据镇静催眠药物种类和剂量的不同，可出现多种临床症状，但最为重要和危险的是对中枢神经系统、延髓呼吸中枢和血管运动中枢的抑制作用，出现头晕、乏力到嗜睡、昏迷、呼吸衰竭和循环衰竭等表现。急性苯二氮䓬类和巴比妥类中毒相对常见。此外，临床需警惕发生多种中枢抑制药物或与乙醇等混合中毒的可能。

一、病情评估

1. 轻度中毒　头晕、嗜睡、言语不清、感觉迟钝、注意力涣散、记忆力减退、共济失调、步态异常、谵妄、躁动、幻觉、各种反射存在、皮肤损害、眼结膜及呼吸道炎症、恶心、呕吐、腹泻，呼吸频率和节律正常、呼吸及循环功能正常。

2. 中度中毒　昏睡到浅昏迷、腱反射消失，角膜和咽反射存在；胃肠道腐蚀性溃疡出血、呼吸浅慢，呼吸及循环功能正常。

3. 重度中毒　深度昏迷、腱反射亢进、四肢强直、全身迟缓、各种反射消失、呼吸浅慢且不规则或潮式呼吸、呼吸衰竭、肺水肿、休克、心搏骤停、肝功能损害、肾功能损害。

二、处理流程

1. 阻止毒物吸收　口服中毒者给予催吐、洗胃、活性炭吸附和导泻治疗。6 小时内均可洗胃，服药量过大、超过 6 小时仍可洗胃。可用大量清水、1∶5000 高锰酸钾溶液洗胃。急性溴化物中毒予等渗盐水洗胃。有腐蚀作用的药物如水合氯醛等需警惕胃肠道出血、穿孔风险。胃管注入活性炭（成人 50g）或其混悬液，于 1 小时内给予最佳，之后使用 30g 硫酸钠导泻。

洗胃或活性炭吸附不能用于意识障碍且不能保护气道者，除非已行气管插管。对有腐蚀作用的药物，口服鸡蛋清可保护胃黏膜并减缓毒物吸收。

2. 清除体内毒物

（1）补液、利尿及碱化尿液：每日补液量 3000 ～ 4000ml。但高龄、心力衰竭、肾衰竭患者需酌情减量。应用甘露醇、呋塞米等可促进尿液排泄。使用 5% 碳酸氢钠溶液等碱化尿液，使尿液 pH 达到 7.4 ～ 8.0 以促进药物排出体外。口服氯化钠或静脉滴注生理盐水有利于促进肾脏排泄溴化物。

（2）血液净化治疗：急性重症患者可考虑血液净化治疗。苯二氮䓬类大多具有高度亲脂性和高蛋白结合率，血液透析和血液滤过可能效果不佳，血液灌流可能有效。巴比妥类药物可使用血液透析、血液滤过、血液灌流等血液净化治疗。溴化物使用血液透析即有效。

3. 特效解毒药物 氟马西尼与苯二氮䓬类药物竞争其受体，是其受体的竞争性拮抗剂，从而可逆转中枢抑制作用。可作为急性苯二氮䓬类药物中毒的特效治疗，还可根据用药后的有效反应辅助疑似本药中毒的诊断。首次 0.2mg 静脉注射（15 ～ 30 秒），如 60 秒内未达清醒程度，可重复使用直至清醒或达 2mg。如再次出现昏睡，可每小时 0.1 ～ 0.4mg 静脉滴注，根据清醒程度个体化调整。如为苯二氮䓬类中毒，通常 0.5 ～ 1.0mg 内即有效，如清醒和呼吸功能未明显改善，须考虑其他病因。注意同时服用三环类抗抑郁药或对苯二氮䓬类存在药物依赖的患者，氟马西尼可能造成癫痫、低血压、心律失常和戒断综合征等毒性表现。

4. 重要脏器支持

（1）保护气道，维持呼吸功能：保持气道通畅，防止舌后坠，及时清除口咽分泌物。意识障碍患者，如病因不易逆转，考虑到发生误吸及其并发症风险高，应早期实施气管插管以保护气道，必要时给予呼吸机辅助通气。

（2）维持心脏及循环功能：依据不同心律失常给予相应抗心律失常药物。休克时及时行抗休克治疗，在输液补充血容量基础上，给予多巴胺、间羟胺及去甲肾上腺素等收缩血管药物。出现心搏骤停时立即开启传统心肺复苏术，但如果早期恢复自主循环失败，可考虑立即开启体外膜氧合辅助心肺复苏术（ECPR）。

（3）改善意识障碍：纳洛酮除具有促进清醒作用外，还可减轻呼吸抑制，加快心率及升高血压，是重要的抢救用药。常用于急性苯二氮䓬类或巴比妥类药物中毒，轻度中毒者给予纳洛酮 $0.4 \sim 0.8mg$，中度中毒者给予 $0.8 \sim 1.2mg$，重度中毒者给予 $1.2 \sim 2mg$ 静脉注射。尼可刹米、贝美格等中枢兴奋剂因易致惊厥和增加机体耗氧，所以仅在深昏迷且无反射状态或严重呼吸衰竭或积极治疗 48 小时仍昏迷患者中谨慎应用，用以改善意识障碍和呼吸抑制。利尿剂和糖皮质激素等可治疗脑水肿。

（4）其他：血液净化治疗可调节和改善水、电解质、酸碱平衡紊乱，稳定内环境，对心力衰竭、肾衰竭、肝衰竭等为主的多器官功能衰竭有支持和治疗作用。

5. 对症治疗　昏迷患者注意保暖，防治肺炎、泌尿系统感染和压疮合并感染。抽搐患者，如急性甲丙氨酯中毒或格鲁米特中毒时可予地西泮或苯巴比妥治疗。

三、临床表现和诊断

1. 苯二氮䓬类药物　是目前应用最广泛的镇静催眠药，也是引起急性中毒最常见的药物。主要表现包括头晕、乏力、言语不清、记忆力减退、嗜睡、共济失调。老年、基础心肺肾等脏器储备功能不良、短期大剂量服用、同时服用多种中枢抑制药物或酒精等物质者，可出现深度昏迷、反射消失、低体温、呼吸和循环衰竭等重度中毒表现。还可并发肺炎、泌尿系统感染、压疮合并感染等。对怀疑或确定短时间内大剂量暴露于本类药物者，结合临床表现，胃液、血液、尿液中毒物及代谢产物定性和血药浓度测定，氟马西尼诊断性试验反应可协助诊断。

2. 巴比妥类药物　中毒时可出现注意力涣散、言语不清、记忆力减退、共济失调、反应迟钝、嗜睡甚至深昏迷。大剂量则直接抑制延髓呼吸中枢，抑制血管运动中枢并使血管扩张、毛细血管通透性增加，出现呼吸频率、节律异常甚至呼吸衰竭，以及循环衰竭。还可致肺水肿，造成肝、肾功能损害。亦可并发肺炎、泌尿系统感染或压疮合并感染等。部分患者有荨麻疹、剥脱性皮炎等皮肤损害。对怀疑或确定短时间内大剂量暴露于本类药物者，结合临床表现，胃液、血液、尿液中毒物及代谢产物定性和血药浓度测定可明确诊断。

3. 其他类药物　包括醛类如水合氯醛等、环吡咯酮类如佐匹克隆及唑吡坦等、氨基甲酸类如甲丙氨酯等、溴化物如溴化钠及溴化钾等。水合氯醛作用于脑干网状结构上行系统发挥抑制作用，大剂量亦可抑制呼吸、心脏功能，造成心律失常、循环衰竭甚至心搏骤停，还可致肝、肾功能损害，局部刺激明显，可腐蚀消化道和呼吸道，造成局部炎症甚至出血。甲丙氨酯中毒表现与巴比妥类中毒相似。溴化物中毒除中枢神经抑制表现外，还可出现妄想、谵妄、躁动、幻觉等精神症状，由于局部刺激性，可使消化道、呼吸道、眼发生局部炎症，部分患者有粉刺样、结节样、疱疹样皮损或溃疡表现。

四、鉴别诊断

需与各种导致意识障碍的疾病鉴别：

1. 肝性脑病、尿毒症脑病　可有慢性肝脏、肾脏疾病史，或急性肝脏或肾脏损伤过程，结合血氨水平及肝功能、肾功能变化水平，必要时毒物血药浓度测定可协助鉴别诊断。

2. 糖尿病酮症酸中毒、高血糖高渗状态或低血糖症　结合既往有无糖尿病病史，严重脱水表现，血糖、尿糖、血电解质、血浆渗透压、血酮、尿酮、血 β- 羟丁酸、血 pH 测定等不难鉴别。

3. 脑血管意外　　注意神经定位体征，结合头颅 CT 或 MRI 检查可鉴别。

4. 意识障碍伴发热　　注意除外脑炎或脑膜炎，需要完善头部影像学检查和脑脊液检查。

5. 其他　　头颅 CT 有助于排除颅内占位病变和颅脑创伤；其他毒物如一氧化碳、乙醇、有机溶剂、吗啡等中毒，常有相应毒物暴露史，血药浓度有利于鉴别。

（郭治国　张玉梅）

第三篇　急诊常见症状

第一章　发　　热

一、概述

发热是某些原因作用于体温调节中枢，使体温升高超出正常范围，一昼夜体温波动在1℃以上时即可认为是发热（fever）。口温超过37.3℃，直肠温度超过37.6℃，腋温超过37℃。发热分为：低热（37.3～38.0℃）、中度热（38.1～39.0℃）、高热（39.1～41.0℃）和超高热（41.0℃以上）。

二、病因

按病因大体分为感染性发热、非感染性发热、不明原因发热。

1. 感染性发热　全身或局部急、慢性感染性疾病引起的发热，是急性高热的常见原因。

2. 非感染性发热　由非感染性因素导致的发热，如血液病、变态反应性疾病、恶性肿瘤、风湿性疾病、中枢热、代谢性疾病、坏死组织吸收热、皮肤散热障碍、物理因素（如中暑）等。

3. 不明原因发热　经过一定的诊断检查未能明确原因，一般治疗措施未能奏效的发热。也有人认为发热超过3周，最高体温达38.3℃以上且原因未明者。

三、临床表现

（一）没有局部症状的发热

1. 感染性疾病　部分患者仅有寒战、出汗、食欲减退、乏力及体重减轻等非特异性症状，病史并不能归因于某个特定器官，临床检查也不能用一个疾病来解释。这种情况需要先考虑：结核病、感染性心内膜炎、真菌性动脉瘤、脊椎炎、骨髓炎、腹腔内脓肿（肝、胆道）。这些疾病既往史和临床表现无明显特异性。此外，少见病因如猫抓病、立克次体病、伴有肝大的慢性 Q 热、布鲁氏菌病、钩端螺旋体病、伤寒及鼠咬热等。

最重要的是病毒性疾病，常无局部症状，但伴有高热，多为巨细胞病毒感染、单核细胞增多症、HIV 感染和早期阶段的病毒性肝炎的表现。

诊断：对于感染性疾病，需要进行特异性检查来明确诊断。除了病原体培养和血清学检查外，心脏彩超（心内膜炎）、腹部超声和 CT 检查（腹腔内脓肿、淋巴瘤）有重要意义。

2. 非感染性疾病

（1）肿瘤：排在首位的是恶性淋巴瘤和白血病，其次是肝细胞癌、肾细胞癌、肝转移癌、支气管癌及胰腺癌等实体肿瘤。

（2）自身免疫性疾病：多肌炎及系统性红斑狼疮，在疾病早期常无局部症状。成人 Still 综合征常以发热为单一症状。

（二）发热伴随的症状

发热的伴随症状对鉴别诊断有一定的意义，这些伴随症状往往出现于发热病程的不同阶段，有些在发热早期出现，有些则是发热一段时间或较晚时间后才缓慢出现。

1. 发热与皮疹

（1）瘀点与瘀斑

1）感染性疾病：常见于革兰氏阴性菌导致的脓毒症，少数由革兰氏阳性菌引起，后者引起脓毒症可出现皮肤瘀点。淋病奈瑟球菌、链球菌、葡萄球菌、铜绿假单胞菌和念珠状链杆菌引起脓毒症早期亦可出现瘀点。病毒感染性疾病更多出现瘀点样皮疹，如麻疹、风疹、单核细胞增多症、肝炎、登革热和其他出血性发热。

2）非感染性疾病：主要是药物热、风湿热、过敏性紫癜、红斑狼疮和部分血管炎。

（2）斑丘疹

1）感染性疾病：麻疹、风疹等病毒感染时，可出现斑丘疹；柯萨奇和埃可病毒感染时，皮疹常常仅短时间存在；链球菌会引起丹毒、猩红热和转移性红斑；葡萄球菌和 A 族链球菌感染可表现为皮肤红斑。伤寒起病 1 周时可出现躯干部位玫瑰疹。

2）非感染性疾病：包括药物反应、血清病、红斑狼疮、多形红斑、急性发热性嗜中性皮肤病 [斯威特（Sweet）综合征]、移植物抗宿主反应及少见的皮肌炎。

（3）水疱和脓疱

1）感染性疾病：单纯疱疹病毒感染多表现为口鼻部位的水疱，水痘感染时出现全身的水疱和脓疱。手足口病（肠道病毒 71 型、柯萨奇病毒、埃可病毒）导致手 - 脚 - 唇部位出现明显的红色背景下的水疱。链球菌感染可出现全身分布的小丘疱疹，弥漫性淋病奈瑟球菌感染可在远侧肢端出现。

2）非感染性疾病：药疹、大疱性皮炎、多形红斑和 Sweet 综合征。

（4）荨麻疹：荨麻疹皮疹常见，可由支原体、肠病毒、腺病毒、EB 病毒和肝炎病毒感染引起，也可由非感染性疾病，如变态反应、血管炎、恶性肿瘤等引起。

（5）溃疡

1）感染性疾病：立克次体感染的重要表现即以小的非化脓性的伴有焦痂脱落的溃疡性皮损为特征。此外还有少见的感染性疾病如真菌感染、皮肤白喉、腺鼠疫、麻风、布鲁里（Buruli）溃疡、炎性假瘤或热带溃疡。

2）非感染性疾病：包括外周血管病变、血管炎、炎性肠病、淋巴瘤、多形红斑、原发性皮肤损害、肿瘤或毒性皮肤损害等。

2. 发热与关节或骨骼疼痛

（1）关节炎：继发于身体其他部位感染的急性非化脓性关节炎称为反应性关节炎。继发于肠道或泌尿生殖道感染最为常见。链球菌感染、呼吸道衣原体感染后反应性关节炎近年来亦有报道。而感染性关节炎，常常有同时并存的感染性疾病，受累关节有易感因素（炎症、慢性多发性关节炎、创伤、关节内注射）。

（2）骨髓炎、椎间盘炎及人造关节感染：急性血源性骨髓炎多以急性起病、局部疼痛、发热以及局部炎性表现为特征。细菌入血后可以侵入骨髓，进一步可以形成局部伤口感染或者皮肤和软组织的脓肿形成。在邻近的关节处可以有脓毒症性关节炎。椎间盘炎一般通过血源性播散而引起，局部疼痛少见。在慢性骨髓炎中，常常含有死骨或者异物，全身炎症反应较轻。

3. 发热与淋巴结肿大

（1）发热和全身淋巴结肿大

1）在感染性疾病时，可出现全身淋巴结肿大，首先考虑的是单核细胞增多症、风疹、巨细胞病毒感染、弓形虫及人类免疫缺陷病毒（HIV）感染。来自牧区或有动物及乳制品接触史时要考虑布鲁氏菌病。Ⅱ期梅毒时常有全身淋巴结肿大。

2）非感染性疾病：恶性淋巴瘤、白血病、转移性肿瘤可有淋巴结肿大。

（2）发热和局部淋巴结肿大

1）上呼吸道感染、EB病毒感染常常表现急性起病，伴有疼痛的颈部淋巴结肿大。来自不发达地区或未接种疫苗者需要考虑有无白喉的可能。获得性免疫缺陷综合征（AIDS）患者出现机会性感染如弓形虫病或淋巴结结核时淋巴结肿大多局限于颈部区域，常表现为单侧、慢性和无痛性。

2）生殖系统的梅毒初发感染，可出现无痛性的腹股沟淋巴结肿大。立克次体感染时往往在焦痂溃疡附近区域出现痛性淋巴结肿大，在带状疱疹、性病性淋巴肉芽肿、软下疳和生殖器肉芽肿时，可以出现伴有疼痛的淋巴结肿大，部分有波动性。淋病罕见引起淋巴结肿大。在亚热带流行区需要考虑丝虫病。

4. 发热伴有上呼吸道症状　绝大部分由病毒感染引起，感冒或流行性感冒可以有显著上呼吸道症状，此外还有结膜炎、鼻炎、咽炎、耳炎及支气管炎。

（1）细菌性扁桃体炎和咽炎：可表现颈部和吞咽疼痛、高热、颈部淋巴结肿大，白细胞升高及扁桃体红、肿表现，部分可有白色脓液附着。

（2）非细菌性咽炎：支原体、EB病毒、腺病毒、柯萨奇病毒、巨细胞病毒、麻疹和埃可病毒可以引起严重的咽痛。病毒感染时，除咽部不适外，通常还有腭部、颊黏膜损害、舌的糜烂和小的溃疡形成。

（3）鼻窦炎：最常见的病原体是肺炎链球菌、流感嗜血杆菌、莫拉菌、鼻病毒，其次为肠杆菌和流感病毒。在慢性鼻窦炎时，常有需氧菌和厌氧菌的混合感染。

（4）支气管炎：急性气管支气管炎患者大多由病毒感染引起。伴有流感、副流感、腺病毒感染、支原体肺炎或者衣原体肺炎患者，常表现为发热。

5. 发热、咳嗽及胸痛

（1）肺炎：院外获得性感染常由肺炎链球菌感染引起，其次是革兰氏阴性菌。院内感染第一位考虑葡萄球菌和肠杆菌。细菌性肺炎常表现为急性起病的发热、呼吸困难、咳嗽及咳痰。一旦胸膜受累，伴有相应的疼痛。其他的病原体还有病毒[流感病毒、副流感病毒、腺病毒、呼吸道合胞病毒、汉坦病毒、严重急性呼吸综合征（SARS）冠状病毒]、结核分枝杆菌、非结核分枝杆菌和在相应的流行区域内的真菌感染或者寄生虫（肺吸虫病等）感染。

胸部持续性疼痛是典型胸膜炎表现，由葡萄球菌引起的脓肿形成肺炎和脓胸，目前常见于静脉药瘾者。最常见的慢性胸膜肺感染是肺结核病。

（2）心包炎、心肌炎：以发热与不适起病，早期可出现心脏系统症状，如胸骨后疼痛、心包摩擦音及心脏扩大。心脏超声检查可发现心包积液。心肌受累可引起心律失常，最终导致心肌病。常见原因有病毒感染（如B型柯萨奇病毒）、结核病等。

（3）非感染性疾病：肺栓塞、肺梗死、胃内容物误吸导致的化学吸入性肺炎、肺肿瘤、变态反应性肺泡炎和间质性肺炎。

6. 发热与黄疸

（1）溶血性黄疸：多种病原体（疟原虫、产气荚膜梭菌、肺炎支原体）可以引起溶血，实验室检查表现为网织红细胞增多、LDH 升高以及非结合胆红素明显升高。

（2）肝性黄疸：病毒性肝炎早期主要表现为发热，其后可逐渐出现黄疸。单核细胞增多症和巨细胞病毒感染可以引起明显的发热及肝功能损害，甚至出现明显黄疸。Q 热、军团菌病、钩端螺旋体病及肺炎链球菌、克雷伯菌、脆弱拟杆菌、大肠埃希菌或链球菌引起的脓毒症也可有黄疸。

（3）胆管疾病：胆石症引起的胆管炎，或者肿瘤等引起的胆管阻塞常常诱发进行性黄疸，此时的转氨酶升高往往滞后于胆红素升高，这是与肝性黄疸的重要鉴别点。

7. 发热与脾大

发热伴有脾大，多见于淋巴细胞增生性疾病及感染，其中伤寒、感染性心内膜炎、粟粒性结核病是最重要的感染性疾病，非感染性疾病中以淋巴瘤、单核细胞增多症最常见。

8. 发热与腹泻

志贺菌、大肠埃希菌、肠道沙门菌、结肠弯曲菌、艰难梭菌感染时，侵袭肠道上皮或者产生毒素，引起炎症性肠道感染，主要表现为结肠炎症，通常在大便中可以检测到红、白细胞，患者常伴有腹痛、痉挛和发热。

9. 发热与腹痛

多为腹腔感染，除了急性阑尾炎、憩室病、胆囊炎等特异性病因外，还包括：

（1）腹膜炎：可分为原发性腹膜炎、继发性腹膜炎。其病原体主要来源于肠道或者相关的空腔器官，包括厌氧菌（埃希菌、其他的肠杆菌，肠球菌、其他的链球菌，假单胞菌）和需氧菌（脆弱拟杆菌、其他的拟杆菌，弧菌）。临床可以表现为剧烈的腹痛和腹膜炎体征。疼痛缓解时提示炎症病变已局限化。

（2）腹腔脓肿：弥漫性腹膜炎没有痊愈，局部感染持续存在而形成脓肿，胃肠道原发性或创伤性穿孔，外科手术后的肠瘘形成等均可导致脓肿形成。不同部位的腹腔脓肿临床表现不一，老年患者临床表现也可以不明显。

（3）内脏器官脓肿：腹腔内器官脓肿可由多种微生物感染引起，腹外器官病灶血行播散时也可以表现为单一的病原体。胰腺脓肿可以为胰腺炎的并发症，可以在内镜逆行胰胆管造影（ERCP）、穿透性十二指肠溃疡或者胰源性囊肿的继发感染时出现。细菌性肝脓肿，可以在胆囊炎、阑尾炎、憩室炎、腹腔炎或者肝移植时出现。溶组织阿米巴感染引起的肝脓肿常常来源于肠阿米巴病。肝脓肿的局部疼痛有时候很轻或者根本不存在。脾脓肿可以在细菌性心内膜炎、弥漫性结核病、沙门菌感染、创伤或者脾梗死时产生，绝大部分患者表现有局部疼痛和高热。

10. 发热、排尿困难和尿频　尿道感染常常通过尿常规、中段尿培养等检查迅速诊断。最常见的病原体是大肠埃希菌、淋病奈瑟球菌、衣原体、毛滴虫，其次是念珠菌或者单纯疱疹病毒、人支原体。急性肾盂肾炎表现为急性起病的发热、畏寒、腰痛、肾区叩击痛（+）。血培养和尿培养阳性时，大部分患者的尿中细菌计数大于 $100 \times 10^6/L$。

急性前列腺炎可表现为高热、畏寒，排尿困难、尿急、尿频，前列腺肿大伴有疼痛，常见的病原体是大肠埃希菌、其他肠杆菌及肠球菌等。

11. 发热与心脏病

心内膜炎：起病早期可仅有身体不适、不确定的关节疼痛、低热和盗汗。微血栓（大约 30% 的患者）形成有重要意义，好发于手指和脚趾 [奥斯勒（Osler）结节]、手部和足部 [詹韦（Janeway）损害]，但也可以发生于结膜或者指甲下。链球菌和葡萄球菌是心内膜炎最常见的病原体。和菌血症一样，血培养对诊断有决定性的临床意义。使用抗菌药物后血培养可为阴性。

12. 发热伴多器官损害

（1）病毒性疾病：常出现非特异性的临床不适，如全身疲惫、呕吐、食欲缺乏或关节痛和肌痛。临床上可检查血常规，通常白细胞数目正常或轻微升高。可以出现淋巴细胞反应，特别是EB病毒感染单核细胞增多症时。

（2）人兽传染病：炭疽、布鲁氏菌病、Q热、马尔堡病毒和埃博拉病毒感染、细菌性（弧菌、沙门菌）及寄生虫性腹泻、弓蛔虫病、棘球蚴病、鹦鹉热、禽流感、各种汉坦病毒感染等疾病。

13. 发热与自身免疫性疾病

（1）局部或器官特异性自身免疫性疾病：如甲状腺、肾上腺、胃、胰疾病，免疫溶血、血小板减少、再生障碍性贫血。血清学检查常常出现针对某一器官的淋巴细胞和血浆自身抗体。

（2）全身自身免疫性疾病：血管炎、皮肌炎等多表现为多器官受累，如关节炎、皮肤改变（紫癜、皮疹）、肾小球肾炎、心包炎、胸膜炎、肺泡炎、单神经炎。诊断常常依赖于实验室检查，如红细胞沉降率加快、贫血、血小板减少、C反应蛋白增多，免疫血清学检查发现抗细胞核抗体、抗自身DNS抗体、抗染色质抗体、抗核糖核酸蛋白（SSA、SSB）抗体、抗中性粒细胞胞质抗体（ANCA）阳性。

四、临床思维

首先仔细询问病史，包括家族史、职业、嗜好、旅居史、与动物及昆虫的接触史、其他损伤；既往疾病情况，包括诊断及治疗情况；疫苗接种史、口服或静脉内毒品的使用，这些对疾病的诊断相当重要。全面的临床体格检查结合病史，在大部分情况下可以得到初步诊断。以下检查内容在内科体格检查中容易被忽视：眼、颞动脉、副鼻腔、甲状腺、肾区、脊柱、附件和前列腺。这些器官的病变在临床上相当隐蔽，容易误诊。

（王力军）

第二章　咯　　血

一、概述

咯血（hemoptysis）是指出血源自喉以下气道或肺组织，经口咳出，区别于来自消化道和口腔咽喉部的出血。

二、病史

咯血的个人史包括年龄、既往有无咯血史、咯血量等。年龄＞50岁的患者凡有咯血都需要考虑到支气管肺癌。咯血量描述界定并不一致，通常分为：①痰血：从血丝到血块，但仍然为痰多血少；②小量咯血：24小时内咯血量＜100ml；③中等量咯血：24小时内咯血量100～500ml；④大咯血：24小时内咯血量＞500ml或一次咯血量≥200ml。支气管肺癌多为痰血或小量咯血，大咯血常见于支气管扩张、肺结核空洞等。

三、病因

1. 气道疾病　以支气管扩张最常见。其他还有支气管结核、支气管腺瘤、支气管结石、急性或慢性支气管炎等。

2. 肺脏疾病　见于肺结核、支气管肺癌、肺脓肿、肺真菌病、肺寄生虫病、肺炎、含铁血黄素沉着症等。

3. 心血管疾病　风湿性心瓣膜病、二尖瓣狭窄、急性左心衰竭、肺栓塞、肺动脉高压、肺动静脉瘘等。

4. 血液病　血小板减少、血友病、白血病和各种原因所致凝血障碍。

5. 其他　如肺出血-肾炎综合征、各种血管炎、流行性出血热、钩端螺旋体病和子宫内膜异位症等。此外，创伤所致肋骨骨折、气管或支气管断裂、肺挫伤均可引起咯血，毒烟雾吸入性损伤致气道黏膜坏死亦会引发咯血。

四、临床表现

中等量以上咯血患者多可有前驱症状，有喉痒、胸闷、口感感腥味等。临床表现因咯血量多少而异，咯血量少者仅伴随咳嗽、咳痰；如果咯满口鲜血者常有惊恐、情绪紧张；咯血量多，特别是喷涌而出则会有出冷汗、颜面苍白、呼吸急促、心率加快和恐惧感。这些症状大多属于反应性和情绪性的。如果咯血导致窒息，则会出现严重的呼吸困难、发绀等。罕见有咯血量严重到影响血容量者，咯血很少引起休克。

咯血的伴随症状对于病因和鉴别诊断尤其具有参考意义。

1. 咳嗽　特别是呛咳，常见于支气管肺炎、支气管肺癌，同时可用于鉴别呕血及口腔、鼻咽部出血。

2. 咳痰和痰液性状　长期或反复发作的咳痰提示慢性炎症，如支气管扩张、慢性支气管炎、慢性肺部感染，包括慢性纤维空洞型肺结核。脓性痰提示化脓性感染，脓臭痰多见于肺脓肿、支气管扩张等。

3. 咯血伴胸痛，需要考虑肺结核、肺炎、肺栓塞和支气管肺癌等。

4. 啰音和相关体征　伴有弥漫性干/湿啰音可能为慢性支气管炎；局限性、固定性湿啰音可能为支气管扩张；位于上肺区的湿啰音需要警惕肺结核，位于上肺区者更多考虑化脓性支气管扩张；伴局限性哮鸣音者首先考虑支气管肺癌；伴杵状指（趾）则多见于支气管扩张、慢性肺脓肿和支气管肺癌。

5. 发热和其他系统性症状　多见于肺结核、肺炎、肺脓肿，其他少见传染病如流行性出血热、肺出血型钩端螺旋体病等。

无论咯血的病因如何，都应进行止血治疗，尤其是对于威胁生命的大咯血，防止窒息是临床首要措施。根据临床表现和伴随症状，借助影像学检查一般可以获得主要诊断，进一步还可借助血管造影、肺活检、微生物学等技术最终确诊。

（王力军）

第三章　便　　血

一、概述

便血（hematochezia）是指消化道出血，血液由肛门排出。便血颜色可呈鲜红、暗红或黑色。少量出血不造成粪便颜色改变，需经隐血试验才能确定，称为隐血（occult blood）。便血多为下消化道出血，可表现为急性大出血、慢性少量出血及间歇性出血。

二、病因

根据出血病变的性质，便血的病因分为 5 类：

1. 炎症和溃疡性因素　下消化道黏膜发生炎症或溃疡时，侵蚀血管或血管通透性增加、小血管破裂均可发生便血。常见疾病有：

（1）肠道感染性疾病，常见的有细菌性痢疾、阿米巴痢疾、真菌性肠炎、假膜性肠炎、小肠结核、结肠结核、小肠钩虫感染、结肠血吸虫病、出血坏死性小肠炎等。

（2）炎症性肠病，如克罗恩病或溃疡性结肠炎。

（3）放射性结肠、直肠炎，多因盆腔恶性病变接受放射治疗后，局部肠黏膜受到损伤后出血。

（4）缺血性结肠炎：多见于动脉硬化的老年患者，系因肠系膜的血运发生障碍而使肠黏膜发生缺血、溃疡形成所致。

（5）其他：如白塞病、直肠或孤立性溃疡及应激性结肠溃疡和炎症等，也是便血的常见病因。

2. 血管因素　因下消化道各种血管性病变，导致血管破裂或导致肠系膜血管缺血、肠黏膜的血供障碍所致。常见的病因有：

（1）动静脉畸形与血管发育不良，下消化道肠壁血管发育不良、畸形等血管性病变引起的出血。病变约 70% 发生于结肠，其中又以右半结肠或盲肠多见。少数血管畸形发生在小肠。

（2）遗传性出血性毛细血管扩张症，此综合征可发生于全消化道，如发生在小肠时易出血。

（3）迪氏（Dieulafoy）病，病变发生在胃内者最多见，如发生在小肠或结肠时可引起便血。

（4）直肠、结肠及小肠黏膜下静脉曲张。脾切除及胃底血管横断手术更易出血。

（5）韦格纳（Wegener）肉芽肿病，系原因不明的全身性血管炎性疾病，常具有鼻咽部、肺部病变及坏死性肾小球肾炎。

（6）肠系膜血管缺血性病变，可见于肠系膜血管痉挛、肠系膜静脉血栓形成、肠系膜动脉栓塞、缺血性结肠炎，可继发于休克、动脉粥样硬化、血管内膜炎、心房颤动。

（7）腹主动脉瘤，如果腹主动脉瘤破裂穿破小肠或大肠，可导致下消化道大出血。

（8）内、外痔核形成，多为粪便表面带血，或便后滴血。

3. 机械性因素

（1）空肠憩室、结肠憩室或结肠憩室病，梅克尔（Meckel）憩室，有症状者可表现为便血。

（2）肠套叠或肠扭转，60% 以上的成人肠套叠是继发于肠多发性息肉或肠道肿瘤。肠扭转时间过长时，可因肠管的血运障碍而致出血。

（3）回盲瓣脱出，少数情况下，如回盲瓣脱出、发生嵌顿时可引起出血。

（4）结肠内子宫内膜异位症，子宫内膜组织异位于结肠黏膜时，当女性患者月经来潮时可发生血便，月经周期结束时便血也随之停止。

（5）肛瘘与肛裂，少数情况下肛瘘与肛裂可导致出血。

4. 肿瘤性因素

（1）良性肿瘤，如结肠息肉，包括家族性腺瘤性息肉病、加德纳（Gardner）综合征、特科特（Turcot）综合征、家族性幼年性息肉病、黑色素斑-胃肠道多发性息肉病、增生性息肉病、炎性息肉等。此外，小肠平滑肌瘤、神经纤维瘤等，也可出现便血，但较少见。

（2）恶性肿瘤，如小肠恶性淋巴瘤、小肠腺癌、小肠/大肠类癌、结肠/直肠癌等。

5. 全身性疾病

（1）传染病：如伤寒、副伤寒、流行性出血热、钩端螺旋体病、重症肝炎或暴发性肝衰竭等。

（2）血液病：如血友病、腹型过敏性紫癜、胃肠型恶性组织细胞病等。

（3）结缔组织病：如结节性多动脉炎、系统性红斑狼疮及类风湿关节炎累及肠道时，也可出现便血。

（4）其他：如严重败血症、尿毒症等均可引起便血。

三、临床表现

便血可单独出现，也可伴随其他症状同时出现。

1. 伴腹痛　慢性反复上腹痛，呈周期性和节律性，出血后疼痛减轻，见于消化性溃疡；上腹绞痛或伴有黄疸者，应考虑胆道出血；腹痛时排血便或脓血便，便后腹痛减轻，见于细菌性痢疾、阿米巴痢疾或溃疡性结肠炎；腹痛伴便血还见于急性出血性坏死性肠炎、肠套叠、肠系膜血栓形成或栓塞等。

2. 伴里急后重　即肛门坠胀感。感觉排便未净，排便频繁，但每次排便量甚少，且排便后未感到轻松，提示肛门、直肠疾病，见于痢疾、直肠炎及直肠癌。

3. 伴发热　常见于感染性疾病，如脓毒症、流行性出血热、钩端螺旋体病。也见于恶性肿瘤，如肠道淋巴瘤、白血病等。

4. 伴全身出血倾向　伴皮肤黏膜出血者，见于急性感染性疾病及血液疾病，如重症肝炎、流行性出血热、白血病、过敏性紫癜、血友病等。

5. 伴皮肤改变　皮肤有蜘蛛痣及肝掌者，可能与肝硬化门静脉高压有关。皮肤黏膜有毛细血管扩张，可能由遗传性毛细血管扩张症所致。

6. 伴腹部肿块 便血伴腹部肿块者，应考虑结肠癌、肠结核、肠道恶性淋巴瘤、肠套叠等。

四、临床思维

便血颜色可因出血部位不同、出血量多少以及血液在肠腔内停留时间的长短而异。如空肠位置出血或者上消化道出血会导致柏油状的黑便；横结肠上部的位置出血会造成暗红色的血便。另外，如出血量多、速度快则呈鲜红色；若出血量小、速度慢，血在肠道内停留时间较长，可为暗红色。粪便可全为血液或混合有粪便，也可仅附于粪便表面或于排便后肛门滴血。

（王力军）

第四章　呕　　吐

一、概述

呕吐是通过胃的强烈收缩，迫使胃或部分小肠内容物经食管、口腔而排出体外的现象。

二、病因

1. 反射性呕吐

（1）咽、食管：见于剧咳、急慢性咽炎、食管贲门失弛缓症、反流性食管炎、食管癌、食管贲门黏膜撕裂综合征等。

（2）胃、十二指肠疾病：见于胃肠炎、消化性溃疡、胃癌、急性胃扩张、幽门痉挛和梗阻、肠系膜上动脉综合征、胃肠术后等。

（3）肠道疾病：见于急性阑尾炎、肠梗阻、中毒性鼓肠、结肠炎、缺血性肠病等。

（4）肝、胆、胰疾病：见于各类型急慢性肝炎、肝淤血、肝硬化、肝癌、急慢性胆囊炎、胆石症和胰腺炎、胰腺癌等。

（5）腹膜及肠系膜疾病：见于急性腹膜炎、大量腹水、腹腔转移癌等。

（6）其他疾病：见于肾输尿管结石、异位妊娠破裂、卵巢囊肿蒂扭转等。急性心肌梗死早期、心力衰竭、青光眼等亦可出现恶心、呕吐。

2. 中枢性呕吐

（1）神经系统疾病：颅内感染、脑血管疾病、颅脑损伤引起的颅内压增高、癫痫（持续状态）等。

（2）内分泌及代谢性疾病：见于肝性脑病、糖尿病酮症、尿毒症、甲状腺功能亢进危象、肾上腺皮质功能减退、低血糖、代谢酸碱失衡及早期妊娠等。

（3）药物：见于某些抗菌药物如抗结核药物，雌激素、抗癌药、洋地黄、吗啡等，可因兴奋呕吐中枢而致呕吐。

（4）中毒：酒精、重金属、一氧化碳、亚硝酸盐、毒蕈、有机磷农药、鼠药中毒及毒蛇咬伤等均可引起呕吐。

3. 前庭障碍性呕吐 前庭障碍性呕吐常伴有听力障碍、眩晕等症状。常见疾病有内耳炎，是急慢性化脓性中耳炎的常见并发症；梅尼埃病，为突发性的旋转性眩晕伴恶心、呕吐；晕动病，一般在乘飞机、乘船和乘车时发生。

4. 神经性呕吐 胃神经症、癔症、神经性厌食等可有呕吐的表现，特点是呕吐发作和精神刺激有关，呕吐量不多、不费力，吐毕又可进食。

三、临床表现

1. 呕吐的特点 育龄妇女晨起呕吐见于早期妊娠，夜间呕吐见于幽门梗阻。胃神经症患者常在进食不久后即呕吐，恶心不明显，吐后又可进食，长期反复发作而营养状态不受影响。反流性食管炎引起的呕吐常与体位有关，特别是在餐后、弯腰与平卧时易出现反流和呕吐。幽门管溃疡患者常表现为呕吐后腹痛减轻。幽门梗阻多伴有上腹痛，常呕吐腐臭的宿食，呕吐后疼痛减轻。颅内高压性疾病可表现为喷射性呕吐。食物中毒多为餐后呕吐，特别是集体发病。

2. 呕吐物的性质 呕吐物带隔日食物并有腐臭气味常见于幽门梗阻；带粪臭味提示低位小肠梗阻、麻痹性肠梗阻；呕吐物含有大量酸性或带胆汁者多有反流性食管炎或十二指肠溃疡；呕吐物不含酸性常提示贲门失弛缓症；呕吐物有烂苹果味，可能为糖尿病酮症酸中毒；呕吐物为咖啡色食物残渣常提示有消化道溃疡出血或胃癌出血；如呕吐物为暗红色或鲜红色且量较多则提示出血量大，可能为食管 - 胃底静脉曲张破裂出血；呕吐物为大量胆汁，提示胆汁反流入胃，胆道疾病可能性大；大量呕吐，常见于胃潴留或急性扩张；还应注意呕吐物中有无蛔虫、胆石或吞入的异物。

3. 伴随症状

（1）伴剑突下烧灼感或疼痛：见于反流性食管炎、贲门失弛缓症、贲门黏膜撕裂综合征等。

（2）伴中上腹痛：见于消化性溃疡、胃炎、胰腺炎、胃黏膜脱垂、胃癌及胰腺癌等。

（3）伴右上腹痛：见于胆囊炎、胆总管结石及盲肠后位阑尾炎等。

（4）伴右下腹痛：见于阑尾炎、泌尿系结石及 Meckel 憩室等。

（5）伴腹泻不伴发热：见于慢性肾上腺皮质功能减退及药物中毒等。

（6）伴腹泻、发热：见于食物中毒、急性胃肠炎、细菌性痢疾和霍乱等。

（7）伴阵发性腹痛、腹胀：常见于肠梗阻等。

（8）伴腰腹部绞痛、血尿：见于肾结石等。

（9）伴头痛或偏头痛：见于脑肿瘤、高血压脑病、脑出血及青光眼等。

（10）伴眩晕：见于脑震荡、晕动病、内耳积水及梅尼埃病等。

（王力军）

第五章　腹　　泻

一、概述

腹泻是指排便次数增多（每日＞3次），粪便量增加（＞200g/d），粪质稀薄（含水量＞85%），或带有黏液、脓血或未消化的食物，常伴有排便急迫感、肛门不适、失禁等症状。临床上常分为急性腹泻和慢性腹泻，病史超过2个月者称慢性腹泻。

腹泻可分为分泌性、渗透性、动力性、消化功能障碍性及吸收不良性等。多数腹泻并非由某种单一机制引起，而是在多种因素和机制共同作用下发生。

1. 分泌性腹泻　是由肠黏膜上皮细胞电解质净分泌增多或吸收抑制所致。霍乱弧菌外毒素引起的大量水样腹泻即属于典型的分泌性腹泻。肠道非感染或感染性炎症，如阿米巴肠炎、细菌性痢疾、溃疡性结肠炎、克罗恩病、肠结核以及放射性肠炎、肿瘤溃烂等，均可使炎症性渗出物增多而致腹泻。某些胃肠道内分泌肿瘤，如胃泌素瘤所致的腹泻也属于分泌性腹泻。

2. 渗透性腹泻　由肠内容物含有大量不能吸收的溶质，使肠腔渗透压增高，阻碍肠内水分与电解质的吸收而引起，如乳糖酶缺乏，乳糖不能水解即形成肠内高渗，服用盐类泻剂或甘露醇等引起的腹泻亦属此型。

3. 动力性腹泻　由肠蠕动加快，以致肠内食糜停留时间缩短，未被充分吸收所致的腹泻，如肠炎、甲状腺功能亢进、糖尿病、胃肠功能紊乱等。

4. 消化功能障碍性腹泻　由消化液分泌减少所致，如慢性胰腺炎、慢性萎缩性胃炎、胃大部切除术后、胰胆管阻塞，可因胃液、胆汁和胰酶排泌受阻引起消化功能障碍性腹泻。

5. 吸收不良性腹泻　由肠黏膜的吸收面积减少或吸收障碍

所致，如小肠大部分切除、吸收不良综合征、门静脉高压性肠病、小儿乳糜泻、脂肪泻、先天性腹泻等。

二、病因

急性腹泻常见病因是病毒或细菌感染、寄生虫、中毒、药物及变态反应。

1. 感染性及寄生虫性腹泻　分为非炎症型（即"霍乱型"）和炎症侵犯型（即"菌痢型"）。

（1）非炎症型的典型标志是多次水样腹泻，很快引起血浆渗透压降低、休克、酸中毒，通常无发热，粪便中不会有白细胞。其主要病原体是霍乱弧菌、产毒性大肠埃希菌、轮状病毒、诺如病毒和隐孢子虫。

（2）炎症侵犯型大多病变发生在结肠，粪便量较少，主要是化脓性和血性粪便，粪便中可发现大量白细胞，常伴随腹痛、发热，常见病原体有志贺菌、空肠弯曲杆菌、耶尔森菌、侵袭性大肠埃希菌及艰难梭菌（抗生素相关性肠炎），在热带旅行归来后还要考虑溶组织肠阿米巴。

2. 食物中毒可引起急性呕吐、腹泻（进食后 6 小时群体发病），是因食物受细菌（常见者为金黄色葡萄球菌，产气荚膜梭菌）毒素污染所致，受污染的食物中可查到病原体，腹泻伴发热、关节痛、结节红斑是典型的耶尔森感染表现。而寄生虫引起的腹泻由热带的如溶组织阿米巴原虫等引起。

真菌（蘑菇）中毒可导致呕吐和腹泻，食用真菌后 1 ～ 3 小时可出现症状，大部分与腐烂蕈的无害中毒相关，或少见的不能耐受海藻糖，有致命危险的鬼笔鹅膏，食用后 6 ～ 10 小时发病，伴腹部绞痛及呕吐、腹泻及其他器官损伤。

3. 抗生素相关性结肠炎（假膜性结肠炎）　5% ～ 25% 接受广谱抗生素治疗的患者 2 ～ 20 天内会出现腹泻，腹泻大多是因为艰难梭菌的毒素引起，这种细菌在肠道正常细菌受抑后增殖，其临床症状、严重程度及腹泻类型各不相同，严重时可引起死亡。内镜下（80% 在右半结肠）可见由弥漫性黏膜变红到严重的假膜糜烂缺损，诊断主要靠大便中找到艰难梭菌。

4. 中毒性腹泻 可由内、外源性毒性物质引起。内源性毒素主要在尿毒症时引起腹泻（结肠透析）以及严重感染性疾病的腹泻。外源性毒素中，汞、砷是引起腹泻的最常见原因。当不明原因的腹泻怀疑是砷中毒时，诊断主要是通过化学方法检查，头发和指甲中可发现砷，急性中毒的呕吐物中有的可见绿色染料，气味中有大蒜味。汞中毒尤其是急性汞中毒时常见血便或黑便。

5. 药物 许多药可引起腹泻，如铁制剂、含镁的抗酸剂、秋水仙碱、细胞毒药物、双胍类、神经节阻断剂。

6. 食物引起的过敏反应 与其他器官一样，小肠也可能过敏。腹泻断续出现，持续时间短，短期内反复出现且通常是接触了某一特定食物（如海鲜、蛋、草莓等）即发生，一般还可有皮疹，腹痛、血便可见于过敏性紫癜。

三、临床思维

与寻找腹泻原因相比，临床医生更要重视腹泻的程度、形式、持续时间及全身情况。急性腹泻时首先要明确有无以下情况：血便、严重的全身症状，尤其是发热、脱水、情感淡漠、集体腹泻及抗生素相关性肠炎者。

1. 腹泻的起病是否有不洁饮食、旅行、聚餐等病史，是否与摄入脂肪餐有关，或与紧张、焦虑有关。腹泻的次数及大便量有助于判断腹泻的类型及病变的部位，分泌性腹泻粪便量常超过每日 1L，而渗出性腹泻粪便量远少于此。次数多而量少，多与直肠刺激有关。

2. 大便的性状及臭味 除仔细观察大便性状外，配合大便常规检查可大致区分感染性与非感染性。大便奇臭多有消化吸收障碍，无臭多为分泌性水样便。

3. 同食者群体发病史及地区和家族中的发病情况 了解上

述情况对诊断食物中毒、流行病、地方病及遗传病具有重要价值。

4. 腹泻加重、缓解的因素　如与进食、油腻食物的关系及抗生素使用史等。

5. 病后一般情况变化　功能性腹泻、下段结肠病变对患者一般情况影响较小；结肠器质性疾病（如炎症、肿瘤）、小肠病变对患者一般情况影响则较大。

6. 体格检查　包括腹部包块、腹部压痛、关节炎、直肠指检狭窄等。

7. 辅助检查　行便常规、便隐血试验、血常规、血生化、内镜检查等检查，进一步明确病因。

（王力军）

第六章 胸 痛

一、概述

胸痛通常被认为是由心脏疾病引起，如急性心肌梗死、主动脉夹层等。事实上，胸痛可由胸腔内任何器官的病变所诱发。另外，胃肠道和骨骼肌肉的疾病也可能导致胸痛。

仔细询问患者胸痛的性质、持续时间和疼痛的部位及伴随症状，在大部分情况下可以判断出胸痛的原因。疼痛的诱发因素，缓解的方法（如体位的改变）和伴发症状（如恶心、发热、通气过度）可以进一步缩小鉴别诊断的范围。

二、临床表现

1. 胸痛的伴随症状 气管、支气管、胸膜疾病所致胸痛常伴咳嗽；食管疾病所致胸痛常伴吞咽困难，吞咽食物时发作或加剧；肺结核、肺梗死、肺癌所致胸痛可伴有咯血；心绞痛、心肌梗死常有高血压、糖尿病和（或）冠心病病史；大叶性肺炎、自发性气胸、渗出性胸膜炎、高通气综合征等所致胸痛常伴有呼吸困难。

2. 胸痛的部位与放射 带状疱疹在出现小水疱群之前即可有明显的沿神经分布区域的疼痛，很少越过中线；食管疾病常在胸骨后，心肌梗死的疼痛常位于左侧下胸，可向左臂、左肩或上腹部放射；自发性气胸、急性胸膜炎、肺梗死等常呈患侧大范围剧烈胸痛。

3. 胸痛的性质 胸痛的程度可为轻微的隐痛至剧烈的疼痛。肋间神经痛呈阵发性刺痛；肌痛则常呈酸痛；骨痛呈酸痛或锥痛；食管炎、膈疝常呈锥痛或灼热痛；典型心绞痛常呈压榨性疼痛；主动脉瘤侵蚀胸壁时呈锥痛；原发性肺癌、纵隔肿瘤可有胸部闷痛。

4. 影响胸痛的因素 心绞痛常于用力或精神激动时诱发，

呈阵发性，多数持续 1～5 分钟，含服硝酸甘油迅速缓解；心肌梗死常呈持续性剧痛，含服硝酸甘油不缓解；心脏神经症所致胸痛则常因运动反而好转；胸膜炎、自发性气胸、心包炎的胸痛常于咳嗽或胸廓活动时加剧，局部麻醉后疼痛即缓解；食管疾病所致胸痛常于吞咽食物时发作或加剧；脊神经后根疾病所致疼痛则于转身时加剧；高通气综合征所致胸痛用纸袋回吸呼气后疼痛可缓解。

三、临床思维

通过仔细询问病史，根据胸痛的临床表现、体格检查及辅助检查确定诊断思路。胸壁炎症或外伤，由望诊、触诊即可确定。胸内脏器病变常需进行仔细的体格检查，如心包炎、肺炎、胸膜炎、气胸等。CT 检查对胸壁、肺内病变及肿瘤的诊断有价值；心电图对心肌缺血、急性心肌梗死有帮助；血管造影 CT 可看到主动脉瘤或夹层的部位、形态；纤维支气管镜和食管镜检查可判断支气管、食管内有无异物、肿瘤或其他异常；超声检查对肺脓肿、包裹性胸腔积液定位最有帮助；放射性核素肺扫描对肺梗死的诊断有价值；超声心动图能直接看到心脏解剖和功能变化，对各种瓣膜病的鉴别以及心房肿块、心包积液的诊断有帮助；胸部 CT、磁共振显像可发现 X 线胸片不能显示的小肿瘤，如果是脊柱旁、心脏后和纵隔病灶，加用增强剂可显示主动脉瘤、夹层动脉瘤和心室动脉瘤。化验肌钙蛋白、CK-MB、D- 二聚体等也对有关疾病的诊断有帮助。

（王力军）

第七章 呼吸困难

一、概述

呼吸困难（dyspnea）是指患者主观感到空气不足、呼吸费力，客观上表现呼吸运动用力，严重时可出现张口呼吸、鼻翼扇动、端坐呼吸，甚至发绀、呼吸辅助肌参与呼吸运动，并且可有呼吸频率、深度、节律的改变。

二、病因

呼吸困难多由呼吸系统疾病引起，也可在循环系统、中毒、中枢神经系统疾病时出现。

（一）呼吸系统疾病

1. 气道阻塞 如喉、气管、支气管的炎症、水肿、肿瘤或异物所致的狭窄或阻塞及支气管哮喘、慢性阻塞性肺疾病等。

2. 肺部疾病 如肺炎、肺脓肿、肺结核、肺不张、肺淤血、肺水肿、间质性肺疾病、细支气管肺泡癌等。

3. 胸壁、胸廓、胸膜腔疾病 如胸壁炎症、胸廓畸形、胸腔积液、气胸、胸膜粘连、结核病、外伤等。

4. 神经肌肉疾病 如脊髓灰质炎病变累及颈髓、急性多发性神经根神经炎和重症肌无力累及呼吸肌，药物导致呼吸肌麻痹等。

5. 膈运动障碍 如膈麻痹、大量腹水、腹腔巨大肿瘤、胃扩张和妊娠末期。

（二）循环系统疾病

心力衰竭、心脏压塞、肺栓塞和原发性肺动脉高压等。

（三）中毒

多种中毒均可导致呼吸困难，如糖尿病酮症酸中毒、吗啡类药物中毒、有机磷杀虫药中毒、百草枯中毒、氰化物中毒、亚硝酸盐中毒和急性一氧化碳中毒等。

（四）神经精神性疾病

如脑出血、脑外伤、脑肿瘤、脑炎、脑膜炎、脑脓肿等颅脑疾病引起呼吸中枢功能障碍和精神因素所致的呼吸困难，如癔症等。

（五）血液病

重度贫血、高铁血红蛋白血症、硫化血红蛋白血症等。

三、临床思维

通过呼吸频率、呼吸深度、呼吸节律、年龄、性别、职业环境、起病急缓、劳力活动、呼吸时限、伴随症状等临床表现，寻找呼吸困难的原因。

1. 呼吸频率　呼吸增快见于呼吸系统疾病、心血管疾病、贫血、发热等。呼吸减慢是呼吸中枢抑制的表现，见于麻醉、催眠药中毒、颅内压增高、尿毒症、肝性脑病等。

2. 呼吸深度　呼吸加深见于糖尿病及尿毒症酸中毒。呼吸变浅见于肺气肿、呼吸肌麻痹及镇静剂过量等。

3. 呼吸节律　呼吸节律改变是呼吸中枢兴奋性降低的表现，提示病情严重，见于中枢神经系统疾病和脑部血液循环障碍如脑动脉出血、颅内压增高、尿毒症和糖尿病昏迷等。比奥（Biot）呼吸表现为一次或多次强呼吸后，继以长时间呼吸停止，之后又再次出现数次强呼吸，见于脑炎、脑膜炎、中暑、颅脑损伤等。

4. 年龄、性别　儿童呼吸困难注意呼吸道异物、先天性心脏病、急性感染等；青壮年多见于胸膜病变、结核病、风湿性心脏瓣膜病；老年人多为冠心病、心功能不全、肿瘤、肺炎、肺气肿等；癔症性呼吸困难多见于青年女性。

5. 职业环境　如煤矿工人应考虑硅沉着病，纺织工人应考虑棉尘肺，登高山者应注意高原肺水肿。

6. 起病急缓　　突然呼吸困难多见于呼吸道异物、张力性气胸、肺栓塞、支气管哮喘、肺水肿和肺不张等；缓起呼吸困难，多见于肺结核、肺气肿、肺肿瘤和肺源性心脏病等。

7. 劳累和活动　　劳累活动后呼吸困难常见于心力衰竭、慢性阻塞性肺疾病、间质性肺病、肺动脉栓塞及先天性心脏病等。

8. 呼吸时限　　吸气性呼吸困难多见于上呼吸道不全阻塞，如异物、白喉、喉头水肿、喉癌或肺顺应性降低疾病如肺间质纤维化、肺水肿等。呼气性呼吸困难多见于慢性阻塞性肺疾病和支气管哮喘。大量胸腔积液、积气、呼吸肌麻痹、胸廓限制性疾病则为混合性呼吸困难。

9. 伴随症状　　伴发热见于肺部感染、胸膜炎和心包炎等；伴咳嗽见于慢性阻塞性肺疾病、肺炎、肺水肿等；伴咯血见于支气管扩张、肺结核、肺癌等；伴胸痛见于自发性气胸、胸膜炎、肺炎、肺栓塞和急性心肌梗死等；伴昏迷见于脑出血、脑膜炎、尿毒症、糖尿病酮症酸中毒、肺性脑病、急性中毒等。

（王力军）

第八章 腹　　痛

一、概述

腹痛是临床常见的症状之一，大多数是由腹腔脏器的疾病所引起，但某些腹腔外疾病及全身性疾病也可引起。腹痛的性质和程度，既受病变性质和病变严重程度影响，也受神经和心理因素影响。根据腹痛的机制可分为内脏性腹痛、躯体性腹痛和牵涉痛。内脏性腹痛主要是由于空腔脏器的压力升高、肌肉强烈收缩所致，疼痛的特点是部位不确切，常接近腹中线，多为痉挛、不适、钝痛、灼痛，且常伴恶心、呕吐、出汗等其他自主神经兴奋症状；躯体痛的发生主要是由于病变累及腹膜壁层所致，也可见于肠系膜病变，疼痛往往定位准确，可在腹部一侧，程度剧烈而持续，可有局部腹肌强直，腹痛可因咳嗽、体位变化而加重；牵涉痛是指内脏性疼痛牵涉到身体体表部位，其特点是定位明确，疼痛剧烈，有压痛、肌紧张及感觉过敏等。临床上一般将腹痛按起病缓急、病程长短分为急性腹痛和慢性腹痛。由于腹痛的病因较多，病理机制复杂，因此，必须认真了解病史，进行全面体格检查和必要的辅助检查，并结合病理生理改变进行综合分析。

二、病因

急性腹痛

1. 腹腔器官的急性炎症　包括急性胃肠炎、急性胰腺炎、急性出血性坏死性肠炎、急性胆囊炎及急性阑尾炎等。

2. 空腔脏器阻塞或扩张　包括肠梗阻、肠套叠、胆道结石、胆道蛔虫病、泌尿系统结石等。

3. 脏器扭转或破裂　包括肠扭转、绞窄性肠梗阻、胃肠穿孔、肠系膜或大网膜扭转、卵巢囊肿蒂扭转、肝破裂、脾破裂、异位妊娠破裂等。

4. 腹膜炎症　多由胃肠穿孔引起，少部分为自发性腹膜炎，如肝硬化失代偿期患者的自发性腹膜炎。

5. 腹腔内血管阻塞　包括缺血性肠病、腹主动脉瘤及门静脉血栓形成等。

6. 腹壁疾病　腹壁挫伤、脓肿及腹壁皮肤带状疱疹等。

7. 腹部以外疾病的牵涉痛　大叶性肺炎、肺梗死、心绞痛、心肌梗死、急性心包炎、胸膜炎、食管裂孔疝及胸椎结核等。

8. 全身性疾病所致的腹痛　腹型过敏性紫癜、糖尿病酮症酸中毒、尿毒症、铅中毒等。

三、临床表现

1. 腹痛的发病缓急与诱因　急性腹痛并伴有休克者常是由于腹腔内脏出血、消化道急性穿孔、肠系膜动脉栓塞、急性肠扭转、重症急性胰腺炎、异位妊娠破裂出血、卵巢囊肿蒂扭转或急性心肌梗死等疾病所致。腹痛前饮酒、暴食暴饮、进食高脂餐等常为急慢性胆囊炎、急慢性胰腺炎、急性胃肠炎等的诱发因素。近期有腹部创伤史者出血、剧烈腹痛并有休克者应警惕内脏血管破裂或肝、脾破裂。有心房颤动者要考虑肠系膜血管栓塞的可能性。有腹部手术史者出现腹痛应考虑机械性肠梗阻可能。有进食腹痛加重者见于胃溃疡、胰腺炎、肠梗阻，而进食腹痛减轻者多见于十二指肠溃疡，呕吐后腹痛缓解者见于急性胃炎、幽门梗阻，排便后腹痛可缓解者多见于结肠、直肠病变。

2. 腹痛的部位　不同的疾病可表现为不同部位的腹痛，相同部位的腹痛可见于多种疾病。右上腹部疼痛多见于急性胆囊炎、胆囊结石、胆总管结石、急性梗阻性化脓性胆管炎、胆道蛔虫、胆囊扭转、肝脓肿等；左上腹疼痛多见于胰腺炎、脾脓肿、急性脾蒂扭转等；右下腹疼痛多见于急性阑尾炎、急性肠系膜淋巴结炎、胃或者十二指肠溃疡穿孔、右侧输尿管结石、回盲部肠套叠、盲肠扭转、急性盆腔炎、右侧卵巢囊肿蒂扭转、黄体破裂及异位妊娠等；脐部或脐周疼痛多见于小肠疾病；左下腹部疼痛多见于乙状结肠扭转、左侧输尿管结石、左侧卵巢囊肿蒂扭转、黄体破裂及异位妊娠等。中下腹疼痛可见于膀胱炎、盆腔炎等。弥漫性或部位不定的疼痛见于急性弥漫性腹膜炎、机械性肠梗阻、急性出血性坏死性肠炎、铅中毒、腹型过敏性紫癜等。

3. 腹痛的性质　上腹部持续性钝痛或刀割样疼痛多提示腹内炎症或出血，如急性胰腺炎；在持续性疼痛的基础上阵发性加重，多见于肠梗阻；持续性、广泛性剧烈腹痛伴腹肌紧张或板状腹，提示急性弥漫性腹膜炎；突发的中上腹剧烈刀割样痛或烧灼样痛，多为胃、十二指肠溃疡穿孔，并迅速波及全腹；绞痛多为空腔脏器痉挛、扩张或梗阻引起，如胆石症或泌尿系统结石常为阵发性绞痛，疼痛剧烈，致使患者辗转不安；阵发性剑突下钻顶样疼痛是胆道蛔虫病的典型表现；痉挛性或周期性疼痛见于肠系膜血管血栓形成和血供障碍、卟啉病、铅中毒等。

4. 腹痛的程度　一般可以将腹痛强度分为极重度、重度、中度、轻度，腹痛的严重程度往往在一定程度上也可以反映病情的轻重并帮助判断病变部位，如极重度腹痛常见于急性胰腺炎、溃疡穿孔、胆囊结石、胆管结石、尿路结石及缺血性肠病等；重度腹痛可见于胆囊炎、阑尾炎、腹膜炎等；中度腹痛常见于消化性溃疡等；轻度腹痛常见于慢性胃炎等。但这只是一般规律，有些情况下腹痛的严重程度并不与病变严重程度成正比，如部分肠功能紊乱患者也会出现剧烈的腹痛。

5. 腹痛的放射　右上腹疼痛放射至右肩或肩胛下，常因胆道疾病引起；上腹部疼痛放射至后腰背部，常为胰腺炎引起；肾盂输尿管病变所致腹痛往往向同侧腹股沟方向放射；子宫和直肠病变导致的疼痛常放射至腰骶部等。

6. 腹痛的发作时间　餐后疼痛可能由于胆胰疾病、胃部肿瘤或消化不良所致；周期性、节律性上腹部疼痛常见于胃、十二指肠溃疡；子宫内膜异位者腹痛与月经来潮相关；卵泡破裂者腹痛发生在月经间期。

7. 腹痛与体位的关系　某些体位的改变可使腹痛加剧或减轻。如胃黏膜脱垂患者左侧卧位时疼痛往往可减轻；十二指肠壅滞症患者膝胸位或俯卧位时腹痛及呕吐等症状可一定程度缓解；胰腺癌患者往往仰卧位时疼痛明显，而前倾位或俯卧位时常可减轻；反流性食管炎患者烧灼痛在躯体前屈时明显，直立时减轻。

四、临床思维

急性腹痛为临床最常见的症状之一，可涉及多种疾病，具有起病急、病因复杂、病情严重程度不一等特点，有些腹痛如果诊断不及时或处理不当将产生严重后果，甚至可能危及患者生命，所以需要早期明确诊断并积极处理。临床诊断中除应明确是否需要紧急手术处理外，还应明确是哪种类型的腹痛，并从以下几方面考虑以明确诊断。

1. 是否需要手术处理的腹部病变

（1）需要手术处理的疾病：如胃、十二指肠穿孔，急性阑尾炎，急性机械性肠梗阻，嵌顿性疝，腹部手术后的粘连导致梗阻，肿瘤或者炎性狭窄，肠套叠，肠扭转，异物阻塞，胆道结石伴穿孔，伴有腹膜炎的急性胆囊炎，异位妊娠输卵管破裂，腹部创伤导致的空腔脏器破裂，血管病变如肠系膜血管阻塞、动脉瘤、动脉分支栓塞等。

（2）不需要手术的腹部病变：急性胰腺炎、急性胃炎、急性肠炎、急性憩室炎、克罗恩（Crohn）病、溃疡性结肠炎、肠易激综合征、急性肝炎、酒精性肝病、急性肝淤血、泌尿生殖系统疾病（肾结石、膀胱肾盂炎、附件炎、痛经）、肠系膜淋巴结炎、非特异性假性肠梗阻及过敏性腹部症状等。

2. 是否炎症性腹痛　临床上出现腹痛、发热并有腹肌紧张及压痛的表现时，常提示为炎症性腹痛。急性阑尾炎早期可为脐周疼痛，数小时后转移到右下腹，伴恶心、呕吐等症状，右下腹麦氏点附近固定性压痛，可有腹肌紧张及反跳痛，血白细胞及中性粒细胞明显升高。急性胆囊炎则常发生于饱餐后或夜间，表现为右上腹或剑突下疼痛，放射到右肩背部，常伴恶心、呕吐和体温升高，右上腹部可以有压痛，但常无明显的肌紧张和反跳痛，莫氏征阳性或可触及肿大胆囊。急性胰腺炎常在酗酒或饱食后数小时突发上腹部剧痛，呈持续性，伴阵发性加剧，常伴频繁呕吐，呕吐后疼痛不减轻，发热至 38～39℃，出现呼吸急促、烦躁不安、神志模糊、谵妄等，血尿淀粉酶升高，腹部 CT 检查可见胰腺肿大、边缘不清及胰周积液等。急性坏死性肠炎起病急，表现为腹痛伴高热、腹泻、血便并伴频繁呕吐及腹胀，全腹压痛、肌紧张和反跳痛。急性子宫内膜炎腹痛位于中下腹部，急性附件炎腹痛位于病侧髂窝处。急性盆腔炎疼痛位于下腹部，可有阴道分泌物增多，伴有臭味，妇科体检可见感染累及的子宫、附件或宫颈处会有不同程度的触痛，实验室检查血白细胞总数增多，超声检查可以发现盆腔积液和包块。

3. 是否脏器穿孔性腹痛　突发持续性剧烈腹痛伴腹膜刺激征及气腹表现者提示腹部空腔脏器穿孔，以胃、十二指肠溃疡穿孔多见。突然发生的剧烈腹部疼痛，如刀割样，始于上腹部并迅速扩散到全腹，有明显压痛、反跳痛及肌紧张，肝浊音界缩小或消失，肠鸣音消失，立位腹部 X 线片可有膈下游离气体征。伤寒肠穿孔好发于夏秋季节，常有 1～2 周发热、头痛、腹泻病史，腹痛常突然发作，并迅速扩展到全腹，腹部体征为弥漫性腹膜炎，肠鸣音消失，下胸及上腹部皮肤常有玫瑰疹，X 线检查可见膈下游离气体，发病 1～3 周内血、尿、便培养常可以发现伤寒沙门菌，部分患者肥达反应可为阳性。

4. 是否梗阻性腹痛　临床上出现阵发性腹痛，同时合并呕吐、腹胀及肛门停止排气排便表现时应考虑腹痛多为肠梗阻所致。肠梗阻腹痛常为持续性并阵发性加重，腹部 X 线检查可发现胀气的肠袢和气液平。肠套叠好发于婴幼儿，突发无明显诱因的大声哭闹，往往蜷起双腿并紧抓腹部，可安静 10 ～ 15 分钟后有哭闹，类似表现反复发作，有肛门不排气或者排果酱样稀便，右中上腹可触及长形或腊肠样包块，可闻及高调肠鸣音。小肠扭转多见于青壮年，有饱食后剧烈运动等诱因，表现为突然发作的腹部剧烈绞痛，多位于脐周，持续性疼痛并阵发性加剧。乙状结肠扭转则多见于男性老年人，常有便秘习惯，左腹部明显膨胀，并可见肠型，叩诊呈鼓音，但压痛及肌紧张均不明显，X 线检查有马蹄状巨大的双腔充气肠袢及两个液平面等特点。嵌顿性腹股沟疝多见于男性，有右侧腹股沟区可复性肿物病史，突然出现腹股沟区肿物不能还纳、体积增大，伴剧烈疼痛，可同时或在发病后数小时内出现腹痛、呕吐、腹胀、停止自肛门排气排便等完全肠梗阻症状。

胆道系统梗阻是由于肝内、外胆管结石所致，表现为上腹部剑突下偏右方剧烈疼痛，并向右肩背部放射，常合并频繁恶心、呕吐、寒战、高热、黄疸，剑突下和右上腹部有压痛及肌紧张，肝胆超声检查可见肝内外胆管系统扩张及胆管内强回声等。肾、输尿管结石多为运动后突然发作的剧烈的患侧腹部绞痛，可放射到会阴部或患侧腹股沟区，严重者合并较频繁的恶心和呕吐，腹痛发作后可出现血尿，患侧腹部输尿管走行处可以有深压痛，尿常规检查可见镜下血尿，超声检查提示患侧有肾盂积水的征象，X 线检查可有结石的高密度影像。

5. 是否出血性腹痛　腹痛患者伴有出血（包括显性及隐性）并有休克表现时应考虑到腹痛原因可能与出血有关。异位妊娠破裂出血导致的疼痛常发生于育龄妇女，有停经史，表现为突然的腹痛并有休克表现，常有脉搏细速及血压下降等。腹主动脉瘤破裂出血的疼痛为突发的腹部和腰背部"撕裂"样疼痛，常有濒死感，迅速发生休克，血压急剧下降，面色苍白、全身湿冷、心动过速等，腹部可有明显的压痛，可触及明显搏动性肿块。胆道出血者疼痛为突发性的右上腹阵发性绞痛，随后出现呕血或便血（黑便）及皮肤、巩膜黄染，即腹痛、出血和黄疸三联征，类似症状可以在 1～2 周后重复出现，呈周期性发作；合并胆道感染者可出现寒战和高热，剑尖下和右上腹可有较明显的压痛、肌紧张和反跳痛，肝胆超声可发现肝内、外胆管扩张，选择性肝动脉造影可协助发现出血部位。

肝癌自发性破裂导致的腹痛多为突然发生的剧烈腹痛，且常有外力、腹腔内压力增高等诱因，同时伴有腹胀、恶心、呕吐及面色苍白、出冷汗、心悸等内出血的表现，严重者可发生休克，腹部有明显的压痛、肌紧张与反跳痛，移动性浊音阳性，诊断性腹腔穿刺可抽出不凝血，腹部影像学检查可发现肝脏占位病变。

6. 是否缺血性腹痛　当患者出现持续性腹痛且出现腹膜刺激征时应考虑腹痛原因可能与肠系膜血管缺血性疾病有关系。肠系膜血管缺血性疾病主要有：急性肠系膜上动脉闭塞、非闭塞性急性肠缺血、肠系膜上静脉血栓形成及慢性肠系膜血管闭塞缺血。急性肠系膜上动脉闭塞导致的腹痛为初始即发生的剧烈绞痛，一般止痛药难以缓解，症状重、体征轻为其特点，此类患者多有冠心病及心房颤动病史。非闭塞性急性肠缺血患者也有腹痛及早期症状重、体征轻的特点，一旦出现肠坏死，会出现明显的腹膜刺激征，伴呕吐、腹泻、血便甚至休克表现，此类患者多有心脏及肝、肾疾病，并且有休克、利尿等导致血液浓缩的诱因。肠系膜上静脉血栓形成患者的特点为逐渐加重的腹部不适、腹胀、食欲缺乏与大便习惯改变，可持续 1～2 周，然后突发剧烈腹痛、呕吐、腹泻与血便，且常有其他部位静脉血栓形成的表现，多继发于真性红细胞增多症、抗凝血酶 III 缺乏等疾病。慢性肠系膜血管闭塞缺血患者的腹部疼痛特点为进食后弥漫性绞痛，一般餐后 15～30 分钟出现，2～3 小时达到高峰，可向背部放射，腹痛严重程度和持续时间与进食量有关，多发生在中、老年人，常伴有冠状动脉硬化、脑血管硬化、周围动脉闭塞疾病、主动脉瘤等。另外，育龄妇女突然发生的剧烈腹痛应考虑卵巢囊肿蒂扭转的可能，此类患者的腹痛一般呈持续性绞痛，且可出现四肢发凉、面色苍白、脉搏细速等表现，查体时下腹部往往可触及压痛性肿块，如果卵巢囊肿破裂，则可出现急性腹膜炎的体征。

7. 是否损伤性腹痛 外伤患者出现腹痛及腹膜炎或内出血表现时，腹内脏器损伤诊断多无困难，但应确定损伤的具体脏器，并注意可能为多发损伤，如腹内某一脏器有多处破裂，腹内有一个以上脏器同时损伤，除腹部损伤外，可能还有腹部以外的合并损伤等情况。

8. 是否功能紊乱或其他原因导致的腹痛 与精神因素有关的腹痛，患者对腹痛的具体部位无法明确定位，排除常见病因引起的急性腹痛外，结合患者一些全身性疾病病史，可考虑为功能紊乱性腹痛，如肠易激综合征、结肠肝（脾）曲综合征、胆道运行功能障碍、慢性铅中毒、腹型癫痫、急性溶血、糖尿病酮症酸中毒及腹型紫癜等。

9. 有何伴随症状 另外可以从腹痛患者的伴随症状方面就患者的可能疾病进行初步判断与分析。

（1）腹痛伴有发热、寒战提示有炎症存在，可见于急性胆道感染、胆囊炎、肝脓肿、腹腔脓肿，也可见于腹腔外感染性疾病。

（2）腹痛伴黄疸可能与肝胆胰疾病有关。另外急性溶血性贫血也可出现腹痛与黄疸的表现。

（3）腹痛伴休克同时有贫血可能存在腹腔脏器破裂（如肝、脾或异位妊娠破裂）；无贫血者则多见于胃肠穿孔、绞窄性肠梗阻、肠扭转、急性出血坏死性胰腺炎等。

（4）腹痛伴呕吐、反酸提示食管、胃肠病变可能；伴反酸、嗳气则提示胃、十二指肠溃疡或胃炎可能。

（5）腹痛伴腹泻提示消化吸收功能障碍、肠道炎症、溃疡或肿瘤可能。

（6）腹痛伴血尿可能为泌尿系疾病，如泌尿系结石。

（王映珍）

第九章 头 痛

一、概述

头痛是指眉弓、耳廓上部、枕外隆凸连线以上部位的疼痛，是临床常见的急诊症状，头痛可以是功能性疾病所致，也可以是某些严重器质性疾病的早期征兆或突出表现。

根据病因可将头痛分为两类：原发性头痛和继发性头痛。原发性头痛可视为一种独立的疾病，而继发性头痛则是继发于其他疾病的一种症状。

1. 原发性头痛（特发性） 不能归因于某一确切病因，临床上主诉为头痛的一组疾病，是头痛的主要发作形式。常见的疾病有偏头痛、丛集性头痛、紧张性头痛及不伴器质性病变神经痛等。

2. 继发性头痛（症状性） 引起继发性头痛的疾病繁多，既有全身性疾病，如发热，也有神经系统疾病，主要有脑瘤、颅内感染、脑出血等。

二、病因

继发性头痛往往有明确的病因，其分类也以病因为主要依据；而原发性头痛的病因则较为复杂，常涉及遗传、饮食、内分泌及精神因素等。

（一）颅内病变

1. 感染 如脑膜炎、脑膜脑炎、脑炎、脑脓肿等。

2. 血管病变 如蛛网膜下腔出血、脑出血、脑血栓形成、脑栓塞、高血压脑病、脑供血不足、脑血管畸形等。

3. 占位性病变 如脑肿瘤、颅内转移瘤、脑囊虫病等。

4. 颅脑损伤 如脑震荡、脑挫伤、硬膜下血肿、颅内血肿等。

5. 其他 如腰椎穿刺后及腰椎麻醉后头痛等。

（二）颅外病变

1. 颅骨疾病　如颅底凹陷症、颅骨肿瘤等。

2. 颈部疾病　如颈椎病及其他颈部疾病。

3. 神经痛　如三叉神经、舌咽神经及枕神经痛等。

4. 其他　如眼、耳、鼻和齿等疾病导致的头痛。

（三）全身性疾病

1. 急性感染　如流行性感冒、伤寒、肺炎等发热性疾病。

2. 心血管疾病　如高血压、心力衰竭等。

3. 中毒　如铅、酒精、一氧化碳、有机磷药物等中毒。

4. 其他　尿毒症、低血糖、贫血、肺性脑病、系统性红斑狼疮、中暑等。

（四）精神心理因素

如抑郁、焦虑等精神障碍。

三、临床表现

本部分主要介绍原发性头痛的临床表现。

（一）偏头痛

偏头痛是一种慢性神经血管性疾病，是临床常见的原发性头痛，具有发作性、多为偏侧、中重度、搏动样等特点，一般持续 4～72 小时，常伴有恶心、呕吐，光、声或日常活动可使头痛加重，而休息及处于安静环境可缓解。多起病于儿童期和青春期，中青年期达高峰，女性多见。其主要类型有以下三种。

1. 无先兆偏头痛　为偏头痛最常见的类型，表现为反复发作的一侧或双侧额颞部搏动性疼痛，常伴有恶心、呕吐、畏光、畏声、出汗、全身不适、头皮触痛等症状。发作频率高，可严重影响患者工作和生活，常需要频繁应用止痛药治疗，且与月经也有明显的关系。

2. 有先兆偏头痛　发作前可有倦怠、注意力不集中和打哈欠等前驱症状，发作前或发生时有视觉、感觉、言语和运动的缺损等可逆的局灶性神经系统症状为先兆，如视物模糊、暗点、闪光、亮点亮线、视物变形等，头痛在先兆同时或先兆后 60 分钟内发生，表现为一侧或双侧额颞部或眶后搏动性头痛，常伴有恶心、呕吐、畏光或畏声、苍白或出汗、多尿、易激惹、气味恐怖及疲劳感等。活动可使头痛加重，睡眠后可缓解，头痛可持续 4～72 小时，消退后常有疲劳、倦怠、烦躁、无力和食欲差等。

3. 慢性偏头痛　每月头痛发作超过 15 天，连续 3 个月或以上，且每月至少 8 天有典型偏头痛的特点，在排除药物过量引起的头痛后可诊断为慢性偏头痛。

（二）丛集性头痛

丛集性头痛是原发性神经血管性头痛，以一侧眼眶周围发作性剧烈疼痛及反复密集发作为特点，伴同侧眼结膜充血、流泪、瞳孔缩小、眼睑下垂及头面部出汗等自主神经症状，常在一天内固定时间发作，可持续数周至数月。平均发病年龄较偏头痛晚，部分患者可有家族史。头痛发作突然，无先兆，常在晚上发作且时间相对固定，头痛位于一侧眶周、眶上、眼球后和（或）颞部，呈尖锐、爆炸样、非搏动性头痛，常伴有同侧颜面部自主神经功能症状，如结膜充血、流泪、流涕、瞳孔缩小和眼睑下垂等。头痛发作几乎均为单侧，且持续时间不等，频度不一。丛集发作期常在每年的春季和（或）秋季，丛集发作期后可有数月或数年的间歇期。在丛集期，饮酒或应用血管扩张药可诱发头痛发作，而在间歇期，两者均不会引起头痛发作。

（三）紧张性头痛

紧张性头痛又称肌收缩性头痛，是双侧枕部或全头部紧缩性或压迫性头痛，为原发性头痛中最常见的类型。目前，对其具体病理生理机制尚不完全清楚，可能与"周围性疼痛机制"及"中枢性疼痛机制"有关。头痛可为双侧、单侧、全头部、颈项部、双侧枕部、双侧颞部等。呈持续性轻中度钝痛，有头周紧箍感、压迫感或沉重感。可伴头昏、失眠、焦虑、抑郁、恶心、畏光或畏声等症状。疼痛部位肌肉有触痛或压痛点，颈肩部肌肉有僵硬感，捏压时肌肉感觉舒适。日常生活与工作常不受影响。

四、临床思维

头痛是临床常见症状之一，病因与涉及的疾病较多，可以由全身性疾病、外源性中毒及物理与环境因素引起，也可由五官疾病、颅内器质性疾病等引起。在临床诊断及处理头痛患者时，必须通过详细询问病史，结合临床特点、伴随症状、查体（包括神经系统）、实验室及其他检查，全面考虑。另外对原发性头痛的诊断应该首先排除继发性头痛可能，并对常见的原发性头痛进行鉴别诊断。

1. 发病情况　急性起病伴发热者常为感染性疾病所致。急剧的持续性头痛伴不同程度的意识障碍而无发热者，提示颅内血管性疾病（如蛛网膜下腔出血等）。长期的反复发作的头痛多见于偏头痛、紧张性头痛、丛集性头痛等。慢性进行性头痛并有颅内压增高的表现，如呕吐与视盘水肿等情况应注意颅内占位性病变可能。

2. 头痛出现与持续的时间　某些头痛可发生在特定时间，如颅内占位性病变引起的头痛多清晨加剧，鼻窦炎引起的头痛也常发生于清晨或上午，丛集性头痛常在晚间发生，女性偏头痛常与月经期有关，脑肿瘤引起的头痛多为持续性并可有长短不等的缓解期等特点。

3. 头痛的程度与性质　头痛的程度一般与病情的轻重并无平行关系。三叉神经痛、偏头痛及脑膜刺激的疼痛最为剧烈；脑肿瘤的头痛多为中度或轻度；高血压性、血管源性及发热性疾病的头痛经常具有搏动性特点；神经性头痛多表现为持续数秒至数十秒的刺痛或电击样疼痛。紧张性头痛多为重压感、紧箍或戴帽感等非搏动性疼痛。

4. 头痛部位　头痛部位如单侧或双侧、前额或枕部、局部或弥散、颅内或颅外等对病因诊断具有重要的价值。如偏头痛及丛集性头痛多在一侧；颅内病变的头痛常为深在性且较弥散，另外深部病变引起的头痛部位与病变部位不一定相一致，但疼痛多向病灶同侧放射；高血压引起的头痛多在额部或整个头部；全身性或颅内感染性疾病的头痛多为全头部的疼痛；眼源性头痛为浅在且多局限于眼眶、前额或颞部；鼻源性或牙源性导致的头痛也多为浅表性疼痛。

5. 加重、减轻头痛的因素　颅内高压性头痛、颅内感染性头痛及脑肿瘤性头痛可在咳嗽、打喷嚏、摇头、俯身时加剧；低颅压性头痛可于坐位或立位时出现，而卧位时减轻或缓解；颈肌急性炎症所致的头痛具有因颈部运动而加剧的特点；颈肌痉挛所致的头痛可因活动按摩颈肌而逐渐缓解。

6. 伴随症状　除从以上临床特点方面进行分析外，还可以从头痛的伴随症状方面进行鉴别。

（1）头痛伴剧烈呕吐者多见于颅内压增高，而头痛在呕吐后减轻者多见于偏头痛。

（2）头痛伴发热者常见于感染性疾病，包括颅内或全身性感染。

（3）慢性头痛突然加剧伴意识障碍提示发生脑疝可能。

（4）头痛伴眩晕多见于小脑肿瘤、椎 - 基底动脉供血不足等情况。

（5）头痛伴视力障碍者可见于青光眼或脑肿瘤等。

（6）慢性进行性头痛伴有精神症状者应注意颅内肿瘤可能。

（7）头痛伴癫痫发作者可见于脑血管畸形、脑内寄生虫病或脑肿瘤等。

（8）头痛伴脑膜刺激征者提示有脑膜炎或蛛网膜下腔出血可能。

通过头痛发作的以上特点，结合详细的查体、实验室检查、影像学检查及腰椎穿刺等常可明确头痛的原因并做出诊断。

（王映珍）

第十章 抽 搐

一、概述

抽搐是指全身或局部骨骼肌非自主地抽动或强烈收缩，常可引起关节运动和强直，一旦肌群的收缩表现为强直性和阵挛性时，则称为惊厥。按发病原因可将抽搐分为痫性抽搐、高热性抽搐、低钙性抽搐、不明原因的抽搐和假性抽搐。

二、病因

抽搐的病因有特发性与症状性之分，特发性往往是由先天性脑部不稳定状态所致，而症状性病因则有以下几类。

（一）脑部疾病

1. 感染 如脑炎、脑膜炎、脑脓肿及脑灰质炎等。

2. 脑血管疾病 如脑出血、蛛网膜下腔出血、高血压脑病、脑梗死、脑缺氧等。

3. 颅内肿瘤 包括原发性肿瘤、脑转移瘤等。

4. 寄生虫病 如脑型疟疾、脑型血吸虫病、脑棘球蚴病、脑囊虫病等。

5. 外伤 如产伤、颅脑损伤等。

6. 其他 如先天性脑发育障碍，原因未明的大脑变性（结节性硬化、弥漫性硬化、核黄疸）等。

（二）全身性疾病

1. 感染 如急性胃肠炎、中毒型细菌性痢疾、链球菌败血症、中耳炎、百日咳、狂犬病、破伤风等。

2. 心血管疾病 高血压脑病或阿 - 斯综合征等。

3. 代谢障碍 如低血糖、低钙及低镁血症、子痫、维生素 B_6 缺乏等，其中低血钙导致的抽搐可表现为典型的手足搐搦。

4. 风湿免疫疾病 如系统性红斑狼疮、脑血管炎等。

5. 中毒　包括内源性如尿毒症、肝性脑病等及外源性如酒精、苯、铅、砷、汞、氯喹、阿托品及有机磷农药等中毒。

6. 其他　如突然撤停催眠药、抗癫痫药及热射病、溺水、窒息、触电等情况。

（三）神经症

如癔症性抽搐。

三、临床表现

抽搐具有一定的发作特征，如无任何先兆突然发作、持续时间较短暂、多伴有意识状态改变、无目的性活动（自主性、无方向性强直-阵挛性发作）及大多不能被唤醒等。由于病因不同，抽搐的临床表现形式也不一样，通常可分为全身性和局限性两种。

（一）全身性抽搐

1. 癫痫大发作　表现为患者突然意识模糊或丧失，全身强直、呼吸暂停，继而四肢发生阵挛性抽搐，呼吸不规则，大小便失禁，发绀，发作约30秒自行停止，也可反复发作或呈持续状态。发作时可有瞳孔散大，对光反射消失或迟钝、病理反射阳性等。发作停止后不久意识恢复。

2. 癔症性发作　常为精神刺激后突然倒下，头部后仰，全身僵直，牙关紧闭，握拳时大拇指在掌外。发作后期继有不规则的手足舞动、捶胸顿足、哭笑叫骂等情感反应。无意识丧失，生理反射无变化。大多无咬舌、跌伤和大小便失禁，每次发作历时数十分钟到数小时，经他人抚慰可终止。患者能描述发作经过。

3. 破伤风　患者受到外界刺激时，常发生全身强直性或阵挛性抽搐，历时数秒钟。意识清醒，在抽搐间歇肌肉并不松弛，触诊肌肉仍呈坚硬的强直状态，以咀嚼肌最为显著。外伤史、苦笑面容、角弓反张等均可提示破伤风的诊断。

（二）局限性抽搐

局限性抽搐以身体某一局部连续性肌肉收缩为主要表现。

1. 手足搐搦　由低血钙或中毒引起。多见于婴儿、儿童或哺乳期女性。表现为间歇发生的双侧强直性痉挛，以上肢显著。典型的呈"助产手"，包括手指伸直并齐，掌指关节屈曲，大拇指对掌内收，腕部屈曲，常伴有肘部伸直和外旋。牵涉下肢时，有足趾和踝部的跖屈和膝部伸直。严重时可有口、眼轮匝肌痉挛。发作时意识清晰。Chvostek 征和束臂试验阳性。低血钙可能同时产生手足搐搦和痫性抽搐。

2. 面肌抽搐　由于疼痛刺激引起面部肌肉反射性痉挛性收缩者称"痛性抽搐"，见于三叉神经痛。当疼痛发作时常伴有患侧面肌反复发作性抽搐、口角牵向患侧、结膜充血、流泪等症状。此外尚有一般的面肌抽搐，多为一侧性，表现为眼睑抽搐、皱眉、眼睑快速抽动等。

四、临床思维

抽搐患者的诊断与临床其他常见症状的诊断思路并无明显不同，首先主要从详细的病史（包括发病年龄、家族史、服药史、头部外伤史等）和全面的体格检查方面着手，再结合必要的实验室检查和其他辅助检查（如头颅 CT 或 MRI、脑电图等），与常见的假性抽搐（如癔症、晕厥与精神性疾病）相鉴别。

另外还可以从发作形式及伴随症状两方面的特点进行诊断。

（一）发作形式

1. 反复全身发作的抽搐　常见于癫痫、癔症等。

2. 反复局部发作的抽搐　如低钙血症、癫痫，低钙血症多为双侧发作，癫痫的局部发作可为单侧。

3. 单次局部发作的抽搐　首先考虑低钙血症。

4. 单次全身性发作的抽搐

（1）脑源性：感染、脑损伤、脑血管病，常伴有意识障碍，神经系统阳性体征，可检查头颅CT及脑脊液来明确。

（2）心源性：先天性心脏病、冠心病、颈动脉窦过敏，常有心脏病史，心律失常，心脏听诊、心电图及心肌酶学的异常，必要时结合心脏彩超。

（3）中毒性：药物或者食物中毒。

（4）代谢、内分泌性：钙、镁、钠等离子紊乱，低糖、高糖对大脑的影响。

（5）破伤风：角弓反张，苦笑面容，牙关紧咬，有外伤史。

（6）酒精或药物的戒断反应：饮酒史及用药史。

（7）高热惊厥：见于小儿。

（二）伴随症状

1. 伴发热者多见于小儿的急性感染，也可见于胃肠功能紊乱、重度失水等。

2. 伴血压增高者可见于高血压、肾炎、子痫、铅中毒等。

3. 伴脑膜刺激征者可见于脑膜炎、脑膜脑炎、蛛网膜下腔出血等。

4. 伴瞳孔散大与舌咬伤者多见于癫痫大发作。

5. 伴剧烈头痛者可见于高血压、急性感染、蛛网膜下腔出血、颅脑外伤、颅内占位性病变等。

6. 伴意识丧失者可见于癫痫大发作、重症颅脑疾病等。

（王映珍）

第十一章　晕　　厥

一、概述

晕厥，也称昏厥，是多种病因引起的一过性全脑供血不足导致的短暂意识丧失，发作时因患者肌张力消失不能保持正常姿势而倒地，其特点是突然、短暂和自行完全恢复，且很少有后遗症。

二、病因

晕厥病因大致可以分为以下四类。

1. 血管舒缩障碍　见于单纯性晕厥、直立性低血压、颈动脉窦综合征、排尿性晕厥、咳嗽性晕厥及疼痛性晕厥等。

2. 心源性晕厥　多见于严重心律失常、心脏排血受阻、心肌缺血及心力衰竭等，如阵发性心动过速、阵发性心房颤动、长 Q—T 间期综合征、病态窦房结综合征、高度房室传导阻滞、主动脉瓣狭窄、部分先天性心脏病、原发性肥厚型心肌病、心绞痛与急性心肌梗死等，最严重的为阿 - 斯综合征。

3. 脑源性晕厥　见于脑动脉粥样硬化、短暂性脑缺血发作、偏头痛、慢性铅中毒性脑病等。

4. 血液成分异常　见于低血糖、高通气综合征、哭泣性晕厥、重症贫血及高原晕厥等。

三、临床表现

晕厥一般可以有前驱期、发作期和恢复期的特点。

（1）前驱期：部分患者晕厥发作前可出现头晕及周身不适、视物模糊、耳鸣、面色苍白、出汗等先兆。

（2）发作期：大多数晕厥患者无先兆症状而突然出现意识丧失，个别晕厥患者可出现四肢阵挛性抽搐，瞳孔散大，流涎等，特点为发病迅速，发作时间短暂，大多数意识丧失时间不超过 20 秒。

（3）恢复期：患者苏醒后定向力和行为随即恢复正常，但老年人可有一段时间的意识混乱、逆行性健忘，甚至呕吐和大小便失禁。

不同病因引起的晕厥临床特点如下：

（一）血管舒缩障碍性晕厥

1. 血管迷走性晕厥　也称单纯性晕厥，多见于年轻体弱的女性，发作前常有激动、恐惧、焦虑、剧痛、急性感染、创伤等明显诱因，多在直立位或坐位时发作，而天气闷热、空气污浊、疲劳、空腹、失眠及妊娠等情况下更易发生；晕厥前期有头晕、眩晕、恶心、上腹部不适、面色苍白、肢体发软、焦虑等先兆症状，持续数分钟继而突然出现意识丧失、血压迅速下降、脉搏微弱、心率减慢、瞳孔扩大，少数患者可有尿失禁，持续数秒钟或数分钟后可自然清醒，醒后可有无力、头晕等不适，其他无明显后遗症。发生机制是由于各种刺激通过迷走神经反射，引起短暂的血管床扩张，回心血量减少、心输出血量减少、血压下降导致脑供血不足所致。

2. 直立性低血压性晕厥　患者多由平卧位或久蹲后突然站立时发生晕厥，由于下肢静脉张力低，血液蓄积于下肢（体位性）、周围血管扩张淤血（服用亚硝酸盐药物）或血液循环反射调节障碍等因素，使回心血量减少、心排血量减少，出现血压急速下降，导致脑供血不足而出现短暂性意识丧失。发作时多有先兆，常突然跌倒，发作间期卧位起立试验阳性。

3. 颈动脉窦性晕厥　也称颈动脉窦综合征，常见的诱因有用手压迫颈动脉窦、突然转头、衣领过紧等，均可刺激颈动脉窦，导致迷走神经兴奋，出现心率减慢、心排血量减少、血压下降等致脑供血不足而发生晕厥，发作时多无先兆。多与局部动脉硬化、动脉炎、颈动脉窦周围淋巴结炎或淋巴结肿大、肿瘤及瘢痕压迫或颈动脉窦受刺激，以及应用洋地黄或拟迷走神经药有关。

4. 排尿性晕厥 多见于青年男性，在排尿中或排尿结束时突发晕厥，持续 1 ~ 2 分钟，可自行苏醒，无后遗症。发生机制可能包括自身自主神经不稳定、体位骤变（夜间起床）、排尿时屏气动作或通过迷走神经反射致心排血量减少、血压下降、脑缺血。

5. 咳嗽性晕厥 多见于慢性肺部疾病患者，常于剧烈咳嗽后突然发生晕厥。机制可能是剧烈咳嗽时胸膜腔内压力增加，使静脉血回流受阻，出现心排血量降低、血压下降，导致脑供血不足。亦有认为剧烈咳嗽时由于脑脊液压力迅速升高，可对大脑产生震荡作用而出现晕厥。

6. 舌咽神经痛性晕厥 由于舌咽神经的疼痛刺激迷走神经，引起心率减低和血压下降导致晕厥。

7. 其他因素 如剧烈疼痛、锁骨下动脉盗血综合征、下腔静脉阻塞综合征（晚期妊娠和腹腔巨大肿物压迫）、食管或纵隔疾病、胸腔疾病、胆绞痛及支气管镜检查等引起血管舒缩功能障碍或迷走神经兴奋而发生晕厥。

（二）心源性晕厥

心源性晕厥是由于心脏节律、结构及收缩力改变使心排血量突然减少或心脏停搏，导致脑组织缺氧而发生晕厥。最严重的为阿 - 斯综合征，在心搏停止 5 ~ 10 秒则可出现晕厥。

1. 心律失常 是心源性晕厥中最常见的原因。心脏起搏或传导障碍达到一定严重程度时，心动过缓（< 30 ~ 35 次 / 分，甚至停搏）或心动过速（> 150 ~ 180 次 / 分）而无效收缩增加，均可使心搏出量降低而导致晕厥发作。心源性晕厥发作前驱期不明显或短暂无力，发作一般与体位无关，但心房黏液瘤等疾病可由体位变化引起，而卧位时发作更支持心源性晕厥。晕厥发作时有面色苍白或灰暗，呼吸常有鼾声，心搏停止 20 ~ 30 秒可出现叹息样呼吸。当心脏恢复搏动，脉搏可触及时，脸色突然转红。

（1）缓慢性心律失常：老年人发生最多，主要包括心动过缓、病态窦房结综合征和高度房室传导阻滞。洋地黄、β受体阻断剂和其他心血管药物也可以引起缓慢性心律失常。亦可因麻醉诱导、手术、纵隔疾病、胸腹膜受刺激时反射性引起。

（2）快速性心律失常：阵发性室性心动过速引发晕厥很常见，由于引起心排血量的突然下降而出现晕厥，存在器质性心脏病基础的患者更易发生。左心室功能不全和冠心病，如肥厚型心肌病、扩张型心肌病，右心室发育异常、药物中毒（如奎尼丁）也常有阵发性室性心动过速和晕厥。典型的情况是晕厥迅速发生，伴意识突然丧失而无前驱症状，发作后的恢复通常迅速而完全，不遗留神经系统后遗症。

（3）长Q—T间期综合征：长Q—T间期综合征可引起扭转型室性心动过速而发生晕厥。可为先天性疾病，也可继发于低血钾、低血镁、服用药物，亦可见于弥漫性心肌病变和心肌缺血等。

2. 血流排出受阻　由于瓣膜病变而导致心瓣膜扩张受限或心腔内占位性病变，使心脏排血发生急性机械性梗阻时，心排血量明显降低，引起晕厥发作。根据血流受阻的部位可分为左心室流出道受阻和右心室流出道受阻两种情况。前者可见于主动脉瓣狭窄、梗阻性肥厚型心肌病、左心房球型瓣膜血栓、左心房黏液瘤等情况。后者可见于肺动脉瓣狭窄、原发性肺动脉高压、大面积肺栓塞等情况。这类晕厥尤其易于在劳力时发作，故称为劳力性晕厥。

3. 心肌病变和先天性心脏病　如急性心肌梗死、法洛四联症等疾病患者也可发生晕厥。

（三）脑源性晕厥

脑源性晕厥主要指由于原发性脑部疾病，尤其是脑干心血管运动中枢的损害、大脑弥漫性病变及各种类型脑血管疾病，尤其是缺血性脑血管病，出现一过性脑供血不足，如脑动脉硬化引起血管腔变窄，高血压引起脑动脉痉挛，偏头痛及颈椎病时基底动脉舒缩障碍，无脉症、慢性铅中毒性脑病等均可出现晕厥。短暂性脑缺血发作可表现为多种神经功能障碍症状，由于病变的血管不同而表现多样化，如偏瘫、肢体麻木、语言障碍等。

（四）血液成分异常

1. 低血糖性晕厥　是由于低血糖影响大脑的能量供应所致，表现为头晕、乏力、饥饿感、恶心，出汗、震颤、神志恍惚、晕厥甚至昏迷。

2. 高通气综合征　是由于情绪紧张或癔症发作时呼吸急促、通气过度、二氧化碳排出增加，导致呼吸性碱中毒，脑部毛细血管收缩、脑缺氧所致，表现为头晕、乏力、颜面及四肢针刺感，并可因伴有血钙降低而发生手足搐搦。

3. 哭泣性晕厥　好发于幼童，先有哭泣，继而屏住呼吸，导致脑缺氧而发生晕厥。

4. 重症贫血　是由于血氧低下而在用力时发生晕厥。

5. 高原晕厥　是由于短暂缺氧所致。

四、临床思维

晕厥发作是由患者或目击者描述，采集病史包括既往病史、家族史、药物应用等情况，尤其应注意询问晕厥发作前状态及体位、发生时伴随症状及发作结束后的情况等，结合晕厥短暂发作性意识丧失与随即自行完全恢复的临床特点，以及查体和心电图等检查进行诊断。同时应评估是否为晕厥、病因是否明确、有无心血管事件或猝死的高危因素，并与眩晕、癫痫发作和昏迷等症状进行鉴别。通过以上思路与方法，大多数晕厥可以病因诊断。但对仍未能明确病因的晕厥的诊断需符合以下条件：晕厥有 2 次或 2 次以上发作史，病史和查体排除心脏和神经系统异常，心电图包括 24 小时动态心电图、脑电图、头颅CT 不能提示晕厥原因及心脏电生理检查无异常。

另外还可以根据晕厥发生时的伴随症状对其进行病因诊断。

1. 伴有明显的自主神经功能障碍（如面色苍白、出冷汗、恶心、乏力等）者，多见于血管抑制性晕厥或低血糖性晕厥。

2. 伴有面色苍白、发绀、呼吸困难，见于急性左心衰竭。

3. 伴有心率和心律明显改变，见于心源性晕厥。

4. 伴有抽搐者，见于中枢神经系统疾病、心源性晕厥。

5. 伴有头痛、呕吐、视听障碍者提示中枢神经系统疾病。

6. 伴有发热、水肿、杵状指者提示心肺疾病。

7. 伴有呼吸深而快、手足发麻、抽搐者见于高通气综合征、癔症等。

（王映珍）

第十二章 眩 晕

一、概述

眩晕是指在没有自身运动时感到的自身运动感觉或是在正常头部运动时感到扭曲的自身运动感觉，常伴有客观的平衡障碍，但一般无意识障碍。临床上按眩晕的解剖部位并结合疾病性质可分为前庭系统性眩晕（包括前庭周围性眩晕及前庭中枢性眩晕）与非前庭系统性眩晕（包括眼源性、本体感觉性、全身疾病性和颈源性眩晕），前者由前庭神经系统病变引起，而后者指由除前庭系统以外的其他全身性疾病引起。

二、病因

多种因素可导致眩晕的发生，而根据不同的病因，眩晕也可分为周围性眩晕（耳性眩晕）、中枢性眩晕（脑性眩晕）和全身疾病性眩晕。

（一）周围性眩晕（耳性眩晕）

周围性眩晕（耳性眩晕）是指内耳前庭至前庭神经颅外段之间的病变所引起的眩晕。

1. 梅尼埃病 是由于内耳的淋巴代谢失调、淋巴分泌过多或吸收障碍，引起内耳膜积水所致，亦有人认为是变态反应或B族维生素缺乏等因素所致。

2. 内耳炎 常由于中耳病变直接破坏内耳的骨壁引起，少数是炎症经血行或淋巴扩散所致。

3. 前庭神经元炎 前庭神经元发生炎性病变时所致。

4. 药物中毒 由于对药物敏感，内耳前庭或耳蜗受损所致。

5. 位置性眩晕 由于头部所处某一位置所致。

6. 晕动病 是由于乘坐车、船或飞机时，内耳受到机械性刺激，引起前庭功能紊乱所致。

（二）中枢性眩晕（脑性眩晕）

中枢性眩晕（脑性眩晕）是指前庭神经颅内段、前庭神经核及其纤维联系、小脑、大脑等病变所引起的眩晕。

1. 颅内血管性疾病　见于脑动脉粥样硬化、椎－基底动脉供血不足、锁骨下动脉盗血综合征、延髓背外侧综合征、高血压脑病和小脑或脑干出血等。

2. 颅内占位性病变　见于听神经瘤、小脑肿瘤、第四脑室肿瘤和其他部位肿瘤。

3. 颅内感染性疾病　见于颅后窝蛛网膜炎、小脑脓肿等。

4. 颅内脱髓鞘疾病及变性疾病　见于多发性硬化和延髓空洞症。

5. 癫痫。

6. 其他　如脑震荡、脑挫伤及脑寄生虫病等。

（三）全身疾病性眩晕

1. 心血管疾病　见于高血压、低血压、心律失常（阵发性心动过速、房室传导阻滞等）、病态窦房结综合征、心脏瓣膜病、心肌缺血、颈动脉窦综合征、主动脉弓综合征等。

2. 血液病　见于各种原因所致贫血、出血等。

3. 中毒性疾病　见于急性发热性感染、尿毒症、重症肝炎、糖尿病严重并发症（糖尿病酮症酸中毒、高渗性高血糖状态）等。

4. 眼源性眩晕

（1）眼病：见于先天性视力减退、屈光不正、眼肌麻痹、青光眼、视网膜色素变性等。

（2）屏幕性眩晕：看电影、看电视、用电脑时间过长和（或）距屏幕距离过近等均可引起眩晕。

5. 神经精神性眩晕　见于神经症、围绝经期综合征、抑郁症等。

三、临床表现

由于病因不同，患者的表现亦有所不同。由前庭神经系统功能障碍引起的眩晕多表现有旋转感、摇晃感、移动感等；而由全身性疾病引起的眩晕多表现为头晕、头胀、头重脚轻、眼花等，有时似乎感觉颅内在转动但并无外环境或自身旋转的感觉。现就不同病因所致眩晕的特点简述如下。

（一）周围性眩晕

1. 梅尼埃病　以发作性眩晕伴耳鸣、听力减退及眼球震颤为主要特点，可伴有恶心、呕吐、面色苍白和出汗，发作多短暂，很少超过两周，具有复发性特点。

2. 内耳炎　多由中耳炎并发，症状同上，检查发现鼓膜穿孔，有助于诊断。

3. 内耳药物中毒　常由链霉素、庆大霉素及其同类药物中毒性损害所致，多为渐进性眩晕伴耳鸣、听力减退，常先有口周及四肢发麻等。水杨酸制剂、奎宁、某些镇静催眠药（氯丙嗪、哌替啶等）亦可引起眩晕。

4. 前庭神经元炎　多在发热或上呼吸道感染后突然出现眩晕，伴恶心、呕吐，一般无耳鸣及听力减退。持续时间较长，可达 6 周，痊愈后很少复发。

5. 位置性眩晕　患者头部处在一定位置时出现眩晕和眼球震颤，多数不伴耳鸣及听力减退，可由于内耳和中枢病变所致。

6. 晕动病　见于晕船、晕车等，常伴恶心、呕吐、面色苍白、出冷汗等症状。

（二）中枢性眩晕

1. 颅内血管性疾病　多有眩晕、头痛、耳鸣等症状，高血压脑病可有恶心、呕吐，重者抽搐或昏迷；小脑或脑干出血常以眩晕、头痛、呕吐起病，重者很快昏迷。

2. 颅内占位性病变　听神经瘤、小脑肿瘤除有眩晕外，常有进行性耳鸣和听力下降，还有头痛、复视、构音不清等。

3. 颅内感染性疾病　除神经系统临床表现外，尚有感染症状。

4. 颅内脱髓鞘疾病及变性疾病　多发性硬化常以肢体疼

痛、感觉异常及无力为首发症状，可有眩晕、视力障碍及相关的神经系统症状和体征；延髓空洞症患者可出现吞咽困难、发音障碍等表现，部分患者伴有眩晕。

5. 癫痫　有些患者出现眩晕性发作，多见于颞叶癫痫和前庭癫痫。

（三）全身疾病性眩晕

1. 心血管疾病　出现血压、心率、心律变化的同时伴有眩晕，不同疾病有其相应的临床表现。

2. 血液病　眩晕是其中一个症状，还有贫血、出血等其他一些表现。

3. 中毒性疾病　部分患者可有眩晕表现，但可有中毒的其他特征性临床表现。

4. 眼源性眩晕　除眩晕外，还可有视力减退、屈光不正、眼肌麻痹等表现。

5. 神经精神性眩晕　可出现头晕、头痛、失眠多梦、胸闷、心悸、气短、食欲不振、乏力、情绪低落、自卑、无自信心或思维缓慢等临床表现。

四、临床思维

眩晕是一种常见的临床症状，病因复杂，诊疗涉及多个学科。其诊断思路仍遵循疾病诊断的基本原则，即通过详细的病史采集、体格检查，有针对性地选择辅助检查进行诊断佐证，最后综合分析得出病因诊断。

（一）询问病史

详细全面的病史采集能够为眩晕的诊断和鉴别诊断提供重要的方向和依据，眩晕诊断中推荐以发病形式和持续时间为切入点进行问诊，针对眩晕的症状问诊应包括以下内容：起病形式及发作频率、表现形式（晕的性质）、持续时间、诱发因素、伴随症状，此外还需询问既往史、用药史及家族史。

1. 起病形式及发作频率

（1）急性单次持续性：常见于前庭神经炎、伴眩晕的突发性耳聋、后循环卒中等。

（2）反复发作性：良性阵发性位置性眩晕、前庭性偏头痛、梅尼埃病、前庭阵发症、短暂性脑缺血发作、惊恐发作、痫性发作、发作性共济失调 2 型等。

（3）慢性持续性：慢性进行性加重常见于颅内占位性疾病（如脑干、小脑肿瘤）、中枢神经系统退行性疾病和副肿瘤性亚急性小脑变性等，慢性稳定性常见于精神心理性头晕如持续性姿势知觉性头晕、双侧前庭病、慢性中毒等。此外，许多全身系统性疾病（如低血压、贫血、睡眠呼吸暂停综合征等），以及药物源性原因也会表现为慢性持续性头晕，尤其是老年人需注意。

2. 表现形式　眩晕具有多种表现形式，在患者描述的症状中，一些症状可以共存或依次出现，如眩晕合并头晕。一个症状的存在并不排斥同时合并存在其他的症状，此外，临床上患者还常主诉一些易与眩晕混淆的症状，在进行眩晕的区分时需要鉴别。

（1）晕厥前状态：指大脑血液供应普遍下降后出现黑矇、快失去意识知觉、即将晕倒的感觉。晕厥前状态常伴发头昏沉、胸闷、心悸、乏力等症状。

（2）头昏：常指头重脚轻、身体飘浮、眼花等。与眩晕最主要的区别是此时患者无自身或外界环境的运动错觉。

（3）前庭-视觉症状：由于前庭病变或视觉-前庭相互作用产生的视觉症状，包括运动的虚假感觉、视景的倾斜及因前庭功能（而非视力）丧失相关的视觉变形（模糊）。可表现为振动幻视、视觉延迟、视觉倾斜或运动引发的视物模糊。

（4）姿势性症状：发生在直立体位（如站位）时，与维持姿势稳定相关的平衡症状，可表现为不稳感和摔倒感。姿势症状发生在直立体位（坐、站、行），但不包括改变体位时与重力有关的一系列症状（如站起来这一动作）。

3. 持续时间

（1）数秒钟：常见于前庭性偏头痛、梅尼埃病晚期、前庭阵发症、外淋巴瘘、前半规管裂综合征、心律失常。

（2）数分钟：常见于短暂性脑缺血发作、前庭性偏头痛、惊恐发作等。

（3）数十分钟至数小时：常见于梅尼埃病、前庭性偏头痛、短暂性脑缺血发作等。

（4）数天：常见于前庭神经炎、内耳炎、伴眩晕的突发性耳聋、前庭性偏头痛、脑血管病或脱髓鞘病等。

（5）数月至数年：常见于精神心理性头晕、双侧前庭病、慢性中毒、中枢神经系统退行性疾病等。

4. 诱发因素　耳石性眩晕常与头位或体位变化有关，如起床、翻身、低头、仰头时出现；前庭性偏头痛发作期也可出现与头位或体位变化有关的头晕；直立性低血压、严重椎-基底动脉狭窄可在站立体位时诱发；长期大量烟酒史为动脉粥样硬化疾病的危险因素；情绪不稳、失眠、入睡困难、早醒及多梦等常见于合并或并发精神心理性头晕；月经前期或月经期出现，伴随偏头痛，常见于前庭性偏头痛；瓦尔萨尔瓦（Valsalva）动作（即深吸气后紧闭声门，再用力做呼气动作）、大声等诱发的眩晕可见于外淋巴瘘、前半规管裂综合征。

5. 伴随症状　伴随症状对于眩晕的鉴别诊断有重要作用。

（1）伴恶心、呕吐、心动过缓、血压变化、肠蠕动亢进、便意频繁，常见于前庭周围性眩晕和部分前庭中枢性眩晕疾病。

（2）伴耳鸣、耳闷胀感、听力下降或听觉过敏可见于梅尼埃病；伴听力下降及耳或乳突疼痛可见于突发性耳聋、内耳炎、中耳炎及药物中毒等。

（3）伴复视、构音障碍、面部及肢体感觉、运动障碍或共济失调提示脑干小脑病变。

（4）伴心悸、胸闷、胸痛、面色苍白、晕厥提示心脏病变可能，如急性冠脉综合征或心律失常、肺栓塞。

（5）伴眼球震颤见于脑干病变、梅尼埃病等。

（6）伴紧张、担心、坐立不安、情绪低落、恐惧、睡眠障碍等精神情绪症状提示可能合并或并发焦虑、抑郁状态，或持续性姿势 - 知觉性头晕。

（7）伴双眼复视提示脑干、眼动神经、眼外肌或神经肌肉接头病变；单眼复视、单眼黑矇、单眼视力下降、斜视等提示眼球、眼内肌或视神经病变。

（8）伴颈肩痛、与颈部活动相关的头晕 / 眩晕、上肢或手指麻木等颈肩部症状，可能提示颈椎关节不稳、颈椎病、颅颈部发育异常。

6. 既往史、用药史及家族史

（1）既往高血压、糖尿病、高脂血症、吸烟饮酒、心脑血管病史的急性头晕 / 眩晕患者需先鉴别是否存在脑血管病。

（2）既往有耳部疾病史，如慢性中耳炎的患者，后期易并发内耳炎、瘘管形成等。

（3）颞骨骨折、外淋巴瘘常有外伤手术史。

（4）药物使用史有助于鉴别药物所致的头晕 / 眩晕及药物所致的直立性低血压。

（5）老年人中药物不良反应引起的头晕值得重视，尤其注意近期新增加药物也可能是导致患者头晕不适的原因。容易导致头晕不适的药物有抗癫痫药物（如卡马西平）、镇静药（如氯硝西泮）、抗高血压药物（如普萘洛尔）、利尿剂（如呋塞米）等。

（6）晕动病患者常有晕车、晕船史。

（7）前庭性偏头痛患者常有头痛、眩晕家族史或晕车史。

（8）前庭性偏头痛、梅尼埃病、遗传性小脑性共济失调患者可有家族史。

（二）体格检查

1. 在眩晕的临床诊断思路中，需要优先除外脑干、小脑病变所致恶性中枢性眩晕疾病，因此需要注意以下提示中枢病变的体征：意识障碍、复视、肢体无力或肌张力异常、肢体或躯干共济失调、严重平衡障碍、交叉性或偏身感觉障碍、构音障碍、吞咽困难、饮水呛咳、视野缺损、霍纳（Horner）综合征等。

2. 除提示中枢病变的典型体征外，还应注意神经耳科专项检查，包括听力检查，尤其注意眼球位置、眼球运动和眼球震颤的检查。

3. 对于急性发作的眩晕患者，为快速识别恶性眩晕，应注意重点查体。

4. 对慢性持续性姿势性眩晕或平衡障碍的患者，需要进行较为系统的眩晕查体，重点关注卧位及立位血压、眼球运动、眼震、共济运动、姿势步态、平衡功能、深感觉的检查，因为此类眩晕需要较多方面的鉴别诊断，以除外慢性双侧前庭病变及各种原因所致的小脑性或感觉性共济失调等。

（三）辅助检查

眩晕疾病的病因很多，辅助检查的选择应根据病史和体格检查等而定。

1. 血液指标检查 临床上大多数眩晕患者不需要实验室检查，但应根据情况选用以下血液指标的检查：

（1）血常规、肝 / 肾功能、血糖、血脂、电解质。

（2）必要时检查贫血及甲状腺功能。

（3）检查心肌酶学除外心肌梗死等。

2. 前庭功能检查 包括视频眼震电图、温度试验、前庭自旋转试验、头脉冲试验、转椅试验，筛查不同频率的水平或垂直半规管功能；前庭肌源性诱发电位检测椭圆囊、球囊功能。

3. 听力学评价 对所有眩晕患者，尤其伴随耳鸣、听力下降或耳闷胀等症状者，均应进行纯音测听检查，单侧听力下降者更应予以重视，根据纯音测听图，可以很好地区分传导性耳聋和感音神经性耳聋。

（四）影像学检查

对大多数眩晕患者不建议常规进行影像学检查，但下列情况可有选择地进行相关检查：

1. 有异常神经系统损害表现时，包括不对称或单侧听力损失，都需要行 CT 或 MRI 检查，以评估脑部或内听道病变。

2. 对于急性眩晕起病，迅速出现意识障碍的患者，高度怀疑为小脑出血时首选头部 CT 检查。

3. 考虑内耳疾病时，可选用颞骨岩部螺旋 CT、MRI 及其水成像检查。

4. 需要评估脑血管情况时可行颈部和脑动脉血管造影 CT 和经颅多普勒超声等检查。

（五）精神心理评估

进行相关焦虑抑郁测评，如汉密尔顿焦虑抑郁测评、眩晕残障程度评定量表测评、人格气质测评等。

（六）其他检查

对提示晕厥或晕厥前状态的患者应进行心电图、超声心动图及其他内科疾病相关检查等；怀疑癫痫性眩晕时可行脑电图检查。

（七）出现以下情况常常提示中枢损害可能

1. 起病急骤，在几秒内即出现眩晕症状，并呈持续性。

2. 急性眩晕并出现头痛，尤其是位于单侧后枕部的新发头痛。

3. 急性眩晕并出现明显耳聋症状者，且其临床症状不符合梅尼埃病表现者。

4. 急性眩晕，体格检查头脉冲试验正常。

5. 急性眩晕，体格检查发现任何中枢损害体征者。

6. 单侧听力进行性下降者。

（王映珍）

第十三章　意识障碍

一、概述

意识障碍是指人对周围环境及自身状态的识别和觉察能力出现障碍，多由于高级神经中枢功能活动（意识、感觉和运动）受损所引起，可分为觉醒度下降和意识内容变化两方面，可表现为嗜睡、意识模糊、昏睡、谵妄及昏迷。

二、病因

各种感染、中毒和机械压迫等因素引起神经元或轴索损害，均可产生不同程度的意识障碍。

（一）颅内疾病

1. 局限性病变

（1）脑血管病：脑出血、脑梗死、短暂性脑缺血发作（后循环）等。

（2）颅内占位性病变：原发性或转移性颅内肿瘤、脑脓肿、脑寄生虫等。

（3）颅脑外伤：脑挫裂伤、颅内血肿等。

2. 脑弥漫性病变

（1）颅内感染性疾病：各种脑炎、脑膜炎、颅内静脉窦感染等。

（2）弥漫性颅脑损伤。

（3）蛛网膜下腔出血。

（4）脑变性及脱髓鞘性病变。

3. 癫痫发作

（二）颅外疾病（全身性疾病）

1. 急性感染性疾病　各种败血症、感染中毒性脑病等。

2. 内分泌与代谢性疾病　如肝性脑病、肾性脑病、肺性脑病、糖尿病性昏迷、垂体危象、甲状腺危象、肾上腺皮质功能减退性昏迷、乳酸性酸中毒等。

3. 外源性中毒　包括工业毒物、药物、农药、食物中毒等。

4. 缺乏正常代谢物质

（1）缺氧（脑血流正常）：血氧分压正常而含氧量降低者有一氧化碳中毒、严重贫血及高铁血红蛋白血症等；血氧分压及含氧量降低者有肺部疾病、窒息及高山病等。

（2）缺血（脑血流量降低）：见于心排血量减少的各种心律失常、心力衰竭、心脏停搏、心肌梗死；脑血管阻力增加的高血压脑病，血压降低所致的各种休克等。

（3）低血糖：如胰岛素瘤、严重肝脏疾病、胃切除术后、胰岛素注射过量及饥饿等。

5. 水、电解质平衡紊乱　如高渗性昏迷、低渗性昏迷、酸中毒、碱中毒、高钠血症、低钠血症、低钾血症等。

6. 物理性损害　如高温中暑、日射病、热射病、电击伤、溺水等。

三、临床表现

意识障碍可有下列不同程度的表现。

（一）以觉醒状态改变为主的意识障碍

1. 嗜睡　是最轻的意识障碍，患者对周围事物无主动关心与兴趣，陷入持续的睡眠状态，可被唤醒，并能正确回答问题和做出各种反应，但当刺激去除后很快又再入睡。

2. 昏睡　是接近于人事不省的意识状态。患者处于熟睡状态，不易唤醒，呼唤或推动患者肢体不能使其觉醒，但在强烈刺激下（如压迫眶上神经，摇动患者身体等）可被唤醒，但答话含糊或答非所问，且很快又再入睡。

3. 昏迷　是严重的意识障碍，表现为意识持续地中断或完全丧失。按其程度可分为三级。

（1）浅昏迷：意识大部分丧失，无自主运动，对声、光刺激无反应，对疼痛刺激尚可出现痛苦的表情或肢体退缩等防御反应，角膜反射、瞳孔对光反射、眼球运动、吞咽反射等可存在，生命体征无明显变化。

（2）中昏迷：对周围事物及各种刺激均无反应，对于剧烈刺激可出现防御反射，角膜反射减弱，瞳孔对光反射迟钝，眼球无转动，大小便潴留或失禁，此时生命体征已有改变。

（3）深昏迷：对外界任何刺激均无反应，全身肌肉松弛，无任何自主运动，眼球固定，瞳孔散大，深、浅反射均消失，大小便多失禁，生命体征已有明显改变，呼吸不规则，血压或有下降。

（二）以意识内容改变为主的意识障碍

1. 意识模糊　是意识水平轻度下降，较嗜睡为深的一种意识障碍。表现为注意力减退，情感反应淡漠，活动减少，对时间、地点、人物的定向能力发生障碍。

2. 谵妄　是一种以兴奋性增高为主的高级神经中枢急性活动失调状态，临床上表现为在意识模糊的同时，伴有明显的精神运动性兴奋，定向力丧失、感觉错乱（幻觉、错觉）、躁动不安、言语杂乱，夜间较重，多持续数日。可发生于急性感染的发热期间，也可见于某些药物中毒（如颠茄类药物中毒、急性酒精中毒）、代谢障碍（如肝性脑病）、循环障碍或中枢神经系统疾病等。由于病因不同，有些患者可以康复，有些患者可发展为昏迷状态。

（三）特殊类型意识障碍

1. 醒状昏迷　又称无动性缄默症，由脑干上部和丘脑的网状激活系统受损引起。患者表现为双目睁开，眼睑开闭自如，能注视周围环境及人物，但不能活动及言语，意识内容消失，大小便失禁，肌张力减低，强烈刺激不能改变其意识状态，存在觉醒 - 睡眠周期。

2. 植物状态　是大脑半球严重受损而脑干功能相对保留的一种状态。患者对自身和外界的认知功能全部丧失，呼之不应，不能与外界交流，有自发或反射性睁眼，偶可发现视物追踪，可有无意义哭笑，存在吸吮、咀嚼和吞咽等原始反射，大小便失禁，存在觉醒 - 睡眠周期。植物状态常见于各种急性缺氧缺血性脑病、癫痫持续状态、各种脑炎、严重颅脑外伤后等。持续性植物状态是指颅脑外伤后植物状态持续 12 个月以上，其他原因导致的植物状态持续 3 个月以上。

四、临床思维

意识障碍是临床严重的急症之一，必须迅速诊断，积极抢救。意识障碍可由不同的病因引起，临床上宜对具体问题具体分析，确定有无意识障碍及其程度等，尤其重视伴发的症状和体征对诊断的提示作用。

（一）确定是否有意识障碍

通过详细询问病史及临床检查多能确定是否存在意识障碍，但在诊断中应注意与一些特殊的精神、意识状态相鉴别，如木僵、癔症发作、闭锁综合征等。

（二）确定意识障碍的类型与程度

对于存在意识障碍的患者，根据临床表现及详细的体格检查多能判断其类型，如意识模糊、嗜睡、昏睡、昏迷、谵妄或者植物状态等。对意识障碍的程度尤其是昏迷患者可采用格拉斯哥昏迷评分量表，从运动反应、睁眼反应以及语言反应三方面内容进行量化评估。

（三）从伴随症状判断导致意识障碍的疾病

1. 伴发热 先发热，然后有意识障碍可见于重症感染性疾病；先有意识障碍，后有发热，多见于脑出血、蛛网膜下腔出血、巴比妥类药物中毒等。

2. 伴呼吸缓慢 是呼吸中枢受抑制的表现，可见于吗啡、巴比妥类、有机磷农药等中毒以及银环蛇咬伤等。

3. 伴瞳孔散大　可见于颠茄类、酒精、氰化物等中毒及癫痫、低血糖状态等。

4. 伴瞳孔缩小　可见于吗啡类、巴比妥类、有机磷农药等中毒。

5. 伴心动过缓　可见于颅内高压症、房室传导阻滞以及吗啡类、毒蕈等中毒。

6. 伴高血压　可见于高血压脑病、脑血管病、肾病尿毒症等。

7. 伴低血压　可见于各种原因的休克。

8. 伴皮肤黏膜改变　出血点、瘀斑和紫癜等可见于严重感染和出血性疾病；口唇呈樱桃红色提示一氧化碳中毒。

9. 伴脑膜刺激征　见于脑膜炎、蛛网膜下腔出血等。

10. 瘫痪　见于脑出血、脑梗死或颅内占位性病变。

（王映珍）

第四篇　急诊常规操作

第一章　手法开放气道与口/鼻咽通气道

第一节　手法开放气道

一、目的

维持呼吸道通畅，解除因舌根后坠、呕吐物及血块导致的气道阻塞，辅助患者吸氧和控制呼吸。

二、适应证

手法开放气道适用于各种情形需要紧急采取措施维持呼吸道通畅的患者，睡眠状态下（特别是肥胖患者）、昏迷、醉酒、麻醉等任何可能出现呼吸道梗阻的情况。

三、禁忌证

1. 已明确颈椎不稳定骨折患者。

2. 患者口咽部病变严重并已明确，如损伤、肿瘤、脓肿等，估计手法开放气道已不能使患者获益反而可能延误救治工作或加重颈髓损伤。

3. 怀疑或发现颈椎损伤的患者，只能采用双手托颌法开放气道。

四、操作前准备

1. 体位　患者仰卧位，保持头颈脊柱成一直线，双手放于躯干两侧。患者如果摔倒时面部朝下，可小心转动患者，注意保持患者全身各部成一个整体。转动时一手托住颈部，另一手扶着肩部，头颈肩平稳地将患者转动至仰卧位，防止颈椎因转动而损伤。

2. 如发现患者口腔内有分泌物或异物，应尽快清除。

3. 手法开放气道时，可能使头极度后仰，因此对疑有颈椎骨折者，保持头颈脊柱成一直线，并使头适度后仰张口。

五、徒手开放气道方法（图 4-1-1）

1. 仰头举颏法（图 4-1-1A） 抢救者一只手的掌跟放在患者的前额，用力下压使其头部后仰，另一只手的示指和中指并拢放在患者的下颏处，向上抬起下颏，帮助头部后仰，气道开放。头部后仰的程度要求下颌角与耳垂连线和地面垂直。如果口张开小于一个手指的宽度，或估计不能置入喉镜，可用拇指轻牵下唇，使口张开足够大。

注意事项：

（1）操作时要注意手指不要压迫患者颈前部颏下软组织，以免压迫气管造成气道梗阻，也不要用拇指抬下颏。

（2）如果患者义齿松动，应取下，以防其脱落阻塞气道。

（3）此手法应用广泛，但不适合于有颈椎外伤的患者。

2. 仰头抬颈法（图 4-1-1B） 患者仰卧位，抢救者一手抬起患者颈部，另一手掌小鱼际侧向下压患者前额，使患者头后仰，口张开，气道开放。

注意事项：操作时不要过度伸展患者颈部，容易使其颈部受伤。

3. 双手托颌法（图 4-1-1C）

患者仰卧位，抢救者在患者头侧，把手放置于患者头部两侧，肘部支撑在患者躺的平面上，托紧下颌角，在保证头部和颈部固定的前提下，用力将患者下颌向上抬起，使下齿高于上齿。如患者紧闭双唇，可用拇指把口唇分开，气道开放。

注意事项：此法适用于怀疑或发现颈椎损伤的患者，以下颌上提为主，不能将患者头部后仰及左右转动。

这些操作为短时间的紧急处理，其意义在于尽快开放气道，保持有效通气，为同时进行的气道评估和后续处理赢得时间。在帮助患者打开呼吸道的同时，尽量不要使伤者受到二次伤害。

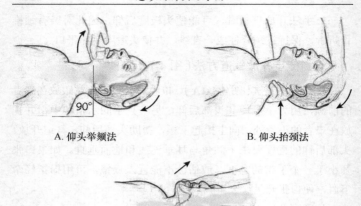

A. 仰头举颏法　　　　　　　　　　B. 仰头抬颈法

C. 双手托颌法

图 4-1-1　徒手开放气道方法

六、并发症

颈椎脱位，或使原颈椎骨折脱位病变加重，颈髓进一步损伤，致高位截瘫或危及生命。

第二节　口 / 鼻咽通气道

舌根后坠是很多昏迷患者气道梗阻的原因，而口 / 鼻咽通气道作为最基本的声门外通气装置，其作用是使舌根与咽后壁分隔开，从而恢复呼吸道通畅。其操作简便、易于掌握，不需要特殊器械就能在数秒内迅速开放患者气道，因此近年来被广泛应用于临床及院前急救。

一、口咽通气道

口咽通气道，也称口咽通气管，是一种由弹性橡胶或塑料制成的硬质扁管型无套囊人工气道，呈弯曲状，其弯曲度与舌及软腭相似。口咽通气道通常由橡胶或塑料制成，亦可用金属或其他弹性材料制成，临床常用的口咽通气道，为一椭圆形空心塑料管，外形呈"S"形（图 4-1-2）。

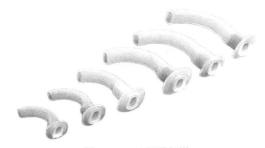

图 4-1-2　口咽通气道

（一）适应证

1. 呼吸道梗阻的非清醒患者。

2. 口、咽、喉等气道分泌物增多时，便于吸引。

3. 患者癫痫发作或抽搐时，保护其舌齿免受损伤。

（二）禁忌证

1. 口腔内及上下颌骨创伤、咽部气道占位性病变、气管内异物、喉头水肿、咽反射亢进者。

2. 口腔内门齿具有折断或脱落危险的患者：一般情况下禁用，如需置入，可采取侧卧位放置，以防牙齿脱落误吸入气管引起窒息。

3. 患者呕吐频繁且量大时，口咽通气道增加了误吸的危险，应及时给予气管插管或气管切开。少数使用口咽通气道的患者可发生胃内容物的误吸，提倡对饱餐后、手工洗胃、颅脑外伤等患者，除加强吸引外，同时放置胃管预防误吸。

（三）操作前准备

1. 选择合适的口咽通气道：根据患者的年龄、身高、体型等具体情况来选择合适的型号。长度相当于从门齿至耳垂或下颌角的距离，宽度以能接触上颌和下颌的 2 ～ 3 颗牙齿为最佳。选管原则："宁大勿小，宁长勿短"（图 4-1-3）。

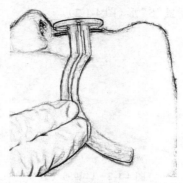

图 4-1-3　选择合适的口咽通气道

2. 协助患者取平卧位,头后仰,使上呼吸道三轴线(口、咽、喉)尽量保持在同一直线上。

3. 清洁口腔内分泌物,有义齿应取出,保持呼吸道通畅。

(四)口咽通气道置管方法(图 4-1-4)

1. 直接放置法(图 4-1-4A) 使用压舌板压住舌体,将通气道的咽弯曲沿舌面顺势送至上咽部,将舌根与口咽后壁分开,然后固定通气道。

2. 反向插入法(图 4-1-4B) 将口咽通气道凹面向上抵住舌体轻轻放入口腔,然后旋转 180° 使其凹面向下,前端置于舌根之后位于上咽部固定,将舌与口咽后壁分开,预防舌后坠。此方法虽然操作难度较大,但在开放气道及改善通气方面更为可靠。

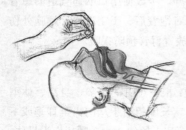
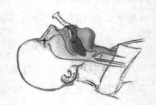

A. 直接放置法　　　　　　　　　　B. 反向插入法

图 4-1-4　口咽通气道置管方法

注意：若口咽通气道插入方向不正确会导致气道阻塞（图4-1-5）。

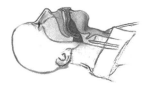

图4-1-5 口咽通气道错误插入导致气道阻塞

（五）口咽通气道的固定方法

置管成功后，翼缘部分要加以固定，以防止口咽通气道滑入咽部或误入气管。

1. 传统方法 将口咽通气道固定在患者上下切牙外，用两条胶布固定于两侧面颊。缺点：胶布容易脱落，容易出现皮肤过敏或破溃。

2. 改良方法 可在插入口咽通气道前，在通气道翼缘两侧各打一个小孔，将绷带穿过小孔绕至颈后固定。

（六）并发症

悬雍垂损伤，切牙折断，咽部出血，应激性反应，窒息，烦躁不安等。

二、鼻咽通气道

鼻咽通气道，也称鼻咽通气管，外形如同气管导管，但质地较软，常用材料为橡胶或者塑料，长15cm左右，前端斜口较短切钝圆，不带套囊。一般情况下，临床上建议，成年男性选用Fr 30～34（即内径7.5～8.5mm），成年女性选用Fr 24～28（即内径6.0～7.0mm）（图4-1-6）。

（一）适应证

1. 清醒、半清醒或浅麻醉患者发生呼吸道梗阻者，比口咽通气道更容易耐受。

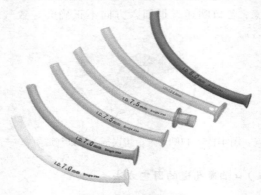

图 4-1-6　鼻咽通气道

2. 有牙齿松动或牙齿易折断、牙关紧闭、张口受限或颌面部损伤等不适宜应用口咽通气道的患者。

3. 需要协助进行口腔和咽喉部吸痰的患者。

（二）禁忌证

1. 鼻气道阻塞。

2. 鼻骨骨折。

3. 明显的鼻中隔偏移。

4. 凝血功能障碍。

5. 经蝶鞍施行垂体瘤切除术。

6. 脑脊液鼻漏 / 耳漏而怀疑颅底骨折、颅脑外伤者。

（三）操作前准备

1. 选择合适型号的鼻咽通气道　其长度大约相当于鼻尖至耳垂的距离（图 4-1-7）。

2. 在双鼻腔滴血管收缩药和局部麻醉药如麻黄碱、去氧肾上腺素或利多卡因等，以收缩鼻腔黏膜血管，通畅鼻腔，减少置入所致鼻腔出血的发生。

3. 用利多卡因凝胶或液体石蜡等润滑剂润滑鼻咽通气管。

4. 将患者的下颌向前、向上托起，呈"嗅花位"。如此体位一方面可使气道通畅，便于置入，另一方面可以避免鼻咽通气道置入上鼻道。选择鼻腔较为通畅的一侧置入，通常首选右侧鼻孔，当置入不利时，可选择左侧鼻孔置入。

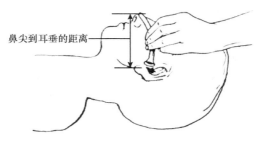

鼻尖到耳垂的距离

图 4-1-7　鼻咽通气道长度

（四）鼻咽通气道置管方法（图 4-1-8）

1. 将鼻咽通气道的弯曲面对着硬腭放入鼻腔，顺随腭骨平面向下推送通气道至硬腭部，直至在鼻咽部后壁遇到阻力。

2. 在此鼻咽通气道必须弯曲 60°～90°，才能向下到达咽部。虽然继续用力推送即可完成此操作，但易损伤咽后壁黏膜，应将通气道逆时针旋转 90°，使其斜面对向鼻咽后部黏膜。通气道通过此弯曲后，将其旋转回原位，并推送至合适深度。

注意事项：

（1）鼻咽通气道插至足够深度后，如果患者咳嗽或抗拒，应将其后退 1～2cm。

（2）如果放置鼻咽通气道后，患者呼吸道仍有阻塞，在排除喉痉挛的情况下，应试插另一根较长的鼻咽通气道。

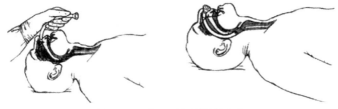

图 4-1-8　鼻咽通气道置管方法

（五）并发症

鼻黏膜损伤、恶心、呕吐、误吸、气道阻塞及喉痉挛等。

附：口咽通气道和鼻咽通气道两者的区别

（1）鼻咽通气道置入困难时，需要多次试探性操作，可能会误入上鼻道或中鼻道，而口腔的可视性使得口咽通气道的置入较为方便，但前提是口咽通气道的厚度小于张口度。

（2）患者对鼻咽通气道的耐受性较好，血流动力学平稳，口咽通气道对口咽部刺激较大，可引起强烈的咽反射，对血流动力学影响较大，耐受性较鼻咽通气道差，一般用于非清醒患者。

（3）因此对于需要长时间辅助通气的患者，宜选用鼻咽通气道，由于鼻咽通气道的导管内径较小，通气效果可能较口咽通气道差。

（谷晓莹　孙　鹏）

第二章 氧 疗

一、目的

对于存在 CO_2 潴留高危因素的患者推荐氧合目标为 SpO_2 保持在 88% ~ 93%；而无 CO_2 潴留高危因素的患者，推荐其 SpO_2 目标为 94% ~ 98%。

二、适应证

1. 呼吸系统疾病影响肺活量者。

2. 心、肺功能不全，使肺部充血致呼吸困难者。

3. 中毒，使氧不能由毛细血管渗入组织而产生缺氧者。

4. 昏迷患者，如脑血管意外等。

5. 大部分外科手术术中、术后的患者。

6. 休克或颅脑疾病患者。

7. 产程延长或胎心不良孕妇等。

三、禁忌证

无绝对禁忌证。

四、操作前准备

（一）根据 ESCAPE 原则，筛查 CO_2 潴留的高危因素，根据是否存在 CO_2 潴留的高危因素制定不同的氧疗目标

E：bronchiectasia 支气管扩张

S：spinal disease 脊柱畸形或截瘫

C：chest disease 胸部疾病

A：airway obstructed disease 气道阻塞性疾病（COPD，哮喘，肺纤维化）

P：paralysis 瘫痪（神经肌肉接头疾病，药物过量）

E：elevated body weight（obesity）体重增加（肥胖）

（二）根据病情选择合适的氧疗工具

1. 鼻导管 适用于对氧流量和氧浓度需求不高的患者。

2. 面罩吸氧

（1）普通面罩、储氧面罩：适用于低氧血症且不伴有高碳酸血症风险的患者。

（2）文丘里（Venturi）面罩：适用于低氧血症且伴有高碳酸血症或有高碳酸血症风险的患者。

（3）简易呼吸气囊：适用于抢救或气管插管前。

3. 鼻导管高流量氧疗　适用于急性呼吸衰竭、拔管后的序贯吸氧治疗、支气管镜等其他有创操作时。

五、操作方法（图 4-2-1）

（一）保证患者生命安全前提下评估患者是否需要氧疗

1. 首先判断患者是否为崩溃气道。崩溃气道患者无法保证

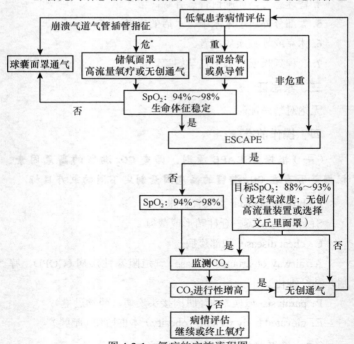

图 4-2-1　氧疗的实施流程图

*危：$SpO_2 < 80\%$；重：$80\% < SpO_2 < 88\%$

基本的通气和氧合，参照《急诊气道管理共识》处理。

2. 对于非崩溃气道的患者，氧疗应当以纠正患者的低氧血症为目的，需要在氧疗开始前了解患者血氧饱和度情况，采用经皮动脉血氧饱和度（SpO_2）或动脉血氧饱和度（SaO_2）进行监测。

3. 推荐仅在海平面 1 个大气压条件下 SpO_2 低于 94% 时考虑给予氧疗，并同时记录吸入氧浓度。

（二）动态评估

1. 氧疗开始后应当每 5 ～ 10 分钟评估患者 SpO_2 变化情况，若 SpO_2 未能上升至目标范围，应当积极寻找原因并行血气分析检查全面评估患者情况。

2. 若 SpO_2 上升至目标范围内，存在 ESCAPE 高危因素应当在 30 ～ 60 分钟内复查血气了解血 CO_2 水平，若不存在 ESCAPE 高危因素，且临床情况稳定则可根据具体情况酌情复查血气。

3. 在密切监测下若患者无 CO_2 潴留（< 45mmHg），可考虑将氧饱和度目标升高至 94% ～ 98%。

（三）氧疗的维持与撤离

1. 稳定的恢复期患者，SpO_2 稳定于目标区间高限一段时间后（通常 4 ～ 8 小时）可逐渐降低吸入气氧浓度。

2. 若心率、呼吸频率、SpO_2 稳定，可酌情复查血气，逐渐降低吸氧浓度直至停止氧疗。

3. 终止氧疗后，吸入空气时的 SpO_2 应当至少监测 5 分钟。若 SpO_2 仍处于目标范围内，可随后每小时评估一次。

4. 若停止氧疗后出现低氧血症，则应当寻找恶化的原因，若氧合仍不能维持，应当再次评估并选择合理的氧疗方法。

六、并发症

氧中毒、吸收性肺不张、呼吸抑制、早产儿晶状体后纤维增生、火灾等并发症均需注意。

（许 双 孙 鹏）

第三章　心脏电复律

一、目的

心脏电复律是指在严重快速性心律失常时，利用外加的高能量脉冲电流通过心脏，使全部或大部分心肌细胞瞬间同时除极，造成心脏短暂的电活动停止，然后由最高自律性的起搏点（通常为窦房结）重新主导心脏节律的治疗过程。分为同步电复律和非同步电复律（即电除颤）。

二、适应证

心脏电复律适用于严重快速性心律失常。

其中同步电复律因以患者自身心电图中的 R 波触发同步信号进行放电，使直流电落在 R 波下降支（心动周期的绝对不应期），达到转复的目的，故适用于室速、室上速、房扑、房颤等 R 波清晰可辨的异位快速心律。多在药物复律无效，且合并血流动力学障碍（意识突然改变、低血压、诱发或加重心绞痛或心力衰竭等）时采用。

非同步电复律，即电除颤，不启用同步触发装置，可在任何时间放电，故适用于 QRS 和 T 波分辨不清或不存在时，如室颤、无脉性室速。

三、禁忌证

1. 同步电复律

（1）绝对禁忌证

1）洋地黄中毒引起的快速性心律失常。

2）室上性心律失常伴高度或完全性房室传导阻滞，即使转为窦性心律也不能改善血流动力学状态。

3）心房颤动患者近期有动脉栓塞或经超声检查发现心房内有血栓，或心房颤动反复发作且不能耐受奎尼丁者，或在奎尼丁维持下，复律后又复发房颤或其他心律失常者。

④阵发性心动过速反复频繁发作者（不宜多次反复电复律）。

⑤病窦综合征伴慢快综合征。

（2）相对禁忌证

①拟进行心脏瓣膜病外科手术者。

②洋地黄过量或低血钾患者，电复律应在纠正后进行。

③未经正规治疗的甲状腺功能亢进伴心房颤动患者。

④病情危急且不稳定，如严重心功能不全或风湿活动，或感染性心内膜炎未控制，严重电解质紊乱和酸碱不平衡者。

2. 非同步电复律（电除颤）

无禁忌证。

四、操作前准备

1. 同步电复律

（1）一般需要住院进行，需要进行全面的体格检查和有关实验室检查（包括心电图和血液化验等）。

（2）正在抗凝治疗者，应测定凝血酶原时间和活动度。如果患者正在服用洋地黄类药物，应在复律前停服 24 ～ 48 小时。

（3）电击前 8 小时应禁食禁水，避免复律过程中发生恶心和呕吐。

（4）12 导心电图记录及心电连续监测，建立静脉通道、末梢氧分压 90% 以上。

（5）房颤持续 48 小时以上或不能确定房颤时间，转复前应常规抗凝治疗。转复前应用华法林 3 周，转复成功后持续应用 4 周，且应控制国际标准化比值（INR）在治疗范围内（1.8 ～ 3.0）。

（6）复律前抗心律失常药物的应用：服药的目的是建立相应药物的血药浓度以利于复律后窦律的维持，同时明确对药物的耐受性。另外，亦有少数患者用药后可转复为窦律从而免于电击。常用的可选择的药物包括 I c 类和 III 类抗心律失常药物。

（7）能量选择：房颤 120 ～ 200J；房扑、阵发性室上速 50 ～ 100J；室速中单形性室速 100J，多形性室速同室颤。若初始能量不能转复，可适当加大能量或用相同能量再次电击。

2. 非同步电复律（电除颤）

（1）一旦出现适应证，尽早除颤。

（2）能量选择：单向波 360J，双向波 120 ～ 200J。单次除颤后继续心肺复苏，5 个循环后再次判断是否需要再次除颤。

五、操作方法

1. 体外电除颤操作步骤

（1）患者仰卧位。

（2）将除颤电极板涂以专用导电糊，导电糊应均匀分布于两块电极板上。

（3）选择非同步方式。

（4）选择电量（单相波用 360J，双相波用 120 ～ 200J）。

（5）电极板位置安放：胸骨电极板上缘放于胸骨右侧第 2 肋间，心尖电极板上缘置于左腋中线第 4 肋间，电极板与皮肤紧密接触。

（6）充电。

（7）环顾患者四周，确定操作者和周围人员与患者无直接或间接接触。

（8）对电极板施加一定的压力。

（9）再次观察心电示波，确认有电除颤指征，双手拇指同时按压放电按钮。

（10）放电后，移开电极板，继续心肺复苏，以后根据循环恢复情况决定是否需要再次电除颤。

（11）电除颤需要持续心电监护。

2. 体外同步直流电复律操作步骤

（1）患者仰卧位。

（2）吸氧。

（3）持续心电监护。

（4）建立静脉通道。

（5）做好气管插管等复苏抢救准备。

（6）将复律方式调为同步，观察心电图示波，检查除颤仪同步性能。

（7）经静脉缓慢注入镇静剂，直至神志朦胧状态停止用药。

（8）将电极板涂以导电糊，并分别放置于患者右侧锁骨中线第 2 肋间下方及左腋中线第 4 肋间，电极板与皮肤紧密接触。

（9）根据不同心律失常选择复律电量并充电。

（10）充电完毕，周围人员离开床边，持续按住放电按钮，直至放电。

（11）观察并记录心电图，如无效，可重复电转复（最多 3 次），再次复律应增加电量，最大可用到双向波 200J，单相波 360J。

（12）转复过程中与转复成功后，均须严密监测心律、心率、呼吸、血压、神志等变化。

六、并发症

1. 局部皮肤灼伤　皮肤灼伤多与电极板与皮肤接触不良或导电糊涂得太少或不均匀引起，也与多次重复高能量电击有关，无须特殊处理即可自行恢复；按一般烧伤处理即可。

2. 心律失常　电复律后仍可能诱发各种心律失常。

3. 栓塞　转复后可能会出现心房、瓣膜或心室的血栓脱落造成体循环栓塞和肺动脉栓塞。

4. 低血压　可能与高能量电除颤造成的心肌损害有关。

5. 急性肺水肿　常在电击后 1 ～ 3 小时内发生，应立即予以相应处理。

6. 心肌损伤。

七、特殊情况下的电复律

1. 安置心脏起搏器的患者　尽可能用最低有效电能量；电

极板的放置位置应距离起搏器不少于 10cm；尽量用前后位置电极板；电击后立即测试起搏器功能，重新程控起搏器。

2. 受孕期间的电复律 / 除颤　　电复律 / 除颤时，到达胎儿心脏的电能很小，引起胎儿心室颤动的概率很低。但实施电复律时仍应监测胎儿心电图，尽量选择低有效电能量。

（温宇英　孙　鹏）

第四章 经皮起搏

经皮起搏一般指经皮体外无创性心脏起搏（NTCP）。是通过胸外电极片传递电流以期引起心肌去极化及心肌收缩的技术。NTCP 是一种安全、快速、有效的临时起搏方法，可以为后续安装经静脉的临时起搏器或者永久起搏器赢得时间，是 AHA 心动过缓高级生命支持流程的组成部分。

一、目的

引起心肌去极化和机械收缩，同时增加心排血量，增加平均动脉压并降低全身血管阻力。

二、适应证

1. 血流动力学不稳定（如低血压、肺水肿、胸痛、气短或有证据提示脑灌注减少），药物治疗难见效的缓慢性心律失常。

2. 作为经静脉或永久性心脏起搏器安装的桥梁。

3. 急性心肌梗死时存在下列情况 有症状的窦性心动过缓、莫氏 II 型二度房室传导阻滞、三度房室传导阻滞、新发的左右或交替性束支传导阻滞或双侧束传导阻滞。对于由于传导系统受损导致的高度传导阻滞，应当立即给予 NTCP。急诊情况下，对于有症状的心动过缓可以使用阿托品，如果阿托品效果差或症状严重应立即开始 NTCP。

4. 以下情况可以考虑待机备用 心肌梗死患者出现早期心脏传导阻滞；等待心脏手术患者；放置永久起搏器，更换电池或者导线；行心导管手术或者血管成形术；有复律后心动过缓风险时。

5. 合并逸搏的心动过缓也可以使用 NTCP；药物过量、中毒及电解质紊乱导致的电机械分离，在处理原发病的同时给予 NTCP 可使患者获益；偶尔也可以用于超速起搏让窦房结重新控制心脏节律。

6. 经静脉起搏存在禁忌证时可以考虑先使用 NTCP 进行临时起搏　导线放置困难、抗凝后出血倾向、免疫缺陷高感染风险。

7. 已知的先天性心脏缺损或心脏手术后仅有心动过缓的儿童。

三、禁忌证

如果患者虽然有心动过缓但是没有症状情况下我们不使用 NTCP，另外下面一些情况下也不考虑使用 NTCP：

1. 缓慢性心律失常合并低温患者（心室对电刺激无反应）。

2. 心脏停搏时间延长（> 20min）。

3. 儿童的缓慢性心律失常（通常继发于缺氧或呼吸问题）。

4. 躁动不安患者，不能保证电极片在位且电刺激可能加重患者的躁动。

5. 出汗太多患者，电极片附着不牢。

四、操作前准备

1. 起搏器装置（常用兼备除颤和心电监护功能的无创起搏器）及配套的无创性临时起搏电极板。

2. 标准心电图仪。

3. 镇静和镇痛药物（咪达唑仑、芬太尼等）。

4. 手推车和气道设备（预防）。

五、操作方法

1. 告知及预处理　向患者解释 NTCP 的目的、流程及可能引起的不适，赢得患者配合。必要时可以使用苯二氮䓬类药物进行镇静、镇痛，改善患者耐受性，紧急情况下可免。

2. 清洁皮肤　用酒精棉球或纱布擦拭局部皮肤，以去除皮肤上的油脂及污秽，粘贴时确保起搏电极与皮肤紧密接触，以增加起搏电流的传导，降低起搏阈值。

3. 连接心电监护电极片，使得机器可以感知患者自身心律。

4. 正确放置电极片　起搏电极片正极紧贴在胸骨右缘第

2～3肋间，负极贴在左肩胛线与脊柱之间，或贴在心尖区（前者适用于无血流动力学改变的缓慢型心律失常患者，后者在紧急抢救配合 CPR 时适用）。

5. 旋动按钮选择起搏功能　设置起搏频率为60～100次/分（正常人60～70次/分即可满足心脏泵血，而心源性休克患者心脏每搏输出量降低，只有增加心率来保证心泵血量。因此，考虑心脏泵功能受损的患者，起搏频率应根据循环情况适当调高。但过高的心率会增加心肌耗氧量，起搏频率也不宜超过100次/分）。

6. 设置起搏电流，从 40mA 开始，每次递增 2mA，直至夺获心室出现起搏心电图后再增加1～2mA 持续起搏（可在阈值基础上增加 10% 保证稳定起搏），同时积极实施其他复苏措施。

7. 默认起搏模式为按需起搏，如果需要可手动设置为非同步起搏模式（考虑使用非同步起搏的情况：①没有时间放置心电电极；②由于患者躁动、其他电子设备干扰产生非 R 波信号导致起搏器受到抑制）。

8. 疗效评判标准

起搏无效：仅见起搏脉冲刺激信号而无 QRS-T 波群。

起搏成功：有起搏脉冲刺激信号，并夺获心室（随后有一个宽大畸形的 QRS 波，倒置的 T 波）。

临床有效：恢复有效循环，可触及大动脉搏动或测得血压，时间超过 5 分钟。

复苏有效：恢复有效循环和自主呼吸，意识清楚。

六、注意事项

1. 起搏电极片的粘贴方法有前斜位（除颤常用位置）和前后位（心前区和左后背），虽然有研究认为两种粘贴方法起搏能量无差别，但 NTCP 通常推荐前后位。

2. 起搏模式分同步起搏和非同步起搏，同步起搏时必须粘贴普通心电监护电极片。

3. 无创起搏器为 40ms 宽脉冲起搏，通常在 40 ～ 80mA 即可出现夺获，如果患者无意识或病情快速恶化或心搏骤停，谨慎地设置初始电流为最大值，以确保快速心室夺获，然后调整电流至刚好能达到心室夺获的水平。心动过缓起搏时起搏能量推荐从低能量开始往上调，出现夺获后增加 2mA 或者比起搏临界电流高出 10% 即可。

4. 起搏信号后面出现宽大畸形的 QRS-T 波群为心电夺获，触摸到大动脉搏动才是真正有意义的机械夺获，为避免骨骼肌收缩引起干扰，触摸脉搏时推荐触摸股动脉。

5. 密切关注病情变化，严密观察心电监护变化，一旦发现频发、多源性、成对的或 R 在 T 上的室性期前收缩，阵发性室性心动过速，窦性停搏，二度Ⅱ型、三度房室传导阻滞等应做好急救准备。

6. 超速起搏过程中有可能心室率更快或诱发心室颤动，因此建议房间内配备手推车和气道设备（抢救时随时可以用）。

7. 即使 NTCP 正在进行，心肺复苏（CPR）仍可以持续。因为起搏器垫是绝缘的，并且每次脉冲产生的电流很小，对医护人员造成损害的风险很小。NTCP 能在 CPR 时快速进行按压与除颤的相互转换，不影响抢救进程，可在短时间内获得再复苏的机会，为进一步治疗赢得了时间。

8. 某些因素，包括大体型，存在大量心包积液，继发于胸内手术的皮肤瘢痕，或阻塞性肺疾病伴大量胸内空气不仅会增加心室夺获的阈值，而且可能导致心室夺获失败，在这种情况下，应考虑立即行经静脉起搏。

9. 与经静脉临时心脏起搏（TCP）相比，NTCP 无创、安全、并发症少，无 TCP 的穿刺不成功、气胸、误穿颈内动脉等并发症，但应注意长期的经皮起搏和儿童的经皮起搏增加皮肤和软组织损伤的可能性。

（张宏荣　孙　鹏）

第五章　深静脉穿刺术

一、目的

临床上用于建立稳定血管通道以快速输液、输注药物、输入胃肠营养液等，或作为血流动力学监测、肾脏替代治疗等临床操作治疗前的准备，起搏器植入、输液港植入、静脉置管溶栓、腔静脉滤器植入等术前常规准备。

二、适应证

1. 迅速开通大静脉通道，便于输液、输血、输注药物等抢救治疗顺利实施。

2. 监测中心静脉压指导临床液体管理，心功能辅助监测 [Swan-Ganz 导管监测、脉搏指数连续心排血量（PICCO）监测] 等。

3. 大、中型手术患者等需要长时间禁食，需进行胃肠外营养支持。

4. 放置临时或永久起搏器。

5. 肿瘤患者长期化疗经中心静脉置管或输液港植入，方便高渗、刺激性药物的使用。

6. 静脉造影或经静脉介入治疗，如静脉置管溶栓、肺动脉溶栓、腔静脉滤器植入。

7. 需肾脏替代或体外膜氧合治疗患者。

8. 外周静脉状况不好或穿刺困难患者。

三、禁忌证

1. 广泛上腔静脉系统阻塞综合征或静脉压迫综合征患者。

2. 患者躁动不配合或极度衰竭者。

3. 穿刺部位创伤、纵隔异位等胸腔疾病。

4. 严重凝血功能障碍。

5. 穿刺部位感染或烧伤。

四、操作前准备

中心静脉穿刺包、无菌手套、口罩、帽子、手术衣、络合碘、2%利多卡因、肝素钠、生理盐水、注射器、肝素帽、缝针、无菌敷料、小枕垫等。

五、操作方法

（一）颈内静脉穿刺

1. 体位准备 右侧颈内静脉优于左侧。患者取仰卧位，穿刺侧肩下可垫一小枕垫，头转向对侧并过伸后仰。

2. 定位 见图4-5-1。

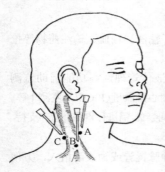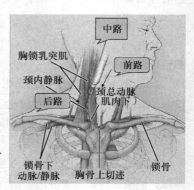

图4-5-1 颈内静脉穿刺前路（A）、中路（B）、后路（C）

（1）颈内静脉穿刺前路法：见图4-5-2。

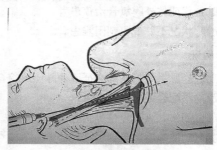

图4-5-2 颈内静脉穿刺前路法

优点：基本上可避免发生气胸。

缺点：误伤颈总动脉概率较大。

定位方式：

1）标记胸锁乳突肌中点（相当于甲状软骨上缘水平）。

2）于胸锁乳突肌前缘向内推开颈总动脉，颈总动脉可于颈动脉三角处触及，于颈总动脉旁开 0.5 ～ 1.0cm 进针，针体与皮肤冠状面成 30°～ 45°，针尖指向同侧乳头，于胸锁乳突肌中段之后面进入颈内静脉。

（2）颈内静脉穿刺中路法：见图 4-5-3。

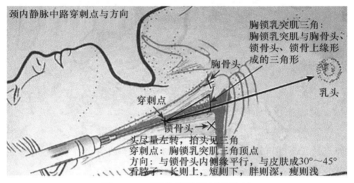

图 4-5-3　颈内静脉穿刺中路法

优点：穿刺成功率高，损伤动脉血管概率较低。

缺点：遇到全麻、肥胖或小儿患者，胸锁乳突肌标志常不清楚，增加穿刺困难。

定位方法：

1）于胸锁乳突肌三角的顶端（即胸锁乳突肌锁骨头与胸骨头的交点）作为穿刺点，距锁骨上缘 2 ～ 3 横指。

2）于颈总动脉前外侧，针体与皮肤冠状面成 30°～ 45°，紧靠胸锁乳突肌锁骨头内侧缘进针，针尖指向同侧乳头。

3）颈内静脉中路穿刺点：锁骨内侧端上缘切迹作为骨性标志，颈内静脉正好经此而下行与锁骨下静脉汇合。穿刺时左拇指按压此切迹。在其上方 1 ～ 1.5cm 进针。针体与身体中轴线平行，与皮肤成 30°～ 45°，针尖指向骶尾端，或针尖略偏外侧，进针 2 ～ 3cm 即可。

（3）颈内静脉穿刺后路法：详见图4-5-4。

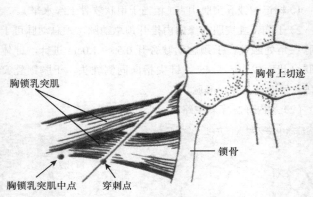

图 4-5-4　颈内静脉穿刺后路法

现临床已少用。

定位方法如下：胸锁乳突肌外侧缘中、下 1/3 交点作为穿刺点，即约相当于锁骨上缘 2 ～ 3 横指穿刺进针，在胸锁乳突肌的深部，针尖指向胸骨柄上窝。

3. 穿刺置管

（1）常规消毒皮肤。

（2）铺无菌孔巾。

（3）抽取局麻药、备好肝素生理盐水、肝素帽，中心静脉导管内注入肝素生理盐水并上夹锁住。

（4）局麻后取穿刺针按上述方法穿刺，边进针边回抽，见血后说明穿刺针已进入颈内静脉；有时穿刺过程中发现进针已较深，如 3 ～ 5cm，回抽无血，此时可边稍退针边回抽，偶可见回血，说明针已进入颈内静脉，这是因为可能颈内静脉不够充盈，或进针角度原因，静脉前壁被穿刺时与后壁紧贴在一起，此时回抽无血，但退针时可能静脉前后壁分开，因而回抽见血。

（5）经穿刺针侧孔或后孔置入引导钢丝，可用刀尖扩大穿刺针口，用扩张器沿导丝扩张皮肤、皮下组织，退出扩张器。

（6）沿导丝置入中心静脉导管，退出导丝，抽出导管内空气，注入肝素生理盐水，用肝素帽封紧导管接口；置管深度：一般来说，导管尖端约于上腔静脉的上半部较适宜，成人 12～13cm；小儿身高＜100cm者，置管深度约为身高（cm）/10再减去1cm；如果小儿身高＞100cm，则置管深度约为身高（cm）/10再减2cm。

（7）全层缝合皮肤，一针固定导管，再贴一层薄膜于穿刺针孔及皮肤缝合针孔之上，注明穿刺时间，结束操作。

（二）锁骨下静脉穿刺术

锁骨下静脉穿刺术详见图 4-5-5。

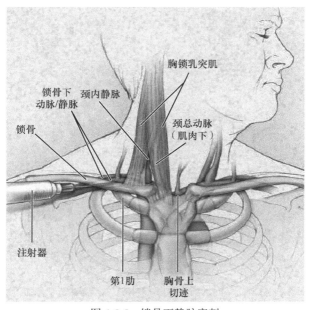

图 4-5-5　锁骨下静脉穿刺

1. 体位准备　去枕平卧，头转向对侧，穿刺侧肩背部垫一薄枕，取头稍低位，如与床成 10°～15°。

2. 定位　因为左侧有胸导管，因此常选择右侧穿刺。于锁骨下缘之下 1～2cm，锁骨中线之外或凹陷处为进针点，针尖指向胸锁关节，进针深度不超过胸锁关节，并在锁骨后缘平面潜行进针。

3. 穿刺置管　操作顺序如同颈内静脉穿刺。

（三）股静脉穿刺置管术

股静脉穿刺置管术详见图 4-5-6。

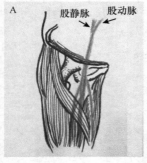
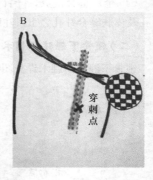
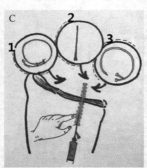
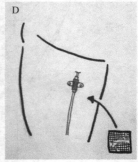

图 4-5-6　股静脉穿刺

A 图：股静脉在股三角区，位于股鞘内，股静脉与股动脉并行，起初股静脉在外侧，逐渐走向内侧，在腹股沟韧带下方位置较恒定，股静脉紧贴股动脉内侧 0.5cm 左右。B 图：确定穿刺点的方法是首先定位股动脉搏动最明显处（约为腹股沟中内 1/3 交界处），搏动点内侧 0.5 ～ 1.0cm 与股动脉平行，引出延长线，距股动脉搏动点约 4 ～ 6cm（两横指）定为穿刺点。C 图：穿刺点常规局麻，左手示指、中指固定皮肤，右手持穿刺针边进针边回抽，见回血后判断是否为静脉血。确定在静脉内后，左手固定穿刺针，置入导丝，退出穿刺针（图中 1 所示）。沿导丝置入扩张器，扩皮后退出（图中 2 所示）。沿导丝置入中心静脉导管，退出导丝，肝素封管（图中 3 所示）。D 图：固定器固定导管后与皮肤缝合，消毒，无菌贴膜保护穿刺点

1. 体位准备 患者仰卧，穿刺侧大腿稍外展、外旋，利于操作即可。

2. 定位 于穿刺侧，腹股沟韧带下约两横指，股动脉搏动点内侧 0.5 ～ 1.0cm 为穿刺点，针尖指向剑突，并在皮肤与肌筋膜之间的组织层潜行进针。

3. 穿刺置管 操作顺序如同颈内静脉穿刺。

六、并发症

1. 动脉损伤，动静脉瘘、假性动脉瘤等。

2. 气胸、血胸、血气胸等。

3. 心包穿孔填塞、心律失常、心搏骤停等。

4. 神经或淋巴管损伤。

5. 穿刺口感染、血肿形成。

6. 置管相关感染或血栓形成。

7. 空气栓塞等。

（曾状林　孙　鹏）

第六章　骨髓腔输液

一、目的

临床治疗或抢救中输液、用药。

二、适应证

（1）抢救中需要快速输液、输血（及血制品）、用药等的患者，特别是静脉穿刺失败时。

（2）治疗中（如大批伤者），迅速解决输液、用药等问题。

三、禁忌证

（1）穿刺部位骨折、感染。

（2）穿刺部位软组织较厚，解剖位置不清。

（3）近 24 小时已行穿刺的部位。

（4）假肢。

四、操作前准备

（1）电动驱动或手动穿刺针、成人（或儿童）穿刺针、连通器、无菌孔巾、消毒液、棉球、纱布、胶布、止血钳、局麻药。

（2）体位：根据病情取仰卧位或半坐卧位。

（3）穿刺点定位：胫骨粗隆偏内侧（如果不能触及胫骨粗隆，则取髌骨下 2 横指胫骨内侧的较平坦部位为穿刺点）、内踝尖部上 3 横指（儿童体重＜13kg 时，取内踝尖部上 1 横指；儿童体重＞13kg 时，取内踝尖部上 2 横指）、肱骨大结节（此时患者仰卧，穿刺侧上肢紧贴身体生理性内收，手部掌心向内放于脐部，肩峰与喙突连线下 2 横指即为穿刺点）。

五、操作方法

操作方法如图 4-6-1 所示。

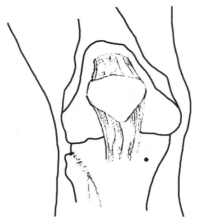

图 4-6-1　骨髓腔输液穿刺定位

（1）向患者（清醒时）及家属解释骨髓腔输液的目的和大致过程。

（2）操作者戴口罩、帽子、无菌手套，常规消毒皮肤，铺孔巾。

（3）一手抓住拟穿刺的肢体近穿刺点处，如以五指握住膝部固定胫骨近端。

（4）根据病情予穿刺点局部麻醉。

（5）穿刺时进针方向与长骨（如胫骨）长轴垂直，也可成60°角向下刺入胫骨干，手动穿刺针可边捻转边加压，电动穿刺针转动时稍加压力即可。

（6）穿刺针阻力突然降低时，即针已进入骨髓腔。此时，穿刺针能保持直立无须扶持，取出针芯，或打开针帽，可抽取骨髓确认穿刺针已进入骨髓腔。

（7）向骨髓腔内注入 10 ～ 15ml 生理盐水，以了解有无阻力，穿刺针周围软组织是否有液体渗漏导致组织肿硬。

（8）连接输液泵等输液装置并保持一定压力输注液体，固定穿刺针。包扎穿刺针时用大块厚无菌敷料。

注意：穿刺时，穿刺针尖须避开骺板，穿刺部位皮肤应绷紧，以防软组织缠绕针体妨碍操作；行胫骨粗隆穿刺时，小腿外展时用力不宜过猛，以防膝、髋关节损伤。

六、并发症

穿刺部位感染或导致骨髓炎，皮肤坏死、胫骨骨折、骨 - 筋膜室综合征，脂肪栓塞所致的肺栓塞，骨骺损伤。

（刘笑然）

第七章　胃管留置及洗胃

一、目的

（1）胃肠减压。

（2）鼻饲。

（3）洗胃。

（4）获取胃肠液标本进行检查。

（5）胃肠造影检查。

二、适应证

（1）腹腔器官病变需要胃肠减压者。

（2）不能进食需鼻饲的患者。

（3）吞服有毒物或药品需洗胃者，部分胃疾病术前准备。

（4）胃肠道检查的需要。

三、禁忌证

（1）鼻咽部肿瘤或急性炎症。

（2）食管静脉曲张破裂出血、食管腐蚀。

（3）不明原因上消化道大出血、心力衰竭。

（4）部分高血压患者，估计插管可导致血压明显升高者。

四、操作前准备

（1）物品准备：治疗巾、胃管、弯盘、治疗碗、止血钳、液体石蜡、纱布、棉签、听诊器、胶布、注射器、生理盐水、手电筒、负压器（根据医嘱）、治疗卡、笔。

（2）体位：清醒患者可取仰卧位、右侧卧位、坐位；昏迷患者去枕平卧；中毒患者可取左侧卧位。

五、操作方法

具体操作详见图 4-7-1。

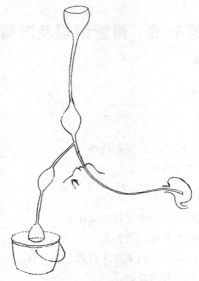

图 4-7-1　胃管留置及洗胃

（1）操作者戴口罩、洗手，说明目的，取得患者配合；摆好患者体位，铺治疗巾。

（2）评估口腔、鼻腔黏膜，并清洁鼻腔黏膜。

（3）摘下眼镜、义齿。

（4）测量胃管置入长度（一般为 45 ～ 55cm），并用液体石蜡润滑胃管。

（5）用止血钳夹住胃管前端约 5cm 处，经一侧鼻腔轻柔插入胃管，插入约 10cm 时，不断地嘱咐患者吞咽以利胃管插入；昏迷患者，当插管进入 10 ～ 15cm 时，可将患者头部轻轻托起，下颌靠近胸骨，使咽喉弧度顺畅，利于胃管通过咽喉部进入食管。

（6）胃管插入至预定刻度时，用注射器抽吸，如果抽出胃液，则说明胃管已置入胃内；或者快速经胃管推入 10ml 气体，同时置听诊器于剑突下，听到气流声音时，说明胃管已置入胃内。否则，可能胃管打折或打卷等未进入胃内。昏迷患者要注意避免胃管插入气管，鉴别方法：插入气管时患者可能出现咳嗽、发绀；注射器抽吸顺畅但无液体；快速注气体通畅但剑突下听诊无气流声音等。

（7）胶布固定胃管。

六、并发症

并发症包括恶心、呕吐、误吸、误入气管可致呼吸困难、胃管堵塞或脱落、消化道出血或穿孔。

（刘笑然）

第八章　留置导尿

一、目的

（1）用于尿潴留或尿失禁患者的排尿。

（2）涉及盆腔、泌尿系统手术的围手术期监测、治疗、术野显露等。

（3）尿道、会阴部术后留置导尿管，避免尿液污染创面或切口。

（4）测定残余尿，监测肾功能、液体平衡情况，获取尿标本。

二、适应证

（1）尿潴留需要排尿，或尿失禁需要留置导尿管的患者。

（2）需要进行膀胱或尿道相关检查、监测、治疗的患者。

（3）需要尿量或肾功能监测的患者。

（4）盆腔、会阴围手术期需要良好术野暴露、避免尿液污染创面或切口等。

三、禁忌证

（1）急性尿道炎症，急性前列腺炎症。

（2）尿道损伤试插导尿管失败后。

四、操作前准备

（1）备一次性导尿包、一次性导尿管、消毒液、棉球、棉签、胶布、一次性引流尿袋等。

（2）向患者及家属解释插导尿管或留置导尿管的目的、操作方法，并让其了解预防泌尿系统感染的相关知识。

（3）体位：仰卧位。

五、操作方法

操作步骤详见图 4-8-1、图 4-8-2。

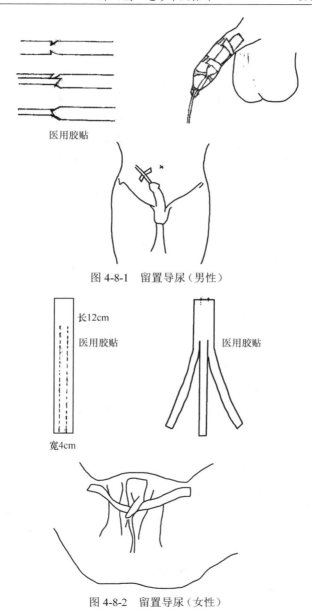

医用胶贴

图 4-8-1 留置导尿（男性）

长12cm

医用胶贴

宽4cm

医用胶贴

图 4-8-2 留置导尿（女性）

（1）清洗外阴，消毒时，每只棉球限用一次，初次消毒溶液用新洁尔灭。消毒顺序：阴阜→尿道口（自上而下）→对侧大阴唇→近侧大阴唇→（分开大阴唇后）对侧小阴唇→近侧小阴唇→尿道口带至肛门；再次消毒溶液用新洁尔灭酊。消毒顺序：（分开大阴唇后）尿道口（自上而下）→对侧小阴唇→近侧小阴唇→尿道口停留数秒钟。

（2）距导尿管尖端约 5cm，用钳夹住导尿管，插入导尿管。导尿管插入深度：女性 3～5cm，男性 18～20cm，见尿液流出后，再插入 2～3cm。插入后，夹住导尿管尾端，撤去洞巾后固定。也可在插导尿管前，先将一次性引流袋与导尿管连接，再将导尿管插入尿道，见尿液后，再插入 2～3cm。这样，可避免尿液溢出污染床单，同时能省去夹住导尿管尾端这一步骤，在较短时间内固定导尿管，防止滑出。

（3）连接导尿管与集尿袋，开放导尿管，固定集尿袋于床边。集尿袋低于膀胱的高度。

（4）协助患者穿好衣裤，整理床单位，清理用物。

（5）洗手、做好相关记录。

六、注意事项

1. 女性患者导尿管固定方法　取宽约 4cm，长约 12cm 的胶布 1 块，其纵向 2/3 部分剪成 3 条。将未剪的 1/3 部分贴于阴阜上，被剪成三条的中间一条贴于导尿管上，另两条分别交叉贴于对侧大阴唇直至大腿根部。

2. 男性患者导尿管固定方法　取宽约 3cm，长约 8cm 的胶布 2 块，胶布的上 1/3 折叠成无胶面，制成单翼蝶形胶布，将 2 条蝶形胶布粘于阴茎两侧，再用细长的胶布做半环行固定蝶形胶布，开口向上，应避免两块胶布的两端重叠压迫阴茎。两胶布折叠部分超出龟头约 2cm，距尿道口 1cm 处用胶布将折叠的两条胶布环形固定在导尿管上。

3. 双腔气囊导尿管固定法　导尿管插入见尿液流出后，再插入 5cm 左右，即整个气囊应进入膀胱避免气囊在尿道内，向气囊内注入 10ml 或与气囊等量的生理盐水，轻拉导管有阻力感，说明导尿管已固定于膀胱内。

4. 膀胱高度膨胀或虚弱的患者，第一次排放尿量不超过 500ml。避免一次快速大量排放尿使腹腔内压快速下降，致血液大量滞留在腹腔内，血压快速下降而虚脱；当膀胱内压突然快速下降时，膀胱黏膜可快速充血破裂，出现血尿。

5. 拔除导尿管前，可间歇夹管训练膀胱反射功能。

七、并发症

尿道渗尿、下尿道感染、拔管后尿潴留、导尿管堵塞、尿道损伤出血、导尿管脱落、尿道外口溃疡等。

（刘笑然）

第九章　胸腔穿刺术

一、目的

（1）诊断性穿刺，了解胸腔病变，如血胸、气胸、脓胸、胸腔积液、肿瘤等。

（2）治疗性穿刺，如抽出胸腔内积液、气体，注入药物等。

二、适应证

（1）胸腔积液患者，为明确其积液的性质而行诊断性穿刺。

（2）胸腔积液、气胸患者，需抽气、抽液行胸腔减压，治疗单侧或双侧气胸、血胸或血气胸。

（3）向胸腔内注射抗菌药物、抗肿瘤或促进胸膜粘连的药物。

三、禁忌证

（1）有严重出血倾向，或大咯血患者。

（2）穿刺部位皮肤软组织感染。

（3）对麻醉药过敏为相对禁忌证。

（4）胸膜粘连，胸膜腔消失为相对禁忌证。

四、操作前准备

（1）准备无菌普通或一次性穿刺包，内含穿刺空针、注射器、孔巾、标本瓶、纱布、胶布、消毒液、手套、止血钳等，备局部麻醉药物等。

（2）体位：胸腔穿刺时一般取半卧位或坐立位，病情不允许时可取平卧位。半卧位时患侧手枕于头枕部，或伸过头部，目的为使肋间张大以利操作。坐立位时患者反向坐于靠背椅上，双上肢平放于椅背上缘，头额部枕于前臂上。

（3）穿刺点定位：胸腔抽气，一般选在患侧锁骨中线偏外第 2 前肋间；抽液一般选在肩胛后线、腋后线或腋中线第 7、8

肋间。包裹积液或少量积液穿刺，一般依据超声定位。

（4）胸腔顶部液气胸，可选脊柱旁第2后肋间隙穿刺。患者取坐立位，患侧上肢平放、手置于对侧肩部，因而患侧肩胛骨外展利于穿刺。

五、操作方法

操作方法详见图4-9-1。

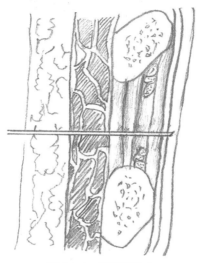

图4-9-1　胸腔穿刺术

（1）局部皮肤消毒、铺孔巾，穿刺点做局部麻醉。

（2）选择合适的穿刺针，在下一肋骨上缘，从肋间隙缓慢刺入胸腔。当穿刺针穿过胸膜壁层时，进针阻力突然消失。

（3）穿刺针头进入胸膜腔后再向前行进0.5cm，可用血管钳钳夹穿刺针头固定，避免损伤肺组织。穿刺针通过10～20cm长的乳胶管与30ml或50ml的注射器连接。

（4）操作过程中，注射器抽满气或液时，钳夹胶管，拔下注射器排液、排气，避免空气进入胸腔；如果气体、液体量大，不能抽尽或胸腔压力较高，可行胸腔闭式引流术。

六、并发症

胸膜反应：术中如发生连续咳嗽或出现头晕、胸闷、面色苍白、出汗甚至昏厥等，可能为胸膜反应。处理措施：立即停止抽气或抽液，拔出穿刺针。让患者平卧，患者血压低时，可用升压药物等治疗。

注意：单纯液、气胸，肺受压严重，时间较长，如 3～7日或更长，一次抽出液、气体总量不宜超过 800ml。患者突然咳嗽、胸闷，或出冷汗、晕厥，应立即停止抽气或抽液。

（刘笑然）

第十章　胸腔闭式引流术

一、目的

持续排出胸腔内气体或液体，使得肺组织张开而恢复功能，或使得感染等病变得到更好治疗。

二、适应证

（1）各种类型的气胸，经胸腔穿刺抽气肺不能复张者。

（2）中等量以上血胸，或一次穿刺抽不尽者。

（3）胸腔积液，脓胸，乳糜胸或支气管胸膜瘘需要持续引流者。

（4）开胸手术后。

三、禁忌证

（1）凝血功能障碍有出血不易控制者。

（2）低蛋白血症不易纠正，持续引流引起大量蛋白质丢失者。

四、操作前准备

（1）了解病史，体格检查，阅读相关超声、X 线片、CT 等影像学资料，以便协助定位。

（2）备胸腔闭式引流手术包，含刀片、止血钳、剪刀、缝合针、缝合线、纱布、棉球、生理盐水、局部麻醉药、直径合适的引流管，如外径约 0.8cm 的透明塑料管或硅胶管。也可用穿刺套管、闭式引流水封瓶。

（3）向患者、家属解释手术的目的和手术操作过程。

（4）张力性气胸应先穿刺抽气减压。

（5）一般取半坐卧位或根据病情取平卧位、侧卧位。

（6）引流气体一般取患侧锁骨中线第 2 肋间，也有术者取患侧腋中线第 3 肋间；引流液体一般取腋后线与腋中线之间第

6、7 或第 8 肋间；包裹性积气、积液可根据影像学诊断资料确定穿刺点。

五、操作方法

操作见图 4-10-1。

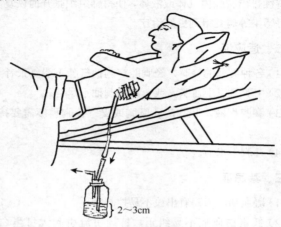

}2～3cm

图 4-10-1　胸腔闭式引流术

（1）摆好体位后，根据体格检查、影像学诊断在胸壁作切口标记。常规皮肤消毒，术者戴口罩、帽子、无菌手套，铺无菌巾。切口予局部麻醉，用 0.5% ～ 1% 利多卡因或 0.5% 普鲁卡因（需皮试），行胸壁全层浸润麻醉直至胸膜壁层，再稍进针抽吸，抽出液体或气体，确定进入胸腔无误。

（2）沿肋间做 1.5 ～ 3.0cm 的切口，瘦小胸壁薄者切口可短些，相反，切口可长些。用止血钳钝性分离胸壁各层组织，于肋骨上缘穿破胸膜壁层进入胸腔，有液体溢出或气体喷出。

（3）用一手指或止血钳伸入切口做引导，另将血管钳沿长轴夹住引流管前端，将引流管送入胸腔，引流管侧孔在胸内 2cm 左右。引流管远端接水封瓶。

（4）观察水柱波动是否良好（如果水柱无波动可调整引流管的位置），缝合切口并固定引流管。

（5）也可用套管针进行穿刺。套管针有以下几种：其一为针芯直接插在已制好的引流管内，穿刺时针芯与引流管同时插入胸腔，只要拔出针芯即可，引流管留在胸腔内；其二为三通金属套管，针芯连同套管插入胸腔后，拔出部分针芯，从套管侧孔内送入引流管；其三为用腹腔镜穿刺套管穿刺，入胸腔后退出针芯送入引流管；其四为用中心静脉穿刺针穿刺胸腔置入单腔静脉导管接引流袋封闭引流，如用于癌性胸腔积液、低蛋白血症或结核等所致的不易堵塞管的胸腔积液。

六、并发症

引流不畅、皮下气肿、出血、胸腔感染、肺水肿、膈肌或肺损伤等，需加以注意。

（刘笑然）

第十一章　腹腔穿刺术

一、目的

1. 明确腹腔内液体的性质，为诊断提供依据。

2. 适量地抽出腹腔内液体，改善血液循环。

3. 向腹膜腔内注入药物、人工气腹、施行腹水回输术。

4. 诊断性（腹部创伤时）或治疗性（重症急性胰腺炎时）腹腔灌洗。

二、适应证

1. 各种原因所致的腹腔内游离液体，诊断不明患者。

2. 大量腹水致难以忍受的腹胀、造成呼吸困难需穿刺引流者。

3. 因诊断、治疗需要，需行腹腔灌洗、腹腔内注入药物或注入气体，或需行腹水回输者。

三、禁忌证

1. 因既往手术或炎症引起腹腔内广泛粘连者。

2. 妊娠。

3. 有粘连型结核性腹膜炎、巨大卵巢肿瘤者。

4. 有肝性脑病先兆，或有严重电解质紊乱，估计大量放腹水可加重病情者。

5. 出血时间延长或凝血机制障碍者。

6. 广泛肠梗阻伴肠扩张。

7. 穿刺点附近皮肤有感染（如脓肿等），应在感染控制后进行操作。

8. 精神异常或不能配合者为相对禁忌证，病情需要时可镇静下穿刺。

四、操作前准备

1. 了解患者病情、体格检查，阅读相关辅助检查资料。

2. 向患者及家属讲明穿刺的目的、必要性，签字同意后实施。肝硬化的患者要告知腹水一次排出量过多可导致水盐代谢紊乱诱发肝性脑病。每次排放腹水后需束以腹带，排放腹水前后测体重、量腹围。

3. 患者术前排空小便。

4. 准备好腹腔穿刺包、无菌手套、消毒液、纱布、棉签、0.5% ～ 1% 利多卡因或 1% 普鲁卡因、5 ～ 50ml 注射器（根据病情而定）、标本瓶或试管、腹带等。

5. 体位　根据病情取坐位、半坐卧位、平卧位、侧卧位。

6. 穿刺定位

（1）可取脐至耻骨联合上缘连线的中点上方 1cm、偏左或偏右 1.5cm 处为穿刺点。

（2）放腹水或诊断性穿刺时常选用脐与左髂前上棘连线的内 2/3 与外 1/3 交界处为穿刺点，因为该穿刺点不易损伤腹壁动脉；脐与右髂前上棘连线的中 1/3 与外 1/3 交界处也是诊断性穿刺常用的部位。

（3）少量腹水患者取侧卧位，取脐平面与腋前线或腋中线交点处为穿刺点。此处穿刺多适于腹膜腔内少量积液的诊断性穿刺。

（4）少量或包裹性积液，需在 B 超指导下定位穿刺。

五、操作方法

1. 操作者戴好帽子、口罩。

2. 消毒、麻醉　取碘伏溶液，以穿刺点为圆心，半径约 15cm，从内向外常规消毒皮肤。操作者戴无菌手套，铺无菌孔巾；操作者与助手核对麻药名称及药物浓度。用 5ml 注射器抽取 2% 利多卡因 3ml，左手拇指与示指固定穿刺部位皮肤，用 2% 利多卡因做局部浸润麻醉。注意先水平进针，打一直径约 0.5cm 的皮丘，自皮肤至腹膜壁层逐层局部浸润麻醉，麻醉过程中应边回抽边进针，回抽无血才能注射麻醉药。

3. 穿刺　操作者取 8 号或 9 号针头，左手固定穿刺部皮肤，右手持针经穿刺点垂直刺入腹壁，当针头阻力突然消失时，表示针尖已穿过腹膜壁层，即可抽取和引流腹水，并将腹水置于消毒试管中送检化验。诊断性穿刺可直接用无菌的 20ml 或 50ml 注射器和 7 号针尖进行穿刺。当大量腹水作治疗性放液时，通常用针座接有橡胶管的 8 号或 9 号针头，在麻醉处刺入皮肤，在皮下组织横行 0.5 ～ 1.0cm，再垂直刺入腹膜腔，腹水即沿橡胶管进入容器（即引流袋，引流袋由助手接在橡胶管上）中计量。穿刺过程中由术者用止血钳固定针尖，橡胶管上可用输液夹调整腹水流出速度。随着腹水的流出，将腹带自上而下逐渐束紧，以防腹内压骤降，内脏血管扩张引起血压下降或休克。

4. 结束后处理　穿刺或抽液结束后，穿刺点用碘伏消毒并覆盖无菌纱布，按压 2 ～ 3 分钟，局部酒精棉球消毒，换消毒纱布覆盖，胶布固定。复查腹围、脉搏、血压和腹部体征，观察病情变化。大量放液后需用多头腹带包扎腹部。

5. 整理用物，书写穿刺记录，并详细记录腹水量、性质、颜色，及时送检。

注意事项：

（1）向患者说明穿刺的目的和注意事项，以解除患者的顾虑，取得其合作。

（2）严格无菌技术操作规程，防止感染。

（3）术中应密切观察患者，如有头晕、恶心、心悸、气促、脉快、面色苍白、晕厥、休克等应立即终止操作，并予以输液、扩容等对症治疗。

（4）穿刺时，进针速度不可太快，以防刺破漂浮在腹水中的肠管。

（5）根据病情决定排放速度和量，腹腔放液不宜过快，以防腹压骤然降低，内脏血管扩张而发生血压下降甚至休克等现象。大量放腹水可能引起电解质紊乱，血浆蛋白大量丢失，一般每次放腹水的量不超过 3000 ～ 6000ml；肝硬化患者第一次放腹水不要超过 3000ml。时间不少于 2 小时。放液过程中腹部的腹带逐渐缩紧，以防血压下降，同时注意患者的面色、生命体征变化，及时处理异常反应。

（6）放腹水时若流出不畅，可将穿刺针稍作移动或稍变换体位。

（7）少量腹水进行诊断性穿刺时，穿刺前宜令患者先侧卧于拟穿刺侧 3～5 分钟。术后嘱患者平卧，并使穿刺孔位于上方以免腹水继续漏出，对腹水量较多者，为防止漏出，在穿刺时即应注意勿使自皮肤到腹膜壁层的针眼位于一条直线上，方法是针头经麻醉处垂直刺入皮肤后以 45° 斜刺入腹肌再垂直刺入腹腔。如仍有漏出，可用蝶形胶布或火棉胶粘贴，及时更换敷料，防止伤口感染。

（8）放液前、后均应测量腹围、脉搏、血压，检查腹部体征，以观察病情变化。

（9）诊断性穿刺针头不宜过细，否则易得假阴性结果。

（10）血性腹水留取标本后应停止放液。

（11）腹带不宜过紧，以免造成呼吸困难。

（12）作诊断性穿刺时，应立即送验腹水常规、生化、细菌培养和脱落细胞检查。

（13）大量放液者，应卧床休息，并密切观察病情变化。

六、并发症

1. 局部感染。

2. 穿刺点血肿。

3. 肠管损伤，肠内容物流出致腹膜炎。

（杨　敏　夏　剑）

第十二章　腰椎穿刺术

一、目的

1. 获取脑脊液进行实验室检查，诊断中枢神经系统疾病。

2. 测量颅内压或动力学试验以明确颅内压高低及脊髓腔、横窦通畅情况。

3. 动态观察脑脊液变化以助判断病情、预后及指导治疗。

4. 进行麻醉、镇痛、治疗用药等。注入放射性核素行脑、脊髓扫描；注入液体或放出脑脊液以维持、调整颅内压平衡，或注入药物治疗相应疾病等。

二、适应证

1. 中枢神经系统感染、变性、脱髓鞘疾病。

2. 怀疑蛛网膜下腔出血而 CT 检查阴性者。

3. 某些颅内肿瘤。

4. 脊髓病变、多发性神经根病变。

5. 原因未明的昏迷、抽搐。

6. 椎管造影。

7. 某些疾病的椎管内注射给药和减压引流治疗。

8. 蛛网膜下腔出血及某些颅内炎症时，引流有刺激性脑脊液以缓解头痛等临床症状。

9. 测定颅内压力，了解有无颅内压增高或减低。

10. 检查脑脊液的动力学，了解椎管内是否阻塞及其程度。

11. 硬膜外、蛛网膜下腔阻滞麻醉者。

三、禁忌证

1. 颅内压明显升高或已有脑疝，或怀疑颅后窝占位性病变。

2. 穿刺部位有感染灶、脊柱结核或开放性损伤，腰椎有畸形或骨质破坏。

3. 有颅底骨折并脑脊液漏者。

4. 有明显出血倾向。

5. 垂危、休克或躁动不能配合检查的患者。

6. 全身严重感染如败血症等不宜穿刺，以免发生中枢神经系统感染。

7. 高位颈段脊髓肿瘤或脊髓外伤的急性期，腰椎穿刺后可致脊髓急性受压，呼吸肌麻痹患者出现休克、濒死状态。

四、操作前准备

1. 术前了解病情、体格检查、相关实验室检查及影像学等资料，检查患者的生命体征、意识、瞳孔及有无视盘水肿。

2. 向患者和（或）法定监护人详细说明腰椎穿刺的目的、意义、安全性和可能发生的并发症。简要说明操作过程，解除患者的顾虑，取得配合，并签署知情同意书。

3. 核查器械准备是否齐全　备腰椎穿刺包（内有带针芯腰椎穿刺针、镊子、标本瓶 3 个、测压管、棉球、纱布、5ml 注射器）、治疗盘、手套、口罩、帽子、消毒液（如 2.5% 碘酊、75% 乙醇）、利多卡因、胶布。需作细菌培养者，准备灭菌试管。如需腰椎穿刺注射药物，应准备好所需药物及注射器。

4. 穿刺点定位　两侧髂嵴连线上的腰椎突起为第 4 腰椎棘突，通常选择 $L_{3\sim4}$ 棘突间隙为穿刺点，用油性画线笔在皮肤上作标记。如果在 $L_{3\sim4}$ 棘突间隙穿刺失败，可改在上或下一椎间隙进行。年龄不满 4 岁的儿童，脊髓下端约于第 2、3 腰椎水平，因此穿刺时选择 $L_{4\sim5}$ 椎间隙。

五、操作方法

1. 术者及助手常规洗手，戴好帽子和口罩。

2. 体位　根据病情，患者取左或右侧卧位，脊柱尽量靠近床边，背部和床面垂直，屈颈抱膝，头颈向前胸屈曲，两手抱膝紧贴腹部，尽量使腰椎后凸，拉大椎间隙，以利进针。

3. 消毒　用碘伏在穿刺点部位，自内向外进行皮肤消毒，消毒范围直径约 15cm。待干后用 75% 乙醇由内向外脱碘 2 次。

解开穿刺包，术者戴无菌手套，检查穿刺包内器械，注意穿刺针是否通畅，并铺消毒孔巾。

4. 局部麻醉　核对麻药，持 5ml 注射器抽取利多卡因 5ml，持针（针尖斜面向上）在穿刺点斜刺入皮内，注射利多卡因至形成橘皮样隆起的皮丘（5mm），然后用利多卡因自皮肤到椎间韧带作局部麻醉，边进针边回抽边推注药物直至韧带，拔针后手持消毒纱布压迫穿刺点片刻。

5. 腰椎穿刺　术者用左手拇指和示指绷紧并固定穿刺部位皮肤，避免穿刺点移位，右手持腰椎穿刺针垂直于脊背平面，针尖斜面朝向头部刺入皮下后，要从正面及侧面察看进针方向是否正确，这是穿刺成功的关键。针头稍斜向头部，缓慢刺入（成人 4 ～ 6cm，儿童 2 ～ 4cm）。穿刺过程如果阻力大，可能是穿刺针刺中骨质，退针，更换方向后再穿刺。针头穿过韧带时有一定的阻力感，但通过韧带与硬脑膜时阻力突然减小，似有"落空感"，当阻力突然降低时，提示针已穿过硬脊膜进入蛛网膜下腔。将针芯慢慢拔出，可见脑脊液流出。

6. 测压　接上测压管测量颅内压力，要求患者全身放松，双下肢和颈部略伸展，平静呼吸，可见测压管内液面缓缓上升，到一定平面后液平面随呼吸而波动，此读数为脑脊液压力。正常侧卧位脑脊液压力为 70 ～ 180mmH$_2$O（40 ～ 50 滴 / 分）。

7. 奎肯施泰特试验　又称压颈试验，其意义是了解蛛网膜下腔有无阻塞。压颈试验前应先作压腹试验，由助手用拳压患者腹部持续 20 秒，脑脊液压力即迅速上升，解除压迫后，压力如迅速下降至原水平，证明腰椎穿刺针完全在蛛网膜下腔内。压颈试验方法：由助手先后分别压迫左右颈静脉，然后同时压迫双侧颈静脉，每次压迫 10 秒。正常时压迫一侧颈静脉后，脑脊液压力迅速升高 1 倍左右，解除压迫后 10 ～ 20 秒，压力迅速降至原来水平，表示蛛网膜下腔通畅。如在穿刺部位以上有椎管梗阻，压颈时压力不上升（完全性梗阻），或压力上升、下降缓慢（部分性梗阻），称为压颈试验阳性。如压迫一侧颈静脉脑脊液压力不上升，但压迫对侧上升正常，提示梗阻侧的横窦闭塞。压颈试验的原理是：正常脑和脊髓的蛛网膜下腔是相通的，压迫颈静脉→颅内静脉压增高→脑脊液回流受阻→颅内压迅速上升。凡颅内高压者，禁作此试验。注意：压颈试验在脑出血或颅内压明显增高的患者不宜做。

8. 脑脊液送检　测压后标本容器收集脑脊液 2 ~ 5ml 送检，包括化验及细菌培养等。若颅内压增高时放液需谨慎，仅收集测压管中脑脊液，或用针芯控制慢慢放出，最好不要超过 2ml。

9. 蛛网膜下腔给药　按医嘱进行，一般来说，注药时，脑脊液放出量与注药量相同，即放出脑脊液 5 ~ 10ml，注入用生理盐水稀释的药液 5 ~ 10ml。

10. 穿刺结束　针芯插回、拔针，局部按压 1 ~ 2 分钟，消毒穿刺点，覆盖无菌纱布，用胶布固定。

11. 嘱患者去枕平卧 4 ~ 6 小时，以防脑脊液流出，颅内压降低出现头痛等症状。

12. 整理用物，医疗垃圾分类处置，标本及时送检，并作详细穿刺记录。

注意事项：

（1）严格无菌操作。

（2）疑有颅内高压必须先做眼底检查，如有明显视盘水肿或有脑疝先兆者，禁忌穿刺。患者颅内压高、视盘水肿但病情需要腰椎穿刺时，先予脱水剂脱水，使颅内压下降后再进行穿刺。当排放脑脊液时，可用手指或用部分针芯堵在穿刺针针口上，减慢脑脊液滴出速度，防止脑疝发生。

（3）穿刺过程，注意观察患者意识、瞳孔、脉搏、呼吸的改变，若病情突变，应立即停止操作，并进行抢救。发现颅内高压或出现脑疝症状，应立即停止放液，快速静脉给予脱水剂或向椎管内注入生理盐水 10 ~ 20ml，如脑疝不能复位，迅速行脑室穿刺。

（4）防止因放液过多、穿刺针过粗，脑脊液自穿刺孔处外漏或过早起床所引起的低压性头痛。低颅压者可于腰椎穿刺放出脑脊液后，注入等量生理盐水，防止加重。术后头痛治疗主要是补充液体如生理盐水 500 ～ 1500ml，或鼓励患者多饮水；多进咸食，少进甜食，以免利尿，卧床休息，一般 5 ～ 7 天缓解。

（5）鞘内注射药物，需放出等量脑脊液，药物要以生理盐水稀释，注射速度应极缓慢。推入药物时勿一次完全注入，应注入、回抽，每次注入多于回抽，如此反复多次，才可完成。

（6）损伤性出血多为穿刺不顺利所致，血性脑脊液数分钟后可自凝。非损伤性出血如蛛网膜下腔出血通常不自凝。

（7）取脑脊液检查时，第 1 管作细菌学检查，第 2 管作生化检查，第 3 管作常规、细胞学检查，以免因损伤致细胞检查不准确。

（8）腰椎穿刺失败原因：①穿刺方向不对；②穿刺针选择不对，成人用细针，儿童用粗针都容易导致穿刺失败；③患者过分紧张，椎间隙未拉开；④脊柱畸形，患者过度肥胖等。

六、并发症

1. 腰穿后头痛。

2. 出血。

3. 感染。

4. 脑疝。

（杨　敏　夏　剑）

第十三章 机械通气

急诊科患者可能因多种情况而需要行气管插管或正压通气，包括：肺炎、哮喘、慢性阻塞性肺疾病、心源性肺水肿、急性呼吸窘迫综合征、脑卒中、创伤、药物过量、严重脓毒症、休克，以及重症肌无力或吉兰-巴雷综合征（Guillain-Barré syndrome，GBS）等神经肌肉障碍。

急诊科医生应该根据不同的疾病类型从以下3种基本机械通气策略中进行选择：无创正压通气（non-invasive positive ventilation，NIPV）、有创正压通气（invasive positive ventilation，IPV）和肺保护性有创正压通气（lung protective invasive positive ventilation，LIPV）。

一、无创正压通气

适应证：主要适用于轻至中度呼吸衰竭的早期救治；也可用于有创-无创通气序贯治疗，辅助撤机。其参考指征：①患者状况：神志清醒；能自主清除气道分泌物；呼吸急促（频率＞25次/分），辅助呼吸肌参与呼吸运动。②血气指标：海平面呼吸室内空气时，动脉血氧分压（PaO_2）＜60mmHg伴或不伴二氧化碳分压（$PaCO_2$）＞45mmHg。

禁忌证：

绝对禁忌证：心搏骤停或呼吸骤停（微弱），此时需要立即给予心肺复苏、气管插管等生命支持。

相对禁忌证：①意识障碍；②无法自主清除气道分泌物，有误吸的风险；③严重上消化道出血；④血流动力学不稳定；⑤上气道梗阻；⑥未经引流的气胸或纵隔气肿；⑦无法佩戴面罩的情况如面部创伤或畸形；⑧患者不配合。

无创正压通气患者的选择：慢性阻塞性肺疾病急性加重，急性心源性肺水肿，免疫功能受损并呼吸衰竭，NIPV辅助撤机，轻度急性呼吸窘迫综合征，支气管哮喘急性发作，急性中毒，不伴 COPD 的肺炎患者，胸部限制性疾病，胸部创伤，拒绝插管的呼吸衰竭，辅助纤维支气管镜检查。

　　有创机械通气的适应证为急性或慢性呼吸衰竭，而呼吸衰竭的定义则是氧合不足，肺泡通气不足或皆有；应在病程的早期考虑机械通气，而不应到需急诊机械通气时才进行。以下指标考虑需机械通气（表 4-13-1）。

表 4-13-1　机械通气指标

参数	常用值
临床评估	
呼吸暂停	
喘鸣	
神志模糊	
连枷胸	
无法清除呼吸道分泌物（如分泌物过多，保护性反射丧失， 　　神经肌肉衰竭）	
下颌骨、喉、气管的创伤	
通气储备损失	
呼吸频率	＞ 35 次 / 分
潮气量	＜ 5ml/kg
肺活量	＜ 10ml/kg
吸气负压	＜ −25cmH$_2$O
分钟通气量	＜ 10L/min
PaCO$_2$ 的上升	＞ 10mmHg
难治性低氧血症	
肺泡 - 动脉血氧分压差（FiO$_2$=1）	＞ 450mmHg
PaO$_2$/PAO$_2$	＜ 0.15
吸氧状态下动脉血氧分压	＜ 55mmHg

相对禁忌证：一般认为，机械通气没有绝对禁忌证，但有一些特殊疾病，应首先作必要的处理才能进行机械通气，或需要采用适当的特殊机械通气手段，否则可能会给患者带来不良影响。因此，对于这些特殊疾病，可归结为机械通气的相对禁忌证，以提醒临床医师采取适当的处理手段。

这类疾病主要包括如下几种：

（1）张力性气胸或气胸。

（2）严重大咯血或因误吸引起呼吸衰竭患者。

（3）肺大疱伴呼吸衰竭患者。

（4）有严重心力衰竭伴有呼吸衰竭患者。

二、通气模式选择

无创正压通气是一种正压通气方式，可在一定程度上开放塌陷的上气道，提高肺通气容积，改善通气与通气/血流比值、改善氧合及二氧化碳潴留等基本作用。临床上常用的 NIPV 模式有持续气道正压、双水平气道正压及保证平均容量的压力支持等。

1. 持续气道正压（continuous positive airway pressure，CPAP） 是指在患者自主呼吸条件下，在整个呼吸周期中，呼吸机持续给予同一水平的正压支持，辅助患者完成全部的呼吸运动。吸气时，正压有利于克服气道阻力，减少呼吸肌做功；呼气时，气道内正压可防止小气道陷闭，增加功能残气量，改善氧合。此外，CPAP 产生的胸腔正压，可减少回心血量（前负荷），对于急性心源性肺水肿患者的综合效应是有益的，但对于已存在明显心排血量降低的患者，过高的 CPAP 则可能有害。

2. 双相气道正压（bi-level positive airway pressure，BiPAP） 是时间切换 - 压力控制的机械通气模式，可分别调节吸气相压力（inspiratory positive airway pressure，IPAP）和呼气相压力（expiratory positive airway pressure，EPAP），是 CPAP 模式的扩展。根据吸 - 呼相转换机制，BiPAP 可分为自主（spontaneous，S）呼吸通气辅助模式、时间（timed，T）控制模式和自主呼吸通气

辅助结合时间控制（S/T）模式等。S模式由患者通过超过一定阈值的吸气流速或吸气负压信号触发呼吸机按预置的IPAP辅助通气，当气体流速或压力降到预置的阈值时，转换为呼气相，按预置的EPAP通气；T模式相当于控制呼吸模式，呼吸机按预置的时间常数（或频率）进行吸-呼相转换；S/T模式由患者自主呼吸频率和机控呼吸频率共同控制吸-呼相转换，机控频率设置通常慢于患者自主呼吸频率但高于最低安全频率，呼吸机按患者自主频率触发呼吸机辅助呼吸，当自主呼吸频率过慢或呼吸停止、吸气流速或负压不够，不能触发呼吸机时，呼吸机按照机控频率工作。BiPAP（S/T）模式可保留患者自主呼吸并使其与呼吸机有较好配合。采用小吸气流量触发预置的IPAP可避免吸气相内压力下降过快，减少患者吸气做功，增加肺泡通气量；但过低的吸气流量触发易于被非呼吸因素误触发，导致人机不协调。EPAP可防止呼气相小气道过早闭合，促进人工气道内CO_2排出。自主呼吸时，IPAP和EPAP两个压力水平各自的时间由设定的呼吸时间决定。

3. 平均容量保证压力支持（average volume assured pressure support，AVAPS） 是一种混合通气模式，其基本原理仍然是压力支持。为达到预定的通气潮气量，吸气压设置在一个范围区间而不是一个固定值。呼吸机根据测量到的通气容积，自动调节IPAP，以达到预定的通气潮气量。通常情况下，提高CPAP和EPAP水平，有助于改善缺氧和维持上呼吸道开放；增加IPAP与EPAP的差值或增加通气容积，有助于改善肺泡通气，增加CO_2排出，减少患者吸气做功。

有创机械通气可以分为两大类，即控制通气和自主通气。控制通气就是对通气的三个环节——触发、送气、切换进行机械控制的通气方式。

4. 控制通气

（1）完全控制性机械通气（complete mechanical ventilation，CMV）：在这一过程中，患者呼吸完全由呼吸机控制，具体过程如下：触发时间——强制触发；送气——压力/时间控制或者容量控制；切换——时间切换或容量切换。这种通气模式适用于患者自主呼吸很弱或者消失情况。患者需要按照呼吸机设定的参数进行通气，如果患者自主呼吸能够部分满足机体需要时，经常会出现人机对抗现象。

（2）辅助-控制通气（assist-control ventilation，A/C）：在这一过程中，允许患者有自主呼吸，此时呼吸机处于辅助或"停工"阶段，一旦患者自主呼吸不能满足呼吸机设定要求，呼吸机将开始工作，帮助患者达到预定参数要求（图4-13-1）。呼吸机也是在这三个阶段进行辅助：触发——患者主动触发或呼吸机强制触发；送气——压力/时间控制或者容量控制；切换——时间切换或者容量切换，也可考虑启用流量切换。

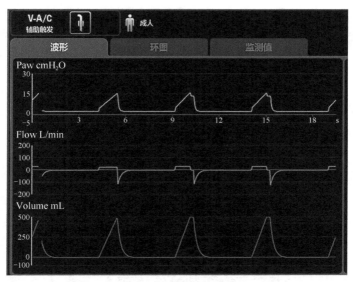

图 4-13-1　辅助-控制通气

（3）同步间歇指令通气（synchronizell intermittent mandatory ventilation，SIMV）：适用于病情较轻，不需要每次呼吸都给

予控制呼吸的患者，即给予所谓间歇控制呼吸；在控制呼吸的间歇期，允许患者自主呼吸，对于控制呼吸的三个环节，采用与 A/C 模式同样的控制方法。与 A/C 模式的差别在于：SIMV 模式并非每次触发都给予控制呼吸，每个既定时间段内仅给予一次控制呼吸。举例来说，如果 SIMV 呼吸频率设为 10 次 / 分，意味着每 6 秒给予 1 次控制呼吸，并且在此 6 秒的时间段内仅给予 1 次控制呼吸。呼吸机会自动将 1 次控制呼吸的时间段分为两个片段，其一为触发窗；其二为强制窗，发生在触发窗的第一次主动触发就会给予该时间段的控制呼吸；如果在整个触发窗内都没有出现主动触发，在进入强制窗的第一时间，即给予强制触发，完成本时间段的控制通气。正常成人的呼吸频率为 16 ～ 20 次 / 分，因此采用 SIMV 模式时，除非患者实际呼吸频率很快，其指令通气的频率不宜高于 15 次 / 分（图 4-13-2）。

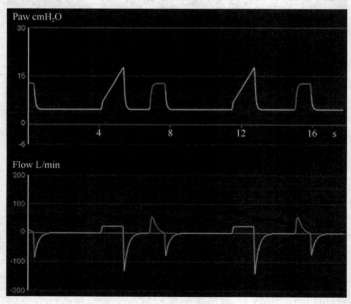

图 4-13-2　同步间歇指令通气

4. 持续气道正压通气（continuous positive airway pressure，CPAP） 是通过按需阀或持续气流，在气道内形成持续正压，以增加肺的闭合容积、改善氧合。实际上 CPAP 就是患者在基础压力提高的情况下，进行完全的自主呼吸，因此应用 CPAP 的患者必须具有正常的呼吸驱动功能。

5. 压力支持通气（pressure support ventilation，PSV） 是一种预设压力、流量切换的辅助通气模式，对患者的自主呼吸给予支持（图 4-13-3）。吸气向呼气的切换为流速切换，大多数呼吸机是在吸入流速降低到峰值流速的 20%～25% 时，切换到呼气。PSV 既可作为呼吸较稳定患者的一种辅助通气模式，也可作为一种撤机手段。PSV 时需设置的呼吸机参数包括触发灵敏度、预设压力水平和流量切换值。部分呼吸机还可设置吸气时的压力升高速度。

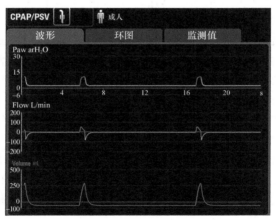

图 4-13-3　压力支持通气

三、呼吸机的调整

关于无创正压通气参数的设定，需要按照患者实际情况决定。NIPV 的吸气压力从低压开始，在 20～30 分钟内逐渐增加压力，根据患者的感觉能够耐受的最高压力。采用此法调节后，常用的通气参数见表 4-13-2。

表 4-13-2　常用的通气参数

参数	常用值
潮气量	7 ～ 15ml/kg（标准体重）
备用呼吸频率	10 ～ 20 次 / 分
吸气时间	0.8 ～ 1.2 秒
吸气压力	10 ～ 30cmH$_2$O
呼气末正压（PEEP）	依患者情况而定（常用：4 ～ 8cmH$_2$O， I 型呼吸衰竭时需要增加 6 ～ 12cmH$_2$O）
持续气道正压通气（CPAP）	6 ～ 15cmH$_2$O

　　男性标准体重 =50+0.91[身高（cm）-152.4]，女性标准体重 =45.5+0.91[身高（cm）-152.4]。

　　机械通气时，呼吸机的设定应考虑机械通气对患者血流动力学的影响、氧合状态、自主呼吸水平等因素。呼吸机常规参数的设置如下：

　　（1）存在自主呼吸的患者，呼吸机辅助呼吸时，呼吸机送气应与患者吸气相配合，以保证两者同步。一般吸气需要 0.8 ～ 1.2 秒，吸呼比为 1 ：3 ～ 1 ：2，当存在需要更长呼气时间的阻塞性气道疾病时，临床医生常将吸呼比降至 1 ：4 或 1 ：5。在肺顺应性较低的情况下，可能需要相反的吸呼比。反比通气可能会改善 ARDS 患者的氧合，且不会升高肺泡峰压和吸气平台压。

　　（2）吸气时间长，可提高平均气道压力，改善氧合。但患者不易耐受，往往需要使用镇静剂甚至肌松剂。而且，呼气时间过短可导致内源性呼气末正压，加重对循环的干扰（图 4-13-4）。

　　（3）呼吸机吸入氧浓度的设置：机械通气时，呼吸机吸入氧浓度的设置一般取决于动脉氧分压的目标水平。由于吸入高浓度氧可产生氧中毒性肺损伤，尤其是新生儿长时间吸入纯氧可导致视网膜损伤，一般要求吸入氧浓度低于 50% ~ 60%。但是，在吸入氧浓度的选择上，不但应考虑到高浓度氧的肺损伤作用，还应考虑气道和肺泡压力过高对肺的损伤作用。对于氧合严重障碍的患者，应在充分镇静肌松、采用适当呼气末正压的前提下，设置吸入氧浓度，使动脉氧饱和度 > 88% ~ 90%。对氧浓度的选择原则：在满足患者需要的情况下，给予尽可能低的氧浓度（图 4-13-5）。

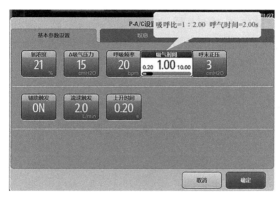

图 4-13-4　吸气时间参数设置

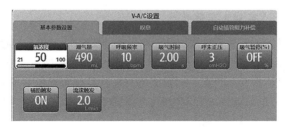

图 4-13-5　吸入氧浓度参数设置

（4）呼吸机呼气末正压的设置：应用呼气末正压（PEEP）的主要目的是增加肺泡的稳定性、改善氧合、延长气体交换时间。对于胸部或上腹部手术患者，术后机械通气时采用 5cmH$_2$O 的呼气末正压，有助于防止术后肺不张和低氧血症（图 4-13-6）。

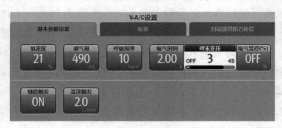

图 4-13-6 呼气末正压参数设置

（5）呼吸频率的设置：采用 CMV 或 A/C 模式时按照正常人呼吸频率设置。采用 SIMV 模式时，控制呼吸的频率应小于 15 次 / 分（图 4-13-7）。

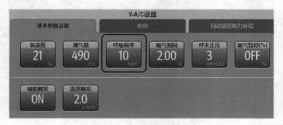

图 4-13-7 呼吸频率参数设置

（一）有创正压通气

对于大多数需要插管且无实质性肺疾病或 ARDS 危险因素的患者，可使用 IPV 处理。在不需要使用肺保护性通气策略时，可使用基本 IPV 设置。而对于有严重肺损伤和其他并发症（如脑卒中）的患者，应采用肺保护性通气策略。这些设置包括：

1. 辅助控制模式。

2. 潮气量 8ml/kg（根据标准体重）。

3. 呼吸频率 12 ～ 20 次 / 分。

4. 吸气流速 60L/min。

5. FiO_2 100%（根据脉搏血氧测定尽快调至 60% 或以下）。

6. PEEP 为 5 ～ 10cmH$_2$O。

（二）肺保护性有创正压通气

对于大多数需要插管且具有急性肺损伤（acute lung injury, ALI）/ARDS 或存在其风险的患者，可使用 LIPV 进行处理。该策略合理的初始设置包括：

1. 辅助控制模式。

2. 潮气量 6 ～ 8ml/kg（根据标准体重）。

3. 呼吸频率 14 ～ 16 次 / 分（可逐步上调至 35 次 / 分，以保持 pH 高于 7.25）。

4. 吸气流速 60 ～ 90L/min。

5. FiO$_2$100%（尽快调至 60% 或以下）。

6. PEEP 为 5 ～ 10cmH$_2$O。

7. 保持平台压为 30cmH$_2$O 或以下。

临床医生应该注意，在急诊呼吸支持中常规使用低潮气量通气策略仍存在争议。主张低潮气量策略的主要原因是：许多需要有创机械通气的急诊患者已经有发生 ARDS 的风险，使用低潮气量有助于防止呼吸机相关肺损伤形式的再次肺损伤。尽管如此，在 IPV 和 LIPV 方法中，潮气量 8ml/kg 是合理的初始设置。

四、机械通气的并发症

（一）无创通气的常见并发症

无创通气的常见并发症包括：①缺乏对气道的控制；②通气压力有限；③气道通路难以密闭（漏气、胃胀气）；④呼吸道湿化和引流不够充分，口咽干燥，排痰障碍；⑤缺乏完整的监测装置；⑥有误吸的风险；⑦呼吸面罩还可导致面部压伤、恐惧（幽闭症）等。

（二）插管并发症

（1）放置气管导管时可能发生的并发症包括上气道和鼻外

伤、牙齿撕脱、口咽裂伤、声带裂伤或血肿、气管裂伤、穿孔、低氧血症和误入食管。

（2）在成人所有插管中，有 3% ～ 9% 的报道误入右主支气管。成人无麻醉插管的误吸率为 8% ～ 19%。长时间使用气管内插管可导致鼻窦炎、气管坏死或狭窄、声门水肿及呼吸机相关性肺炎。

（三）气压伤

（1）气压伤是指肺泡破裂，随后空气进入胸膜腔（气胸）和（或）沿着维管束进入纵隔（纵隔气肿）。最大的危险因素是大潮气量（> 10ml/kg）和升高的气道峰压和平台压（P_{plat} > 35）。对成人呼吸窘迫综合征（ARDS）患者的研究表明，基础肺部病变的严重程度比观察到的气道峰压更能预测气压伤。即便如此，建议最高吸气压力小于 45cmH$_2$O 和平台压小于 30 ～ 35cmH$_2$O。

（2）吸呼比可以通过增加吸气流量、降低潮气量和降低呼吸频率来调节。吸呼比对预防阻塞性气道疾病（如哮喘和慢性阻塞性肺疾病）患者的气压伤是关键。

（3）气压伤的处理包括处理特定的并发症（如胸腔置管引流气胸），通过减少潮气量和 PEEP 将平台压降至 30cmH$_2$O 以下，以及处理潜在的疾病。气压伤可能与病死率增加有关，虽然它通常不是直接的死亡原因。

（四）容积伤

（1）容积伤是指正常肺泡的局部过度膨胀。容积伤在过去 20 年里得到了认可，是肺保护通气策略（潮气量 6 ～ 8ml/kg）的推动力。

（2）计算机断层扫描显示，急性呼吸窘迫综合征有一个特点是肺部不均匀受累。异常实变的肺分散在正常的肺组织内。当机械通气的强制送气进入患者体内时，正压趋向于阻力最小的路径，即正常或相对正常的肺泡，有可能导致其过度膨胀。

这种过度膨胀增加或维持的肺损伤，增加的局部炎症降低了患者从 ARDS 中恢复的可能性。

（3）与正压通气相关的容积伤的另一个方面是与部分塌陷肺泡的打开和关闭过程相关的剪切力。

（4）PEEP 可防止肺泡在呼气结束时完全塌陷，可能对预防这种类型的损伤有益。由于容积伤已被确认，所有 ARDS 或急性肺损伤患者都推荐肺保护通气策略，而在非 ARDS 的机械通气患者中，肺保护通气并没有显示出降低病死率或其他结果。

（五）氧中毒

（1）氧中毒是高 FiO_2 及其使用时长的作用。氧中毒是由于氧自由基的产生，如超氧阴离子、羟基自由基和过氧化氢。氧中毒可引起多种并发症，从轻度气管支气管炎和吸收性肺不张到弥漫性肺泡损伤。

（2）对于引起氧中毒所需的 FiO_2 水平尚无共识，但据报道，维持 50% 或更高的 FiO_2 水平的患者存在这种并发症。临床医生应使用尽可能最低的 FiO_2 达到满意的氧合。

（3）应该在机械通气的前 24 小时内调整 FiO_2 到 60% 或更低。如有必要，应考虑使用 PEEP 来改善氧合，同时保持 FiO_2 安全范围内。合理应用 PEEP 在限制氧中毒风险的前提下维持氧合。

（六）呼吸机相关性肺炎

（1）呼吸机相关性肺炎（VAP）是一种危及生命的并发症，病死率为 33% ～ 50%。

（2）使用机械通气的患者中有 8% ～ 28% 发生这种情况。发病率为每 1000 呼吸机使用天数 1 ～ 4 例。插管后 VAP 的风险最高。据估计，前 5 天的 VAP 发生率为每天 3%，接下来 5 天为每天 2%，之后每天 1%。与呼吸科病房和重症监护病房相比，VAP 在创伤、神经外科或烧伤病房更常见。

（3）VAP 定义为插管后 48 小时内发生的肺实质新发感染。

当出现新的或改变的肺部浸润，并伴有发热、白细胞增多和脓性气管支气管分泌物时，应怀疑 VAP。保护性刷检和支气管肺泡灌洗标本的定性和定量培养可有助于诊断。

（4）在插管后 48 小时内发生的 VAP 中涉及的微生物是上呼吸道的菌群，包括流感嗜血杆菌和肺炎链球菌。早期阶段之后，革兰氏阴性杆菌如铜绿假单胞菌，大肠埃希菌，不动杆菌、变形杆菌和克雷伯菌占多数。金黄色葡萄球菌，尤其是耐甲氧西林金黄色葡萄球菌（MRSA），通常在插管和机械通气 7 天后成为主要感染源。

（5）大多数医学文献建议最初使用广谱抗菌药物治疗，覆盖多耐微生物直到病原体的敏感性被确定后应用敏感抗菌药物。了解每个 ICU 中引起 VAP 的微生物及抗菌药物耐药性的特点是必要的。抗菌药物的选择应根据微生物和在每个 ICU 观察到的抗菌药物耐药性而定。

（6）使用预防感染的集束化管理来预防 VAP 是很重要的。可以用 ICOUGH 来记忆。I 是诱发性肺量计；C 代表咳嗽和深呼吸；O 是口腔护理；U 代表理解；G 代表离床活动；H 是床头抬高。

（七）内源性 PEEP 或自发性 PEEP

（1）内源性 PEEP 或自发性 PEEP 常见于需要延长呼吸呼气期的 COPD 或哮喘患者。这些患者在下一次机器呼吸前可能很难完全呼出应排出的潮气量。当这种情况发生时，后续每个送入潮气量的一部分都可能保留在患者的肺中，这种现象有时被称为呼吸堆积。患者的气道压力峰值增加到一定程度，可导致气压伤、容积伤、低血压、人 - 机不同步或死亡。

（2）使用食管球囊记录胸膜压力的变化是最准确地识别内源性 PEEP 的方法。然而，这种技术在大多数机构无法使用。因此，临床医生必须仔细监测测量到的气道压力峰值。

当确定存在内源性 PEEP 时，患者应调整机械通气参数，以便完全呼气。呼吸机可以通过降低设定的潮气量、增加吸气流量或降低呼吸频率来缩短吸气时间。这些操作，如果正确执行，可以增加呼气时间。正常的吸气和呼气的比例（即 I ∶ E）是 1 ∶ 2。在阻塞性气道疾病患者中，目标 I ∶ E 值应为 1 ∶ 4～1 ∶ 3。

（八）对心血管的影响

（1）机械通气对心血管系统有一定的影响。正压通气可降低前负荷、每搏输出量和心排血量。正压通气也可影响肾血流量和功能，导致液体外周潴留。

（2）当患者接受机械通气时，应激性溃疡和与镇静相关的肠梗阻的发生率增加。事实上，机械通气是胃肠道抑酸治疗的主要适应证。保持胸部正压可能会减少头部静脉回流，增加颅内压，加重躁动、谵妄和睡眠剥夺。

五、机械通气的撤机

NIPV 的治疗时间目前尚没有明确的标准，也与基础疾病的性质和严重程度有关。与有创通气不同，即使是在治疗的急性阶段，NIPV 也不是强制性或持续性的，患者可以暂时停止 NIPV 治疗而接受其他治疗如雾化吸入或常规给氧。现有的临床研究报道中，NIPV 在初始 24 小时内实施的时间及整个 NIPV 治疗疗程变化很大，应视患者的具体情况而定。NIPV 的撤除目前主要依据患者临床症状及病情是否稳定。撤除的方法：①逐渐降低压力支持水平；②逐渐减少通气时间（先减少白天通气时间，再减少夜间通气时间）；③使用 AVAPS 模式；④以上方式联合使用。在尝试有创机械通气撤机之前，临床医生应使用以下标准作为判断患者是否准备好撤机的一般指导原则：

1. 有证据显示呼吸衰竭的基础病因已得到部分纠正。

2. 充分氧合（$FiO_2 < 0.4$ 时 $PaO_2 > 60mmHg$；$PEEP < 10cmH_2O$；$PaO_2/FiO_2 > 150～300$）。

3. 心血管状态稳定（心率＜ 140 次 / 分、血压稳定、没有或极低剂量使用血管加压药）。

4. 无显著的呼吸性酸中毒（pH ≥ 7.25）。

5. 血红蛋白充足（对于无冠心病的患者，血红蛋白通常＞ 7g/dl；对于存在冠心病的患者，血红蛋白通常＞ 10g/dl）。

6. 充足的精神状态（可唤醒；可明确遵循指令；无持续性镇静剂输注）。

7. 稳定的代谢状态（电解质水平可接受）。

浅快呼吸指数（RSBI）是确定脱离和终止机械通气是否准备就绪的常用评估工具；RSBI 测量包括 PEEP 为 0cmH$_2$O 和压力支持为 0cmH$_2$O 时的 1 分钟无辅助呼吸试验。在 1 分钟末，RSBI 等于平均呼吸频率除以平均潮气量（即，RSBI=RR/V$_T$）；已发现 RSBI 值 ≤ 105 最能预测成功拔管。在进行了撤机的初步评估（包括计算 RSBI）后，我们进行自主呼吸试验（spontaneous breathing trial，SBT）来判断患者是否已准备好终止机械通气。进行 SBT 有 3 种方式：①患者处于最小的压力支持和 PEEP；②仅使用 CPAP；③使用 T 管撤机法，该法要求患者在一段预设时间内通过去除气管导管（ETT）呼吸，使用氧气，但不使用呼吸支持。

用于评估患者在 SBT 期间耐受性的标准是呼吸方式、充足的气体交换、血流动力学稳定性和患者舒适度。如果患者能耐受 SBT 持续 30 分钟，就可终止机械呼吸机并移除 ETT。如果患者的情况更不确定，更长（可长达 120 分钟）的 SBT 可能是必要的。

（倪绍洲　代　帅）

第十四章　急诊 FAST[①]

一、目的

床旁快速评估胸腹部闭合性创伤患者的脏器损伤情况。评估是否存在胸腔积液、心包积液、腹水及盆腔积液。

二、适应证

胸腹部闭合性创伤患者或者怀疑可能存在胸腹部闭合性创伤的患者。

三、禁忌证

无绝对禁忌证，对于生命体征不稳定患者应尽快完成检查。

四、操作准备

1. 核对姓名、性别、年龄等信息。

2. 准备足够的超声耦合剂。

3. 保护患者隐私，向患者及家属解释操作目的。

4. 充分暴露患者部位。

5. 选择凸阵探头对检查部位进行扫查。

五、操作步骤

1. 使用相控阵探头或凸阵探头，探头横向放置，标志点朝向患者左侧（相控阵探头，使用凸阵探头时，标志点朝向患者右侧），从脐与剑突连线中点开始，向上滑动扫查发现有心脏跳动声像时调整探头位置（图 4-14-1，标号 1 所示），扫查剑突下切面，评估是否存在液性暗区、舒张期右心房和（或）右心室塌陷、心脏摆动或舞蹈样。

2. 使用凸阵探头扫查右上腹肝周切面、肝肾隐窝切面（图 4-14-1，标号 2、3 所示），评估是否存在无回声区。

---

① FAST 为 focusell assessment with sonography for trauma 缩写。可译为创伤超声重点评估

3. 使用凸阵探头扫查左上腹脾肾间隙切面（图 4-14-1，标号 4、5 所示），评估是否存在无回声区。

4. 使用凸阵探头扫查耻骨上盆腔切面，（图 4-14-1，标号 6 所示）评估是否存在无回声区。

5. 使用凸阵探头扫查左右胸部（图 4-14-1，标号 7、8 所示），评估是否存在胸膜滑动征、A 线、B 线、液性暗区、肺漂浮征（水母征）、蜂窝征或雪花征。使用 M 型超声观察有无肺点、条码征。

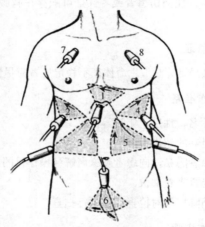

图 4-14-1　扩展 FAST（EFAST）扫查部位及顺序

1. 剑突下扫查；2. 右下胸部及右上腹扫查；3. 肝肾隐窝扫查；4. 左下胸部及左上腹扫查；5. 脾肾间隙切面检查；6. 耻骨上盆腔切面检查；7. 右侧胸部扫查；8. 左侧胸部扫查

六、结果判读

1. 心包、肝肾间隙、脾肾间隙、耻骨上出现液性暗区提示存在积液（图 4-14-2）。

2. 正常的肺部超声可见胸膜滑动征、A 线，胸膜滑动征消失、A 线消失，M 超下可见条码、肺点征提示气胸、局部肺大疱。液性暗区、"水母征"提示胸腔积液。蜂窝征、雪花征提示肺实变或肺梗死。大量 B 线提示肺水肿。

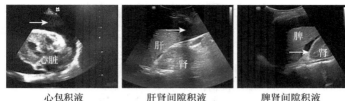

| 心包积液 | 肝肾间隙积液 | 脾肾间隙积液 |

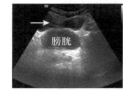

盆腔积液　　　　胸腔积液　　　肺实变（肝样变）

图 4-14-2　不同病变的超声表现

七、注意事项

1. 患者的受伤机制对脏器损伤有提示作用，在快速全面扫查的基础上，可根据受伤机制做重点检查。

2. 在受伤早期、出血量较小或者慢性出血时，FAST 检查可能存在假阴性。

3. 急诊创伤患者可能存在胃肠道气体过多的情况，影响上腹部切面扫查，此时应借助其他检查方式协同判断。

4. 液体受重力影响沉积在体腔内的低位，扫查体腔低位有助于提升阳性率。

5. 应避开开放性伤口，减少开放性伤口污染。

6. 检查完毕后，应协助患者擦去超声耦合剂。协助患者穿衣或盖上被单，保护患者隐私并减少体温散失。

（邹　浩　江　城）

第十五章　基础生命支持

一、目的

基础生命支持（basic life support，BLS）是心搏骤停后挽救生命的最关键措施，包括识别心搏骤停、呼救、胸外按压、人工通气和早期除颤，目的是使心搏骤停患者的心、脑及全身重要器官获得最低限度的紧急血供和氧供，以恢复自主循环（return of spontaneous circulation，ROSC）。

二、适应证

适用于各种病因导致的心跳呼吸骤停的患者，表现为：

1. 无反应（意识丧失）。

2. 无脉搏。

3. 无呼吸或仅是濒死叹息样呼吸。

三、禁忌证

无绝对禁忌证，除非患者家属明确签署拒绝心肺复苏。

四、操作前准备

1. 环境　确保现场环境是安全的。

2. 体位　确保患者仰卧在坚固的平坦表面上，如果患者俯卧，小心将他翻过来。如果怀疑患者有头部或颈部损伤，将患者翻转为仰卧位时应尽量使其头部、颈部和躯干保持在一条直线上。

五、操作方法

（一）心肺复苏

1. 评估现场环境　以患者为中心快速环顾四周，确保现场环境对自己和患者均是安全的。

2. 判断意识　轻拍患者双肩，大声呼喊患者，判断患者有无言语、睁眼、皱眉、肢体动作等反应。

3. 启动应急反应系统　确定患者无反应后，指定专人进行呼救，呼救内容：①院外：拨打 120，获取自动体外除颤仪；②院内：呼叫急救小组，获取除颤仪。

4. 同时判断呼吸和脉搏（在 5 ～ 10 秒内完成）　使用 2 根或 3 根手指查找气管，滑到气管和颈侧肌肉之间的沟内（靠近施救者的一侧），同时扫视患者胸部，观察有无胸部起伏。

5. 胸外按压（图 4-15-1）

（1）患者体位：仰卧在坚固的平坦表面上，尽量充分暴露患者前胸部。

（2）施救者体位：位于患者一侧，采用跪姿，双腿略分开、与肩同宽。

（3）按压位置：胸部正中央、胸骨下半部。

（4）按压手法：将一只手的掌根放在按压位置，另一只手的掌根置于第一只手上，伸直双臂，使双肩位于双手的正上方，双上肢垂直按压于胸壁上。

（5）按压深度：至少 5cm，尽量避免超过 6cm。

（6）按压频率：100 ～ 120 次 / 分。

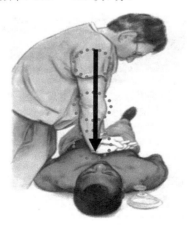

图 4-15-1　胸外按压

（7）尽量避免按压间隙倚靠在患者胸部上，每次按压后使胸廓充分回弹。

（8）复苏过程中尽量减少按压中断（＜10秒）、交换按压控制在5秒以内。

6. 人工通气

（1）清理口腔异物：除明确或高度怀疑气道异物梗阻的患者，不必常规清理口腔异物。

（2）开放气道（图4-15-2）

1）仰头抬颏法：将一只手的小鱼际置于患者的前额，然后用手掌推动，使其头部后仰，将另一只手的示指、中指置于下颌靠近颏部的骨性部分，提起下颌，使患者下颌角与耳垂的连线垂直于地面。

2）推举下颌法（怀疑有颈椎损伤时）：将两只手分别置于患者的头两侧，将双肘置于患者仰卧的平面上，将示指、中指、无名指置于患者的下颌角下方并用双手提起下颌，使下颌前移；如果双唇紧闭，请用拇指推开下唇，使嘴唇张开。

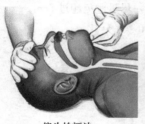
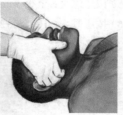

仰头抬颏法　　　　　　　　　推举下颌法

图4-15-2　开放气道

（3）人工通气（口对口、口对面罩、球囊面罩、高级气道）：

1）口对口人工通气（如有防护装置、尽量使用）：充分开放气道，置于患者前额的手的示指、中指紧捏患者鼻部，平静吸气后，用口唇将患者口唇完全包住，保证不漏气，进行匀速吹气，每次吹气时间超过1秒，同时观察患者胸廓有无起伏，通气后松开患者口唇及鼻部，连续进行 2 次通气。

2）球囊面罩人工通气：①到患者头部的正上方位置；②以鼻梁作参照，把面罩放在患者的脸上，面罩狭窄处位于患者的鼻梁处；③使患者头部后仰，提起下颌保持气道开放时，使用"E-C"钳手法将面罩固定就位；④将一只手的拇指和示指放在面罩一侧，形成"C"形，并将面罩边缘压向患者面部；⑤使用剩下的手指提起下颌角（3 个手指形成"E"形），开放气道，使面部紧贴面罩；⑥挤压球囊给予通气（每次 1 秒钟），同时观察胸廓是否隆起。

3）若已对患者建立高级气道（如声门上设备、导管内导管），每 6 秒给予一次通气（每分钟 10 次）。

7. 以胸外按压与人工通气 30 ∶ 2 的比例为 1 个循环。

（二）电除颤

1. 自动体外除颤器（automated external defibrillator，AED）的使用

（1）开启 AED：打开外包装，按下"开关"键。

（2）贴电极片：选择合适的电极片，贴在患者裸露的胸部上。

（3）连接电极：将电极插头连接到 AED 上。

（4）分析心律：遣散患者周围人等后，使用 AED 分析心律。

（5）给予电击：如果 AED 分析后建议电击，遣散所有人后，按下"电击"键。

（6）除颤后立即从胸外按压开始继续心肺复苏。

2. 手动电除颤

（1）选择"手动除颤"挡、"非同步"模式。

（2）能量选择：采用除颤仪制造商建议的能量水平，如未知、使用可用的最大能量水平（通常：单向波 360J/ 双向波 200J），涂上导电糊或垫上盐水纱布。

（3）放置电极板：右锁骨正下方（心底部）、左乳头外侧（心尖部），观察心电，证实需除颤。

（4）确认自己及其他人未与患者接触，充电，再次确认无人接触患者，两拇指同时按"放电"键进行除颤。

（5）除颤后立即从胸外按压开始继续心肺复苏。

BLS医务人员成人心搏骤停抢救流程见图4-15-3。

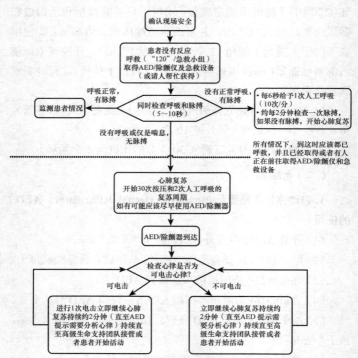

图 4-15-3　心搏骤停抢救流程图

六、并发症

1. 胸骨及肋骨骨折、气胸、血胸、肺挫伤等。

2. 胃胀气、胃内容物反流和误吸。

3. 皮肤灼伤、心肌损伤、急性肺水肿、低血压和心律失常。

（倪绍洲　熊　丹）

第十六章　动脉穿刺术

一、目的

为监测动脉血相关指标如血气分析、监测动脉血压、血管造影及其他相关疾病治疗进行单次性穿刺、动脉置管、动脉导管术等。

二、适应证

1. 需要频繁进行血气分析，如急性呼吸衰竭时。

2. 需要密切监测患者血压时，如休克、手术麻醉、高血压急症或应用血管活性药物治疗期间。

3. 需持续监测心排血量和每搏输出量，如 PICCO 监测。

4. 其他特殊诊疗：血管介入诊疗、行区域性化疗、体外膜氧合（ECMO）等。

三、禁忌证

1. 拟穿刺动脉血栓形成，或凝血功能障碍。

2. 穿刺动脉有痉挛、血肿、动脉瘤或血栓形成。

3. 穿刺部位感染。

4. 患者不合作或躁动不安，如果病情需要，可在镇静剂应用的情况下进行穿刺。

5. 动脉闭塞或由于纤维瘢痕等因素导致穿刺困难者。

6. 慢性严重心、肺或肾疾病、晚期肿瘤等不能耐受者。

四、操作前准备

口罩、帽子、无菌手术衣、无菌手套、无菌治疗单；碘伏或 75% 乙醇、消毒棉签（球）、无菌纱布；动脉穿刺包（动脉留置导管，导引钢丝，金属穿刺针）、三通、套管针、无菌注射器；延伸连接管、加压装置、测压装置；生理盐水、普通肝素、局麻药（如利多卡因）；无菌贴膜、无菌胶带、采血试管等。

五、操作方法

1. 桡动脉穿刺 - 血气分析

（1）腕下垫纱布卷，背伸位，常规皮肤消毒、铺洞巾。

（2）桡动脉穿刺点：桡骨茎突近端 1cm 处。

（3）术者立于患者穿刺侧，戴无菌手套，以左手示指和中指在桡侧腕关节上 2cm 动脉搏动明显处固定欲穿刺的动脉。

（4）右手持注射器（已用肝素生理盐水冲洗），在两指间垂直或与动脉走向成 40° 角刺入。

（5）如见鲜红色血液直升入注射器，表示已刺入动脉，用左手固定原穿刺针的方向及深度，右手采血 2ml。

（6）操作完毕，迅速拔出针头，局部加压不得少于 5 分钟。

（7）抽取动脉血后，排出注射器内气体，立即将注射器针头插入橡皮塞内，防止空气进入，以免影响检测结果。

2. 股动脉穿刺 - 血气分析

（1）协助患者取仰卧位，下肢伸直略外展、外旋，常规消毒穿刺部位皮肤。

（2）股动脉穿刺点：皮肤进针处应选择腹股沟韧带下 2～3cm 处，多数在皮肤皱褶下 1cm 左右，股动脉搏动最强点的部位。

（3）术者在穿刺侧，左手示指和中指触及股动脉搏动最明显处并固定。

（4）右手持注射器（已用肝素生理盐水冲洗），在两指间垂直或者与动脉走向成 40° 角刺入。

（5）如见鲜红色血液直升入注射器，固定注射器，右手采血 2ml。

（6）操作完毕，迅速拔出针头，局部加压不得少于 5 分钟。

（7）抽取动脉血后，排出注射器内气体，立即将注射器针头插入橡皮塞内，防止空气进入，以免影响检测结果。

3. 桡动脉 - 连续血压检测

（1）常规消毒铺巾，1% 利多卡因局部麻醉。

（2）距动脉搏动最明确处 0.5～1.0cm，相应型号套管针穿入皮肤。

（3）针头方向与血流方向相对。

（4）针头与皮肤的角度根据患者的胖瘦和动脉的深浅而定，越瘦越表浅角度越小，约 10°。

（5）在退出针芯时有鲜红色动脉血喷出即表明穿刺成功。

（6）迅速将送入的套管与测压管连接。

（7）妥善固定套管。

4. 股动脉 - 连续血压检测

（1）腹股沟韧带下方 2cm 左右，股动脉搏动表面，三指确定动脉走向或超声定位引导。

（2）常规消毒铺巾，1% 利多卡因局部及动脉周围浸润麻醉。

（3）针头方向与血流方向相对，穿刺针与皮肤成 45° 进针，针进入动脉时可见鲜红色动脉血喷出。

（4）如有血液从针尾涌出，即可插入"J"形导引钢丝；如无血液流出，可缓慢退针，直至有血液涌出，表示穿刺成功。

（5）插入导引钢丝时应无阻力，若有阻力不可插入，否则将穿透动脉进入软组织内。

（6）将钢丝由针腔送入动脉，然后退出金属穿刺针，将钢丝留置在动脉内，盐水纱布擦拭导引钢丝。

（7）将动脉导管沿钢丝导入动脉，再将钢丝撤出，可见动脉血由导管喷射出。

（8）迅速连接测压管。

（9）妥善固定套管。

六、并发症

1. 出血及血肿。

2. 血栓及栓塞。

3. 血管损伤：动脉夹层、血管破裂、假性动脉瘤、动静脉瘘、血管闭塞等。

4. 感染。

5. 医源性失血。

6. 桡动脉置管可引起周围神经病，股动脉置管可引起腹膜后血肿，腋动脉置管可引起臂丛病变，而肱动脉置管可引起正中神经损伤。

（倪绍洲　代　帅）

第十七章　心包穿刺术

一、目的

1. 诊断性穿刺，对心包积液性质的判断与协助病因的诊断。

2. 治疗性穿刺，引流心包腔内积液，降低心包腔内压，是急性心脏压塞的急救措施。对于某些心包积液，注射抗菌药物等药物进行治疗。

二、适应证

1. 大量心包积液出现心脏压塞，穿刺抽液以解除压迫症状。

2. 抽取心包积液协助诊断，确定病因。

3. 心包腔内给药治疗。

三、禁忌证

1. 以心脏扩大为主而积液少者。

2. 有严重出血倾向或凝血功能障碍者应慎重考虑利弊。

四、操作前准备

1. 向患者及家属说明检查的必要性及应注意事项。

2. 物品准备　准备 2% 利多卡因及心电图机、抢救药品、心脏除颤器和人工呼吸器。准备无菌普通或一次性穿刺包，内含穿刺空针、注射器、孔巾、标本瓶、纱布、胶布、消毒液、手套、止血钳等。如行持续心包液引流则需要准备：穿刺针、导丝、尖刀、扩皮器、外鞘管、猪尾型心包引流管、三通、肝素帽 2 个、纱布等。

3. 体位　患者一般取坐位或半卧位，暴露前胸、上腹部。

4. 穿刺点定位（图 4-17-1）

（1）剑突下穿刺：在剑突与左肋弓夹角处进针，针体与腹壁成 30°～40°，向后、向上并稍向左侧，刺入心包腔下后部。

（2）心尖部穿刺：如果选择心尖部进针，在左侧第 5 肋间心浊音界内 2.0cm 左右进针，穿刺针自下而上，向脊柱方向缓慢刺入心包腔。

（3）超声定位穿刺：沿超声确定的穿刺点、穿刺方向和穿刺深度进针。

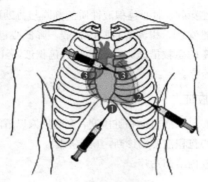

图 4-17-1　穿刺点定位

五、操作方法

1. 消毒局部皮肤，覆盖消毒洞巾，在穿刺点自皮肤至心包壁层做局部麻醉。

2. 术者将连于穿刺针的橡胶皮管夹闭，选择合适的穿刺针，在选定且局部麻醉后的部位进针。

3. 缓慢负压下进针，见到液体从针管流出时，提示穿刺针已进入心包腔，如果有心脏搏动撞击针尖感时，应稍退针少许，以免划伤心脏，同时固定针体。

4. 进入心包腔后，助手将注射器接于橡胶管上，放开钳夹处，缓慢抽液，当针管吸满后，取下针管前，应先用止血钳夹闭橡皮管，以防空气进入。记录抽液量，留标本送检。抽液完毕，拔出针头或套管，覆盖消毒纱布，压迫数分钟，并以胶布固定，必要时可留置导管。

5. 若需行心包积液持续引流，术者确定穿刺针进入心包腔后，由助手沿穿刺针送入导丝，术者退出穿刺针，尖刀稍微切开穿刺点皮肤。然后，沿导丝置入扩张管，捻转前进，以扩张穿刺部位皮肤及皮下组织，再退出扩张管。最后，沿导丝置入心包引流管后撤出导丝，观察引流效果，必要时可适当调整引流管深度及位置，保证引流通畅。固定引流管后接引流袋，缓慢引流并记录引流的液体量，同时取一定量的标本送检。引流管的保持时间根据病情需要决定。病情稳定后，可拔出引流管，盖消毒纱布并压迫数分钟，用胶布固定。

六、注意事项

1. 严格掌握适应证。因此术有一定危险性，应由有经验医师操作或指导，并应在心电图监护下进行穿刺。

2. 术前须进行心脏超声检查，确定液平段大小与穿刺部位，选液平段最大、距体表最近点作为穿刺部位，或在超声显像指导下进行穿刺抽液更为准确、安全。

3. 术前应向患者作好解释，消除顾虑，并嘱其在穿刺过程中切切勿咳嗽或深呼吸。术前半小时可服地西泮 10mg 与可待因 0.03g。

4. 麻醉要完善，以免因疼痛引起神经源性休克。

5. 抽液量第一次不宜超过 100～200ml，以后再抽渐增到 300～500ml。抽液速度要慢，若抽液过快、过多，会使大量血回心导致肺水肿。

6. 如抽出鲜血，应立即停止抽吸，并严密观察有无心脏压塞出现。

7. 取下空针前夹闭橡胶管，以防空气进入。

8. 术中、术后均需密切观察呼吸、血压、脉搏等的变化。

七、并发症

1. 肺损伤、肝损伤　术前采用超声心动图定位，选择合适的进针部位及方向，谨慎操作，缓慢进针，避免损伤周围脏器。

2. 心肌损伤及冠状动脉损伤　选择积液量多的部位，并尽可能地使穿刺部位离心包最近，术前用超声心动图定位，测量从穿刺部位至心包的距离，以决定进针的深度，同时谨慎操作，缓慢进针。

3. 心律失常 穿刺针损伤心肌时，可以出现心律失常。术中应缓慢进针，注意进针的深度。一旦出现心律失常，立即后退穿刺针少许，观察心律变化。操作过程中注意心电、血压监测。

4. 感染 严格遵守无菌操作，穿刺部位充分消毒，避免感染。持续心包引流的患者必要时可酌情使用抗菌药物。

（夏　剑　甘佼弘）

第十八章 骨髓穿刺术

一、目的

1. 观察骨髓内细胞形态及分类。

2. 检查造血功能，辅助诊断造血系统疾病，检查某些寄生虫感染。

3. 做骨髓培养，以便应用抗癌药及免疫抑制药。

4. 做骨髓移植、骨髓腔输液、输血和注药等治疗。

二、适应证

1. 各种血液病的诊断、鉴别诊断及治疗随访。

2. 不明原因的红细胞、白细胞、血小板数量增多或减少及形态学异常。

3. 不明原因发热的诊断与鉴别诊断，可做骨髓培养，骨髓涂片找寄生虫等。

三、禁忌证

1. 血友病患者禁做骨髓穿刺。

2. 局部皮肤有感染、肿瘤时不可穿刺。

3. 妊娠中晚期孕妇做穿刺应慎重。

四、操作前准备

1. 准备 2% 利多卡因，骨髓穿刺包，内含穿刺针、注射器、孔巾、玻片、纱布、胶布、消毒液、手套等。

2. 体位 胸骨及髂前上棘穿刺时取仰卧位。髂后上棘穿刺时应取侧卧位。腰椎棘突穿刺时取坐位或侧卧位。

3. 穿刺点定位（图 4-18-1）

（1）髂前上棘：常取髂前上棘后上方 1 ～ 2cm 处作为穿刺点，此处骨面较平，容易固定，操作方便安全。

（2）髂后上棘：位于骶椎两侧、臀部上方骨性突出部位。

（3）胸骨柄：此处骨髓含量丰富，当上述部位穿刺失败时，可做胸骨柄穿刺，但此处骨质较薄，其后有心房及大血管，严防穿透发生危险，较少选用。

（4）腰椎棘突：位于腰椎棘突突出处，极少选用。

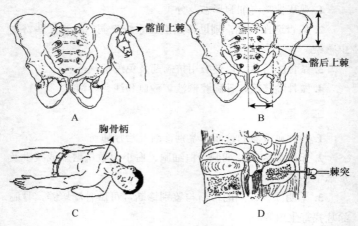

图 4-18-1　穿刺点定位

五、操作方法

1. 常规消毒皮肤，戴无菌手套、铺消毒洞巾，用 2% 利多卡因做局部浸润麻醉直至骨膜。

2. 将骨髓穿刺针固定器固定在适当长度上（髂骨穿刺约 1.5cm，肥胖者可适当放长，胸骨柄穿刺约 1.0cm），以左手拇、示指固定穿刺部位皮肤，右手持针与骨面垂直刺入（若为胸骨柄穿刺，穿刺针与骨面成 30° ～ 40° 角斜行刺入），当穿刺针接触到骨质后则左右旋转，缓缓钻刺骨质，当感到阻力突然消失，且穿刺针已固定在骨内时，表示已进入骨髓腔。

3. 用干燥的 20ml 注射器，将内栓退出 1cm，拔出针芯，接上注射器，用适当力度缓慢抽吸，可见少量红色骨髓液进入注射器内，骨髓液抽吸量以 0.1 ～ 0.2ml 为宜，如未能抽得骨髓液，可能是针腔被皮肤、皮下组织或骨片填塞，也可能是进针太深或太浅，针尖未在髓腔内，此时应重新插上针芯，稍加旋转或再钻入少许或再退出少许，拔出针芯，如见针芯上带有血迹，再行抽吸可取得骨髓液。

4. 取下注射器，将骨髓液推于玻片上，由助手迅速制作涂片 5 ～ 6 张，送检细胞形态学及细胞化学染色检查。如需做骨髓培养，再接上注射器，抽吸骨髓液 2 ～ 3ml 注入培养液内。

5. 抽吸完毕，插入针芯，轻微转动拔出穿刺针，将消毒纱布盖在针孔上，稍加按压，用胶布加压固定。

六、注意事项

1. 穿刺针进入骨质后避免摆动过大，以免折断。

2. 胸骨柄穿刺不可垂直进针，不可用力过猛，以防穿透内侧骨板。

3. 抽吸骨髓液时，逐渐加大负压，做细胞形态学检查时，抽吸量不宜过多，否则使骨髓液稀释。

4. 骨髓液抽取后应立即涂片。

5. 多次干抽时应进行骨髓活检。

6. 注射器与穿刺针必须干燥，以免发生溶血。

7. 术前应做凝血时间、血小板等检查。

（夏 剑 甘佼弘）

第十九章 血液净化

一、血液净化技术原理

血液净化包括肾脏替代治疗（RRT）、血液灌流（HP）及血浆置换（PE）等。肾脏替代治疗基本模式包括三类，即血液透析（HD）、血液滤过（HF）和血液透析滤过（HDF）。CRRT（continuous renal replacement therapy）也就是连续性肾脏替代治疗，是一组方法的总称。

1. 弥散 利用分子的自由运动，溶质分子依靠浓度梯度从半透膜浓度高的一侧向浓度低的一侧转运，使整个体系的浓度达到一致。而分子量越小的物质运动的速度越快，因而弥散能很好地清除小分子量（分子质量 < 500Da）的物质，如尿素氮、各种电解质、胍类、酚类等物质，对大分子溶质如细胞因子等清除效果差（图 4-19-1）。

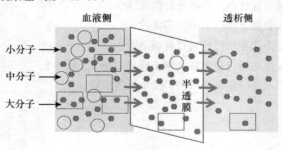

图 4-19-1 弥散

2. 对流 利用半透膜两侧的压力差来实现溶质的移动。这种方式对中分子量物质（分子质量为 500 ～ 5000Da）如各种激素等清除效果较好，清除的快慢取决于跨膜压。对流对中大分子溶质清除效果比弥散好。如果清除的物质是溶质、分子，那么称之为对流；如果清除的物质是水，则称之为超滤。超滤与对流的原理相同，只是清除的物质不同（图 4-19-2）。

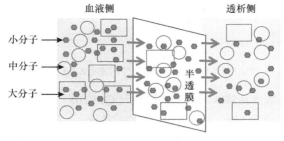

图 4-19-2　对流

3. 吸附　利用正、负电荷的相互作用或范德瓦耳斯力的作用，溶质通过与固定吸附剂如活性炭、吸附树脂等结合而被清除。这种方式能很好地清除大分子物质（分子质量＞ 5000Da），如某些蛋白质、毒物及药物等（图 4-19-3）。

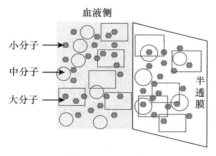

图 4-19-3　吸附

二、常见血液净化模式

1. 缓慢连续性超滤（SCUF）　利用单纯超滤缓慢清除体内过多液体，因只是清除水分，治疗过程中不需要额外使用透析液及置换液。因无法有效清除溶质，临床上常用于单纯容量过负荷的患者（图 4-19-4）。

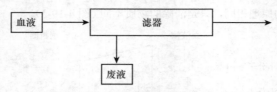

图 4-19-4　缓慢连续性超滤（SCUF）

2. 连续性静脉 - 静脉血液透析（CVVHD）　主要通过弥散的原理清除溶质。对小分子的清除效能较高，而对中、大分子的清除效能较差。这种清除方式靠浓度差来实现，一旦膜的两侧浓度达到一致，弥散也就停止了，因此需要补充透析液，而不需要置换液（图 4-19-5）。

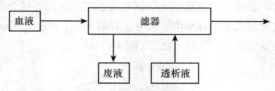

图 4-19-5　连续性静脉 - 静脉血液透析（CVVHD）

3. 连续性静脉 - 静脉血液滤过（CVVH）　通过对流原理清除中、小分子溶质，尤其对中分子的清除效果更好。这种清除方式模仿肾小球的滤过方式，但是却没有肾小管的重吸收功能，因而需要额外补充置换液来代替肾小管的重吸收功能。根据置换液补充的位置位于滤器前后可分为前稀释、后稀释以及前后混合稀释的方式。前稀释能够稀释滤器中的血液，可以减少滤器凝血事件的发生并减少肝素的用量。但由于同时稀释了血液中的溶质，在同样的治疗剂量与超滤量情况下，对溶质的清除效率低于后稀释（图 4-19-6）。

4. 连续性静脉 - 静脉血液透析滤过（CVVHDF）　CVVH和 CVVHD 的结合，通过对流和弥散清除溶质，在一定程度上兼顾了对不同大小分子溶质的清除能力。需要同时补充置换液和透析液（图 4-19-7）。

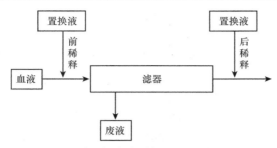

图 4-19-6　连续性静脉 - 静脉血液滤过（CVVH）

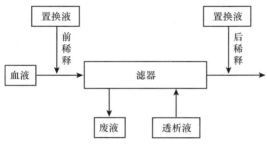

图 4-19-7　连续性静脉 - 静脉血液透析滤过（CVVHDF）

5. 血液灌流（HP）　利用吸附原理，通过灌流器吸附血液中的毒物、药物，也可利用特异性吸附柱来对某些特定物质进行吸附，如胆红素吸附、内毒素吸附等。

三、CRRT 在急诊的应用

急诊应用 CRRT 的目的主要有两大类，一是急性肾损伤伴或不伴有其他脏器功能的损伤；二是非肾脏疾病或非肾损伤的急危重症状态，如器官功能障碍的支持、缓慢清除水分和溶质、稳定水电解质等内环境及解救中毒等。

1. 急性肾损伤（AKI）　包括以下指征：① AKI 患者伴有血流动力学不稳定；② AKI 患者伴有颅内压增高或脑水肿；③ AKI 患者伴有心功能不全；④ AKI 患者伴有高分解代谢；⑤ AKI 患者伴有严重水、电解质紊乱和酸碱失衡；⑥ AKI 患者伴有肺水肿。

根据病情需要选择不同的模式。

2. 急性失代偿性心力衰竭（ADHF） 对于液体超负荷及利尿剂抵抗的 ADHF 患者，可在肾功能恶化前尽早行血液净化治疗。常用的模式有缓慢连续性超滤（SCUF）和连续性静脉-静脉血液滤过（CVVH）。

3. 急性中毒 建议药物或毒物中毒后 4～6 小时内行血液净化治疗，12 小时后再进行治疗时效果较差。对于药物或毒物剂量较大、中毒症状明显的重症患者，经洗胃和内科常规处理后，应立即进行 CRRT 或血液灌流（HP）治疗；对于部分中毒症状不明显，但伴有一个及以上器官受损的患者，尤其是伴有急性肾衰竭的患者，在出现严重并发症之前，即应行 CRRT 治疗。

影响毒物清除的特性包括：

（1）蛋白结合率：只有游离的毒物才可以被血液净化清除，毒物进入体内主要与白蛋白结合，对于蛋白结合率高的毒物，对流和弥散的清除率很低，只有通过血液灌流清除。

（2）表观分布容积（V_d）：代表毒物在血管内外分布的比例。V_d 大说明毒物与组织结合率高，分布在血管外，较难清除（如地高辛和三环抗抑郁药），但 V_d 大的毒物存在"二次分布"现象，血液中毒物很快分布到组织中，故强调早期治疗；V_d 小说明毒物与组织结合率低，分布在血管内（如苯妥英钠、苯唑西林），容易清除。

4. 脓毒症 CRRT 治疗脓毒症的时机是建议早期干预，诊断脓毒性休克 12～48 小时内开始 CRRT 治疗。但目前如何界定"早期治疗的时机"尚未达成一致。建议临床医生可将危重患者入院或入住 ICU 的天数、AKI 标准和器官（MODS、SOFA）及全身病情（APACHE Ⅱ）评判的标准结合，制定早期开始 CRRT 治疗的指标。CVVH/CVVHDF 为主要治疗模式。

5. 重症急性胰腺炎（SAP） SAP 行 CRRT 治疗应在确诊 48～72 小时内进行，伴有以下情况者可立即治疗：①急性肾衰竭，或尿量≤ 0.5ml/（kg·h）；②2 个或 2 个以上器官功能障碍；③早期高热（＞39℃）伴心动过速、呼吸急促，经常规处理效果不明显者；④严重水、电解质紊乱；⑤胰性脑病或毒性症状明显者；⑥急性肺损伤或 ARDS。CVVH、CVVHDF 是合适的 CRRT 治疗模式。

6. 严重创伤 严重创伤患者常合并严重的横纹肌溶解综合征和脓毒血症，尽快清除肌红蛋白和炎症介质是治疗的关键。建议采用 CVVH 或 CVVHDF 模式治疗。

四、抗凝方案

1. 对于无出血风险的重症患者，可以采用全身抗凝（普通肝素或低分子量肝素，持续给药）或局部抗凝（枸橼酸抗凝）。

2. 对于低出血风险患者，建议使用小剂量普通肝素。

3. 对于无肝衰竭的高危出血风险患者，建议采用局部枸橼酸抗凝。

4. 对于高危出血风险患者又无条件实施局部抗凝时，可采取无抗凝策略。

五、仪器及参数设置

CRRT 机常见的参数设置如下：

1. 血液流速（blood flow rate，BFR） 指仪器运行时的血液流速。一般设置为 100 ~ 200ml/min，对血流动力学不稳定的患者可从 50 ~ 100ml/min 开始，5 分钟后生命体征无异常且稳定后逐步上调 BFR；对血流动力学稳定的患者，可以将 BFR 设置为 100 ~ 150ml/min，5 分钟后生命体征无变化可调整至理想状态。

2. 超滤率（ultrafiltrate rate，UFR） 指单位时间内单位体重的废液流量。

3. 净脱水速率 根据患者容量状态、血流动力学是否稳定以及当天容量管理目标制定。

净脱水速率 = 净脱水量 / 拟进行 CRRT 的时间

净脱水量 = 目标平衡量 +（总入量 - 总出量）

4. 置换液流速（replacement flow rate，RFR）

$$RFR = 目标 UFR \times 体重 - 净脱水速率$$

置换液的输入途径有前置换和后置换两种。置换液在滤器之前输入为前置换，在滤器之后（静脉壶上）输入为后置换。前置换滤器的使用寿命也相对较长，但溶质清除效率低；后置换溶质清除效率高，滤器的使用寿命较前稀释短。

5. 滤过分数　　是指从血液中超滤出的液体占血液的百分比。滤过分数越高，血液浓缩得越明显。

6. 透析液流速（dialysate flow rate，DFR）　　通常建议 DFR 为 20ml/（kg·h）。

7. 抗凝剂　　肝素的负荷剂量为 1000 ~ 3000U 静脉滴注，维持剂量为 5 ~ 15U/（kg·h）；低分子量肝素的负荷剂量为 15 ~ 25U/kg，维持剂量为 5 ~ 10U/（kg·h）；局部枸橼酸抗凝时，在滤器前输注 4% 枸橼酸三钠（136mmol/L），为了达到有效抗凝浓度，滤器后离子钙浓度应维持于 0.2 ~ 0.4mmol/L，在滤器后补充氯化钙或葡萄糖酸钙溶液以补充 CRRT 治疗时通过滤器清除的钙剂。

六、CRRT 常见并发症及处理

1. 血管通路并发症

（1）与技术操作、血管条件等因素有关的并发症：操作者对局部解剖结构不熟悉、专业熟练度不够，反复用穿刺针穿刺或误穿动脉，易导致穿刺局部渗血、血肿形成或造成动静脉内瘘，故要求操作者有丰富的临床实践经验及熟练的操作技术。一旦形成皮下血肿或局部渗血，应建议患者尽量减少局部活动，局部加压，且置管后不要立即行 CRRT，如需行 CRRT，应尽量少用或不用抗凝剂。

（2）导管相关感染：导管相关感染是 CRRT 导管留置期间常见且严重的并发症之一，严重者可导致导管相关性血流感染，甚至引起多脏器衰竭而危及生命。需要及时拔除导管并给予抗感染治疗。

（3）导管固定不当：患者躁动、肢体活动过度及外力牵引等因素均可导致导管脱落。加强宣教、妥善固定、严密监察可减少其发生。

（4）导管内形成血栓：多为不正确的封管技术导致导管内形成血栓，影响导管腔血流速度，影响 CRRT 的顺利进行。术前充分评估患者的凝血功能、术中熟练掌握正确的封管技术、术后及时冲洗、加强护理。

2. 血滤器相关并发症 血滤器是最易形成血凝块的部位之一，选择合适的抗凝方案及 CRRT 模式可减少滤器内血凝块形成的概率，滤器血凝块形成时常导致跨膜压升高，而当跨膜压超过 6.67kPa 时易引起溶血。治疗过程中应全程严密观察各种治疗参数，压力明显增高时使用生理盐水冲洗或增加抗凝剂用量，发现溶血血浆出现在回输体内的管路中，必须及时终止治疗。

3. 治疗相关并发症

（1）电解质紊乱及酸碱平衡失调：这主要是由于 CRRT 时电解质丢失而没有及时补充或使用枸橼酸钠作为抗凝剂所引起的。通过透析液或置换液补充电解质可避免电解质紊乱的出现。

（2）凝血功能异常：出血是 CRRT 常见并发症之一，包括留置静脉导管相关的出血及抗凝引起的出血。CRRT 肝素抗凝时出血是主要的并发症。

（3）心血管并发症：超滤速度过快、液体不平衡、透析液或置换液的钠水平太低、心脏本身因素等均可导致低血压发生。治疗期间应密切监测患者血压、心率、血流动力学等指标，加强容量管理、调整超滤速度以及改善心脏功能等，减少低血压的发生。

（4）其他：CRRT 由于大量置换液或透析液的输入以及体外循环丢失热量造成的低温，患者常有寒战或畏寒的感觉。使用体外血流加温器，建议室温保持在 18～28℃，严密监测患者体温变化及体温下降的幅度，注意保暖。

（夏 剑 甘仞弘）

第五篇 急诊科常用药物

第一章 呼 吸 系 统

1. 垂体后叶注射液（6U/ 支）

用法及用量：生理盐水或 5% ～ 10% 葡萄糖注射液 500ml+ 垂体后叶注射液 24U，从每分钟 0.1U 开始，可根据情况逐渐加大到 0.2U/min，可持续静脉滴注 2 ～ 3 天。

适用于支气管出血、消化道出血、产科催产及产后缩宫止血等。对尿崩症有减少尿量作用。

2. 盐酸溴己新葡萄糖注射液（100ml/ 瓶）

用法及用量：盐酸溴己新葡萄糖注射液 100ml，每日 2 ～ 3 次，静脉滴注。

适用于慢性阻塞性肺疾病及其他肺部感染患者，促进排痰，属于化痰药物。

3. 吸入用布地奈德混悬液 [（0.5 ～ 1）mg/2ml/ 支]

用法及用量：生理盐水 2ml+ 吸入用布地奈德混悬液 2ml，雾化吸入，每 12 小时 1 次。

适用于支气管哮喘、喘息性慢性支气管炎及其他原因引起的喘息。

4. 硫酸沙丁胺醇雾化吸入溶液（0.1g/2ml/ 支）

用法及用量：生理盐水 2ml+ 硫酸沙丁胺醇雾化吸入溶液 1ml，雾化吸入，每日 2 ～ 3 次。或生理盐水 2ml+ 沙丁胺醇雾化吸入溶液 1ml+ 布地奈德针 2ml，雾化吸入，每日 2 次。

该药是 β_2 受体激动剂，用于缓解支气管痉挛。

5. 氨茶碱注射液（0.5g/2ml/ 支）

用法及用量：5% 葡萄糖注射液 250ml+ 氨茶碱注射液 0.25g，每日 1 ～ 2 次静脉滴注。

适用于哮喘型支气管炎，喘息性慢性支气管炎，也可用于心力衰竭。

6. 多索茶碱葡萄糖注射液（100ml/瓶）

用法及用量：多索茶碱葡萄糖注射液 100ml，每日 1 次，静脉滴注。

适用于支气管哮喘、喘息性慢性支气管炎及其他支气管痉挛引起的呼吸困难。

7. 盐酸氨溴索注射液（15mg/支）

用法及用量：生理盐水 100ml+ 盐酸氨溴索注射液 30mg，每日 1 ～ 2 次，静脉滴注。

适用于肺部感染，痰不易咳出。

8. 复方甲氧那明胶囊（12.5mg）

用法及用量：15 岁以上患者，每日 3 次，每次 2 粒，饭后口服。

适用于哮喘急性发作、喘息性支气管炎及其他原因引起的呼吸系统疾病所致咳嗽、咳痰、喘息。

9. 注射用甲泼尼龙琥珀酸钠（40mg/支）

用法及用量：40mg 静脉注射，每日 1 ～ 3 次，根据病情时减量或停用。

适用于 AECOPD、哮喘急性发作。

10. 氢溴酸右美沙芬口服液（100ml/瓶）

用法及用量：氢溴酸右美沙芬口服液 10ml，每日 3 次，口服。

适用于各种原因引起的干咳。

11. 复方磷酸可待因口服液

用法及用量：复方磷酸可待因口服液 10ml，每日 3 次，口服。

适用于各种原因引起的干咳。

12. 乙酰半胱氨酸泡腾片（0.2g/片）

用法及用量：乙酰半胱氨酸泡腾片 0.6g，每日 1 ～ 3 次，口服。

适用于各种呼吸道感染引起的痰黏稠不易咳出。

13. 复方甘草口服液（100ml/ 瓶）

用法及用量：复方甘草口服液 10ml，每日 3 次，口服。

适用于各种炎症引起的咳嗽、咳痰，痰黏稠不易咳出，小儿、孕妇禁用。

14. 盐酸氨溴索片（30mg/ 片）

用法及用量：盐酸氨溴索片 30mg，每日 3 次，口服。

适用于各种炎症引起的咳嗽、咳痰，痰黏稠不易咳出。

15. 孟鲁司特钠片（10mg/ 片）

用法及用量：孟鲁司特钠片 10mg，每日 1 次，口服。

适用于过敏性鼻炎、支气管哮喘人群。

16. 富马酸酮替芬片（1mg/ 片）

用法及用量：富马酸酮替芬片 1mg，每日 1 ～ 2 次。

适用于多种类型支气管哮喘，对过敏性哮喘疗效尤为显著。

17. 盐酸依匹斯汀片（10mg/ 片）

用法及用量：盐酸依匹斯汀片 10 ～ 20mg，每日 1 次，口服。

适用于过敏性鼻炎、荨麻疹、过敏性支气管哮喘。

18. 氯雷他定片（10mg/ 片）

用法及用量：氯雷他定片 10mg，每日 1 次，口服。

适用于过敏性鼻炎、鼻痒、皮肤瘙痒及变异性咳嗽等。

19. 氨茶碱片（0.1g/ 片）

用法及用量：氨茶碱片 0.1 ～ 0.2g，每日 3 次，口服。

适用于慢性支气管炎急性发作、喘息性支气管炎等。

20. 茶碱缓释片（0.1g/ 片）

用法及用量：茶碱缓释片 0.1 ～ 0.2g，每日 1 ～ 2 次，口服。

适用于慢性支气管炎急性发作、喘息性支气管炎等。

21. 沙丁胺醇片（2.4mg/ 片）

用法及用量：沙丁胺醇片 2.4 ～ 4.8mg，每日 3 次，口服。

适用于支气管哮喘及喘息性支气管炎。

22. 盐酸丙卡特罗片（美普清）（25μg/片）

用法及用量：盐酸丙卡特罗片 25 ～ 50μg，每日 1 ～ 2 次，口服。

适用于支气管哮喘急性发作、喘息性支气管炎及慢性阻塞性肺疾病急性发作。本品是 β_2 受体激动剂，具有较高的选择性，能舒张支气管平滑肌。

23. 噻托溴铵粉吸入剂（思力华）（18μg/粒）

用法及用量：噻托溴铵粉吸入剂 1 吸（18μg/吸），每 24 小时 1 次。

适用于慢性阻塞性肺疾病的维持治疗。该药是一种长效 M 受体阻断剂，能抑制副交感神经末梢释放乙酰胆碱，缓解支气管平滑肌痉挛。

24. 沙美特罗替卡松粉吸入剂（舒利迭）（沙美特罗/氟替卡松 50/100μg，50/250μg，50/500μg）

用法及用量：沙美特罗替卡松粉吸入剂 1 ～ 2 吸，每日 1 ～ 2 次。

适用于支气管哮喘及慢性阻塞性肺疾病维持治疗。为长效 β_2 受体激动剂与吸入性皮质激素混合剂型，具有舒张支气管平滑肌，减少组胺、白三烯和前列腺素 D_2 释放的作用。

25. 布地奈德福莫特罗粉吸入剂（信必可）（布地奈德/福莫特罗 80/4.5μg，160/4.5μg）

用法及用量：布地奈德福莫特罗粉吸入剂 1 ～ 2 吸，每日 1 ～ 2 次。

适用于支气管哮喘维持治疗。本品为长效 β_2 受体激动剂与吸入性皮质激素混合剂型，具有舒张支气管平滑肌，减少组胺、白三烯和前列腺素 D_2 释放的作用。

26. 吸入用异丙托溴铵溶液（500μg/2ml）

用法及用量：生理盐水 4ml+ 吸入用异丙托溴铵溶液 2ml，每日 1 ～ 2 次吸入。

适用于慢性阻塞性肺疾病急性发作或喘息性支气管炎。为对支气管平滑肌有较高选择性的抗胆碱药，能缓解支气管平滑肌痉挛。

27. 吸入用复方异丙托溴铵（可必特）（2.5ml/ 瓶，异丙托溴铵 500μg 和硫酸沙丁胺醇 3.0mg）

用法及用量：吸入用复方异丙托溴铵溶液雾化吸入，每日 1 ～ 2 次吸入。

适用于慢性阻塞性肺疾病急性发作及喘息性支气管炎。为异丙托溴铵和硫酸沙丁胺醇混合剂，具有抗胆碱和 β₂ 受体激动作用。

28. 尼克刹米注射液（0.375g/1.5ml）

用法及用量：尼克刹米注射液 3 支 + 生理盐水 100ml，静脉滴注。

适用于呼吸衰竭，主要兴奋延髓呼吸中枢，也可刺激颈动脉体和主动脉体化学感受器，刺激呼吸运动加深加快，促进二氧化碳排出。

29. 盐酸洛贝林注射液（3mg/1ml/ 支）

用法及用量：盐酸洛贝林注射液 3mg，静脉注射，极量 6mg，每日 20mg。

适用于呼吸衰竭，主要作用为刺激颈动脉体和主动脉体化学感受器，刺激呼吸运动加深加快。

30. 茶碱愈创甘油醚胶胶囊（安通）

用法及用量：1 粒，每日 3 ～ 4 次，口服。

适用于喘息性支气管炎、慢性支气管炎及支气管哮喘。该复方制剂具有祛痰、平喘作用，愈创木酚甘油醚有祛痰作用，茶碱具有平喘作用。

31. 咪唑斯汀缓释片（10mg/ 片）

用法及用量：咪唑斯汀缓释片 10mg，每日 1 次，口服。

适用于过敏性鼻炎、过敏性结膜炎、荨麻疹及其他过敏反应。能选择性阻断 H_1 受体的作用，拮抗组胺。

32. 酚咖片

用法及用量：酚咖片 1 片，4～6 小时 1 次，口服，24 小时不超过 4 片。

本品为解热镇痛药，孕妇及哺乳期妇女慎用。

33. 板蓝根颗粒

用法及用量：1～2 袋，每日 3～4 次，口服。

适用于咽喉肿痛、口咽干燥及上呼吸道感染。

34. 复方福尔可定口服液（60ml/瓶）

用法及用量：复方福尔可定口服液 10ml，每日 3～4 次，口服。

适用于伤风感冒引起的刺激性咳嗽、鼻塞及咽痛。福尔可定为中枢性镇咳药，选择性作用于延髓咳嗽中枢，抑制咳嗽，消除组胺导致的变态反应。

35. 复方盐酸伪麻黄碱缓释胶囊　0.17g×10 片（一盒）

用法及用量：复方盐酸伪麻黄碱缓释胶囊 1 粒，每 12 小时 1 次，口服。

适用于普通感冒、流行性感冒所致的打喷嚏、流鼻涕、鼻塞等症状的治疗。

36. 痰热清注射液（10ml/支）

用法及用量：生理盐水 /5% 葡萄糖注射液 250～500ml+痰热清注射液 20～30ml，每日 1 次，静脉滴注。

适用于风温肺热病痰热阻肺证，具有清热解毒、化痰之功效。

（崇　巍　刘笑然）

第二章　心血管系统

1. 阿司匹林肠溶片（100mg/片）

用法及用量：降低急性心肌梗死及疑似患者的发病风险，建议首次剂量300mg，嚼碎后服用以快速吸收，以后每天100mg。其他指征：每天100mg。

适用于治疗及预防冠心病等动脉粥样硬化性疾病。

2. 硫酸氢氯吡格雷片（75mg/片）

用法及用量：急性冠脉综合征，以单次负荷量氯吡格雷300mg开始（合用阿司匹林75～325mg/d），然后以75mg，每日1次连续服药；对于年龄超过75岁的患者，不使用氯吡格雷负荷剂量。

适用于治疗及预防冠心病等动脉粥样硬化性疾病。

3. 替格瑞洛片（90mg/片）

用法及用量：起始剂量为单次负荷量180mg，此后每次60～90mg，每日2次。除非有明确禁忌，本品应与阿司匹林联合用药。

适用于急性冠脉综合征、冠脉介入治疗后患者。

4. 阿托伐他汀钙片（10mg/片）

用法及用量：10mg，每日1次。

适用于冠心病或冠心病等危症（如糖尿病，症状性动脉粥样硬化性疾病等）、高胆固醇血症或混合型血脂异常的患者。

5. 酒石酸美托洛尔片（25mg/片）

用法及用量：25～50mg，每日2～3次；或一次100mg，每日2次。

适用于治疗高血压、心绞痛、心肌梗死、肥厚型心肌病、主动脉夹层、心律失常、甲状腺功能亢进、心脏神经症等。

6. 螺内酯片（20mg/片）

用法及用量：每日 10 ～ 120mg（0.5 ～ 6 片），每日 1 ～ 2 次服用治疗高血压、心力衰竭。原发性醛固酮增多症的应用剂量不同。

适用于高血压、心力衰竭、原发性醛固酮增多症等。

7. 盐酸乌拉地尔注射液（5ml ：25mg/支）

用法及用量：

（1）静脉注射：缓慢静脉注射 10 ～ 50mg 乌拉地尔注射液，监测血压变化，降压效果通常在 5 分钟内显示。若效果不够满意，可重复用药。

（2）静脉注射后，为了维持其降压效果，可持续静脉滴注或泵入。

适用于治疗高血压危象（如血压急剧升高），重度和极重度高血压。

8. 盐酸尼卡地平注射液（10mg ：10mg/支）

用法及用量：高血压急症，以每分钟 0.5 ～ 6μg/kg（体重）的剂量给药，根据血压调节滴注速度。

适用于高血压急症。

9. 注射用盐酸地尔硫䓬（10mg/支）

用法及用量：室上性心动过速，单次静脉注射，通常成人剂量为盐酸地尔硫䓬 10mg，约 3 分钟缓慢静脉注射，并可根据年龄和症状适当增减。高血压急症，通常以 5 ～ 15μg/(kg·min) 静脉滴注。不稳定性心绞痛，通常以 1 ～ 5μg/(kg·min) 静脉滴注，应先从小剂量开始，然后可根据病情适当增减。

适用于室上性心动过速、高血压急症、不稳定性心绞痛。

10. 硝苯地平片（10mg/片）

用法及用量：硝苯地平片 10mg，每日 3 次，口服。

适用于高血压、心绞痛等。本品为钙离子阻断剂，具有扩张外周血管和冠状动脉的作用。

11. 硝苯地平控释片（30mg/片）

用法及用量：硝苯地平控释片 30mg，每日 1 次，口服。

适用于高血压及心绞痛。本品为长效钙离子阻断剂，具有扩张外周血管和冠状动脉的作用。

12. 富马酸比索洛尔片（2.5mg/片，5mg/片）

用法及用量：富马酸比索洛尔片 5mg，每日 1 次，从小剂量 2.5mg 开始，可增加至 10mg。

适用于高血压、冠心病。主要作用是减慢心率、改善心脏功能，逆转心脏重构，改善远期预后。支气管哮喘、心动过缓者禁用。

13. 盐酸特拉唑嗪片（2mg/片）

用法及用量：盐酸特拉唑嗪片 2mg，每晚睡前 1 次，口服。常用维持量 2 ～ 10mg。

适用于高血压。本品为 α_1 受体阻断剂，扩张血管易引起直立性低血压，一般晚上用，也用于良性前列腺增生。

14. 阿呋唑嗪片（2.5mg/片）

用量及用法：阿呋唑嗪片 2.5mg，每日 3 次，口服。

适用于治疗良性前列腺肥大及高血压。

15. 盐酸曲美他嗪片（20mg/片）

用法及用量：盐酸曲美他嗪片 20mg，每日 3 次，口服。

适用于心绞痛发作的预防性治疗，也可用于冠状动脉功能不全、陈旧性心肌梗死。

16. 胺碘酮片（200mg/片）

用法及用量：胺碘酮片起始剂量 200mg，每日 3 次，7 天后减至每日 2 次，再用 7 天后减至每日 1 次，长期每天 1 次，100 ～ 200mg 小剂量维持。

适用于心房颤动、心房扑动、房性期前收缩、室性期前收缩、室性心动过速、心室颤动等。

17. 非洛地平缓释片（5mg/片）

用法及用量：非洛地平缓释片 5mg，每日 1 次，维持量

2.5 ～ 10mg，每日 1 次，口服。

适用于高血压、稳定型心绞痛。

主要作用是钙通道阻断剂，具有负性肌力、降低外周阻力作用。

18. 盐酸贝那普利片（10mg/ 片）

用法及用量：盐酸贝那普利片 10mg，每日 1 次，口服。如效果欠佳，可增至 20mg，每日 1 次。

适用于高血压、充血性心力衰竭及冠心病。

主要作用是阻止血管紧张素 I 向血管紧张素 II 转化。

19. 厄贝沙坦氢氯噻嗪片（150mg+12.5mg/ 片）

用法及用量：厄贝沙坦氢氯噻嗪片 1 片，每日 1 次，口服。

适用于原发性高血压，该药主要是血管紧张素 II 受体阻断剂和氢氯噻嗪利尿剂共同作用，起到降压效果。

20. 单硝酸异山梨酯缓释片（40mg/ 片）

用法及用量：单硝酸异山梨酯缓释片 40mg，每日 1 次，口服，不能嚼服。

适用于心绞痛及充血性心力衰竭患者。

21. 缬沙坦分散片（80mg/ 片）

用法及用量：缬沙坦分散片 80mg，每日 1 次，口服，4 周无效可加大剂量至 160mg，最大剂量 320mg。

适用于轻、中度高血压。本品为血管紧张素 II 受体阻断剂。

22. 氯沙坦钾氢氯噻嗪片（50mg+12.5mg/ 片）

用法及用量：氯沙坦钾氢氯噻嗪片 1 片，每日 1 次，口服。效果欠佳，可服用 2 片，一般 3 周内可有良好的降压效果。

适用于高血压。

23. 马来酸左旋氨氯地平片（2.5mg/ 片）

用法及用量：马来酸左旋氨氯地平片 2.5mg，每日 1 次，口服。最大剂量 5mg。

适用于高血压、慢性稳定性心绞痛及变异型心绞痛。

24. 卡托普利片（25mg/ 片）

用法及用量：卡托普利片 12.5mg，每日 2 ～ 3 次，根据血压情况，1 ～ 2 周内每次可加量至 50mg。

适用于高血压、心力衰竭的治疗。抑制血管紧张素 I 转化为血管紧张素 II。

25. 福辛普利钠片（10mg/ 片）

用法及用量：福辛普利钠片 10 ～ 40mg，每日 1 次，口服，服用 4 周更换血压调节剂量。

适用于高血压及心力衰竭的治疗。本品为血管紧张素转化酶抑制剂。

26. 盐酸阿罗洛尔片（10mg/ 片）

用法及用量：盐酸阿罗洛尔片 10mg，每日 2 次，口服。

适用于轻中度高血压、心绞痛、窦性心动过速等。主要作用是阻断 α、β 受体，但阻断 α 受体作用较弱。其体位性降压作用较弱。低血压、哮喘，心动过缓，二度或者以上的房室传导阻滞者及缺血性心力衰竭发作者禁用。

27. 地高辛片（0.25mg/ 片）

用法及用量：地高辛片 0.125mg，每日 1 次，口服。

适用于充血性心力衰竭，心房扑动，心房颤动。具有正性肌力、负性频率、负性传导作用。禁用于：①室性心动过速，心室颤动；②梗阻性肥厚型心肌病；③预激综合征合并心房颤动；④严重房室传导阻滞；⑤病态窦房结综合征；⑥急性心肌梗死最初 24 小时内。

28. 稳心颗粒

用法及用量：稳心颗粒 1 袋，每日 3 次，冲服。

适用于胸闷、胸痛、室性期前收缩、房性期前收缩、交界性期前收缩及冠心病并心律失常。

29. 尼可地尔片（5mg/ 片）

用法及用量：尼可地尔片 5mg，每日 3 次，口服。

适用于各类型的心绞痛。该药主要作用是使平滑肌钾通道开放，解除冠状动脉痉挛，增加冠状动脉流量，不影响血压、心率及传导。青光眼、严重肝病及孕妇禁用。

30. 硝酸甘油注射液（5mg ∶ 1ml/ 支）

用法及用量：静脉滴注或微量泵泵入。主要作用是扩张静脉系统，心率过快大于 100 次 / 分或心率过慢小于 50 次 / 分慎用。

31. 多巴胺注射液（20mg ∶ 2ml/ 支）

用法及用量：静脉滴注或微量泵泵入，心肺复苏抢救时静脉注射。

32. 注射用磷酸肌酸钠（0.5g/ 支）

用法及用量：每次 1 支，每日 1 ～ 2 次，在 30 ～ 45 分钟内静脉滴注。

适用于心脏手术时加入心脏停搏液中保护心肌；缺血状态下的心肌代谢异常。

33. 注射用重组人脑利钠肽（0.5mg/ 支）

用法及用量：本品首先以 1.5μg/kg 静脉冲击后，然后以 0.0075μg/（kg·min）的速度连续静脉滴注。本品国内临床试验采用连续静脉滴注 24 小时的给药方式。

适用于急性失代偿性心力衰竭。

34. 左西孟旦注射液（5ml ∶ 12.5mg/ 支）

用法及用量：治疗的初始负荷剂量为 6 ～ 12μg/kg，时间应大于 10 分钟，之后应持续输注以 0.1μg/（kg·min）的速度。

适用于传统治疗（利尿剂、血管紧张素转化酶抑制剂和洋地黄类）疗效不佳，并且需要增加心肌收缩力的急性失代偿心力衰竭的短期治疗。

35. 那屈肝素钙注射液（0.4ml ∶ 4100IU/ 支）

用法及用量：每日 2 次，皮下注射，86IU。

适用于联合阿司匹林，用于不稳定性心绞痛和非 Q 波性心肌梗死急性期的治疗。

36. 注射用重组人尿激酶原（5mg ∶ 50 万 IU/ 支）

用法及用量：用于急性 ST 段抬高心肌梗死治疗，一次用量 50mg。先将 20mg（4 支）注射用重组人尿激酶原用 10ml 生理盐水溶解后，3 分钟内静脉注射完毕，其余 30mg（6 支）溶于 90ml 生理盐水，30 分钟内静脉滴注完毕。

适用于急性 ST 段抬高心肌梗死。

37. 注射用阿替普酶（20mg/ 支，50mg/ 支）

用法及用量：一般体重在 65kg 以下患者采取 90 分钟加速给药法：首先 15mg 静脉注射，随后 30 分钟持续静脉滴注 50mg，剩余的 35mg 60 分钟内持续静脉滴注。发病时间及体重对用法有一定校正。

适用于急性心肌梗死的溶栓治疗。

38. 盐酸艾司洛尔注射液（2ml ：0.2g）

用法及用量：0.5mg/（kg·min），约 1 分钟，随后静脉滴注维持量，自 0.05mg/（kg·min）开始，4 分钟后若疗效理想则继续维持，若疗效不佳可重复给予负荷量并将维持量以 0.05mg/（kg·min）的幅度递增。

适用于心房颤动、心房扑动时控制心室率；围手术期高血压；窦性心动过速。

39. 间羟胺注射液（20mg/ 支）

用法及用量：5% 葡萄糖注射液 250ml+ 多巴胺注射液 40～180mg+ 间羟胺注射液 20～40mg（多巴胺与间羟胺按 2：1 配制），必要时，静脉滴注。

主要用于防治椎管内阻滞麻醉时发生的急性低血压；也可用于心源性休克或败血症所致的低血压。

40. 硝普钠注射液（50mg/ 支）

用法及用量：硝普钠注射液 50mg+5% 葡萄糖注射液 45ml，配制 50ml（1mg/ml）。

50kg：1.5ml/h=0.5μg/（kg·min）

60kg：1.8ml/h=0.5μg/（kg·min）

70kg：2.1ml/h=0.5μg/（kg·min）

微量泵泵入，起始剂量从 0.5μg/（kg·min）开始，每隔 5～

10 分钟增加 0.5 ～ 1.0μg/（kg·min），直到满意效果，一般剂量为 1 ～ 3μg/（kg·min）。极量：8μg/（kg·min）。

适用于高血压危象及急性左心衰竭。主要作用是扩张动、静脉。

41. 单硝酸异山梨酯注射液（10mg ：10ml/ 支）

用法及用量：单硝酸异山梨酯注射液 30mg+ 生理盐水 20ml 或单硝酸异山梨酯注射液 30mg+ 生理盐水 470ml，以 1ml/h(=10μg/min）泵入或 10ml/h （=10μg/min）静脉滴注，最大量可达 20mg/h（=333μg/min）。5% 葡萄糖注射液 / 生理盐水 250ml+ 单硝酸异山梨酯注射液 25mg，每日 1 次，静脉滴注。

适用于冠心病、心绞痛、心肌梗死、心力衰竭的急性期治疗。

42. 重酒石酸去甲肾上腺素注射液（2mg ：1ml/ 支）

用法及用量：5% ～ 10% 葡萄糖注射液 250 ～ 500ml+ 重酒石酸去甲肾上腺素注射液 0.5 ～ 1mg，微量泵泵入，起始剂量 1ml/h [=0.1μg/（kg·min）]，＞ 4ml/h [0.4μg/（kg·min）] 有明显增加心率作用。常用剂量：0.1 ～ 2μg/（kg·min），相当于 1 ～ 20ml/h。

该药是交感神经递质，可兴奋 α 受体，使全身血管均强烈收缩（除冠状动脉），外周血管阻力明显增高，而冠状血管因缺乏 α 受体，所以本品可以使冠状动脉血流增加，对心脏 β_1 受体的作用为中度，对 β_2 受体影响更小，可增加心脏收缩力。

43. 盐酸肾上腺素（1mg ：1ml/ 支）

用法及用量：体重（kg）×0.3mg/ml 静脉滴注或微量泵泵入。

44. 盐酸异丙肾上腺素注射液（1mg ：2ml/ 支）

用法及用量：盐酸异丙肾上腺素注射液 3mg+ 生理盐水 44ml，微量泵泵入，1μg/min 相当于 1ml/h，或盐酸异丙肾上腺素注射液 1mg+5% 葡萄糖注射液 500ml，静脉滴注，7 滴 / 分（1μg/min）。

适用于严重窦性心动过缓、房室传导阻滞。主要兴奋 β 受体，增加心肌收缩力、增快心率、增加心肌耗氧量。

45. 心律平注射液（普罗帕酮）（35mg ∶ 10ml/ 支）

用法及用量：生理盐水 20ml+ 心律平注射液 70mg，10 分钟缓慢注射完，之后心律平注射液 210mg+ 生理盐水 250ml，静脉滴注，21ml/h（相当于 0.3mg/min）。

适用于阵发性室上性心动过速。

46. 盐酸利多卡因注射液（100mg ∶ 5ml/ 支）

用法及用量：盐酸利多卡因注射液 50 ～ 100mg 静脉注射，继之盐酸利多卡因注射液 400mg+ 生理盐水 30ml 微量泵泵入。

适用于室性心律失常。

47. 米力农注射液（5mg ∶ 5ml/ 支）

用法及用量：生理盐水 20ml+ 米力农注射液 2.5mg，静脉注射，10 分钟缓慢推注完，常规用量 0.35mg/（kg·d），极量 1.13mg/（kg·d）。

适用于急性心力衰竭。

48. 硫酸阿托品注射液（0.5mg ∶ 1ml/ 支，1mg ∶ 2ml/ 支）

用法及用量：硫酸阿托品注射液 1mg+5% 葡萄糖注射液 250ml，静脉滴注，15ml/h=1μg/min。

适用于窦性心动过缓。急救时可静脉注射。

49. 盐酸多巴酚丁胺注射液（20mg ∶ 2ml/ 支）

用法及用量：静脉滴注或微量泵泵入，具有升压、强心、增加心率作用，可能造成心律失常。

适用于充血性心力衰竭。

50. 注射用盐酸拉贝洛尔（50mg ∶ 5ml/ 支）

用法及用量：注射用盐酸拉贝洛尔 200mg+5% 葡萄糖注射液 / 生理盐水 30ml，6ml/h 开始泵入，依据血压调节注射用盐酸拉贝洛尔的用量。

本品为 α、β 受体阻断剂，主要用于妊娠、肾功能异常时高血压急症。

51. 肝素（100mg ∶ 12500U ∶ 2ml/ 支）

用法及用量：常用肝素静脉注射 5000U，肝素 12500U+ 生理盐水 48ml 微量泵泵入，2ml/h（500U/h）。

根据 APTT 调整剂量。

52. 托拉塞米注射液（10mg/ 支）

用法及用量：托拉塞米注射液 20mg，静脉注射。

适用于充血性心力衰竭、肝硬化腹水、肾脏疾病所致的水肿患者，也可用于原发性高血压患者。

53. 前列地尔注射液（5μg ：1ml/ 支）

用法及用量：生理盐水 10ml+ 前列地尔注射液 10μg，每日 1 次，静脉注射，或生理盐水 100ml+ 前列地尔注射液 10μg，每日 1 次，静脉滴注。

适用于慢性动脉闭塞症、微小血管循环障碍引起的四肢静息性疼痛。

54. 复方丹参滴丸

用法及用量：复方丹参滴丸 10 丸，每日 3 次，口服。也可发作时 5 ～ 10 丸含化。

适用于胸闷、胸痛。

（崇　巍　刘笑然）

第三章 消化系统

1. 奥美拉唑肠溶片（20mg/片）

用法及用量：20mg，每日 1～2 次，口服。本品为质子泵抑制剂，可抑制胃酸分泌 24 小时。

适用于消化性溃疡、应激性溃疡、反流性食管炎。

2. 注射用奥美拉唑钠（40mg/支）

用法及用量：生理盐水 20ml+ 注射用奥美拉唑钠 40mg，静脉注射，每日 1 次，或生理盐水 100ml+ 注射用奥美拉唑钠 40～80mg，静脉滴注，每日 1 次。质子泵抑制剂，抑制胃酸分泌 24 小时。

适用于消化性溃疡、上消化道溃疡出血、应激性胃黏膜损伤及大手术或昏迷患者，防止反流性食管炎。哺乳期及孕妇慎用。

3. 注射用泮托拉唑钠（40mg/支）

用法及用量：生理盐水 100ml+ 泮托拉唑钠 40～80mg，静脉滴注，每日 1～2 次。质子泵抑制剂，抑制胃酸分泌 24 小时。

适用于消化性溃疡、上消化道出血、应激性溃疡等，注意只能用生理盐水溶解，禁止其他溶剂或药物溶解，孕妇及哺乳期妇女禁用。

4. 注射用艾司奥美拉唑钠（40mg/支）

用法及用量：大剂量治疗，80mg 静脉注射后，以 8mg/h 持续输注 72 小时。常规剂量治疗，40mg 静脉滴注，每 12 小时 1 次。

适用于急性胃或十二指肠溃疡出血。

禁用于已知对艾司奥美拉唑钠、其他苯并咪唑类化合物或本品的任何其他成分过敏者。

5. 凝血酶冻干粉（200U，1000U，2000U，5000U）

用法及用量：用适当的生理盐水溶解凝血酶冻干粉，使之成 10～100U/ml 的溶液，一次 2000～20 000U，每 1～6 小时口服 1 次。可根据出血部位和程度适当增减浓度、剂量和次数。

适用于消化道出血的治疗。

禁用于对本品及所含成分过敏者。

本品不能与酸、碱、重金属配伍。

6. 乌司他丁注射液（5 万 U，10 万 U）

用法用量：初期每次 100 000U 溶于 500ml 5% 葡萄糖注射液或生理盐水注射液中静脉滴注，每次静脉滴注 1～2 小时，每日 1～3 次，以后随症状消退而减量。

适用于急性胰腺炎、慢性复发性胰腺炎的辅助用药。

禁用于对本药过敏者。

本品避免与加贝酯制剂混合使用。

7. 雷尼替丁胶囊（150mg/粒）

用法用量：150mg，每日 2 次，口服。

适用于消化性溃疡的治疗，孕妇及哺乳期妇女禁用，8 岁以下儿童禁用。

8. 西咪替丁胶囊（0.1g/粒）

用法用量：0.2g，每日 3 次。

适用于消化性溃疡的治疗，孕妇及哺乳期妇女禁用。

9. 注射用生长抑素（3mg/支）

用法用量：生理盐水 60ml+ 注射用生长抑素 3mg，取 5ml 在 3～5 分钟内静脉注射完，之后以 5ml/h 微量泵泵入。

适用于严重性食管静脉曲张出血，严重急性胃、十二指肠溃疡出血或并发性急性糜烂性胃炎或出血性胃炎，胰腺外科手术后并发症的预防和治疗，急性胰腺炎，胰、胆、肠瘘的辅助治疗，糖尿病酮症酸中毒的辅助治疗。孕妇及哺乳期妇女禁用。

其可抑制胃酸和胃蛋白酶分泌，从而治疗消化道出血；可以明显减少内脏器官的出血量，又不引起血压的显著变化；其可减少胰腺的内分泌和外分泌；还可抑制胰高血糖素的分泌，从而有效治疗糖尿病酮症酸中毒。两次用药间隔不应大于 3 分钟，可通过换输液泵给药，避免间断。

10. 醋酸奥曲肽注射液（0.1mg/ 支）

用法及用量：5% 葡萄糖注射液 500ml+ 醋酸奥曲肽注射液 0.6mg，静脉滴注，每日 1 次。

适用于门静脉高压引起的食管静脉曲张出血、应激性溃疡和消化道出血、重型胰腺炎。对胃酸、胰碱、胰高血糖素和胰岛素有抑制作用，抑制胃肠蠕动，减少内脏血流量和降低门静脉压力，抑制肠道过度分泌。

11. L- 谷氨酰胺呱仑酸钠颗粒（0.67g/ 袋）

用法及用量：L- 谷氨酰胺呱仑酸钠颗粒，1 袋，每日 3 次，口服。

适用于胃炎及消化性溃疡，主要机制是增加胃黏膜上皮己糖胺，减少胃黏膜损伤。

12. 注射用硫普罗宁（0.1g/ 支）

用法及用量：5% 葡萄糖注射液 / 生理盐水 250 ～ 500ml+ 注射用硫普罗宁 0.2g，每日 1 次，静脉滴注。

适用于各种急慢性肝炎、肝功能异常；预防化疗后外周白细胞减少及老年人早期白内障及玻璃体混浊者。

13. 注射用复合辅酶

用法及用量：生理盐水 250ml+ 注射用复合辅酶 0.2mg，每日 1 次，静脉滴注。

适用于急慢性肝炎、原发性血小板减少性紫癜、化学治疗或放射治疗所致外周血白细胞、血小板减少；心肌梗死、动脉硬化、肾衰竭、尿毒症的辅助用药。

14. 多烯磷脂酰胆碱注射液（232.5g ：5ml/ 支）

用法及用量：5% 葡萄糖注射液 250ml+ 多烯磷脂酰胆碱注射液 465mg，每日 1 次，静脉滴注。适用于肝炎、脂肪肝、胆汁淤积、酒精肝及肝胆术后。严禁用电解质溶液如生理盐水、林格液等稀释。主要作用是促肝功能恢复，促肝细胞再生，具有保肝降转氨酶作用，可逆转早期脂肪肝。

15. 多烯磷脂酰胆碱胶囊（228mg/粒）

用法及用量：多烯磷脂酰胆碱胶囊 2 粒，每日 3 次，餐时服用，不要咀嚼。

适用于中毒性肝损伤、脂肪肝及肝炎。

16. 蒙脱石散粉剂（3g/袋）

用法及用量：蒙脱石散粉剂 1 袋，每日 3 次，口服。

适用于急慢性腹泻，食管及胃、十二指肠疾病引起相关腹泻及疼痛的辅助治疗。

17. 异甘草酸镁注射液（10ml ：50mg/支）

用法及用量：0.1 ～ 0.2g/d，每天 1 次，以 10%、5% 葡萄糖注射液 250ml 或 0.9% 氯化钠注射液稀释后静脉滴注，4 周为一疗程。

适用于慢性病毒性肝炎和急性药物性肝损伤，改善肝功能异常。

18. 甲氧氯普胺注射液（10mg/支）

用法及用量：甲氧氯普胺注射液 10 ～ 20mg，肌内注射，必要时。

主要适用于各种原因引起的呕吐、呃逆。该药是中枢性镇吐药，促胃、食管蠕动。

19. 枸橼酸莫沙比利片（5mg/片）

用法及用量：枸橼酸莫沙比利片 5mg，每日 3 次，饭前口服。

适用于功能性消化不良伴有胃灼热、嗳气、恶心、早饱、上腹胀满感；反流性食管炎、胃轻瘫等。全胃肠动力药，兴奋胃肠道胆碱能中间神经元及肌间神经丛 5-HT$_4$ 受体，促进乙酰胆碱释放，进而增强胃肠蠕动。

20. 六味安消胶囊

用法及用量：六味安消胶囊 3 ～ 6 粒，每日 2 ～ 3 次，口服。

适用于胃痛胀满，厌食及便秘，具有润肠通便，调脂作用。

21. 多潘立酮片（10mg/ 片）

用法及用量：多潘立酮片 10mg，每日 3 次，饭前 15 ～ 30 分钟口服。

适用于消化不良,嗳气,腹胀及反流性食管炎。胃肠动力药，主要作用于胃肠壁，增加胃肠蠕动和张力，促进胃排空、增加食管下段括约肌张力。

22. 注射用苦参碱（0.15g/ 支）

用法及用量：5% ～ 10% 葡萄糖注射液 / 生理盐水 250 ～ 500ml+ 注射用苦参碱 150mg，每日 1 次，静脉滴注，2 个月为一疗程。

适用于慢性乙肝转氨酶升高和胆红素异常，动物体外试验证明能抑制乙型肝炎病毒的复制。

23. 四磨汤口服液

用法及用量：四磨汤口服液 20ml，每日 3 次，口服，1 周为一疗程。

适用于中老年气滞、食积症及脘腹胀满、腹痛、便秘。

24. 注射用还原型谷胱甘肽（1.2g/ 支）

用法及用量：5% 葡萄糖注射液 / 生理盐水 100ml+ 注射用还原型谷胱甘肽 1.2g，每日 1 次，静脉滴注。

适用于病毒性、药物毒性、酒精毒性及其他等物质毒性引起的肝脏损害，具有保护肝脏、解毒、灭活激素等功能。

25. 替普瑞酮胶囊（50mg/ 粒）

用法及用量：替普瑞酮胶囊 3 粒，每日 3 次，饭后口服。

适用于急性胃炎,慢性胃炎急性加重期,胃黏膜病变（糜烂、出血、潮红、水肿）的改善，应用于胃溃疡时应注意监测肝功能。该药具有广谱抗溃疡作用，可保护胃黏膜，促进胃黏膜损伤治愈，具有提高前列腺素的生物合成能力，可改善胃黏膜血流。

26. 间苯三酚注射液（40mg/ 支）

用法及用量：注射用水 2ml+ 间苯三酚注射液 80mg，肌内注射或 5% 葡萄糖注射液 250ml ＋ 间苯三酚注射液 80mg，静脉滴注。

适用于消化系统和胆道功能障碍引起的急性痉挛性疼痛，急性痉挛性尿道、膀胱、肾绞痛，妇科痉挛性疼痛。是亲肌性非阿托品非罂粟碱类纯平滑肌解痉药，不具有抗胆碱作用，在解除平滑肌痉挛的同时，不会产生一系列抗胆碱样副作用，不会引起低血压、心率加快、心律失常等症状，只作用于痉挛平滑肌，对正常平滑肌影响极小，半衰期（$t_{1/2}$）15 分钟，禁忌与安乃近合用；用糖不用盐作溶媒。

27. 25% 硫酸镁注射液（10ml/ 支）

用法及用量：25% 硫酸镁注射液 20ml，口服。

适用于便秘患者，作缓泻剂，口服肠道几乎不吸收。

28. 酚酞片（100mg/ 片）

用法及用量：酚酞片 200mg，每日 1 次，睡前服用。

适用于习惯性、顽固性便秘。主要作用是使肠蠕动增加，同时又能抑制肠道水分吸收，作用缓和，很少引起肠道痉挛，服药后 4 ～ 8 小时排便。阑尾炎，直肠出血未明确诊断，充血性心力衰竭，高血压，粪块阻塞，肠梗阻者禁用。长期应用可使血糖升高，血钾降低，长期应用可引起对药物的依赖性。

29. 盐酸洛哌丁胺胶囊（2mg/ 粒）

用法及用量：盐酸洛哌丁胺胶囊，首剂 2 粒，每泻一次服 1 粒，每日极量 8 粒。

适用于急慢性腹泻。主要作用为抑制胃肠蠕动，止泻。禁用于肠梗阻者及＜ 2 岁儿童，重度肝损害者。

30. 颠茄合剂

用法及用量：颠茄合剂 10ml，每日 3 次，口服。

适用于胃肠道痉挛引起的腹痛。

31. 消旋山莨菪碱片（5mg/ 片）

用法及用量：消旋山莨菪碱片 5 ～ 10mg，每日 3 次，口服。

适用于胃肠及胆道痉挛引起的腹痛，有机磷中毒等。

主要作用为拮抗乙酰胆碱。脑出血急性期及青光眼患者禁用，哺乳期及孕妇慎用。

32. 磷酸铝凝胶

用法及用量：磷酸铝凝胶 20g，每日 2 次，口服，晨起 1 次，睡前 1 次。

适用于胃及十二指肠溃疡及出血，急性胃黏膜病变，慢性胃炎，反流性食管炎及功能性消化不良等。本品为凝胶状活性磷酸铝，可中和胃酸，使之 pH 在 3 ～ 5，同时不干扰胃的消化功能，并能降低胃蛋白酶活性，预防自体消化。该药在胃内附着于黏膜表面形成保护膜层，保护受损黏膜，促进溃疡愈合。

33. 复方联苯双酯颗粒

用法及用量：复方联苯双酯颗粒，每次 1 包，每日 3 次，口服。

适用于慢性、迁延性肝炎伴有谷丙转氨酶升高者，也可用于化学毒物、药物引起的谷丙转氨酶升高者。该药作用仅为降酶，不能改善慢性肝炎的病理，不抑制病毒复制，慢性活动性肝炎者慎用，肝硬化者禁用。

34. 枯草杆菌二联活菌肠溶胶囊

用法及用量：枯草杆菌二联活菌肠溶胶囊 2 粒，每日 2 ～ 3 次，口服。

适用于肠道菌群失调引起的腹泻、便秘、腹胀、消化不良、食欲不振等。

35. 葡醛内酯片（50mg/ 片）

用法及用量：1 ～ 2 片，每日 3 次，口服。

适用于慢性病毒性肝炎和急性药物性肝损伤。

该药可与含有羟基或羧基的毒物结合，形成无毒或低毒的葡萄糖醛酸结合物，从尿液中排出。本品可阻止糖原分解，使肝糖原含量增加，降低脂肪在肝中的累积。可增强肝脏解毒功能，保护肝脏。

36. 水飞蓟宾胶囊（35mg/ 粒）

用法及用量：水飞蓟宾胶囊 2 ～ 4 粒，每日 3 次，口服。

适用于急慢性肝炎、脂肪肝、肝功能异常者。

其主要作用是消除肝细胞内氧自由基，稳定肝细胞膜，保护肝细胞的酶系统。

37. 注射用门冬氨酸鸟氨酸（10g/ 支）

用法及用量：5% 葡萄糖注射液 / 生理盐水 100ml+ 注射用门冬氨酸鸟氨酸 10 ～ 20g，每日 1 ～ 2 次，静脉滴注。

本品适用于急慢性肝病引起的血氨升高。主要作用：门冬氨酸鸟氨酸能直接参与肝细胞的代谢并能激活肝细胞解毒功能中的关键酶，因而能够协助清除对人体有害的自由基，增强肝脏的排毒功能，迅速降低过高的血氨，促进肝细胞自身的修复和再生，从而有效地改善肝功能，严重肾功能不全者禁用。

38. 盐酸格拉司琼氯化钠注射液（50ml/ 瓶）

用法及用量：盐酸格拉司琼氯化钠注射液 50ml，每日 1 ～ 2 次，静脉滴注。

适用于放化疗引起的恶心、呕吐。

通过拮抗中枢化学感受器及外周迷走神经末梢的 5-HT$_3$ 受体，从而抑制恶心、呕吐的发生，本品会减慢结肠蠕动，肠梗阻者禁用。

39. 异甘草酸镁注射液（50mg ：10ml/ 支）

用法及用量：10% 葡萄糖注射液 250ml+ 异甘草酸镁注射液 150mg，每日 1 次，静脉滴注。

适用于慢性病毒性肝炎。其作用机制是阻止转氨酶升高，减轻肝细胞变性、坏死及炎症细胞的浸润。严重低钾血症，高钠血症，高血压，心力衰竭及肾衰竭的患者禁用。

40. 注射用丁二磺酸腺苷蛋氨酸（0.5g/ 支）

用法及用量：5% 葡萄糖注射液 250ml+ 注射用丁二磺酸腺苷蛋氨酸 500 ～ 1000mg，每日 1 次，静脉滴注，2 周为一个疗程。

适用于肝硬化前和肝硬化所致肝内胆汁淤积，妊娠期肝内胆汁淤积。

41. 奥替溴铵片（40mg/片）

用法及用量：奥替溴铵片 1～2 片，每日 2～3 次，口服。

适用于胃肠道痉挛及运动功能障碍。此药对于消化道平滑肌具有选择性的解痉作用。

42. 复方消化酶胶囊

用法及用量：复方消化酶胶囊 1～2 粒，每日 3 次，饭后服用。

适用于食欲不振、消化不良、早饱、嗳气、恶心、排气过多、脂肪便等。

43. 瑞巴派特片（0.1g/片）

用法及用量：瑞巴派特片 0.1g，每日 3 次，口服。

适用于胃溃疡，急性胃炎，慢性胃炎的急剧加重，胃黏膜病变。主要作用是促使前列腺素 E_2 增加。哺乳期妇女禁用。

44. 食醋

用法及用量：生理盐水 500ml+ 食醋 20ml，每日 2 次，灌肠。

适用于便秘或清洁肠道。

（刘笑然　崇　巍）

第四章　泌尿系统

1. 金水宝胶囊

用法及用量：金水宝胶囊 3 粒，每日 3 次，口服。

适用于肺肾两虚、久咳虚喘、慢性支气管炎、慢性肾功能不全等。

2. 尿毒清颗粒

用法及用量：尿毒清颗粒 1 袋，每日 4 次，冲服。

适用于慢性肾功能不全、氮质血症期及尿毒症早期，能降低肌酐、尿素氮、血磷，改善肾性贫血。

3. 复方 α- 酮酸片

用法及用量：复方 α- 酮酸片 5 片，每日 3 次，口服。

适用于慢性肾功能不全，服药期间患者应控制蛋白质的摄入量。用药过程中可能发生高钙血症，建议减少维生素 D 的摄入量，可改善肾性高磷酸血症和继发性甲状旁腺功能亢进症，改善肾性骨营养不良。

4. 注射用左卡尼汀（0.5g/ 支）

用法及用量：生理盐水 10ml+ 注射用左卡尼汀 3.0g，透析首日静脉注射，之后注射用左卡尼汀 1.0g，每周 2 次，静脉注射。

适用于慢性肾衰竭长期血液透析患者因继发性肉碱缺乏产生的一系列并发症状，临床表现如心肌病、骨骼肌病、心律失常、高脂血症，以及低血压和透析中肌痉挛等。左卡尼汀可引起癫痫发作，不论先前是否有癫痫病史，均可诱发癫痫或使癫痫加重。左卡尼汀是肌肉细胞尤其是心肌细胞的主要能量来源，脑、肾等许多组织器官亦主要靠脂肪酸氧化供能。

5. 肾康注射液（20ml/ 支）

用法及用量：5% 葡萄糖注射液 250ml+ 肾康注射液 60ml，每日 1 次，静脉滴注，4 周为一疗程。本品具有护肾作用，用于治疗慢性肾衰竭。

6. 非那雄胺片（1mg/ 片）

用法及用量：非那雄胺片 5mg，每晚 1 次，口服。

适用于前列腺增生、肥大引起的排尿不畅、淋漓不尽。

（刘笑然　崇　巍）

第五章 内分泌系统

1. 普通胰岛素（RI）（400U ：10ml/ 支）

用法及用量：普通胰岛素 50U+ 生理盐水 50ml，微量泵泵入以 0.1U/（kg·h）的速度。

胰岛素小剂量降糖、消除酮体，用于血糖 > 20mmol/L 者临时降糖，约每小时胰岛素输入量为 4 ～ 6U，使用时每半小时到 1 小时测一次血糖，血糖降到 10 ～ 12mmol/L 时停用。

2. 阿卡波糖片（50mg/ 片）

用法及用量：阿卡波糖片 50mg，每日 3 次，餐时嚼服。4 ～ 8周后如果疗效不明显可以加量至 0.1g，每日 3 次；如血糖控制不满意则加至 0.2g，每日 3 次，餐时嚼服。适用于 2 型糖尿病及糖耐量异常者。

3. 瑞格列奈片（0.5mg/ 片，1.0mg/ 片，2.0mg/ 片）

用法及用量：瑞格列奈片 2.0mg，每日 3 次，餐前 10 分钟口服，推荐起始剂量 0.5mg，最大单次剂量 4mg，进餐时服用。每日最大剂量小于 16mg。适用于通过饮食控制、运动不能有效控制血糖的 2 型糖尿病患者。

4. 罗格列酮片（4mg/ 片）

用法及用量：罗格列酮片 4mg，每日 1 次，口服，也可以分两次口服，通常起始剂量 4mg，治疗 8 ～ 12 周后，其空腹血糖控制不理想，则加量至 8mg，每日 1 ～ 2 次。适用于其他降糖药物无法达到控制血糖的目标的 2 型糖尿病。其主要作用是增加外周组织对胰岛素的敏感性。

5. 盐酸吡格列酮片（15mg/ 片，30mg/ 片）

用法及用量：盐酸吡格列酮片 15 ～ 30mg，每日 1 次，根据糖化血红蛋白水平，调整剂量到 45mg，每日 1 次。适用于 2 型糖尿病患者。其作用机制是增加外周组织对胰岛素的敏感性、提高肝脏对血糖的储存能力、增强胰岛素受体效应。

6. 静注人免疫球蛋白（2.5g/50ml）

用法及用量：静注人免疫球蛋白 2.5g，静脉滴注，开始为 1ml/min，15 分钟后无不良反应可加速，但小于 3ml/min，静脉滴注后需要用生理盐水 100ml 冲管。适用于原发免疫球蛋白缺乏、继发性免疫球蛋白缺陷病及自身免疫性疾病。

7. 注射用胸腺法新（1.6mg/支）

用法及用量：注射用水 1ml + 注射用胸腺法新 1.6mg，皮下注射，每周 2 次。连续 6 个月为一疗程。

适用于慢性乙型肝炎及免疫功能受损者。

8. 苯溴马隆片（50mg/片）

用法及用量：苯溴马隆片 50mg 或 100mg，每日 1 次，早餐时服用，服用后多饮水，1 周后复查尿酸。

本品适用于原发性高尿酸血症及痛风性关节炎间歇期。

具有促尿酸排泄、降血尿酸水平的作用。

9. 骨化三醇软胶囊（0.25μg/粒）

用法及用量：骨化三醇软胶囊 0.25μg，每日 1 次，口服。

适用于绝经后骨质疏松、慢性肾功能不全接受血液透析、甲状旁腺功能低下、维生素 D 缺乏、佝偻病等。本品为维生素 D_3 的最重要代谢产物之一，因此在骨化三醇软胶囊治疗期间禁止使用药理学剂量的维生素 D 及其衍生物制剂。对正在进行洋地黄药物治疗的患者应谨慎制定骨化三醇软胶囊的用量，因为这类患者如发生高钙血症可能会诱发心律失常。骨化三醇软胶囊可促进 Ca^{2+} 吸收，并调节骨转化，纠正低钙血症，减轻骨与肌肉痛。

10. 骨肽注射液（10mg/2ml/支）

用法及用量：生理盐水 100ml + 骨肽注射液 20mg，每日 1 次，静脉滴注。1 个疗程为 15 ～ 30 天。

适用于骨折修复，也可用于增生性骨关节疾病及风湿、类风湿关节炎等，肾功能不全者慎用。本品具有调节骨代谢、刺激成骨细胞增殖、促进新骨形成以及调节钙、磷代谢，增加骨钙沉淀的作用，防治骨质疏松作用，具有抗炎、镇痛作用。

11. 阿法骨化醇片（0.25μg/ 片）

用法及用量：阿法骨化醇片 0.5μg，每日 1 次，口服；病重者 0.5μg，每日 2 次。

适用于骨质疏松症及各种原因造成的佝偻病、骨软化症及妇女绝经和使用激素类药物引起的骨质疏松。适用于防治骨质疏松症、肾源性骨病（肾病性佝偻病）、甲状旁腺功能亢进症。本品在体内具有调节钙磷平衡、增加钙和磷吸收，降低血浆中甲状旁腺激素水平的作用。

（刘笑然）

第六章　神经系统

1. 血栓通注射液（70mg：2ml/支）

用法及用量：10% 葡萄糖注射液 250～500ml+ 血栓通注射液 2～5ml，每日 1～2 次，静脉滴注。

主要成分是三七总皂苷，适用于缺血性脑卒中、视网膜中央静脉阻塞，具有扩张血管、改善脑血管循环的作用。

2. 疏血通注射液（2ml/支）

用法及用量：生理盐水 250ml+ 疏血通注射液 6ml，每日 1 次，静脉滴注。

主要成分为水蛭、地龙。适用于脑梗死急性期，具有活血化瘀、通经活络作用，无扩血管作用。

3. 舒血宁注射液（10ml/支）

用法及用量：5% 葡萄糖注射液 250ml+ 舒血宁注射液 20ml，每日 1 次，静脉滴注。

适用于缺血性心脑血管疾病，具有扩张血管，改善微循环作用。

4. 马来酸桂哌齐特注射液

用法及用量：生理盐水 500ml+ 马来酸桂哌齐特注射液 0.32g，每日 1 次，静脉滴注。

5. 丹参川芎嗪注射液

用法及用量：生理盐水 250～500ml+ 丹参川芎嗪注射液 5～10ml，每日 1 次，静脉滴注。

适用于闭塞性脑血管疾病如缺血性脑卒中、心绞痛、闭塞性脉管炎等。

6. 注射用长春西汀（20mg/支）

用法及用量：生理盐水 /5% 葡萄糖注射液 500ml+ 注射用长春西汀 20mg，每日 1 次，静脉滴注。

适用于耳源性眩晕、脑血管意外后遗症、脑动脉硬化等病症。可选择性增加脑血流量，改善微循环和脑代谢。

7. 苦碟子注射液

用法及用量：生理盐水 /5% 葡萄糖注射液 250ml+ 苦碟子注射液 40ml，每日 1 次，静脉滴注。适用于脑梗死、心绞痛等病症。

8. 银杏达莫注射液（5ml/ 支）

用法及用量：生理盐水 /5% 葡萄糖注射液 250ml+ 银杏达莫注射液 10 ～ 25ml，每日 2 次，静脉滴注。适用于预防治疗冠心病、血栓栓塞性疾病。

9. 注射用奥扎格雷钠（20mg/ 支，40mg/ 支，80mg/ 支）

用法及用量：生理盐水 250ml+ 注射用奥扎格雷钠 80mg，每日 2 次，静脉滴注。

适用于急性血栓性脑梗死和脑梗死所伴随的运动障碍。具有抑制血小板聚集和抑制血管痉挛作用，可改善脑缺血，经尿排泄。

10. 小牛血清去蛋白提取物注射液（400g ：10ml/ 支）

用法及用量：生理盐水 /5% 葡萄糖注射液 250ml+ 小牛血清去蛋白提取物注射液 0.8g，每日 1 次，静脉滴注。

适用于脑缺血，脑痴呆，脑外伤，大脑功能不全及脑细胞代谢障碍。

11. 灯盏花素注射液（5mg ：2ml/ 支）

用法及用量：生理盐水 500ml+ 灯盏花素注射液 10 ～ 20mg，每日 1 次，静脉滴注。

适用于治疗缺血性脑血管疾病，如脑血栓的形成，脑栓塞，脑出血后遗症。灯盏花素具有扩张脑血管，降低脑血管阻力，增加脑血流量，改善微循环，并有对抗血小板聚集的作用。失血性疾病和脑出血禁用，孕妇及过敏体质者禁用。

12. 巴曲酶注射液（5U/ 支）

用法及用量：生理盐水 100ml+ 巴曲酶注射液 5U（首剂加

倍），每日 1 次，静脉滴注，隔日 1 次，3 次为一疗程，每次输液时间 > 1 小时。

适用于急性缺血性脑血管疾病，突发性耳聋，伴随有缺血性症状的慢性动脉栓塞症、闭塞性动脉硬化症等。主要作用是降低血浆中纤维蛋白原，降低全血黏度、血浆黏度，使血管阻力下降，增加血流量。

13. 依达拉奉注射液（10mg ：5ml/ 支，30mg ：20ml/ 支）

用法及用量：生理盐水 100ml+ 依达拉奉注射液 30mg，每日 2 次，静脉滴注。

适用于改善急性期缺血性脑卒中的治疗，一般用于发病 14 天内。依达拉奉是一种脑保护剂，能清除自由基，抑制脂质过氧化，从而抑制血管内皮细胞、神经元的氧化损伤，抑制迟发性神经元死亡，80 岁以上患者慎用。

14. 注射用单唾液酸四己糖神经节苷脂钠（40mg/ 支，100mg/ 支）

用法及用量：生理盐水 100ml+ 注射用单唾液酸四己糖神经节苷脂钠 40 ～ 100mg，每日 1 次，静脉滴注。适用于血管性或外伤性中枢神经系统损伤、帕金森病等治疗。

15. 胞磷胆碱钠注射液（0.25g ：2ml/ 支）

用法及用量：生理盐水 /10% 葡萄糖注射液 250ml+ 胞磷胆碱钠注射液 0.25 ～ 0.5g，每日 1 次，静脉注射。

适用于改善脑组织代谢，促进大脑功能恢复和苏醒。

16. 注射用脑蛋白水解物（30mg/ 支）

用法及用量：生理盐水 250ml+ 注射用脑蛋白水解物 60 ～ 180mg，每日 1 次，静脉滴注，10 ～ 14 天为一疗程。注射用脑蛋白水解物是肽能神经营养药物，能以多种方式作用于中枢神经，调节和改善神经元的代谢，促进突触的形成，诱导神经元的分化，并进一步保护神经元免受各种缺血和神经毒素的损害。本品可通过血脑屏障，促进脑内蛋白质的合成，影响呼吸链，具有抗缺氧的保护能力，改善脑内能量代谢作用。用于改善失眠、头痛、记忆力下降、头晕及烦躁等症状，可促进脑外伤后遗症、脑血管病后遗症、脑炎后遗症、急性脑梗死和急性脑外伤的恢复。

17. 脑苷肌肽注射液（10ml/支）

用法及用量：生理盐水 250ml+ 脑苷肌肽注射液 5 ～ 20ml，每日 1 次，静脉滴注，2 周为一疗程。

适用于脑卒中、缺血性脑病、颅脑损伤，本品具有修复、营养神经，促进受损中枢和外周神经细胞恢复的作用。

18. 醒脑静注射液（10ml/支，5ml/支）

用法及用量：生理盐水 100ml+ 醒脑静注射液 10 ～ 20ml，每日 1 次，静脉滴注。

适用于气血逆乱，脑脉瘀阻所致中风昏迷、偏瘫，昏迷，抽搐，脑梗死，脑出血急性期，急性酒精中毒、心痛呕恶等症状。本品主要有清热解毒、凉血活血、开窍醒脑等作用。

19. 盐酸纳洛酮注射液（2mg：2ml/支）

用法及用量：5% 葡萄糖注射液 500ml+ 盐酸纳洛酮注射液 2mg，每日 1 次，静脉滴注。本品主要是阿片类受体拮抗剂，用于阿片类中毒及酒精中毒促醒。

20. 甘油果糖注射液（500ml/支）

用法及用量：甘油果糖注射液 500ml，每日 2 ～ 4 次，静脉滴注。

本品是高渗制剂，通过高渗透性脱水降低颅内压，起效较缓，持续时间较长。

21. 20% 甘露醇注射液（250ml/瓶）

用法及用量：20% 甘露醇注射液 125ml，每日 2 ～ 4 次，静脉滴注。

适用于脑血管意外早期，脑水肿脱水治疗，也可用于组织脱水，降低眼内压，渗透性利尿药。作用为辅助性利尿措施治疗肾病综合征，肝硬化腹水，尤其是当伴有低蛋白血症时可引起肾功能不全。

22. 注射用丙戊酸钠粉（0.4g/支）

用法及用量：注射用水 4ml+ 注射用丙戊酸钠粉 400mg，静脉注射，之后生理盐水 50ml+ 注射用丙戊酸钠粉 400mg，微量泵泵入 3 ～ 7ml/h。

适用于癫痫大发作及持续症状。

23. 地西泮注射液（10mg/支）

用法及用量：地西泮注射液 10 ～ 20mg，静脉注射，之后生理盐水 500ml+ 地西泮注射液 50mg，静脉滴注 15 ～ 18 滴 / 分，临时加用 20% 甘露醇针 125ml，静脉滴注。适用于癫痫发作控制症状。

24. 硫辛酸注射液（0.3g/12ml）

用法及用量：生理盐水 250ml+ 硫辛酸注射液 0.6g，每日 1 次，静脉滴注。

该药是 B 族维生素，用于治疗糖尿病性神经病变或神经系统并发症，具有抗氧化作用。

25. 甲钴胺注射液（500μg/支）

用法及用量：生理盐水 10ml+ 甲钴胺注射液 500μg（1000μg），每日 1 次，静脉注射。

本品是辅酶 B_{12}，可促进神经元轴突再生，用于周围神经病变。

26. 天麻素注射液（500mg/5ml）

用法及用量：5% 葡萄糖注射液 / 生理盐水 250 ～ 500ml+ 天麻素注射液 0.6g，每日 1 次，静脉滴注。

适用于神经衰弱及血管神经性头痛、脑外伤性综合征、脑晕症。

27. 注射用尼麦角林（4mg/支）

用法及用量：生理盐水 100ml+ 注射用尼麦角林 4 ～ 8mg，每日 1 ～ 2 次，静脉滴注。

本品是 α 受体阻断剂，有扩血管作用，改善脑栓塞后遗症引起的意欲低下和情感障碍，改善脑功能。

28. 丁苯酞氯化钠注射液（25mg ∶ 100ml/ 瓶）

用法及用量：丁苯酞氯化钠注射液 100ml，每日 2 次，静脉滴注。

适用于急性缺血性脑卒中患者神经功能受损的改善。丁苯酞降低花生四烯酸的含量，抑制谷氨酸释放，降低钙离子在细胞内的浓度，从而抑制自由基产生，提高抗氧化酶活性。

29. 复方血栓通胶囊

用法及用量：复方血栓通胶囊 3 粒，每日 3 次，口服。

具有活血化瘀、养气滋阴的作用。

30. 盐酸氟桂利嗪胶囊（5mg/ 粒）

用法及用量：盐酸氟桂利嗪胶囊 1 粒，每日 1 次，口服。

本品是钙通道阻断剂，可缓解血管痉挛，对血管收缩痉挛有持久抑制作用，尤其对基底动脉和颈内动脉明显。适用于脑供血不足，椎动脉缺血，脑血栓形成等。可用于耳鸣，眩晕，偏头痛的预防治疗。

31. 谷维素片（10mg/ 片）

用法及用量：谷维素片 20mg，每日 3 次，口服。

适用于自主神经功能紊乱，围绝经期综合征的镇静助眠，具有抗氧化、抗衰老等作用。

32. 卡马西平片（0.1g/ 片）

用法及用量：卡马西平片 0.1g，每日 3 次，口服。

适用于小发作除外的癫痫，狂躁症，狂躁型抑郁症，戒酒后的戒断综合征，三叉神经痛，原发性舌咽神经痛，糖尿病神经病变引起的疼痛，中枢性尿崩症，神经性多尿和烦渴等。

33. 甲钴胺片（0.5mg/ 片）

用法及用量：甲钴胺片 0.5mg，每日 3 次，口服。

适用于周围神经病变。

34. 养血清脑颗粒（4.0g/ 粒）

用法及用量：养血清脑颗粒 1 袋，每日 3 次，冲服。

具有养血平肝，活血通络作用，用于血虚肝亢所致各种头晕、头痛，心烦易怒，失眠多梦，广泛应用于因惯性脑供血不足引起的头晕、头痛及原发性头痛（如紧张性头痛，偏头痛，女性周期头痛，血压高引起的头晕、头痛，脑外伤后头晕、头痛等）。

35. 强力定眩片

用法及用量：强力定眩片 4 ～ 6 片，每日 3 次，口服。

适用于高血压、动脉粥样硬化、高脂血症，以及上述疾病引起的头痛、头晕、目眩、耳鸣、失眠等症状。具有降压、降脂、定眩作用。

36. 脑心通胶囊（0.4g/ 粒）

用法及用量：脑心通胶囊 2 ～ 4 粒，每日 3 次，口服。

适用于脑卒中所致偏瘫，肢体麻木，口角歪斜，舌謇语涩，胸闷，心悸、气短等症状，具有抑制血栓形成，益气活血，化瘀通络作用。

37. 消栓颗粒（4.0g/ 袋）

用法及用量：消栓颗粒 1 袋，每日 3 次，冲服。

适用于脑卒中气虚血瘀证，偏瘫，口眼歪斜，语言謇涩，面色㿠白，气短乏力，舌唇暗淡，脉沉无力，该药有补气、活血、通络作用。

38. 苯巴比妥片（30mg/ 片）

用法及用量：苯巴比妥片 30 ～ 100mg，每晚 1 次，催眠；15 ～ 30mg，每日 2 ～ 3 次，镇静；30 ～ 60mg，每日 3 次，口服，抗惊厥、抗高胆红素血症。

39. 盐酸乙哌立松片（50mg/ 片）

用法及用量：盐酸乙哌立松片 50mg，每日 3 次，饭后服用。

适用于改善脑血管障碍、痉挛性脊髓麻痹、颈椎病、术后炎症、外伤后遗症、肌萎缩性侧索硬化症、婴儿大脑性轻瘫、脊髓小脑变性症、肩周炎、腰痛症所致的痉挛性麻痹。如出现休克、肝肾功能异常、红细胞凝集素检查异常，立即停止使用。该药具有舒张血管平滑肌，缓解骨骼肌紧张，缓解肌张力增高的作用。

40. 多奈哌齐片（安理申）（5mg/片）

用法及用量：多奈哌齐片（安理申）5mg，每日1次，口服。

用于轻度、中度阿尔茨海默病（老年性痴呆症）治疗。本品是第二代胆碱酯酶抑制剂，是一种阿尔茨海默病（AD）的对症治疗药。

41. 扎冲十三味丸（0.1g/丸）

用法及用量：扎冲十三味丸10～20粒，每晚1次，口服。

适用于偏瘫，口齿歪斜，四肢麻木，腰脑不济，神经麻痹，风湿，关节痛。具有舒筋活血，镇静安神，降温的作用。

42. 甲磺酸倍他司汀片（6mg/片）

用法及用量：甲磺酸倍他司汀片6～12mg，每日3次，口服。

主要用于梅尼埃病，血管性头痛及脑动脉硬化，并可用于治疗急性缺血性脑血管疾病，一过性脑供血不足，对高血压所致直立性眩晕、耳鸣等亦有效。本品对心脑血管，特别是椎 - 基底动脉系统有较明显的扩张作用，显著增加心、脑及周围循环血流量。此外增加耳蜗和前庭血流量，消除内耳性眩晕、耳鸣和耳闭感；还能增加毛细血管通透性，促进细胞外液的吸收，消除内耳淋巴水肿。

43. 脑栓康复胶囊

用法及用量：脑栓康复胶囊3～4粒，每日3次，口服。

适用于脑动脉粥样硬化症，脑梗死后遗症、出血性卒中后遗症及椎 - 基底动脉供血不足引起的各种症状如头痛、头晕、肢体麻木、偏瘫、口眼歪斜、语言障碍等，高脂血症、高黏血症。本品具有抗血小板聚集，促进溶栓，抑制或减轻动脉粥样硬化的形成，明显降低血脂和血黏稠度，扩张脑血管，增加脑血流量，改善脑循环的作用，对大脑皮质神经元缺氧再灌注损伤有明显的保护作用，对缺血、缺氧造成的脑组织损伤有明显减轻的保护作用。

44. 氟哌噻吨美利曲辛片（黛力新）（10.5mg/片）

用法及用量：氟哌噻吨美利曲辛片1片，每日2次，早晚口服。

适用于神经衰弱、轻中度抑郁和焦虑患者。本品是抗抑郁药，氟哌噻吨是一种神经阻断剂，小剂量具有抗焦虑和抗抑郁作用。

45. 芪蛭通络胶囊

用法及用量：芪蛭通络胶囊 4 粒，每日 2 次，口服。

本品有益气、活血、通络作用。适用于脑卒中恢复期后偏瘫，肢体麻木，口眼歪斜，语言不利，身体倦怠的辅助治疗。

46. 氢溴酸西酞普兰片（20mg/ 片）

用法及用量：氢溴酸西酞普兰片 20 ～ 60mg，每日 1 次，口服。

主要用于抑郁性精神障碍，抑郁症及焦虑症常规治疗。

47. 多巴丝肼片（250mg/ 片）

用法及用量：多巴丝肼片常从小量如 1/4 片起始服用，每日 3 次，口服，隔周增至合适剂量，中国人总量一般不超过 750mg/d，尽量避免高蛋白饮食后服药。

适用于治疗帕金森病、症状性帕金森综合征。

48. 复方天麻蜜环糖肽片（0.5g/ 片）

用法及用量：复方天麻蜜环糖肽片 2 片，每日 3 次，口服，4 ～ 6 周为一疗程。

适用于高血压、脑血栓、脑动脉硬化所致头晕、头痛、眩晕及偏瘫等症状。

49. 丁苯酞软胶囊（0.1g/ 粒）

用法及用量：丁苯酞软胶囊 0.2g，每日 3 次，口服，20 天为一疗程。

适用于轻中度急性缺血性脑卒中。

50. 丙戊酸钠缓释片（0.5g/ 片）

用法及用量：丙戊酸钠缓释片 0.5g，每日 2 次，早、晚口服。应用 7 天后效果欠佳，可改为每日 3 次。

适用于除癫痫小发作外的各型癫痫。

51. 左乙拉西坦注射液

用法及用量：将推荐剂量的浓缩液稀释在 100ml 稀释溶剂中，再进行 15 分钟的静脉注射；起始治疗剂量为 500mg/ 次，每日 2 次；根据临床效果及耐受性，每日剂量可每 2 ～ 4 周增加或减少 500mg，每日 2 次；最高剂量为 1500mg/ 次，每日 2 次。

适用于成人及 4 岁以上儿童癫痫患者部分性发作（伴或不伴继发性全面性发作）的治疗。

52. 甲硫酸新斯的明注射液

用法及用量：

用于确诊重症肌无力：成人肌内注射适量（一般为 1.5mg）后几分钟肌张力即应改善并持续 1 小时，同时配合体征和肌电图等，可明确诊断。

治疗重症肌无力：成人肌内或皮下注射按 0.01 ～ 0.04mg/kg，静脉注射用量减半。

适用于重症肌无力等。

53. 溴吡斯的明片

用法及用量：成人为 60 ～ 120mg，每 3 ～ 4 小时口服一次。

适用于重症肌无力等。

（崇　巍　刘笑然）

第七章　血液系统

第一节　抗贫血药物

贫血是指人体外周血红细胞容量减少，低于正常范围下限的一种常见临床症状。贫血的种类很多，病因各异，治疗药物也不同。因此治疗时一定要正确地诊断和去除病因，抗贫血药物治疗只起到补充造血原料和促进红细胞系增殖分化的作用。本节主要介绍用于：①缺铁性贫血；②巨幼细胞贫血；③促进红细胞系增殖分化的抗贫血药。

1. 硫酸亚铁（0.3g/片）

用法及用量：硫酸亚铁 0.3g，每日 3 次，饭后口服。

适用于慢性失血（如月经过多、慢性消化道出血、钩虫病失血等）、营养不良，妊娠、儿童发育期等引起的缺铁性贫血。

2. 琥珀酸亚铁（0.1g/片）

用法及用量：琥珀酸亚铁，治疗：0.1 ～ 0.2g，每日 3 次；预防：0.2g/d，饭后口服。

适用于缺铁性贫血。

3. 葡萄糖酸亚铁（0.1g/片，0.25g：10ml/支）

用法及用量：葡萄糖酸亚铁，成人 0.3 ～ 0.6g 或 10 ～ 20ml，儿童 0.1 ～ 0.2g 或 5 ～ 10ml，每日 3 次，饭后口服。

适用于缺铁性贫血。

4. 右旋糖酐铁（0.1g：2ml/支）

用法及用量：右旋糖酐铁 50 ～ 100mg，每日 1 次，深部肌内注射。

适用于不能耐受口服铁剂或胃肠道正常解剖部位发生改变而影响铁的吸收的缺铁性贫血患者，或需要迅速纠正缺铁者。

美国食品药品监督管理局（FDA）妊娠用药分级：C 级。

5. 蔗糖铁（0.1g：5ml/支）

用法及用量：蔗糖铁 0.1 ～ 0.2g ＋ 生理盐水 100ml，每周 2 ～

3次，静脉滴注。

适用于口服铁剂效果不好需要静脉铁剂治疗的患者。

6. 维生素 B_{12}（0.5mg ∶ 1ml/支）

用法及用量：维生素 B_{12} 0.5mg，每日1次，肌内注射；待血常规恢复后可改为 0.5mg，每月1次；恶性贫血患者须终身使用；用于神经系统疾病时，用量酌增。

适用于恶性贫血，亦与叶酸合用治疗其他巨幼细胞性贫血、抗叶酸药引起的贫血和脂肪泻，尚可用于神经系统疾病、肝脏疾病的辅助治疗。

7. 甲钴胺（0.5mg ∶ 1ml/支）

用法及用量：甲钴胺，0.5mg，每日1次，肌内或静脉注射；待血常规恢复后可改为 0.5mg，每月1次；恶性贫血患者须终身使用；用于神经系统疾病时，用量酌增。

适用于末梢性神经障碍、缺乏维生素 B_{12} 所致的巨幼细胞贫血。

8. 叶酸（5mg/片，0.4mg/片）

用法及用量：叶酸，治疗贫血：5mg，每日3次，口服，至血常规恢复正常；孕妇预防：0.4mg，每日1次，口服。

适用于营养不良或妊娠期、婴儿期叶酸需要量增加所致的巨幼细胞贫血；恶性贫血（与维生素 B_{12} 合用）；铅、苯、化学物质中毒引起的贫血等。

9. 亚叶酸钙（15mg ∶ 1ml/支）

用法及用量：亚叶酸钙，氨甲蝶呤的"解救"疗法：9～15mg/m²，每6小时一次，肌内或静脉注射，直至氨甲蝶呤血清浓度在 $5×10^{-8}$mol/L 以下；治疗贫血：1mg，每日1次，肌内注射；与氟尿嘧啶联用于结直肠癌的辅助治疗：200mg/m²，静脉滴注2小时，接着用氟尿嘧啶 300～400mg/m²，静脉注射，每日一次，连续5天为一疗程。

适用于叶酸拮抗剂（如氨甲蝶呤、乙胺嘧啶或甲氧苄啶等）

的解毒剂；当口服叶酸疗效不佳时，也用于口炎性腹泻、营养不良、妊娠期或婴儿期引起的巨幼细胞贫血；可作为结直肠癌的辅助治疗，与氟尿嘧啶联合应用。

10. 促红细胞生成素（10 000U ∶ 1ml/支）

用法及用量：促红细胞生成素，10 000U，1 周 1 次，皮下注射或静脉注射；用量应个体化，开始剂量为 50 ~ 150U/kg，每周 3 次，治疗期间应根据病情调节剂量。

适用于肾功能不全所致贫血；外科围手术期的红细胞动员；治疗非骨髓恶性肿瘤应用化疗引起的贫血；再生障碍性贫血、低危骨髓增生异常综合征等。

11. 去铁胺（500mg/瓶）

用法及用量：用于慢性铁超负荷，20 ~ 60mg/kg + 生理盐水 250ml，静脉滴注（> 2 小时），每日 1 次；用于急性铁中毒，不超过 80mg/（kg·d）；用于负荷试验，铁超负荷试验用量为 500mg，铝超负荷静滴试验用量为 5mg/kg。

本品为单一铁螯合物，适用于慢性铁超负荷、急性铁中毒、透析患者铝超负荷、诊断铁或铝超负荷。

12. 十一酸睾酮（40mg/片）

用法及用量：十一酸睾酮 80mg，每日 2 次，口服；维持剂量每日 40 ~ 120mg。

适用于再生障碍性贫血及男性性功能障碍、不育症。

第二节　血液相关制品及血容量扩充剂

正确的输血可以挽救生命，但是输血仍有风险，即使血液质量标准不断提高，输血仍是一项高风险的治疗措施，需要严格掌握输血指征。实施输血治疗前，对患者的综合评估非常重要，评估包括实验室指标、贫血状况、耐受情况、心肺功能、机体代偿情况等。在不输血不足以维持患者的生命体征平稳时，才考虑为患者实施输血治疗。决定输血后，根据治疗目的，决定输血品种和输血量。输血治疗以成分血为主，全血主要是作为制备其他成分的原料，输全血的适应证被严格地限制。输血量则是能少输就少输，能不输就不输。长期输血易产生同种免疫反应，导致输血不良反应并降低输血疗效。输血的不良反应包括急发性输血反应（如急性血管内溶血、细菌污染和败血症休克、液体超负荷、过敏反应和输血相关性急性肺损伤）和迟发性输血反应（如迟发性溶血性输血反应、输血后紫癜、移植物抗宿主病、铁超负荷和输血传播疾病）。

血容量扩充剂主要用于大量失血、失血浆及大面积烧伤等所致的血容量降低、休克等应急情况，用以扩充血容量，改善微循环，并减少血液制品用量。

本节对常用血液成分、血液相关制品和血容量扩充剂作一简介。

1. 浓缩红细胞　适用于急性失血量超过血容量的 20%，Hb < 70g/L 或心肺功能不能代偿者；慢性病贫血 Hb < 60g/L 或红细胞压积 < 20%，伴有明显贫血症状；贫血严重，虽症状不明显，但需要手术或待产孕妇。

2. 洗涤红细胞　适应于血浆蛋白过敏者；自身免疫性溶血性贫血患者；阵发性睡眠性血红蛋白尿患者；反复输血或多次妊娠已产生抗体而引起输血发热反应患者；高钾血症和肝肾功能不全患者。

3. 血小板　适用于血小板数量或功能异常，伴有出血倾向或表现；血小板计数 $< 20 \times 10^9/L$；血小板在 $(20 \sim 50) \times 10^9/L$，根据临床出血情况决定，可考虑输血小板治疗。

4. 冷沉淀　适用于甲型血友病、血管性血友病、先天性或获得性凝血因子Ⅷ、纤维蛋白原缺乏、严重外伤及 DIC 致纤维蛋白原降低、大量输注库存血后的患者等。

5. 新鲜血浆　适用于凝血因子的补充、肝病获得性凝血功能障碍、口服抗凝剂过量引起的出血、抗凝血酶Ⅲ缺乏、血栓性血小板减少性紫癜和治疗性血浆置换术等；输血量相当于自身血容量，PT 或 APTT 大于正常的 1.5 倍，创面弥漫性渗血，有先天性凝血功能障碍时。

6. 冻干人凝血因子Ⅷ（300U/支）

用法及用量：冻干人凝血因子Ⅷ 10 ～ 40U/kg ＋生理盐水250ml，每 12 小时一次，静脉滴注，一般 3 ～ 7 日。

适用于纠正和预防凝血因子Ⅷ缺乏或因获得性因子Ⅷ抑制物增多而引起的出血，主要用于治疗甲型血友病。

7. 纤维蛋白原（0.5g/支，1g/支）

用法及用量：一般首次给 1 ～ 2g，静脉滴注，滴速＜60 滴 / 分，根据需要可继续给药；大出血时，4 ～ 8g，静脉滴注，滴速＜ 60 滴 / 分。

适用于先天性纤维蛋白原减少或缺乏症；获得性纤维蛋白原减少症：如严重肝脏损伤、肝硬化、弥散性血管内凝血、产后大出血和因大手术、外伤或内出血等引起的纤维蛋白原缺乏而造成的凝血障碍。

8. 丙种球蛋白（2.5g/50ml）

用法及用量：丙种球蛋白 0.4g/kg，静脉滴注，每日 1 次，连用 5 日，或 1g/kg，静脉滴注，每日 1 次，连用 2 日。

适用于原发性免疫球蛋白缺乏或低下症；严重细菌和病毒感染；免疫性疾病，如特发性血小板减少性紫癜、SLE 等。

9. 羧甲基淀粉代血浆（500ml/瓶）

用法及用量：羧甲基淀粉代血浆 500 ～ 1000ml，每日 1 次，静脉滴注。

血容量扩充药，适用于预防和治疗各种原因引起的血容量不足和休克、急性等容血液稀释和治疗性血液稀释，改善微循环。多用于外科手术中维持血容量。

10. 右旋糖酐 40（250ml/瓶，500ml/瓶）

用法及用量：右旋糖酐 40 250 ～ 500ml，每日或隔日 1 次，静脉滴注，一个疗程为 7 ～ 14 日。

适用于失血、创伤、烧伤、中毒等引起的休克；血栓性疾病如脑血栓形成、心绞痛和心肌梗死等；用于肢体再植和血管外科手术，可预防术后血栓形成。

第三节　刺激造血类药物

　　多种原因可引起人体骨髓造血功能发生障碍，患者表现为贫血、感染和（或）出血，严重时可危及患者的生命。针对病因的治疗非常重要，但对于病因一时无法去除的患者，刺激骨髓造血的治疗可以缩短患者病程，减轻患者症状，并减少患者的输血需要量。随着分子生物学技术的发展，很多人类基因重组造血细胞生长因子成为生物制剂并应用于临床。此类药物直接作用于骨髓内造血前体细胞，促进其增殖、分化并形成定向成熟细胞克隆。此外中药在刺激造血的治疗中也有确切疗效。应用本类药物期间需要监测血常规（如白细胞、中性粒细胞、血小板等）的变化，根据情况调整剂量或停药。本节对常用的刺激造血药物作一简介。

1. 重组人粒细胞集落刺激因子（75μg/ 支，100μg/ 支，125μg/ 支）

　　用法及用量：重组人粒细胞集落刺激因子 $100 \sim 400\mu g/m^2$，每日 1 次，皮下或静脉注射，至中性粒细胞升到 $5 \times 10^9/L$ 或白细胞升到 $10 \times 10^9/L$ 时停药。

　　适用于骨髓移植后促进中性粒细胞的恢复；防治肿瘤放化疗及骨髓增生异常综合征（MDS）、再生障碍性贫血等各种原因引起的中性粒细胞减少症；外周血造血干细胞移植前供者外周血造血干细胞的动员；与化疗联合治疗急性白血病，以增强化疗疗效。

2. 重组人粒巨噬细胞集落刺激因子（100μg/ 支）

　　用法及用量：重组人粒巨噬细胞集落刺激因子 $3 \sim 10\mu g/$（kg·d），每日 1 次，皮下或静脉注射，至中性粒细胞升到 $5 \times 10^9/L$ 或白细胞升到 $10 \times 10^9/L$ 时停药。

　　适用于防治肿瘤放疗或化疗后引起的白细胞减少症；治疗骨髓造血功能障碍及低危 MDS；预防白细胞减少可能潜在的感

染并发症；使感染引起的中性粒细胞减少恢复加快。

3. 人白介素 -11（1.5mg/ 支）

用法及用量：人白介素 -11 1.5 ～ 3mg + 生理盐水 1ml，每日 1 次，皮下注射，疗程 7 ～ 14 日。

适用于防治各种原因引起的血小板减少症。

4. 利可君片（20mg/ 片）

用法及用量：利可君片 20mg，每日 3 次，口服。

适用于防治各种原因引起的白细胞减少、血小板减少症和再生障碍性贫血等。

5. 益血生胶囊（0.25g/ 粒）

用法及用量：益血生胶囊 1g，每日 3 次，口服。

具有健脾生血，补肾填精作用；适用于脾肾两亏所致的血虚诸症，各种类型贫血及血小板减少症。

6. 复方皂矾丸（0.2g/ 丸）

用法及用量：复方皂矾丸 7 ～ 9 丸，每日 3 次，饭后口服。

温肾健髓、益气养阴、生血止血，另有改善免疫功能作用；适用于再生障碍性贫血、白细胞减少症、血小板减少症，MDS及放疗引起的骨髓损伤、白细胞减少，属肾阳不足、气血两虚证者。

7. 升血小板胶囊（0.45g/ 粒）

用法及用量：升血小板胶囊 1.8g，每日 3 次，口服。

清热解毒、凉血止血、散瘀消斑；适用于原发性血小板减少性紫癜。

8. 地榆升白片（0.1g/ 片）

用法及用量：地榆升白片 2 ～ 4 片，每日 3 次，口服。

适用于白细胞减少症。

9. 鲨肝醇片（50mg/ 片）

用法及用量：鲨肝醇片 50mg，每日 1 ～ 3 次，口服。

适用于白细胞减少症。

10. 小牛脾提取物（120mg ： 2ml/ 支）

用法及用量：小牛脾提取物 10ml ＋ 生理盐水 / 葡萄糖注射液 500ml，每日 1 次，静脉滴注（慢滴）；或 2 ～ 4ml，每日 1 ～ 2 次，肌内注射。

适用于放、化疗引起的白细胞减少症及再生障碍性贫血，原发性血小板减少症，恶性肿瘤辅助治疗。

第四节　抗血小板药与抗凝血药

一、抗血小板药

血小板在止血、血栓形成、动脉粥样硬化等过程中均起着重要作用。抗血小板药物又称为血小板抑制药，即抑制血小板黏附、聚集及释放等功能的药物。根据作用机制可分为：①环氧化酶抑制药，如阿司匹林；②腺苷二磷酸（ADP）受体拮抗剂，如噻氯匹定，氯吡格雷等；③血小板膜糖蛋白 Ⅱ b/ Ⅲ a 拮抗剂，如替罗非班，阿昔单抗，依替巴肽等；④血小板膜糖蛋白 Ⅰ b 拮抗剂；⑤其他类型，如双嘧达莫，沙格雷酯、前列环素等。

1. 阿司匹林（肠溶片剂：100mg/ 片，普通片剂：25mg/ 片）

用法及用量：①长期服用预防血栓性疾病：100mg（75 ～ 150mg），每日 1 次，口服，肠溶片一般餐前服用，普通剂型一般餐后服用；② PCI 术前：以往未服乙酰水杨酸钠（ASA）者应在术前至少 2 小时、最好 24 小时给予负荷量 300mg，已接受 ASA 长期治疗者口服 100 ～ 300mg；③ PCI 术后：一般 100 ～ 300mg，每日 1 次，口服，置入裸金属支架（BMS）者至少服用 1 个月、置入西罗莫司洗脱支架者服用 3 个月、置入紫杉醇洗脱支架者服用 6 个月，之后改为每日 100mg 长期服用。

适用于长期心脑血管疾病的一级、二级预防，外周动脉闭塞性疾病、心房颤动等，也具有降低结肠癌发病率的作用。

2. 氯吡格雷（75mg/ 片）

用法及用量：一般 75mg，每日 1 次，口服，使用时需监测血常规。首剂负荷量一般为 300mg，冠脉支架置入术前 300mg 顿服，最大量可用到每日 600mg。

适用于近期发作的缺血性脑卒中、急性冠脉综合征、外周动脉疾病等。

3. 双嘧达莫（25mg/ 片）

用法及用量：①冠心病：双嘧达莫 25 ～ 50mg，每日 3 次，饭前 1 小时口服；②血栓栓塞性疾病：双嘧达莫 100mg，每日 4 次，饭前 1 小时口服。

4. 西洛他唑（50mg/ 片）

用法及用量：50 ～ 100mg，每日 1 ～ 2 次，口服。

适用于慢性动脉闭塞引起的溃疡，肢痛，间歇性跛行的缺血症状，如糖尿病足。

5. 沙格雷酯（100mg/ 片）

用法及用量：100mg，每日 3 次，饭后口服。

适用于慢性动脉闭塞症所引起的溃疡、疼痛以及冷感等缺血性诸症状的改善。

6. 奥扎格雷（针剂 20mg ： 2ml/ 支，奥扎格雷氯化钠注射液 80mg ： 100ml/ 瓶）

用法及用量：40 ～ 80mg 奥扎格雷 + 500ml 生理盐水 / 葡萄糖注射液，每日 1 ～ 2 次，静脉滴注，1 ～ 2 周为一疗程。

适用于急性血栓性脑梗死及脑梗死所伴随的运动性障碍。

7. 盐酸替罗非班氯化钠注射液（5mg ： 100ml/ 瓶）

用法及用量：①急性冠脉综合征保守药物治疗：起始 30 分钟滴速为 $0.4\mu g/(kg \cdot min)$，继之以 $0.1\mu g/(kg \cdot min)$ 的静脉滴注速度维持 48 ～ 72 小时；②急性冠脉综合征的 PCI 介入治疗：起始剂量 $10\mu g/kg$，3 分钟左右注射完毕，再以 $0.15\mu g/(kg \cdot min)$ 的静脉滴注速度维持 36 小时。

适用于：①有血栓的病变；②急性冠脉综合征；③介入治疗中发生慢血流或无复流现象；④静脉旁路移植血管病变；⑤糖尿病小血管病变。

二、抗凝血药

抗凝血药是一类干扰凝血因子、抑制凝血过程某些环节而阻滞血液凝固的药物。主要包括：①间接凝血酶抑制剂，如肝素、低分子量肝素等，主要是通过激活抗凝血酶Ⅲ发挥作用；②直接凝血酶抑制剂，如利伐沙班、水蛭素及其衍生物；③维生素K拮抗剂，如香豆素类的华法林等；④其他新型抗凝药，如磺达肝癸钠等。抗凝血药主要用于血栓栓塞性疾病的预防和治疗。

1. 普通肝素（12 500U/支）

用法及用量：治疗急性冠脉综合征。①静脉内弹丸式注射5000U为起始剂量，其后500～1000U/h持续静脉滴注；②也可用5000U，生理盐水稀释后每6小时静脉注射1次，48小时后改为皮下注射，每日总量20 000～40 000U；③深部皮下注射5000～7500U，每12小时一次，共5～7日，一般不引起凝血功能障碍，注射部位以左下腹壁为宜，监测PT或APTT延长至正常值的1.5～2倍。

适用于防治血栓形成或血栓性疾病（如心肌梗死、血栓性静脉炎、体循环栓塞或肺栓塞、DIC尤其是高凝阶段），也可用于血液透析、体外循环、导管术、微血管手术等操作中的体外抗凝处理。

2. 依诺肝素钠（4000U/支）

用法及用量：①4000U，每12小时一次，皮下注射，一般3～8日停用；②每次1mg/kg，1mg=100U，每12小时一次，皮下注射，最好能根据体重调整剂量。

适应证基本同普通肝素。

3. 那曲肝素钙（4100U ： 0.4ml/支）

用法及用量：4100U，每12小时一次，皮下注射；每次1mg/kg，0.1mg=100U，每12小时一次，皮下注射。

适用于预防和治疗血栓性疾病。

4. 达肝素钠（5000U ： 0.2ml/支）

用法及用量：①急性深静脉栓形成：200U/kg，每日1次，皮下注射，或 100U/kg，每 12 小时一次，皮下注射；②急性冠脉综合征：5000/7500U，每 12 小时一次，皮下注射，或者是 120U/kg，最大剂量 10 000U，每 12 小时一次，皮下注射，至少 6 日。

适用于急性冠脉综合征、急性深静脉血栓形成、慢性肾衰竭/急性肾衰竭患者进行血液透析和血液滤过期间防止体外循环系统中发生凝血；预防与手术有关的血栓形成。

FDA 妊娠用药分级：B 级。

5. 华法林（3mg/片，2.5mg/片）

用法及用量：一般起始剂量建议为每日 3mg；大于 75 岁的老年人和有出血危险的患者，从每日 2mg 开始。INR 目标值：一般用于预防血栓栓塞性疾病，INR 控制在 2.0 ～ 3.0，PT 延长为 1.5 ～ 2.0 倍；75 岁以上老年人或伴有出血风险因素患者可维持 INR 在 1.6 ～ 2.5。

适用于心房颤动、急性肺栓塞、深静脉血栓形成、换瓣术后等的抗凝治疗等。

6. 磺达肝癸钠（2.5mg/支）

用法及用量：一般剂量每日 2.5mg，皮下注射。

适用于预防和治疗血栓栓塞性疾病。

7. 利伐沙班（10mg/片，15mg/片，20mg/片）

用法及用量：10 ～ 20mg，每日 1 次或 15mg，每日 2 次，口服。

适用于择期髋关节或膝关节置换手术患者，预防静脉血栓形成；深静脉血栓形成和肺栓塞；用于具有一种或多种危险因素（如充血性心力衰竭、高血压、年龄 ≥ 75 岁、糖尿病、卒中或短暂性脑缺血发作病史）的非瓣膜性心房颤动患者，降低卒中和体循环栓塞的风险。

FDA 妊娠用药分级：C 级。

8. 比伐芦定（250mg/支）

用法及用量：0.75mg/kg 静脉注射后以 1.75mg/（kg·h）的速度静脉滴注至手术完毕（不超过 4 小时），如有必要再以 0.2mg/（kg·h）的速度静脉滴注（不超过 20 小时）。

适用于接受经皮腔内冠状动脉成形术的不稳定型心绞痛患者，经皮冠状动脉介入治疗的患者。

9. 阿加曲班（10mg : 2ml/支，20mg/支）

用法及用量：①慢性动脉闭塞症：阿加曲班 10mg + 生理盐水 250ml（2～3 小时内滴完），每日 2 次，静脉滴注，可酌情增减，一个疗程 4 周以内；②缺血性脑卒中急性期：前 2 日，每日 60mg 以适当量的液体稀释，24 小时持续静脉滴注，后 5 日，每次 10mg 以适当量的液体稀释静脉注射 3 小时，每日 2 次。

适用于改善慢性动脉闭塞症（血栓闭塞性脉管炎、闭塞性动脉硬化）患者的四肢溃疡、静息痛及冷感等症状，用于发病 48 小时内的缺血性脑梗死急性期患者的神经症状（运动麻痹）、日常活动（步行、起立、坐位保持、饮食）的改善。

第五节　溶血栓药

溶血栓药应称为纤维蛋白溶解药物更为确切，因为所有这些药物都是纤溶酶原激活物，进入体内激活纤溶酶原形成纤溶酶，使纤维蛋白降解，溶解已形成的纤维蛋白血栓，同时不同程度地降解纤维蛋白原。纤维蛋白溶解药物不能溶解血小板血栓，甚至还激活血小板。在使用溶血栓药时应严格掌握适应证和用药时间窗：急性 ST 段抬高心肌梗死溶栓的最佳时间窗为发病后 6 小时内（获益最大，且越早越好），一般不超过发病后 12 小时；急性肺栓塞溶栓的时间窗一般为发病后 2 周内；急性缺血性脑卒中最佳溶栓时间窗为发病后 3 小时内。

（一）溶血栓药根据纤维蛋白选择性分类

1. 第一代纤维蛋白溶解药物　如尿激酶、链激酶，不具有纤维蛋白选择性，对血浆中纤维蛋白原的降解作用明显，可致全身纤溶状态。

2. 第二代纤维蛋白溶解药物　选择性作用于血栓内纤溶系统，对循环中凝血因子及纤维蛋白降解较少，如单链尿激酶型纤溶酶原激活物（scu-PA）、乙酰化纤溶酶原 - 链激酶激活剂复合物等。

3. 第三代纤维蛋白溶解药物　通过基因诱导突变、重组技术，对 t-PA、scu-PA 等分子结构进行修饰改造制成的突变体及嵌合体。主要特点是半衰期延长，更适合静脉注射给药，溶栓效能及特异性进一步提高。主要包括瑞替普酶、泰尼普酶、重组组织型纤溶酶原激活物、拉诺替普酶 / 兰托普酶等。

（二）溶血栓药的适应证、禁忌证及不良反应

1. 溶血栓药的适应证　急性心肌梗死、急性肺栓塞、深静脉血栓形成、缺血性脑卒中、人工机械瓣堵塞、血栓性动脉闭塞、血液透析插管、移植物和动静脉瘘、中心静脉插管等。

2. 溶血栓药的禁忌证

（1）两周内有活动性出血（胃肠道溃疡、咯血等），做过大手术、组织活检、有创伤，不能实施压迫部位的大血管穿刺术及有外伤史者。

（2）高血压患者经治疗后在溶血栓前血压仍 ≥ 180/100mmHg 者。

（3）高度怀疑主动脉夹层者。

（4）既往发生过出血性脑卒中，3 个月内发生过缺血性脑卒中或脑血管事件；颅内肿瘤。

（5）有出血性视网膜病史。

（6）各种血液病、出血性疾病或有出血倾向者或正在使用治疗剂量的抗凝药。

（7）严重的肝、肾功能障碍或恶性肿瘤等患者。

3. 溶血栓药的不良反应

（1）主要为出血，轻者皮肤黏膜出血、镜检血尿，重者大量咯血及消化道出血，颅内、脊髓、纵隔及心包内出血可危及生命。如患者发生严重头痛、视觉障碍、意识障碍等，应考虑是否有颅内出血。处理：对发生出血的患者，应立即停止输注溶

栓药物，最有效的治疗方法是静脉输注新鲜血浆或纤维蛋白原。

（2）过敏反应：尤其是使用链激酶及乙酰化纤溶酶原 - 链激酶激活剂复合物者，表现为皮疹、寒战、发热。多见于链激酶输注过程中，发生后可以静脉使用糖皮质激素以缓解症状。低血压及血栓栓塞较少见。

（3）再灌注心律失常：可表现为各种类型的心律失常，最典型的为一过性非阵发性室性心动过速，也可表现为原有房室传导阻滞的消失。多数再灌注心律失常呈良性过程，不需要进行特殊处理。

（三）常用药物

1. 尿激酶（1 万 U/ 支，50 万 U/ 支）

用法及用量：①肺栓塞：初次剂量 4400U/kg 用生理盐水或 5% 葡萄糖溶液溶解，以 90ml/h 速度在 10 分钟内滴完，其后以 4400U/h 的给药速度，连续静脉滴注 2 ～ 12 小时；也可按 15 000U/kg 的给药剂量用生理盐水配制后经肺动脉内注入；必要时，可根据病情调整剂量，间隔 24 小时重复给药 1 次，最多使用 3 次。②心肌梗死：建议以生理盐水配制后，按 6000U/min 的给药速度，冠状动脉内连续滴注 2 小时，滴注前应先静脉给予肝素 2500 ～ 10 000U；也可将本品 200 万～ 300 万 U 配制后静脉滴注，45 ～ 90 分钟滴完。③外周动脉血栓：以 2500U/ml 的浓度用生理盐水配制本品，4000U/min 的给药速度经导管注入血凝块，每 2 小时夹闭导管一次；注入速度可调整为 1000U/min，直至血凝块溶解。④防治心脏瓣膜替换术后的血栓形成：可用本品 4400U/kg，用生理盐水配制后 10 ～ 15 分钟滴完。然后以 4400U/（kg·h）的速度静脉滴注维持，当瓣膜功能正常后即停止用药；如用药 24 小时仍无效或发生严重出血倾向应停药。⑤脓胸或心包积脓：用抗菌药物和脓液引流术治疗时，常因纤维蛋白形成凝块而阻塞引流管。此时可胸腔或心包腔内注入灭菌注射用水配制本品（5000U/ml）1 万～ 25 万 U，既可保持引流管通畅，又可防止胸膜或心包粘连或形成心包缩窄。⑥眼科应用：用于溶解眼内出血引起的前房血凝块，可使血块崩解，有利于手术取出。常用量为 5000U，用 2ml 生理盐水配制冲洗前房。

适用于血栓栓塞性疾病的溶栓治疗。

2. 重组链激酶（10 万 U/ 瓶，50 万 U/ 瓶，150 万 U/ 瓶）

用法及用量：重组链激酶 150 万 U + 5% 葡萄糖注射液 100ml，静脉滴注 1 小时，对于特殊患者（如体重过低或明显超重），可根据具体情况适当增减剂量（按 2 万 U/kg 计）。

适用于急性心肌梗死等血栓性疾病。

3. 重组组织型纤溶酶原激活物（20mg/ 支，50mg/ 支）

用法及用量：①急性心肌梗死：发病 6 小时以内，采取 90 分钟加速给药法：重组组织型纤溶酶原激活物 15mg 静脉注射，随后 30 分钟持续静脉滴注 50mg，剩余 35mg 在 60 分钟内持续静脉滴注，直至最大剂量达 100mg；体重在 65kg 以下的患者，给药总剂量应按体重调整：15mg 静脉注射，随后 30 分钟持续静脉滴注 0.75mg/kg（最大剂量 50mg），剩余 0.5mg/kg 在 60 分钟内持续静脉滴注（最大剂量 50mg）；对于症状发生 6 ～ 12 小时以内的患者，采取 3 小时给药法：10mg 静脉注射，随后 1 小时持续静脉滴注 50mg，剩余剂量每 30 分钟静脉滴注 10mg 至 3 小时滴完，最大剂量为 100mg。体重在 65kg 以下的患者，给药总剂量不应超过 1.5mg/kg。②血流不稳定的急性大面积肺栓塞：10mg 在 1 ～ 2 分钟内静脉注射，90mg 在随后 2 小时持续静脉滴注；体重不足 65kg 的患者，给药总剂量不应超过 1.5mg/kg。③急性缺血性脑卒中：0.9mg/kg（最大剂量为 90mg），总剂量的 10% 先静脉注射，剩余剂量在随后 60 分钟持续静脉滴注（治疗应在症状发作后的 4.5 小时内开始）。

适用于急性心肌梗死、血流不稳定的急性大面积肺栓塞、急性缺血性脑卒中患者。

第六节 止 血 药

血管、血小板、凝血与纤溶的异常都可引起出血性疾病。出血性疾病的病因、病理及出血性质、部位和严重程度互不相同，治疗方法和效果也各异。病因治疗是出血性疾病的根本治疗方法。本节主要介绍血液科常用的止血药物，呼吸道和消化道出血的常用药物及处理可分别参阅相关章节。

1. 维生素 K（10mg/ 支）

用法及用量：维生素 K 10mg + 生理盐水 250ml，每日 1 次，静脉滴注。

适用于因维生素 K 缺乏或因需要量增加相对不足引起的出血；香豆素类、水杨酸钠所致的低凝血酶原血症。

FDA 妊娠用药分级：C 级。

2. 酚磺乙胺（1g/ 支）

用法及用量：酚磺乙胺 2 ～ 4g + 生理盐水 250ml，每日 1 ～ 3 次，静脉滴注。

适用于血小板减少性紫癜或过敏性紫癜及其他原因引起的出血。

3. 氨甲苯酸（0.1g/ 支）

用法及用量：氨甲苯酸一次 0.25 ～ 0.75g，每日 2 ～ 3 次，稀释后静脉滴注。

适用于纤维蛋白溶解过程亢进所致出血等；一般慢性渗血；链激酶或尿激酶过量引起的出血。

4. 氨甲环酸（0.5g/ 支）

用法及用量：氨甲环酸一次 0.25 ～ 0.5g，每日 0.75 ～ 2g，静脉滴注。

适用于各种出血性疾病、手术时异常出血等。

FDA 妊娠用药分级：B 级。

5. 血凝酶（1kU/ 支）

用法及用量：血凝酶 2 ～ 3kU + 5% 葡萄糖注射液 250ml，每日 1 次，静脉滴注。

适用于需减少流血或止血的各种医疗情况；预防出血，如术前用药，可避免或减少手术部位及术后出血。

FDA 妊娠用药分级：C 级。

6. 双乙酰胺乙二胺（0.2g ： 2ml/ 支，0.3g ： 5ml/ 支）

用法及用量：双乙酰胺乙二胺 0.6g + 葡萄糖注射液 250ml，每日 1 次，静脉滴注，最大剂量 1.2g/d。

适用于防治各种原因出血。

7. 芦丁（20mg/ 片）

用法及用量：芦丁 20 ～ 40mg，每日 3 次，口服。

适用于毛细血管脆性增加引起的出血，对某些血管性紫癜也有一定效果。

8. 卡巴克络（2.5mg/ 片、5mg/ 支）

用法及用量：卡巴克络 2.5 ～ 5mg，每日 3 次，口服；卡巴克络 5 ～ 10mg，每日 2 次，肌内注射。

适用于毛细血管通透性增加所致的出血，对大量出血和动脉出血疗效较差。

9. 维生素 C（0.1g/ 片，0.25g/ 支，0.5g/ 支）

用法及用量：维生素 C 100mg，每日 3 次，口服；维生素 C 100 ～ 250mg，每日 1 ～ 3 次，肌内或静脉注射。适用于毛细血管脆性和通透性增加所致的出血。

10. 1- 去氨基 -8- 精氨酸加压素（15μg ： 1ml/ 支）

用法及用量：1- 去氨基 -8- 精氨酸加压素 0.3μg/kg，皮下注射或 1- 去氨基 -8- 精氨酸加压素 0.3μg/kg + 生理盐水 50 ～ 100ml，静脉滴注时间＞ 30 分钟，间隔 6 ～ 12 小时重复给药 1 ～ 2 次。

适用于 I 型血管性血友病，轻、中型血友病及遗传性或获得性血小板功能缺陷导致的出血。

（倪绍洲　熊　丹）

第八章 解热镇痛药

环氧合酶（COX）抑制作用：非甾体抗炎药（NSAIDs）的主要作用是抑制 COX，从而阻碍花生四烯酸最终转化成前列腺素类的前列环素和血栓素，COX 有 2 种相关同工酶：COX-1 和 COX-2。

NSAIDs 的半衰期各不相同，但总体可分为短效（半衰期＜6 小时，包括布洛芬、双氯芬酸、酮洛芬和吲哚美辛）和长效（半衰期＞6 小时，包括萘普生、塞来昔布、美洛昔康、萘丁美酮、吡罗昔康）。

一、非选择性 NSAIDs

1. 对乙酰氨基酚缓释片（0.65g/片）

用法及用量：对乙酰氨基酚缓释片 1 片，每 8 小时 1 次，口服。

适用于普通感冒或流行性感冒引起的发热，也用于缓解轻至中度疼痛、关节痛、偏头痛、牙痛、肌肉痛、神经痛、痛经等。

2. 复方对乙酰氨基酚片（0.4g/片）

用法及用量：复方对乙酰氨基酚片 1 片，若发热或疼痛持续，间隔 4～6 小时重复，24 小时不超过 4 次，口服。

适用于普通感冒或流行性感冒引起的发热，也用于缓解轻至中度疼痛、关节痛、偏头痛、牙痛、肌肉痛、神经痛、痛经等。

3. 酚麻美敏片（泰诺）

用法及用量：酚麻美敏片 1～2 片，每 6 小时 1 次，24 小时不超过 4 次，口服。

适用于普通感冒或流行性感冒引起的发热、头痛、四肢酸痛、打喷嚏、流鼻涕、鼻塞、咳嗽、咽痛等症状。

4. 布洛芬缓释片（0.4g/片）

用法及用量：布洛芬缓释片 1 片，每日 2 次，口服。

适用于普通感冒或流行性感冒引起的发热，也用于缓解轻至中度疼痛、关节痛、偏头痛、牙痛、肌肉痛、腱鞘炎、滑囊炎、原发性痛经等。

5. 双氯芬酸钠栓（50mg/粒）

用法及用量：双氯芬酸钠栓1粒，每日1～2次，直肠给药。

适用于类风湿关节炎，术后疼痛及各类原因所致发热的短期治疗。

6. 吲哚美辛缓释片（25mg/片）

用法及用量：吲哚美辛缓释片1片，每日2次，口服。

适用于风湿性关节炎、类风湿关节炎、强直性脊柱炎、骨关节炎及急性痛风发作。

7. 吲哚美辛巴布膏（3.5mg×13贴/袋）

用法及用量：吲哚美辛巴布膏1贴，每日1～2次，外用。

适用于缓解如运动创伤（扭伤、拉伤等）、慢性软组织劳损（肩颈、腰腿）、骨关节疾病（颈椎病、类风湿关节炎、肩周炎）等引起的局部疼痛。

8. 洛索洛芬钠片（60mg/片）

用法及用量：洛索洛芬钠片1片，每日3次，口服。

适用于类风湿关节炎、腰痛症、肩周炎、颈肩腕综合征、牙痛，术后、外伤后镇痛，急性上呼吸道感染引起的发热等。

9. 萘普生钠片（0.275g/片）

用法及用量：首次萘普生钠片2片，之后1片，每日3～4次，口服。

适用于缓解轻至中度疼痛、关节痛、强直性脊柱炎、滑囊炎、偏头痛、牙痛、肌肉痛、神经痛、痛经等。

10. 二氟尼柳片（0.25g/片）

用法及用量：二氟尼柳片2片，每日2次，口服。

适用于类风湿关节炎、骨关节炎及各种轻、中度疼痛。

注：二氟尼柳为水杨酸衍生物。

11. 双水杨酯片（0.3g/片）

用法及用量：双水杨酯片1～2片，每日2～3次，口服。

适用于各种轻、中度疼痛如关节痛、神经痛、肌肉痛、偏头痛、头痛、痛经、牙痛等。

注：1 分子双水杨酯可分解为 2 分子水杨酸。

12. 酮洛芬片（50mg/片）

用法及用量：酮洛芬片 1 片，每日 3 次，口服。

适用于各种轻、中度疼痛如关节痛、神经痛、肌肉痛、偏头痛、头痛、痛经、牙痛等。

13. 奥沙普秦片（0.2g/片）

用法及用量：奥沙普秦片 1～2 片，每日 1 次，口服。

适用于风湿性关节炎、类风湿关节炎、强直性脊柱炎、骨关节炎、急性痛风发作、外伤及术后镇痛。

14. 依托度酸缓释片（0.4g/片）

用法及用量：依托度酸缓释片 1～2 片，每日 1 次，口服。

适用于类风湿关节炎、骨关节炎。

15. 托美丁钠片（0.2g/片）

用法及用量：托美丁钠片 1～2 片，每日 3 次，口服。

适用于风湿性关节炎、类风湿关节炎。

16. 舒林酸片（0.1g/片）

用法及用量：舒林酸片 2 片，每日 2 次，口服。

适用于退行性关节病、类风湿关节炎。

17. 吡罗昔康片（20mg/片）

用法及用量：吡罗昔康片 1 片，每日 1 次，口服或吡罗昔康片 1/2 片，每日 2 次，口服。

适用于各种关节炎及软组织病变引起的疼痛及肿胀。

18. 甲芬那酸片（0.25g/片）

用法及用量：甲芬那酸片 2 片，每 6 小时 1 次，口服。

适用于各种轻、中度疼痛如关节痛、肌肉痛、偏头痛、头痛、痛经、牙痛等。

19. 萘丁美酮胶囊（0.5g/粒）

用法及用量：萘丁美酮胶囊 2 粒，每日 1 次，口服。

适用于急慢性关节炎,运动性软组织损伤、术后疼痛、牙痛、痛经等。

20. 注射用盐酸丙帕他莫 (1g/ 支)

用法及用量:生理盐水 100ml+ 注射用盐酸丙帕他莫 1 ~ 2g,间隔给药不少于 4 小时,静脉滴注。

适用于中度疼痛的短期治疗,尤其是外科手术治疗后疼痛;发热的短期治疗。

注:盐酸丙帕他莫是对乙酰氨基酚的前体药物,1g 盐酸丙帕他莫可分解 0.5g 对乙酰氨基酚。

21. 氟比洛芬酯注射液 (5ml ： 50mg/ 支)

用法及用量:生理盐水 100ml+ 氟比洛芬酯注射液 1 支,静脉滴注。

适用于术后或癌症的镇痛。

二、COX-2 选择性抑制剂

选择性 COX-2 抑制剂的主要益处是能产生与非选择性 NSAIDs 效果相当的镇痛及抗炎作用,而症状性胃十二指肠溃疡和胃肠道症状更少。

1. 塞来昔布胶囊 (0.2g/ 粒)

用法及用量:塞来昔布胶囊 1 粒,每日 1 次,口服。

适用于骨关节炎、类风湿关节炎、急性疼痛、强直性脊柱炎等。

2. 依托考昔片 (30mg/ 片)

用法及用量:①骨关节炎:依托考昔片 1 片,每日 1 次,口服。②急性痛风性关节炎或原发性痛经:依托考昔片 4 片,每日 1 次,口服,最多使用 8 天。

3. 美洛昔康片 (7.5mg/ 片)

用法及用量:①骨关节炎:美洛昔康片 1 片,每日 1 次,口服。②类风湿关节炎:美洛昔康片 2 片,每日 1 次,口服;随后可减至 1 片。

注：对 COX-2 的选择性比对 COX-1 大 100 倍。

4. 尼美舒利分散片（0.1g/ 片）

用法及用量：尼美舒利分散片 1 片，每日 2 次，口服。

适用于慢性关节炎的疼痛、手术和急性创伤后的疼痛、原发性痛经等。

注：对 COX-2 的选择性比对 COX-1 大 20 倍。

5. 罗非昔布片（12.5mg/ 片）

用法及用量：①骨关节炎：罗非昔布片 1 片，每日 1 次，口服。②急性疼痛或原发性痛经：首次罗非昔布片 4 片，每日 1 次，口服；随后 2 ～ 4 片，每日 1 次，口服。

注：因罗非昔布可增加不良心血管事件的发生风险，现已撤市。

6. 注射用帕瑞昔布钠（40mg/ 支）

用法及用量：生理盐水 2ml+ 注射用帕瑞昔布钠 40mg，肌内注射。

适用于术后疼痛的短期治疗。

注：帕瑞昔布是水溶性前体药物，会代谢为伐地昔布。

（倪绍洲　代　帅）

第九章 镇静药物

急诊患者常因原发疾病、应激或机械通气等治疗手段，出现焦虑、烦躁、谵妄、癫痫样发作等状态，这种状态可能不利于改善患者的病情，因而需要对患者进行镇静治疗。在起始镇静治疗之前，需要明确并优先解决原发病，尽可能消除引发患者焦虑、烦躁、谵妄的病因。非药物治疗手段包括安慰患者、增加与患者的沟通频率、家属探视、建立正常睡眠周期和认知行为治疗。当非药物治疗手段效果不佳或在急诊抢救的紧急情况下，可使用镇静药物，解除患者激越和（或）痫样发作状态。急诊抢救室及急诊病房常用的镇静药物有苯二氮䓬类药物（咪达唑仑、地西泮）、丙泊酚、依托咪酯、右美托咪定、苯巴比妥等。

应根据患者的基本状态、基础疾病、代谢水平、引起患者激越的病因、可能的治疗时间，进行个体化的药物选择。给药方式和剂量应根据镇静目标决定。对于大体重、镇静要求深的患者，可以给予较大剂量。对于小体重、镇静要求浅、存在肝肾功能障碍或者高龄的患者，应酌情减少药物剂量。对酗酒、长期使用精神活性药物的患者，可能需要更高剂量的苯二氮䓬类药物。对于重症患者，初始间断静脉注射，以及初始给予持续静脉注射并每日唤醒、小剂量调整以及间断使用镇静，维持患者浅镇静状态（RASS 评分 -2 ～ 0）是合适的。对于大部分患者而言，镇静的目标是使患者平静清醒，感到舒适。少部分病情危重，需要机械通气、减少人机对抗的患者可能需要较深的镇静。对于镇静目标，应根据患者的病情动态调整。对于长时间（＞7 天）使用镇静药物的患者，计划停药时应逐渐减量，必要时可以口服镇静药，如劳拉西泮、苯巴比妥等，以减少戒断症状。在停药时，患者苏醒可能存在延迟，特别是长期使用镇静药物后。若患者同时使用镇痛药，应先停用镇静药，再停用镇痛药。

1. 咪达唑仑（咪唑安定）

剂型及规格：针剂，① 2ml ∶ 2mg/ 支；② 5ml ∶ 5mg/ 支。

用法及用量：

（1）麻醉诱导：咪达唑仑注射液 2mg，静脉注射。

（2）镇静维持：咪达唑仑 5mg+0.9% 氯化钠注射液 45ml，静脉泵入，初始速度 0.05mg/（kg·h），可根据镇静深度调整泵入速度。

（3）癫痫持续状态：0.2mg/kg，先静脉注射 3mg 之后以 0.45mg/（kg·h）速度起始泵入，每 5 分钟增加一次剂量，直到症状控制，最大剂量为 0.6mg/（kg·h）。癫痫症状控制后持续使用至少 6 小时，12 ～ 24 小时后逐渐减量。癫痫复发时应加大剂量。

适应证：急诊常用于癫痫持续状态、麻醉诱导和镇静维持。使用时应注意此药的呼吸循环抑制作用，需常规进行气道保护。与其他镇静药、抗精神病药、抗癫痫药及具有镇静作用的抗组胺药物配伍时应酌情减量。妊娠前 3 个月禁用。

2. 地西泮（安定）

剂型及规格：针剂 2ml ∶ 10mg/ 支。

用法及用量：

（1）基础麻醉或静脉全麻：10 ～ 30mg，静脉注射。

（2）镇静、催眠或急性酒精戒断：开始静脉注射 10mg，静脉注射以后按需每隔 3 ～ 4 小时加 5 ～ 10mg。

（3）癫痫持续状态和严重频发性癫痫：开始静脉注射 10mg，每隔 10 ～ 15 分钟可按需增加甚至达最大限用量。破伤风可能需要较大剂量。静脉注射宜缓慢，每分钟 2 ～ 5mg。24 小时总剂量 40 ～ 50mg。

适应证：可用于焦虑状态、癫痫样发作、癫痫持续状态、基础麻醉、破伤风引起的骨骼肌痉挛等，使用时应注意呼吸抑制。老年人应减量。过量时可使用氟马西尼拮抗。与其他镇静药、抗精神病药、抗癫痫药及具有镇静作用的抗组胺药物配伍时应酌情减量。新生儿、妊娠期前 3 个月与末 3 个月、哺乳期妇女禁用。

3. 丙泊酚（异丙酚）

剂型及规格：针剂：①20ml：200mg/支；②50ml：500mg/支。

用法及用量：

（1）麻醉诱导：1% 丙泊酚注射液 15ml，静脉注射。

（2）麻醉维持：1% 丙泊酚注射液 50ml，静脉泵入，速度 $100 \sim 200\mu g/$（kg·min），可根据麻醉深度调整泵入速度。

（3）镇静维持：1% 丙泊酚注射液 50ml，静脉泵入，速度 $5 \sim 66.7\mu g/$（kg·min），可根据镇静深度调整泵入速度，两次剂量调整之间应间隔至少 5 分钟。

适应证：起效快，作用时间短，停药后苏醒迅速，用于麻醉诱导、麻醉维持、镇静维持。个体差异大，应从小剂量开始使用。本药对于血压影响大，使用时应监测血压、心电。脂代谢紊乱的患者需慎用。

4. 依托咪酯

剂型及规格：针剂：10ml：20mg/支。

用法及用量：全麻诱导，依托咪酯注射液 10ml，静脉注射。

适应证：本药对循环系统影响小，常用于全身麻醉的诱导。部分患者使用时可出现肌肉痉挛、喉痉挛。长时间使用可抑制肾上腺皮质功能，不宜用于镇静维持。

5. 右美托咪定

剂型及规格：针剂：2ml：200μg/支。

用法及用量：镇静维持，右美托咪定注射液 2ml + 0.9% 氯化钠注射液 48ml，静脉泵入，速度 4μg/h，可根据镇静深度调整泵入速度。

适应证：用于麻醉维持及镇静维持。本药的循环抑制作用明显，对于心功能不全、心脏传导阻滞的患者需慎用。联合其他镇静药物时应减量。哺乳期或受孕妇女禁用。

6. 苯巴比妥（鲁米那）

剂型及规格：针剂：1ml ： 100mg/ 支。

用法及用量：抗惊厥、癫痫持续状态，苯巴比妥注射液 100 ～ 200mg，立即肌内注射，可 4 ～ 6 小时后重复使用，24 小时使用量不要超过 500mg。

适应证：应用于癫痫大发作或癫痫持续状态、镇静、抗惊厥。少数患者可出现皮疹、药物热、剥脱性皮炎等药物过敏反应。慢性阻塞性肺疾病、支气管哮喘、呼吸抑制、卟啉病及重度肝、肾功能不全患者禁用。

肌　松　药

1. 罗库溴铵

剂型及规格：针剂：5ml ： 50mg/ 支。

用法及用量：罗库溴铵注射液 5ml，立即静脉注射。肌松维持：罗库溴铵注射液 5ml + 0.9% 氯化钠注射液 45ml，静脉泵入，速度 5 ～ 10μg/（kg·min），可根据肌松强度调整泵入速度及追加剂量。

适应证：起效迅速，1 ～ 2 分钟可达到插管条件，在急诊科常用于诱导麻醉气管插管。

2. 维库溴铵

剂型及规格：粉针：4mg/ 支。

用法及用量：维库溴铵 8mg+0.9% 氯化钠注射液 10ml，静脉注射。肌松维持：维库溴铵 20mg+0.9% 氯化钠注射液 50ml，立即，静脉泵入，速度 0.8 ～ 1.4μg/（kg·min），可根据肌松强度调整泵入速度及追加剂量。

适应证：在急诊科常用于诱导麻醉气管插管，约 3 分钟可达到气管插管条件。

3. 顺苯磺酸阿曲库铵

剂型及规格：粉针：25mg/ 支。

　　用法及用量：肌松维持，顺苯磺酸阿曲库铵 50mg+0.9% 氯化钠注射液 50ml，静脉泵入，速度 5 ～ 10μg/（kg·min），可根据肌松强度调整泵入速度及追加剂量。

　　适应证：肌松维持。

（邹　浩　江　城）

第十章　抗菌药物及抗病毒药物

第一节　抗　菌　药

一、β- 内酰胺类抗生素

（一）青霉素类

虽然青霉素类耐药性日趋严重，但其杀菌活性强，组织分布好、毒性低及对敏感菌感染疗效好，仍然占有一定地位。青霉素类使用前需要皮试。

1. 青霉素 G 粉针剂（40 万 U/ 支，80 万 U/ 支，160 万 U/ 支）

用法及用量：80 ～ 200 万 U/d，分 3 ～ 4 次肌内注射；200 万～ 1000 万 U/d，分 2 ～ 4 次静脉滴注。

适用于敏感菌或病原体引起的溶血性链球菌感染如咽炎、扁桃体炎、丹毒、蜂窝织炎、产褥热等；肺炎链球菌感染如肺炎、中耳炎等；不产酶金黄色葡萄球菌感染；梭状芽孢杆菌感染；炭疽、白喉、回归热、梅毒、钩端螺旋体病；甲型溶血性链球菌心内膜炎等。

抗菌药物分级管理：非限制级。

2. 苄星青霉素注射剂（30 万 U/ 支，60 万 U/ 支，120 万 U/ 支）

用法及用量：60 ～ 120 万 U/d，每 2 ～ 4 周一次，肌内注射。

适用于预防和治疗风湿热。也可用于梅毒的治疗。

抗菌药物分级管理：非限制级。

抗菌药物限定日剂量（defined daily dose，DDD）值：3.6g。

3. 青霉素 V 钾（片剂、胶囊、颗粒）

用法及用量：125 ～ 500mg/ 次，每日 3 ～ 4 次。

与青霉素 G 类似，适用于治疗敏感的链球菌、葡萄球菌、螺旋体感染，也可用于预防风湿热复发，预防心内膜炎。

抗菌药物分级管理：非限制级。

抗菌药物 DDD 值：2.0g。

4. 氨苄西林（胶囊、粉针剂）

用法及用量：0.25～0.75g/次，每日3～4次，口服；2～4g/d，分4次肌内注射；4～8g/d，分2～4次静脉滴注，重症可增加至12g/d。

适用于治疗敏感的链球菌、不产酶葡萄球菌等革兰氏阳性菌及大肠埃希菌、沙门菌、志贺菌、伤寒沙门菌、副伤寒沙门菌等革兰氏阴性菌所致呼吸道、胃肠道、泌尿生殖道感染。也可用于单纯性淋病、预防及治疗心内膜炎。

抗菌药物分级管理：非限制级。

抗菌药物DDD值：口服剂型2.0g，注射剂型2.0g。

5. 阿莫西林（胶囊、片剂、颗粒、干混悬剂、粉针剂）

用法及用量：0.5～1.0g/次，每日3～4次，口服；联合治疗幽门螺杆菌感染时为1.0g/次，每日2次；2～4g/d，分2～4次静脉滴注。

适用于治疗敏感的链球菌、不产酶葡萄球菌等革兰氏阳性菌及大肠埃希菌、沙门菌、志贺菌、淋病奈瑟球菌、伤寒沙门菌、副伤寒沙门菌等革兰氏阴性菌所致呼吸道、胃肠道、泌尿生殖道感染。可用于预防及治疗心内膜炎。也可用于三联或四联治疗幽门螺杆菌感染。

抗菌药物分级管理：非限制级。

抗菌药物DDD值：口服剂型1.5g，注射剂型3.0g。

6. 哌拉西林（粉针剂）

用法及用量：4.0g/次，每日2～6次，静脉滴注。

对革兰氏阴性菌作用强大，适用于治疗敏感的铜绿假单胞菌、大肠埃希菌、变形杆菌、肺炎克雷伯菌、沙门菌、志贺菌、脆弱拟杆菌等所致呼吸道、胃肠道、泌尿生殖道感染。

抗菌药物分级管理：限制级。

抗菌药物DDD值：14.0g。

7. 美洛西林（粉针剂）

用法及用量：一般感染2～6g/d，严重者8～12g/d，分3～4

次静脉滴注。

对革兰氏阴性菌作用强大，保留部分针对革兰氏阳性菌作用，适用于治疗铜绿假单胞菌、大肠埃希菌、变形杆菌、不动杆菌及对青霉素敏感的革兰氏阳性球菌、脆弱拟杆菌等所致感染。

抗菌药物分级管理：非限制级。

抗菌药物 DDD 值：6.0g。

8. 苯唑西林（粉针剂）

用法及用量：一般感染 4 ～ 8g/d，严重者 12g/d，分 3 ～ 4 次静脉滴注。

与青霉素 G 类似，但耐青霉素酶，适用于治疗 A 族链球菌、肺炎链球菌、部分金黄色葡萄球菌、淋病奈瑟球菌、脑膜炎球菌所致感染，对炭疽杆菌、白喉棒状杆菌、破伤风梭菌作用不及青霉素。

抗菌药物分级管理：非限制级。

抗菌药物 DDD 值：2.0g。

9. 氟氯西林（片剂、胶囊、粉针剂）

用法及用量：0.25 ～ 0.5g/ 次，每日 3 ～ 4 次，口服；2 ～ 3g/d，分 4 次静脉滴注，重症可增加至 8g/d。

适用于治疗 A 族链球菌、肺炎链球菌、部分金黄色葡萄球菌、淋病奈瑟球菌、脑膜炎球菌及常见厌氧菌（脆弱拟杆菌除外）所致感染。

抗菌药物分级管理：限制级。

抗菌药物 DDD 值：2.0g。

10. 替卡西林

用法及用量：每次 3g，每日 2 ～ 4 次，静脉滴注。

适用于革兰氏阴性菌感染，包括变形杆菌、大肠埃希菌、肠杆菌、淋病奈瑟球菌、流感嗜血杆菌等所致感染，对铜绿假单胞菌感染，常与氨基糖苷类抗生素联合使用。

抗菌药物分级管理：限制级。

抗菌药物 DDD 值：15.0g。

（二）头孢菌素

头孢菌素目前分为四代，第一代对革兰氏阳性菌效果好，有一定肾毒性，主要包括头孢氨苄、头孢羟氨苄、头孢拉定、头孢唑林、头孢替唑、头孢硫脒等。第二代头孢菌素对革兰氏阳性菌作用与第一代类似或稍弱，增强了对革兰氏阴性菌的作用，但对铜绿假单胞菌无抗菌活性，肾毒性较第一代弱，主要包括：头孢呋辛、头孢孟多、头孢克洛、头孢丙烯等。第三代头孢菌素对革兰氏阳性菌作用较第一、二代弱，对革兰氏阴性菌作用强大，包括铜绿假单胞菌及厌氧菌，对 β- 内酰胺酶稳定，对肾脏基本无毒，主要包括：头孢噻肟、头孢曲松、头孢哌酮、头孢他啶、头孢地嗪、头孢地尼、头孢克肟、头孢美唑、头孢他美酯、头孢唑肟等。第四代头孢菌素与第三代相比，抗菌谱更广，增强了对革兰氏阳性菌的作用，但对耐甲氧西林金黄色葡萄球菌仍无效。主要包括：头孢吡肟、头孢匹罗等。

1. 头孢氨苄（胶囊、片剂、颗粒、干混悬剂）

用法及用量：每次 250 ～ 500mg，每日 3 ～ 4 次，口服。

适用于耐青霉素金黄色葡萄球菌、A 族链球菌、肺炎链球菌、奈瑟菌、部分大肠埃希菌、奇异变形杆菌、肺炎克雷伯菌、志贺菌等所致感染。

抗菌药物分级管理：非限制级。

抗菌药物 DDD 值：2.0g。

2. 头孢羟氨苄（胶囊、片剂、颗粒、口服混悬液）

用法及用量：每次 0.5 ～ 1.0g，每日 2 次，口服。

适用于耐青霉素金黄色葡萄球菌、凝固酶阴性葡萄球菌、表皮葡萄球菌、A 族链球菌、肺炎链球菌、部分大肠埃希菌、奇异变形杆菌、肺炎克雷伯菌、志贺菌、淋病奈瑟球菌等所致感染。

抗菌药物分级管理：非限制级。

抗菌药物 DDD 值：2.0g。

3. 头孢拉定（片剂、胶囊、颗粒、干混悬剂、粉针剂）

用法及用量：每次 0.25 ～ 0.5g，每日 4 次，口服。一次 0.5 ～ 1.0g，每 6 小时 1 次，一日最高剂量为 8g，静脉滴注。

适用于耐青霉素金黄色葡萄球菌、凝固酶阴性葡萄球菌、表皮葡萄球菌、A 族链球菌、肺炎链球菌，部分大肠埃希菌、奇异变形杆菌、肺炎克雷伯菌、流感嗜血杆菌等所致感染。

抗菌药物分级管理：非限制级。

抗菌药物 DDD 值：2.0g。

4. 头孢唑林（粉针剂）

用法及用量：一次 0.5 ～ 1.0g，一日 2 ～ 4 次，严重感染可增加至一日 6g，分 2 ～ 4 次，静脉滴注。

适用于白喉棒状杆菌、炭疽杆菌、梭状芽孢杆菌、伤寒沙门菌、志贺菌、奈瑟菌、链球菌、部分葡萄球菌、肺炎克雷伯菌、流感嗜血杆菌等所致感染。

抗菌药物分级管理：非限制级。

抗菌药物 DDD 值：3.0g。

5. 头孢替唑（粉针剂）

用法及用量：每次 0.5 ～ 2g，每日 2 次，静脉滴注。

适用于耐青霉素金黄色葡萄球菌、表皮葡萄球菌、A 族链球菌、肺炎链球菌、甲型溶血性链球菌、白喉棒状杆菌、炭疽杆菌、部分大肠埃希菌、奇异变形杆菌、肺炎克雷伯菌、流感嗜血杆菌所致感染。

抗菌药物分级管理：限制级。

抗菌药物 DDD 值：6.0g。

6. 头孢硫脒（粉针剂）

用法及用量：每次 2g，每日 2 ～ 4 次，静脉滴注。

适用于耐青霉素金黄色葡萄球菌、表皮葡萄球菌、肠球菌、A 族链球菌、肺炎链球菌、甲型溶血性链球菌、白喉棒状杆菌、炭疽杆菌、产气荚膜梭菌、破伤风梭菌所致感染。

抗菌药物分级管理：限制级。

抗菌药物 DDD 值：3.0g。

7. 头孢孟多（粉针剂）

用法及用量：成人一日剂量为 2.0 ～ 8.0g，分 3 ～ 4 次给药，一日最高剂量不超过 12g，静脉滴注。

适用于耐青霉素金黄色葡萄球菌、表皮葡萄球菌、肠球菌、A 族链球菌、肺炎链球菌、甲型溶血性链球菌、白喉棒状杆菌、部分产气肠杆菌、大肠埃希菌、肺炎克雷伯菌、奈瑟菌、志贺菌等所致感染。

抗菌药物分级管理：限制级。

抗菌药物 DDD 值：6.0g。

8. 头孢呋辛（片剂、胶囊、干混悬剂、粉针剂）

用法及用量：每次 0.25g，每日 2 次，口服。成人常用量为每次 0.75 ～ 1.5g，每 8 小时给药，疗程 5 ～ 10 天，静脉滴注。

适用于甲氧西林敏感金黄色葡萄球菌、凝固酶阴性葡萄球菌、A 族链球菌、肺炎链球菌、大肠埃希菌、奇异变形杆菌、肺炎克雷伯菌、流感嗜血杆菌、卡他莫拉菌等所致感染。

抗菌药物分级管理：非限制级。

抗菌药物 DDD 值：口服剂型 0.5g，针剂 3.0g。

9. 头孢克洛（片剂、胶囊、干混悬剂）

用法及用量：每次 0.25g，每日 3 次口服。

适用于甲氧西林敏感金黄色葡萄球菌、凝固酶阴性葡萄球菌、化脓性链球菌、肺炎链球菌、淋球菌、大肠埃希菌、奇异变形杆菌、肺炎克雷伯菌、流感嗜血杆菌、卡他莫拉菌、痤疮丙酸杆菌、消化链球菌等所致感染。

抗菌药物分级管理：非限制级。

抗菌药物 DDD 值：1.0g。

10. 头孢丙烯（片剂、干混悬剂）

用法及用量：每次 0.5g，每日 1 ～ 2 次，口服。

与头孢克洛类似。

抗菌药物分级管理：限制级。

抗菌药物 DDD 值：1.0g。

11. 头孢替安（粉针剂）

用法及用量：一般感染为每天 1～2g，分 2～4 次缓慢静脉注射式静脉滴注；严重感然（如败血症）可增加至每天 4g，分 2～4 次静脉滴注。

适用于沙门菌、淋病奈瑟球菌、大肠埃希菌、奇异变形杆菌、肺炎克雷伯菌、流感嗜血杆菌、部分敏感的葡萄球菌和肺炎链球菌等所致感染。

抗菌药物分级管理：限制级。

抗菌药物 DDD 值：4.0g。

12. 头孢哌酮（粉针剂）

用法及用量：成人 1～2g，每 12 小时 1 次，每日 2～4 次。严重感染可增至 1 次 4g，每 12 小时 1 次。静脉注射、肌内注射。

约 70% 经胆道排泄，特别适用于沙门菌、淋病奈瑟球菌、大肠埃希菌、奇异变形杆菌、肺炎克雷伯菌、流感嗜血杆菌、铜绿假单胞菌、嗜麦芽窄食单胞菌所致胆道感染；也可用于部分敏感的葡萄球菌、肺炎链球菌、A 族链球菌、粪肠球菌和多数厌氧菌等所致感染。

抗菌药物分级管理：限制级。

抗菌药物 DDD 值：4.0g。

13. 头孢噻肟（粉针剂）

用法及用量：一般感染每次 1～2g，每日 2 次静脉滴注，严重感染每次 2～3g，每日 3～4 次静脉滴注。

适用于卡他莫拉菌、沙门菌、大肠埃希菌、奇异变形杆菌、肺炎克雷伯菌、流感嗜血杆菌、甲氧西林敏感葡萄球菌、肺炎链球菌、A 族链球菌，多数厌氧菌等所致感染。

抗菌药物分级管理：非限制级。

抗菌药物 DDD 值：4.0g。

14. 头孢曲松（粉针剂）

用法及用量：一般感染每次 1～2g，每日 1 次静脉滴注，严重感染每次 3 ~ 4g，每日 1 次静脉滴注，颅内感染时可增加至每日 12 小时 1 次或每 8 小时 1 次。

适用于卡他莫拉菌、沙门菌、大肠埃希菌、奇异变形杆菌、肺炎克雷伯菌、流感嗜血杆菌、奈瑟菌、消化球菌、消化链球菌、甲氧西林敏感葡萄球菌、肺炎链球菌、A 族链球菌，多数厌氧菌等所致感染。

抗菌药物分级管理：非限制级。

抗菌药物 DDD 值：2.0g。

15. 头孢他啶（粉针剂）

用法及用量：每次 1 ~ 2g，每日 2 ~ 3 次静脉滴注。

适用于卡他莫拉菌、沙门菌、大肠埃希菌、奇异变形杆菌、肺炎克雷伯菌、流感嗜血杆菌、铜绿假单胞菌、奈瑟菌、消化球菌、消化链球菌，肺炎链球菌，部分厌氧菌等所致感染。

抗菌药物分级管理：非限制级。

抗菌药物 DDD 值：4.0g。

16. 头孢地尼（胶囊、片剂、颗粒）

用法及用量：每次 0.1g，每日 3 次，口服，严重时加倍。

适用于甲氧西林敏感金黄色葡萄球菌、凝固酶阴性葡萄球菌、甲型溶血性链球菌、A 族链球菌、表皮葡萄球菌、肺炎链球菌、大肠埃希菌、奇异变形杆菌、肺炎克雷伯菌、流感嗜血杆菌、卡他莫拉菌等所致感染。

抗菌药物分级管理：限制级。

抗菌药物 DDD 值：0.6g。

17. 头孢克肟（胶囊、片剂、颗粒）

用法及用量：每次 0.1g，每日 2 次，口服，严重时加倍。

适用于敏感的链球菌属（肠球菌除外）、肺炎链球菌、淋球菌、卡他莫拉菌、大肠埃希菌、克雷伯菌、沙雷菌、变形杆菌属及流感嗜血杆菌所致感染。

抗菌药物分级管理：限制级。

抗菌药物 DDD 值：0.4g。

18. 头孢泊肟（胶囊、片剂、颗粒、干混悬剂）

用法及用量：每次 0.1 ～ 0.2g，每日 2 次，口服。

适用于甲氧西林敏感的金黄色葡萄球菌（包括产青霉素酶的菌株）、腐生葡萄球菌、肺炎链球菌（除耐青霉素菌株）、A 族链球菌、大肠埃希菌、肺炎克雷伯菌、奇异变形杆菌、铜绿假单胞菌、流感嗜血杆菌（包括产 β- 内酰胺酶菌株）、卡他莫拉菌、淋病奈瑟球菌（包括产青霉素酶菌株）所致感染。

抗菌药物分级管理：限制级。

抗菌药物 DDD 值：0.4g。

19. 头孢他美酯（胶囊、片剂、干混悬剂）

用法及用量：每次 0.5g，每日 2 次，口服。

适用于变形杆菌、克雷伯菌、普鲁威登菌和耶尔森菌、淋病奈瑟球菌，流感嗜血杆菌、卡他莫拉菌、肺炎链球菌、A 族链球菌所致感染。

抗菌药物分级管理：限制级。

抗菌药物 DDD 值：1.0g。

20. 头孢地嗪（粉针剂）

用法及用量：每次 1 ～ 2g，每日 1 ～ 2 次，静脉滴注。

适用于大肠埃希菌、肺炎克雷伯菌、铜绿假单胞菌、克雷伯菌、流感嗜血杆菌、奇异变形杆菌、普通变形杆菌、卡他莫拉菌、沙雷菌、肠杆菌，甲氧西林敏感的金黄色葡萄球菌、表皮葡萄球菌、A 族链球菌、消化链球菌、肺炎链球菌、淋病奈瑟球菌所致感染。

抗菌药物分级管理：特殊级。

抗菌药物 DDD 值：2.0g。

21. 头孢吡肟（粉针剂）

用法及用量：每次 1 ～ 2g，每日 2 次，静脉滴注。

适用于肠杆菌属的肺炎克雷伯菌、大肠埃希菌、奇异变形杆菌、铜绿假单胞菌，甲氧西林敏感的金黄色葡萄球菌和表皮葡萄球菌、A 族链球菌、消化链球菌、肺炎链球菌、淋病奈瑟球菌，大多数厌氧菌所致感染。

抗菌药物分级管理：特殊级。

抗菌药物 DDD 值：2.0g。

22. 头孢唑肟（粉针剂）

用法及用量：每次 1 ～ 2g，每日 2 ～ 3 次，静脉滴注。

适用于甲氧西林敏感的金黄色葡萄球菌、链球菌、流感嗜血杆菌、大肠埃希菌、克雷伯菌、变形杆菌及肠杆菌等所致感染。

抗菌药物分级管理：限制级。

抗菌药物 DDD 值：4.0g。

（三）头霉素类

头霉素对 β- 内酰胺酶的稳定性强于大多数头孢菌素，抗菌谱类似于第二代头孢菌素，主要包括：头孢西丁、头孢美唑、头孢米诺。

1. 头孢美唑（粉针剂）

用法及用量：每次 1 ～ 2g，每日 2 次，静脉滴注。

适用于甲氧西林敏感的金黄色葡萄球菌、链球菌、大肠埃希菌、流感嗜血杆菌、克雷伯菌、变形杆菌及多数厌氧菌等所致感染。

抗菌药物分级管理：限制级。

抗菌药物 DDD 值：4.0g。

2. 头孢西丁（粉针剂）

用法及用量：每次 1 ～ 2g，每日 2 ～ 3 次，静脉滴注。

适用于甲氧西林敏感的金黄色葡萄球菌、链球菌、淋病奈瑟球菌、流感嗜血杆菌、大肠埃希菌、克雷伯菌、变形杆菌及多数厌氧菌等所致感染。

抗菌药物分级管理：限制级。

抗菌药物 DDD 值：6.0g。

3. 头孢米诺（粉针剂）

用法及用量：每次 1g，每日 2 次，静脉滴注。

适用于大肠埃希菌、肺炎克雷伯菌、流感嗜血杆菌、沙雷菌、肠炎沙门菌、变形杆菌、脆弱拟杆菌及部分厌氧菌所致感染。

抗菌药物分级管理：限制级。

抗菌药物 DDD 值：2.0g。

（四）青霉素／头孢菌素 +β- 内酰胺酶抑制剂

β- 内酰胺酶抑制剂本身几乎没有抗菌活性，常与 β- 内酰胺类抗菌药物联合使用，抗菌谱与联用的抗菌药物类似，但增强了耐 β- 内酰胺酶活性。

1. 氨苄西林舒巴坦（粉针剂）

用法及用量：每次 1.5 ～ 3.0g，每日 2 ～ 4 次，静脉滴注。

适用于甲氧西林敏感葡萄球菌、链球菌、肠球菌、流感嗜血杆菌、卡他莫拉菌、大肠埃希菌、克雷伯菌、奇异变形杆菌、普通变形杆菌、淋病奈瑟球菌、梭杆菌、消化球菌、消化链球菌及拟杆菌所致感染。

抗菌药物分级管理：限制级。

抗菌药物 DDD 值：2.0g。

2. 阿莫西林克拉维酸钾（片剂、颗粒、胶囊、干混悬剂、粉针剂）

用法及用量：阿莫西林：克拉维酸钾为 2 ：1 时，每次 375mg，每日 3 次，口服；阿莫西林：克拉维酸钾为 4 ：1 时，每次 312.5mg，每日 3 次，口服；阿莫西林：克拉维酸钾为 7 ：1 时，每次 457 ～ 914mg，每日 2 次，口服；阿莫西林：克拉维酸钾为 5 ：1 时，每次 1200mg，每日 2 ～ 3 次，静脉滴注。

适用于甲氧西林敏感葡萄球菌、链球菌、肠球菌、流感嗜血杆菌、卡他莫拉菌、大肠埃希菌、克雷伯菌、奇异变形杆菌、普通变形杆菌、奈瑟菌、消化球菌、幽门螺杆菌、霍乱弧菌及部分厌氧菌所致感染。

抗菌药物分级管理：非限制级。

抗菌药物 DDD 值：口服剂型 1.0g，粉针剂 3.0g。

3. 替卡西林钠克拉维酸钾（粉针剂）

用法及用量：每次 1.6 ～ 3.2g，每日 3 ～ 4 次，静脉滴注。

适用于葡萄球菌、链球菌、消化球菌、消化链球菌、大多数革兰氏阴性菌包括假单胞菌及拟杆菌、梭形杆菌、韦荣球菌所致感染。

抗菌药物分级管理：限制级。

抗菌药物 DDD 值：15.0g。

4. 美洛西林钠舒巴坦钠（粉针剂）

用法及用量：每次 2.5 ～ 3.75g，每日 2 ～ 3 次，静脉滴注。

适用于葡萄球菌、链球菌、消化球菌、消化链球菌、梭状芽孢杆菌、真杆菌，大肠埃希菌、嗜血杆菌、卡他莫拉菌、肺炎克雷伯菌、肠杆菌、变形菌、假单胞菌、沙雷菌及部分厌氧菌所致感染。

抗菌药物分级管理：限制级。

抗菌药物 DDD 值：7.0g。

5. 哌拉西林钠他唑巴坦（粉针剂）

用法及用量：每次 3.375 ～ 4.5g，每日 3 ～ 4 次，静脉滴注。

适用于革兰氏阴性菌包括铜绿假单胞菌、不动杆菌、链球菌、肠球菌、金黄色葡萄球菌（不包括 MRSA）、腐生葡萄球菌、表皮葡萄球菌（凝固酶阴性葡萄球菌）、厌氧菌（拟杆菌、消化链球菌、梭状芽孢杆菌、韦荣球菌、放线菌）所致感染。

抗菌药物分级管理：限制级。

抗菌药物 DDD 值：14.0g。

6. 头孢哌酮钠舒巴坦钠（粉针剂）

用法及用量：常用量一日 2 ～ 4g，严重或难治性感染可增至一日 8g。分等量 12 小时静脉滴注 1 次。每日最高剂量不超过 4g，静脉滴注。

适用于革兰氏阴性菌包括铜绿假单胞菌、不动杆菌、嗜麦芽窄食单胞菌、淋病奈瑟菌和脑膜球菌，各族链球菌、肺炎链球菌、甲氧西林敏感葡萄球菌所致感染。

抗菌药物分级管理：限制级。

抗菌药物 DDD 值：4.0g。

7. 头孢哌酮钠他唑巴坦钠（粉针剂）

用法及用量：每次 2.0g，每日 2 ～ 3 次，静脉滴注。

与头孢哌酮钠舒巴坦钠类似，但耐 β- 内酰胺酶作用更强。

抗菌药物分级管理：限制级。

抗菌药物 DDD 值：4.0g

8. 头孢他啶阿维巴坦（粉针剂）

用法及用量：每次 2.5g，每 8 小时 1 次，静脉滴注。

适用于卡他莫拉菌、沙门菌、大肠埃希菌、变形杆菌、肺炎克雷伯菌、流感嗜血杆菌、铜绿假单胞菌、产气肠杆菌所致感染。

抗菌药物分级管理：未定。

抗菌药物 DDD 值：7.5g。

二、四环素类抗生素

四环素类为广谱抗菌药物，但耐药性严重，现多用于支原体、立克次体、布鲁氏菌感染及回归热等。

1. 多西环素（片剂、胶囊、胶丸）

用法及用量：①一般感染：首次 200mg，以后每次 100mg，每天 1 ～ 2 次口服。疗程为 3 ～ 7 天。②寄生虫感染：第一天 100mg，每 12 小时 1 次，继以 100 ～ 200mg，每天 1 次，或 50 ～ 100mg，每 12 小时 1 次口服。

适用于大肠埃希菌、产气肠杆菌、志贺菌、耶尔森菌、单核细胞性李斯特菌以及立克次体、支原体、衣原体、放线菌、青霉素敏感奈瑟菌所致感染。

抗菌药物分级管理：限制级。

抗菌药物 DDD 值：0.1g。

2. 米诺环素（片剂、胶囊、混悬液）

用法及用量：首次 0.2g，以后每次 0.1g，每天 1 ～ 2 次口服。

适用于甲氧西林敏感葡萄球菌、链球菌、奈瑟菌、大肠埃希菌、产气肠杆菌、志贺菌、耶尔森菌、李斯特菌、立克次体、支原体、衣原体、放线菌等所致感染。

抗菌药物分级管理：限制级。

抗菌药物 DDD 值：0.2g。

三、氯霉素类

氯霉素（片剂、胶囊、注射剂、滴眼液、滴耳液）

用法及用量：每次 0.5 ~ 1.0g，每日 3 ~ 4 次，口服或静脉滴注；滴眼液：每次 1 ~ 2 滴，每日 3 ~ 5 次，滴入眼睑；滴耳液：每次 2 ~ 3 滴，每日 3 次，滴入耳道。

适用于部分敏感葡萄球菌、链球菌、奈瑟菌、大肠埃希菌、产气肠杆菌、志贺菌、耶尔森菌、沙门菌、李斯特菌、立克次体、支原体、衣原体、放线菌所致感染。

抗菌药物分级管理：非限制级。

抗菌药物 DDD 值：3.0g。

四、氨基糖苷类抗生素

氨基糖苷类为广谱抗菌药物，因细菌易产生氨基糖苷钝化酶而致耐药，常与其他抗菌药物联合用于革兰氏阴性杆菌和耐药革兰氏阳性球菌感染的治疗。主要副作用是与剂量相关的第Ⅷ对脑神经损害、肾毒性及过敏反应。主要包括庆大霉素、阿米卡星、依替米星等。

1. 庆大霉素（针剂）

用法及用量：每次 5mg/kg，每日 1 次静脉滴注。

主要用于革兰氏阴性菌以及敏感的金黄色葡萄球菌（耐甲氧西林除外），常与其他抗菌药物联合使用。

抗菌药物分级管理：非限制级。

抗菌药物 DDD 值：0.24g。

2. 硫酸阿米卡星（注射剂）

用法及用量：每次 0.1 ~ 0.2，每日 1 ~ 2 次，静脉滴注。

主要用于革兰氏阴性菌、敏感的金黄色葡萄球菌（耐甲氧西林除外）、肺炎链球菌感染，常与其他抗菌药物联合用于铜绿假单胞菌、不动杆菌感染。也可联合用于结核分枝杆菌感染。

抗菌药物分级管理：非限制级。

抗菌药物 DDD 值：1.0g。

3. 依替米星（注射剂）

用法及用量：每次 0.1 ～ 0.15g，每日 2 次，静脉滴注。

主要用于革兰氏阴性杆菌、敏感的金黄色葡萄球菌（耐甲氧西林除外）、肺炎链球菌感染，常与其他抗菌药物联合用于铜绿假单胞菌、不动杆菌感染。

抗菌药物分级管理：限制级。

抗菌药物 DDD 值：0.3g。

五、大环内酯类

大环内酯类属窄谱抗菌药物，主要用于革兰氏阳性菌、立克次体、支原体、衣原体以及部分革兰氏阴性菌感染。副作用主要是肝毒性、局部血管刺激、恶心、呕吐。主要包括：红霉素、交沙霉素、罗红霉素、克拉霉素、阿奇霉素等。

1. 红霉素（肠溶片、粉针剂、眼膏）

用法及用量：每天 1 ～ 2g，分 3 ～ 4 次，口服或静脉滴注。局部给药：治疗沙眼、结膜炎、角膜炎，用适量眼膏涂于眼睑内，每天数次。

主要用于革兰氏阳性菌、立克次体、支原体、衣原体感染。

抗菌药物分级管理：非限制级。

抗菌药物 DDD 值：1.0g。

2. 交沙霉素（片剂）

用法及用量：每天 0.8 ～ 1.2g，分 3 ～ 4 次，口服。

主要用于革兰氏阳性菌、立克次体、支原体、衣原体感染。

抗菌药物分级管理：非限制级。

抗菌药物 DDD 值：2.0g。

3. 罗红霉素（片剂、胶囊、干混悬剂）

用法及用量：每次 0.15g，每日 2 次，口服。

主要用于革兰氏阳性菌、立克次体、支原体、衣原体感染。

抗菌药物分级管理：非限制级。

抗菌药物 DDD 值：0.3g。

4. 克拉霉素（片剂、胶囊）

用法及用量：每次 0.25 ~ 0.5g，每日 2 次，口服，三联或四联治疗幽门螺杆菌感染为每次 0.5g，每日 2 次，口服。

主要用于革兰氏阳性菌、立克次体、支原体、衣原体感染，以及联合治疗幽门螺杆菌感染。

抗菌药物分级管理：非限制级。

抗菌药物 DDD 值：0.5g。

5. 阿奇霉素（片剂、胶囊、混悬剂、注射剂）

用法及用量：每次 0.5g，每日 1 次，连用 3 天，或首日 0.5g，第 2 ~ 5 天每次 0.25g，每日 1 次，静脉滴注或口服。

主要用于革兰氏阳性菌、立克次体、支原体、衣原体感染，以及部分革兰氏阴性菌、厌氧菌感染。

抗菌药物分级管理：口服剂型为非限制级，注射剂型为限制级。

抗菌药物 DDD 值：注射剂 0.5g，口服剂型 0.3g。

六、磺胺类

磺胺类为第一种化学合成抗菌药物，抗菌谱广，但易产生耐药性，现在多作为备选抗菌药，但对于肺孢子虫病是首选药物。副作用主要为肾损害、光敏毒性和过敏反应。常用的有复方磺胺甲噁唑、柳氮磺吡啶、磺胺嘧啶银等。

复方磺胺甲噁唑（片剂、注射剂）

用法及用量：复方磺胺甲噁唑含磺胺甲基异噁唑（SMZ）400mg 及甲氧苄啶（TMP）80mg，每次 1.0g（SMZ 400mg+TMP 80mg），每日 2 次，静脉滴注或口服，用于肺孢子虫病治疗为每次SMZ 18.75～25mg/kg、SMZ 3.75～5mg/kg,每日3～4次，口服或静脉滴注。

广谱抗菌药物，现多作为备选抗菌药，但对于肺孢子虫病是首选药物。

抗菌药物分级管理：非限制级。

抗菌药物 DDD 值：2.0g。

七、硝基咪唑类

1. 甲硝唑（片剂、注射剂、栓剂）

用法及用量：治疗阿米巴病，每次 0.4～0.6g，每日 3 次，口服；治疗厌氧菌感染，每次 0.2～0.75g，每日 3 次，口服或静脉滴注；治疗阴道毛滴虫病，每次 0.2g，每日 4 次，口服，可同时使用栓剂；三联或四联治疗幽门螺杆菌感染，每次 0.5g，每日 3 次，口服。

主要用于阿米巴病、阴道毛滴虫病、厌氧菌感染及联合治疗幽门螺杆菌感染。

抗菌药物分级管理：非限制级。

抗菌药物 DDD 值：注射剂 1.5g，口服剂型 2.0g。

2. 替硝唑（片剂、注射剂、栓剂）

用法及用量：治疗阿米巴病，每次 2.0g，每日 1 次，口服；治疗厌氧菌感染，每次 1.0g，每日 1 次，口服或静脉滴注，首剂加倍；治疗滴虫病，单次 2.0g，口服，3～5 天可重复一次，可同时使用栓剂；三联或四联治疗幽门螺杆菌感染，每次 0.5g，每日 2 次，口服。

适应证与甲硝唑类似。

抗菌药物分级管理：非限制级。

抗菌药物 DDD 值：注射剂 1.5g，口服剂型 2.0g。

八、喹诺酮类

第一代喹诺酮类，只对大肠埃希菌、志贺菌、肺炎克雷伯菌、少部分变形杆菌有抗菌作用。代表药萘啶酸和吡咯酸。

第二代喹诺酮类，在抗菌谱方面有所扩大，对肠杆菌、柠檬酸杆菌、铜绿假单胞菌、沙雷菌也有一定抗菌作用。代表药吡哌酸、西诺沙星。

第三代喹诺酮类对葡萄球菌等革兰氏阳性菌也有抗菌作用，对一些革兰氏阴性菌的抗菌作用则进一步加强。代表药有氧氟沙星、左氧氟沙星、诺氟沙星、培氟沙星、依诺沙星、环丙沙星等。

第四代喹诺酮类保持原有的抗革兰氏阴性菌的活性，对革兰氏阳性菌抗菌活性增强，对厌氧菌包括脆弱拟杆菌的作用增强，对典型病原体如肺炎支原体、肺炎衣原体、军团菌以及结核分枝杆菌的作用增强。代表药有加替沙星与莫西沙星。

呼吸喹诺酮：以莫西沙星为代表的第四代喹诺酮，包括三代左氧氟沙星在内，对社区获得性呼吸道感染最常见病原体（肺炎链球菌、流感嗜血杆菌、卡他莫拉菌、肺炎支原体、肺炎衣原体、军团菌等）具有高抗菌活性，基本保留了环丙沙星等抗革兰氏阴性菌活性，同时加强了抗厌氧菌活性，在呼吸道肺泡上皮浓度相对较高，故称为氟喹诺酮。

不良反应：①致畸，禁用于妊娠和哺乳期妇女；②影响身高发育，禁用于 18 岁以下儿童；③胃肠道反应；④ Q—T 间期延长；⑤中枢神经系统症状。

1. 诺氟沙星（片剂、胶囊）

用法及用量：每次 400 ～ 800mg，每天 1 ～ 2 次，口服。

适用于敏感菌所致的泌尿、生殖道感染、淋病、前列腺炎、肠道内感染和伤寒及其他沙门菌感染。

抗菌药物分级管理：非限制级。

抗菌药物 DDD 值：0.8g。

2. 环丙沙星（片剂、注射剂）

用法及用量：成人一般用量为一次 0.1 ～ 0.2g，每 12 小时静脉滴注 1 次，每 0.2g 滴注时间至少在 30 分钟以上，严重感染或铜绿假单胞菌感染可加大剂量至一次 0.4g，一天 2 ～ 3 次，静脉滴注。

适用于如大肠埃希菌、肺炎克雷伯菌以及流感嗜血杆菌、铜绿假单胞菌、金黄色葡萄球菌等敏感细菌引起的中、重度呼吸系统、泌尿系统、皮肤软组织感染及白血病与腹腔感染等。

抗菌药物分级管理：非限制级。

抗菌药物 DDD 值：0.5g。

3. 左氧氟沙星（粉针剂、片剂、胶囊、滴眼液）

用法及用量：0.4g，每天 1 次，或 0.2g，每天 2 次，口服或静脉滴注，社区获得性肺炎每次 0.75g，每日 1 次；滴眼液，每次 1 ~ 2 滴，每日 3 次。

适用于敏感细菌所引起的轻、中度感染，包括呼吸系统、泌尿系统、皮肤软组织感染及肠道感染等。

抗菌药物分级管理：非限制级。

抗菌药物 DDD 值：0.5g。

4. 莫西沙星（粉针剂、片剂）

用法及用量：0.4g，每天 1 次，口服或静脉滴注。

适用于大部分革兰氏阳性菌、部分革兰氏阴性菌以及厌氧菌感染引起的泌尿生殖道感染，消化系统感染，特别是呼吸道感染，如急性支气管炎、慢性支气管炎急性发作、肺炎等。

抗菌药物分级管理：限制级。

抗菌药物 DDD 值：0.4g。

九、碳青霉烯类

碳青霉烯类抗菌谱广、抗菌活性强，对包括超广谱 β- 内酰胺酶（ESBL）和头孢菌素酶（AmpC）在内的 β- 内酰胺酶高度稳定。主要应用于革兰氏阳性菌、革兰氏阴性菌、厌氧菌感染，尤其是对于严重感染和败血症效果较好；对产 ESBL 和（或）AmpC 的革兰氏阴性菌感染，碳青霉烯类是唯一可靠选择。不良反应：可发生二重感染及肠道菌群失调；胃肠道反应；神经系统毒性，包括诱发癫痫（亚胺培南发生率相对较高）；转氨酶升高。

1. 美罗培南粉针剂

用法及用量:每次 0.5～1.0g,每 6～8 小时 1 次,静脉滴注,适用于治疗敏感的葡萄球菌、肺炎链球菌、甲型溶血性链球菌、诺卡菌等革兰氏阳性菌以及肠杆菌、大肠埃希菌、沙门菌、流感嗜血杆菌、卡他莫拉菌、铜绿假单胞菌、不动杆菌等大多数革兰氏阴性菌引起的感染:包括肺炎(包括院内获得性肺炎)、尿路感染、妇科感染(如子宫内膜炎和盆腔炎)、皮肤软组织感染、脑膜炎、败血症。经验性治疗,对成人粒细胞减少症伴发热患者,可单独应用本品或联合抗病毒药或抗真菌药使用。治疗脑膜炎时建议每次 2.0g,每 8 小时一次,静脉滴注。

抗菌药物分级管理:特殊级。

抗菌药物 DDD 值:2.0g。

2. 亚胺培南 / 西司他丁粉针剂

用法及用量:每次 0.5～1.0g,每 6～12 小时 1 次,静脉滴注。

适用于多种病原体所致和需氧 / 厌氧菌引起的混合感染,包括腹腔感染、下呼吸道感染、妇产科相关感染、败血症、泌尿、生殖道感染、感染性关节炎、皮肤软组织感染、心内膜炎等。对许多耐头孢菌素类的细菌,包括需氧和厌氧的革兰氏阳性及革兰氏阴性菌所引起的感染仍具有强效的抗菌活性。不适用于脑膜炎的治疗。预防用于污染或具有潜在污染性外科手术及操作。

抗菌药物分级管理:特殊级。

抗菌药物 DDD 值:2.0g。

3. 厄他培南(粉针剂 1.0g)

用法及用量:每次 1g,每天 1 次,静脉滴注。

适用于敏感菌株如大肠埃希菌、梭状芽孢杆菌、金黄色葡萄球菌(仅指对甲氧西林敏感菌株)、A 族链球菌、大肠埃希菌、消化链球菌、肺炎链球菌、流感嗜血杆菌、卡他莫拉菌等引起的中度至重度感染。包括继发性腹腔感染、复杂性皮肤及附属器感染、社区获得性肺炎、复杂性尿路感染、急性盆腔结缔组织炎及菌血症等。

抗菌药物分级管理：特殊级。

抗菌药物 DDD 值：1.0g。

4. 比阿培南粉针剂

用法及用量：每次 0.3g，每天 2 次，静脉滴注严重时加量，但每日总量不超过 1.2g。

对本品敏感的菌株有葡萄球菌、链球菌、肠球菌（屎肠球菌除外）、莫拉菌、柠檬酸杆菌、克雷伯菌、肠杆菌、沙雷菌、变形杆菌、流感嗜血杆菌、铜绿假单胞菌、放线菌、消化链球菌、拟杆菌、普雷沃菌、梭形杆菌等。

本品适用于治疗由敏感细菌所引起的败血症、肺炎、肺脓肿、慢性呼吸道疾病引起的二次感染、难治性膀胱炎、肾盂肾炎、腹膜炎、附件炎等。

抗菌药物分级管理：特殊级。

抗菌药物 DDD 值：1.2g。

十、其他类

1. 盐酸万古霉素（粉针剂）

用法及用量：每次 0.5g，每 6 小时 1 次，静脉滴注。

适用于金黄色葡萄球菌、表皮葡萄球菌、A 族链球菌、肺炎链球菌、甲型溶血性链球菌、淋病奈瑟球菌、炭疽杆菌、放线菌、白喉棒状杆菌、艰难梭菌等所致感染。

抗菌药物分级管理：特殊级。

抗菌药物 DDD 值：2.0g。

2. 盐酸去甲万古霉素（粉针剂）

用法及用量：每次 0.8g，每 12 小时 1 次，静脉滴注。

适用于金黄色葡萄球菌、表皮葡萄球菌、A 族链球菌、肺炎链球菌、甲型溶血性链球菌、淋病奈瑟球菌、炭疽杆菌、放线菌、白喉棒状杆菌、艰难梭菌等所致感染。

美国 FDA 妊娠分级：C 级。

抗菌药物分级管理：特殊级。

抗菌药物 DDD 值：1.6g。

3. 替考拉宁（粉针剂）

用法及用量：首次 0.4g，以后每次 0.2g，每天 1 次，静脉滴注，严重者可加倍。

适用于金黄色葡萄球菌、表皮葡萄球菌、肺炎链球菌、淋病奈瑟球菌等所致感染。

抗菌药物分级管理：特殊级。

抗菌药物 DDD 值：0.4g。

4. 多黏菌素 B（粉针剂）

用法及用量：每天 1.5 ～ 2.5mg/kg，分成两次，每 12 小时 1 次，静脉滴注。

适用于铜绿假单胞菌及其他革兰氏阴性菌所致严重感染。

抗菌药物分级管理：特殊级。

抗菌药物 DDD 值：0.15g。

5. 夫西地酸（片剂、乳膏、粉针剂）

用法及用量：每次 0.5g，每天 3 次，静脉滴注或口服；外用乳膏局部涂擦，每日 2 ～ 3 次。

适用于金黄色葡萄球菌、表皮葡萄球菌、链球菌、痤疮丙酸杆菌、极小棒状杆菌等所致感染。

抗菌药物分级管理：口服、注射剂型为特殊级，外用剂型为限制级。

抗菌药物 DDD 值：1.5g。

6. 利奈唑胺（片剂、注射剂）

用法及用量：每次 0.6g，每日 2 次，口服或静脉滴注。

适用于耐药的革兰氏阳性球菌，包括耐甲氧西林金黄色葡萄球菌以及耐万古霉素肠球菌等所致感染。

抗菌药物分级管理：特殊级。

抗菌药物 DDD 值：1.2g。

7. 氨曲南（注射剂）

用法及用量：每次 1 ～ 2g，每日 2 ～ 3 次，静脉滴注。

适用于革兰氏阴性杆菌、铜绿假单胞菌、奈瑟菌等感染，对革兰氏阳性菌、不动杆菌不敏感。

抗菌药物分级管理：特殊级。

抗菌药物 DDD 值：4.0g。

第二节 抗病毒药物

一、抗流感药物

1. 奥司他韦（胶囊、颗粒）

用法及用量：预防流行性感冒，每次 75mg，每日 1 次，口服；治疗流行性感冒，每次 75mg，每日 2 次，服用 5 天。

适用于甲型和乙型流行性感冒的防治。

2. 阿比多尔（片剂）

用法及用量：每次 0.2g，每日 3 次，服用 5 天。

用于治疗甲型和乙型流行性感冒。

3. 金刚乙胺（片剂、口服液）

用法及用量：每次 0.1g，每日 2 次，服用 7 天。

用于治疗甲型流行性感冒。

二、抗疱疹病毒药物

1. 阿糖腺苷（注射剂、眼膏）

用法及用量：成人按体重每次 5 ～ 15mg/kg，每日 1 次，静脉滴注。

用于治疗疱疹病毒所致口炎、皮炎、脑炎、带状疱疹及巨细胞病毒感染。

2. 阿昔洛韦（片剂、胶囊、注射剂、乳膏、滴眼液）

用法及用量：口服剂型每次 200 ～ 800mg，每日 3 ～ 4 次；注射剂型每次 5 ～ 10mg/kg，每日 3 次，静脉滴注；乳膏、滴眼液每日 4 ～ 6 次。

用于治疗疱疹病毒所致口炎、皮炎、水痘、脑炎、生殖器疱疹及带状疱疹。

3. 更昔洛韦（胶囊、注射剂）

用法及用量：注射剂型每次 5mg/kg，每日 2 次，静脉滴注；口服剂型每次 1000mg，每日 3 次，口服。

用于预防和治疗免疫缺陷患者巨细胞病毒感染。

三、其他抗病毒药物

利巴韦林（片剂、颗粒、注射剂、滴眼液等）

用法及用量：注射剂型每次 0.5g，每日 2 次，静脉滴注；口服剂型每次 0.15 ～ 0.3g，每日 3 次，口服；滴眼液每次 1 ～ 2 滴，每小时 1 次。

用于呼吸道合胞病毒引起的支气管炎和病毒性肺炎，也可用于汉坦病毒引起的流行性出血热，滴眼液可用于单纯疱疹病毒性角膜炎。

（江　山　陈海华）

第十一章　糖皮质激素类药物

糖皮质激素类药物是目前最强有力的抗炎及免疫抑制药物，在很多内科疾病特别是风湿免疫病中有广泛的应用。目前临床上使用的糖皮质激素，根据其半衰期的长短，可将其分为短效、中效和长效三种。短效糖皮质激素半衰期为 8～12 小时，主要包括氢化可的松和可的松；中效糖皮质激素半衰期为 18～36 小时，主要包括泼尼松、泼尼松龙、甲泼尼龙和曲安西龙；长效糖皮质激素半衰期为 36～54 小时，主要包括地塞米松和倍他米松。关于糖皮质激素的换算，以泼尼松为标准，5mg 泼尼松 =25mg 可的松 =20mg 氢化可的松 =4mg 甲泼尼龙 =5mg 泼尼松龙 =4mg 曲安西龙 =0.75mg 地塞米松 =0.6mg 倍他米松。糖皮质激素的治疗无严格标准化，一般来讲，增加给药剂量和次数，抗炎效果增加，同时不良反应也增加，所以糖皮质激素的应用和剂量调整需视患者病情而定。糖皮质激素应用前，应评估患者全身感染情况、有无活动性消化性溃疡、血糖、电解质、骨质疏松等情况，禁用于全身真菌感染、对糖皮质激素类药物过敏、重症骨质疏松、活动性消化性溃疡等患者。

1. 吸入用丙酸倍氯米松混悬液（0.8mg ： 2ml/ 支）

用法及用量：生理盐水 2ml ＋ 吸入用丙酸倍氯米松混悬液 2ml，雾化吸入，每日 1～2 次。

适用于缓解支气管哮喘症状和慢性阻塞性肺疾病（COPD）、过敏性鼻炎的治疗，一般用于急性发作时，具有治疗和预防作用。

2. 吸入用布地奈德混悬液（0.5mg：1ml/支，1mg：2ml/支）

用法及用量：生理盐水 2ml ＋ 吸入用布地奈德混悬液 2ml，雾化吸入，每 12 小时 1 次。

适用于支气管哮喘、喘息性支气管炎及其他原因引起的喘息。该药为高效局部抗炎作用的糖皮质激素，有抑制和减轻平滑肌收缩作用。

3. 注射用氢化可的松琥珀酸钠（50 ～ 100mg/ 支）

用法及用量：临用前用生理盐水或 5% 葡萄糖注射液稀释后使用。①静脉注射：用于治疗成人肾上腺皮质功能减退及垂体前叶功能减退危象、严重过敏反应、哮喘持续状态、休克等，每次游离型 100mg 或氢化可的松琥珀酸钠 135mg 静脉滴注，可用至 300mg/d，疗程不超过 5 天；肾上腺危象患者，静脉给予氢化可的松琥珀酸钠 100mg/d，1 ～ 3 天内逐渐减量并改为口服氢化可的松琥珀酸钠维持剂量 20mg/d，分 2 ～ 3 次给药；危及生命的重症哮喘发作时，初始可给予氢化可的松琥珀酸钠 400 ～ 1000mg/d，分 2 ～ 3 次给药；脓毒症休克患者，静脉给药 200 ～ 300mg/d，分次给药（50mg，每 6 小时 1 次或100mg，每 8 小时 1 次）或连续泵入，疗程 5 ～ 7 天，根据病情逐渐减量至停药；过敏性休克患者，可选用氢化可的松琥珀酸钠 200 ～ 300mg/d，1 ～ 2 天直接停药。②软组织或关节腔内注射：用于治疗类风湿关节炎、骨关节炎、腱鞘炎、肌腱劳损等，关节腔内注射每次 1 ～ 2ml（25mg/ml），鞘内注射每次1ml。③肌内注射：50 ～ 100mg/d，分 4 次注射。

适用于抢救危重患者如感染性休克、过敏性休克、严重的肾上腺皮质功能减退症、严重的支气管哮喘及结缔组织病等，并可用于预防和治疗移植物排斥反应。

4. 醋酸泼尼松片（5mg/ 片）

用法及用量：口服一般一次 5 ～ 10mg，10 ～ 60mg/d。①对于系统性红斑狼疮、肾病综合征、溃疡性结肠炎、自身免疫性溶血性贫血等自身免疫性疾病，可给予 40 ～ 60mg/d，病情稳定后逐渐减量；新发重症肌无力患者，初始给予泼尼松 20mg/d晨顿服，每 3 天增加 5mg 直至足量 60 ～ 80mg，通常 2 周内起效，6 ～ 8 周效果最显著。②对药物性皮炎、荨麻疹、支气管哮喘等过敏性疾病，可给予 20 ～ 40mg/d，症状减轻后减量，每隔 1 ～ 2日减少 5mg；哮喘急性发作时，可口服泼尼松 40 ～ 60mg/d。

③对于结核性脑膜炎，成人 60mg/d 治疗 2 周，接下来的 6 周，每周日剂量减少 10mg，总疗程约 8 周。④防止移植物排斥反应，一般在术前 1～2 天开始口服 100mg/d，术后 1 周改为 60mg/d，后逐渐减量。⑤治疗急性白血病、恶性肿瘤，口服 60～80mg/d，症状缓解后减量。

主要用于过敏性与自身免疫性炎症性疾病，适用于结缔组织病，系统性红斑狼疮，多肌炎，严重支气管哮喘，皮肌炎，血管炎等过敏性疾病，急性白血病，恶性淋巴瘤。

5. 泼尼松龙片（5mg/片）

用法及用量：用于治疗过敏性、炎症性疾病，成人开始按病情轻重缓急 15～40mg/d，需要时可用到 60mg，或 0.5～1mg/（kg·d），发热患者分 3 次服用，体温正常者每日晨起一次顿服。病情稳定后逐渐减量，维持量 5～10mg。

主要用于过敏性与自身免疫性炎症性疾病，结缔组织病如风湿病、类风湿关节炎、系统性红斑狼疮、严重支气管哮喘、肾病综合征、血小板减少性紫癜、粒细胞减少症、急性淋巴细胞白血病、各种肾上腺皮质功能不全、剥脱性皮炎、天疱疮、神经性皮炎、湿疹等。

6. 甲泼尼龙片（4～16mg/片）

用法及用量：具体用量视患者病情而定。

适应证同泼尼松/泼尼松龙片。

FDA 妊娠分级：C 级。

7. 注射用甲泼尼龙琥珀酸钠（40mg/支，125mg～500mg/支）

用法及用量：具体用量视患者病情而定。作为对生命构成威胁的情况的辅助药物时，推荐剂量为 30mg/kg，应至少用 30 分钟静脉注射，根据临床需要，此剂量可于 48 小时内每隔 4～6 小时重复一次；危及生命的重症哮喘发作时，初始可给予甲泼尼龙 40～80mg，每 12 小时 1 次；冲击疗法用于疾病严重恶化或对常规治疗（如非甾体抗炎药、金盐及青霉胺）无反应的疾病，如狼疮危象时 500～1000mg/d，持续 3 天，序贯泼尼松 0.5～

1mg/（kg·d），疗程 4 ～ 8 周；肌无力危象患者，做好充分机械通气准备下，1000mg/d 持续 3 天，后改为 500mg/d 持续 2 天，冲击治疗后改为泼尼松或甲泼尼龙晨起顿服；急性脊髓损伤 8 小时内，给予负荷剂量 30mg/kg 于 15 分钟内输注，大剂量注射后暂停 45 分钟，随后以每小时 5.4mg/kg 体重的速度持续静脉滴注 23 小时；辅助治疗 AECOPD 患者，40 ～ 60mg，每天 1 次，疗程 5 ～ 7 天，若患者明显恢复可直接停药；过敏性休克患者，可选用甲泼尼龙 1 ～ 2mg/（kg·d），1 ～ 2 天直接停药。

适应证同泼尼松龙，还可用于原发性或转移性肿瘤或手术及放疗引起的脑水肿，癌症引起的高钙血症，大剂量冲击治疗可用于急性脊髓损伤（创伤后 8 小时内开始），与适当的抗结核化疗合用可用于伴有蛛网膜下腔阻塞或趋于阻塞的结核性脑膜炎。

8. 复方倍他米松注射液（二丙酸倍他米松 5mg + 倍他米松磷酸钠 2mg ： 1ml/ 支）

用法及用量：肌内注射，全身给药时，开始为 1 ～ 2ml，必要时可重复给药，剂量及注射次数视病情和患者的反应而定；关节内注射，局部注射量视关节大小或注射部位而定，大关节（腰、膝、肩）1 ～ 2ml，中关节（肘、腕、踝）0.5 ～ 1ml，小关节（足、手、胸锁关节）0.25 ～ 0.5ml。

适应证同泼尼松，推荐用于：①肌内注射治疗对全身用糖皮质激素类药物奏效的疾病；②直接注入有适应证的病患软组织；③关节内和关节周围注射治疗关节炎；④皮损内注射治疗各种皮肤病；⑤局部注射治疗某些足部炎症和囊性疾病。

9. 注射用地塞米松磷酸钠（2mg ： 1ml/ 支，5mg ： 1ml/ 支）

用法及用量：一般剂量静脉注射每次 2 ～ 20mg，静脉滴注时，应以 5% 葡萄糖注射液稀释，可 2 ～ 6 小时重复给药至病情稳定，但大剂量连续给药一般不超过 72 小时；可用于缓解恶性肿瘤所致的脑水肿，首剂静脉注射 10mg，随后肌内注射 4mg，每 6 小时 1 次，一般 12 ～ 24 小时患者可有所好转，2 ～ 4

天后逐渐减量，5～7天停药；对不宜手术的脑肿瘤，首剂可静脉注射 50mg，之后每 2 小时给予 8mg，数天后再减至每天 2mg，分 2～3 次静脉给予；可用于结核性脑膜炎患者，成人 0.3～0.4mg/（kg·d），持续 2 周，第 3 周给予 0.2mg/（kg·d），第 4 周给予 0.1mg/（kg·d），此后 4mg/d，每周减少日剂量 1mg，总疗程约 8 周；用于鞘内注射每次 5mg，间隔 1～3 周注射一次；狼疮脑病，包括横贯性脊髓炎在内，排除中枢感染后可鞘内注射地塞米松 10mg/氨甲蝶呤 10mg，每周 1 次，共 3～5 次；关节腔内注射一般每次 0.8～4mg，按关节腔大小而定。

主要用于过敏性与自身免疫性炎症性疾病，多用于结缔组织病、活动性风湿病、类风湿关节炎、系统性红斑狼疮、严重支气管哮喘、严重皮炎、溃疡性结肠炎、急性白血病等，也用于某些严重感染及中毒、恶性淋巴瘤的综合治疗。

（杨菲虹　江　城）

第十二章 其 他

1. 外用重组牛碱性成纤维细胞生长因子（35 000IU：8ml/瓶）

用法及用量：外用重组牛碱性成纤维细胞生长因子，每日 1 次，喷涂患处。用于浅Ⅱ度、深Ⅱ度烧伤创面，肉芽创面；体表慢性溃疡和新鲜创面。重组牛碱性成纤维细胞生长因子对来源于中胚层和外胚层的细胞，如上皮细胞、真皮细胞、成纤维细胞、内皮细胞等具有促进修复和再生作用，能促进毛细血管再生，改善局部血液循环，加速创面的愈合。

2. 2% 毛果芸香碱滴眼液（5ml/支）

用法及用量：2% 毛果芸香碱滴眼液 1 滴，每日 4 次，滴眼。适用于急、慢性闭角型青光眼、开角型青光眼及继发性青光眼。

3. 蟾酥注射液

用法及用量：蟾酥注射液 10 ～ 20ml+5% 葡萄糖注射液 250 ～ 500ml，每日 1 次，静脉滴注。

适用于急性、慢性化脓性感染，亦可用于抗肿瘤辅助用药及抗感染用药，7 天为一疗程，抗肿瘤 30 天为一疗程。老年、儿童慎用。具有清热解毒功效。

4. 炉甘石洗剂（100ml/瓶）

用法及用量：炉甘石洗剂，每日 3 次，涂患处（皮肤破损处慎用）。

适用于皮肤湿疹、痱子及其他原因引起的皮肤瘙痒症。

5. 多磺酸黏多糖乳膏（300mg/支）

用法及用量：多磺酸黏多糖乳膏，每日 2 次，涂于患处（开放伤口及破损的皮肤禁用，避免接触眼睛或黏膜）。

适用于静脉输液引起的渗出、血栓性静脉炎，同时能抑制瘢痕形成。

6. 硫酸镁注射液（10ml/支）

用法及用量：25% 硫酸镁注射液 +10% 氯化钾注射液 30ml，

必要时，微量泵泵入，5ml/h。适用于妊娠高血压引起的惊厥，治疗先兆子痫，也用于治疗早产。

7. 鲑降钙素注射液（50U/ 支）

用法及用量：鲑降钙素注射液 50U，每日 1 次，肌内注射，需要皮试。

本品主要作用是抑制破骨细胞活性，抑制骨炎溶解，防止骨内钙释出，改善骨密度，有效缓解疼痛症状，降低血钙。

8. 复方氨基螯合钙胶囊

用法及用量：复方氨基螯合钙胶囊 1 粒，每日 2 次，口服。

用于防止钙等矿物质缺乏引起的各种疾病，尤适用于骨质疏松、儿童佝偻病、缺钙引起的神经痛和肌肉抽搐等。可用作孕期、哺乳期妇女及儿童钙、维生素 D_3 的补充。

9. 注射用七叶皂苷钠（5mg/ 支，10mg/ 支，15mg/ 支）

用法及用量：注射用七叶皂苷钠 10 ～ 20mg+10% 葡萄糖注射液 250ml，每日 1 次，静脉滴注，日总量小于 20mg，疗程 7 ～ 10 天。本品能清除机体内自由基，具有抗炎、抗渗出、抗高静脉张力，加快静脉血流，促进淋巴回流，改善血液循环和微循环，并有保护血管壁作用。适用于脑水肿、创伤或手术所致肿胀，也用于静脉回流障碍性疾病。禁用于：肾损伤、肾衰竭、肾功能不全等。

10. 振源胶囊（50mg/ 粒）

用法及用量：振源胶囊 1 ～ 2 粒，每日 3 次，口服。

本品具有滋补强壮，安神益智，生津止渴，增强免疫功能，调节内分泌和自主神经功能紊乱，增强心肌收缩力，提高心脏功能，保肝和抗肿瘤作用。主要用于治疗胸痹心痛、心悸不寐，冠心病，围绝经期综合征，久病体弱，神经衰弱，心悸不安，失眠健忘，气短乏力，心律失常，隐性糖尿病，亦用于慢性肝炎和肿瘤的辅助治疗。

11. 血必净注射液（10ml/ 支）

用法及用量：生理盐水 100ml ＋ 血必净注射液 50ml，每日 1 次，静脉滴注，输液前后用生理盐水冲管。适用于腹腔严重感染，清除炎症因子。

12. 阿米替林片（25mg/片）

用法及用量：阿米替林片12.5mg，每晚1次，口服。

本品是三环类抗抑郁药。①抗抑郁作用可使各类抑郁者情绪提高，对其思维缓慢、行为迟缓及食欲不振等有所改善。一般用药7～10日不产生明显疗效。②镇静、催眠作用较强。③抗胆碱作用治疗遗尿症。禁忌证：严重心脑疾病，急性心肌梗死，癫痫，青光眼，尿潴留，甲状腺功能亢进，肝功能损害，对三环素类药物过敏者。

13. 阿苯达唑片（200mg/片）

用法及用量：

400mg/d，顿服（蛔虫、蛲虫）；

400mg/d，连服3天（钩虫、鞭虫、粪类圆线虫）；

600～800mg/d，分2次服，病程1周（旋毛线虫）；

18mg/（kg·d），分2次服，病程10天（囊虫病）；

20mg/（kg·d），分2次服，病程1周（包虫病）。

本品是广谱驱虫药，有癫痫史者慎用，有蛋白尿，化脓性皮炎及急症时不宜应用，该药可透过血脑屏障。

14. 氯丙嗪片（25mg/片）

用法及用量：氯丙嗪片12.5～25mg，每日2～3次口服，如不能控制，可25mg肌内注射一次。适用于各种原因引起的呕吐，如尿毒症、胃肠炎、癌症、妊娠及药物引起的呕吐均有效，也可用于治疗顽固性呃逆。

15. 聚乙二醇4000散（10g/袋）

用法及用量：聚乙二醇4000散10g，每日2次，冲服。

本品是大分子聚乙二醇线性长链聚合物，通过氢键固定水分子，使水分保留在结肠内，增加粪便含水量并软化粪便，促进粪便的最终形成，从而改善便秘症状，该物质不被胃肠道吸收，服药后24～48小时显效，孕妇及哺乳期妇女可用。

（刘笑然）

参 考 文 献

百草枯中毒诊断与治疗"泰山共识"专家组.2014.百草枯中毒诊断与治疗"泰山共识".中国工业医学杂志，27（2）：117-119.

陈灏珠.2017.实用内科学.15版.北京：人民卫生出版社.

陈灏珠，钟南山，陆再英.2018.内科学.9版.北京：人民卫生出版社.

床旁超声在急危重症临床应用专家共识组.2016.床旁超声在急危重症临床应用的专家共识.中华急诊医学杂志，25（1）：10-21.

方艳伟，纪亚军，许伟，等.2019.急诊外科医生主导的急诊床旁超声改良扩大创伤重点超声评估方案在胸腹多发创伤围手术期的临床价值.中国急救医学，39（6）：542-545.

付平.2016.连续性肾脏替代治疗.北京：人民卫生出版社.

高春锦，葛环，赵立明，等.2012.一氧化碳中毒临床治疗指南（一）.中华航海医学与高气压医学杂志，19（2）：127-128.

葛均波，徐永健.2014.内科学.8版.北京：人民卫生出版社.

何小军，王勇，郭伟.2017.日本呼吸病学协会无创正压通气指南（第二次修订版）.中华急诊医学杂志，26（7）：735-738

胡品津，谢灿茂.2014.内科疾病鉴别诊断.6版.北京：人民卫生出版社.

胡守芹，丁关保.2019.急诊医师应用创伤超声重点评估法对腹部严重多发伤患者的评估价值.中国急救医学，39（5）：442-445.

黄平.2013.有机磷农药经皮肤接触中毒22例误诊分析.临床误诊误治，26（3）：30-31.

急性酒精中毒诊治共识专家组.2014.急性酒精中毒诊治共识.中华急诊医学杂志，23（2）.135-138.

贾建平.2013.神经病学.7版.北京：人民卫生出版社.

刘大为.2017.实用重症医学.北京：人民卫生出版社.

慢性阻塞性肺疾病急性加重诊治专家组.2014.慢性阻塞性肺疾病急性加重诊治中国专家共识（2014）.国际呼吸杂志，34（1）：1-12.

孟庆义.2012.毒蕈中毒的临床诊断与治疗.中国临床医生，40（8）：5-8.

欧阳钦.2013.临床诊断学.北京：人民卫生出版社.

潘祥林，王洪利．2014.实用诊断学．北京：人民卫生出版社．

万学红，卢雪峰．2013.诊断学．北京：人民卫生出版社．

王辰．2016.急性呼吸窘迫综合征患者机械通气指南（试行）.中华医学杂志，96（6）：404-424.

王吉耀．2014.内科学．北京：人民卫生出版社．

王伟，卜碧涛，朱遂强．2013.神经内科疾病诊疗指南．3版．北京：科学出版社．

王艳萍，刘福强，侯明晓，等．2013.医师案头用药参考．北京：中国中医药出版社．

肖毅，蔡柏蔷．2012.北京协和医院呼吸内科诊疗常规．2版．北京：人民卫生出版社．

血液净化急诊临床应用专家共识组．2017.血液净化急诊临床应用专家共识．中华急诊医学杂志，26（1）：24-28.

杨立佩，赵素焕，刘凤奎，等．2012.常见中毒与实用急救措施．北京：北京科学技术出版社．

杨乃龙，赵文娟．2009.内分泌代谢危象．北京：人民卫生出版社．

杨向红，张丽娜，胡波，等．2019.连续性肾替代治疗规范化治疗流程．中华重症医学电子杂志（网络版），5（1）：27-31.

于爱红，朴常福，张在人．2014.酒精中毒研究进展．中国康复理论与实践，10（11）：690-691.

张文武．2009.急诊内科手册．北京：人民卫生出版社．

张新超．2019.无创正压通气急诊临床实践专家共识（2018）.临床急诊杂志，20（1）：1-12.

中国抗癫痫协会．2015.临床诊疗指南癫痫病分册．2版．北京：人民卫生出版社．

中国医师协会急诊医师分会．2011.急性上消化道出血急诊诊治流程专家共识．中国急救医学，31（1）：1-8.

中国医师协会急诊医师分会．2013.急性百草枯中毒诊治专家共识（2013）.中国急救医学，33（6）；484-489.

中华人民共和国卫生部．2011.急性亚硝酸盐中毒事件卫生应急处置技术方案：卫办应急发〔2011〕94号．

中华医学会风湿病学分会.2011.原发性痛风诊断和治疗指南.中华风湿学杂志,15(6):410-413.

中华医学会风湿病学分会,国家皮肤与免疫疾病临床医学研究中心,中国系统性红斑狼疮研究协作组.2020.2020中国系统性红斑狼疮诊疗指南.中华内科杂志,59(3):172-185.

中华医学会心血管病学分会.2013.心律失常紧急处理专家共识.中华心血管病杂志,41(5):363-378.

朱华栋.2020.糖皮质激素急诊应用专家共识.中华急诊医学杂志,29(6):765-772.

Barr J,Fraser GL,Puntillo K,et al.2013.Clinical practice guidelines for the management of pain,agitation,and delirium in adult patients in the intensive care unit.Crit Care Med,41(1):263-306.

Bradt J,Dileo C.2014.Music interventions for mechanically ventilated patients.Cochrane Database Syst Rev,(12)CD006902.

Chlan LL,Weinert CR,Heiderscheit A,et al.2013.Effects of patient-directed music intervention on anxiety and sedative exposure in critically ill patients receiving mechanical ventilatory support:a randomized clinical trial.JAMA,309(22):2335-2344.

Dellinger RP,Levy MM,Rhodes A,et al.2013.拯救脓毒症患者行动:国际严重脓毒症和脓毒性休克治疗指南:2012.Critical Care Medicine,41(2):580-637.

Fan E,Del Sorbo L,Goligher EC.2017.An Official American Thoracic Society/European Society of Intensive Care Medicine/Society of Critical Care Medicine Clinical Practice Guideline:Mechanical Ventilation in Adult Patients with Acute Respiratory Distress Syndrome.Am J Respir Crit Care Med,195(9):1253-1263.

Headache Classification Committee of the International Headache Society(IHS).2013.The International Classification of Headache Disorders,3rd edition(beta version).Cephalalgia,33(9):629-808.

Khwaja A.2012.KDIGO clinical practice guideline for acute kidney injury.Nephron Clin Pract,120(4):179-184.

Messika J, Martin Y, Maquigneau N, et al. 2019. A musical intervention for respiratory comfort during noninvasive ventilation in the ICU. Eur Respir J, 53 (1): 1801873.

Ostermann M, Bellomo R, Burdmann E A, et al. 2020. Controversies in acute kidney injury: conclusions from a Kidney Disease: Improving Global Outcomes (KDIGO) Conference. Kidney Int, 98 (2): 294-309.

Osterwalder J, Mathis G, Hoffmann B. 2019. New Perspectives for Modern Trauma Management - Lessons Learned from 25 Years FAST and 15 Years E-FAST. Ultraschall Med, 40 (5): 560-583.

Strøm T, Martinussen T, Toft P. 2010. A protocol of no sedation for critically ill patients receiving mechanical ventilation: a randomised trial. Lancet, 375 (9713): 475-480.

Strøm T, Stylsvig M, Toft P. 2011. Long-term psychological effects of a no-sedation protocol in critically ill patients. Crit Care, 15 (6): R293.